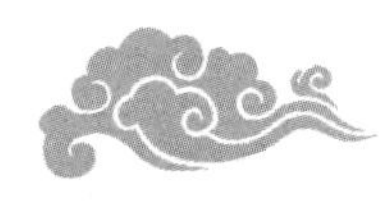

中西医结合诊治消化系统肿瘤基础与临床

主编　柴可群

上海科学技术出版社

内 容 提 要

本书主要分为基础与临床两大部分。基础部分主要阐述中西医结合诊治消化道肿瘤的基础和原则,包括定义、发病与病因病机、病理与生物学特性、西医诊断、中医辨证、西医疗法、中医药疗法、中西医结合治疗原则等;临床部分主要阐述食管癌、胃癌、原发性肝癌、胆囊癌、胰腺癌、大肠癌的中西医结合诊治,从西医、中医及中西医结合的诊治方法,名家经验,验案赏析等方面阐述。全书内容丰富,资料翔实,给人启迪,切合实用。

本书可供中医、中西医结合临床医师,中医院校师生及中医爱好者参考阅读。

图书在版编目(CIP)数据

中西医结合诊治消化系统肿瘤基础与临床 / 柴可群主编. —上海：上海科学技术出版社，2017.7

ISBN 978-7-5478-3457-2

Ⅰ. ①中… Ⅱ. ①柴… Ⅲ. ①消化系肿瘤—中西医结合—诊疗 Ⅳ. ①R735

中国版本图书馆 CIP 数据核字(2017)第 029552 号

中西医结合诊治消化系统肿瘤基础与临床

主编 柴可群

上海世纪出版股份有限公司
上 海 科 学 技 术 出 版 社 出版
(上海钦州南路 71 号 邮政编码 200235)
上海世纪出版股份有限公司发行中心发行
200001 上海福建中路 193 号 www.ewen.co
上海盛通时代印刷有限公司 印刷
开本 787×1092 1/16 印张 19.75 插页 5
字数 384 千字
2017 年 7 月第 1 版 2017 年 7 月第 1 次印刷
ISBN 978-7-5478-3457-2/R·1322
定价：98.00 元

编　委　会

主　编　柴可群

副主编　陈永灿　陈嘉斌　冯正权　余志红

编　委　（以姓氏笔画为序）

王恒苍　韦巧玲　冯正权　乔红丽　孙大兴　余志红

应栩华　陈　淼　陈永灿　陈嘉斌　胡　桃　贺飞飞

柴可群　徐国暑　郭　丽　戚益铭　梁　波　薛碧君

主编简介

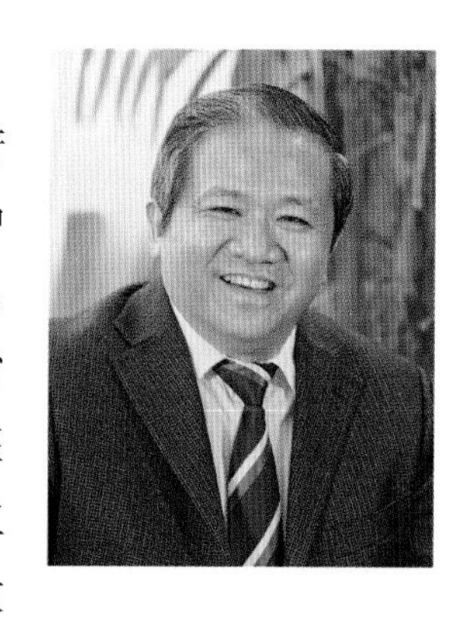

柴可群

浙江省名中医，浙江省有突出贡献中青年专家，国务院政府特殊津贴专家，国家临床重点专科中西医结合肿瘤专科和国家中医药管理局重点专科中西医结合肿瘤专科负责人和学术带头人，浙江省中西医结合肿瘤防治技术研究重点实验室主任，浙江省“十二五”重大与高发疾病防治重大科技专项咨询专家，中华中医药学会肿瘤分会副主任委员，中国转化医学联盟常务理事，浙江省中医药学会副会长，浙江省中西医结合学会副会长，浙江省数理医学学会副理事长，浙江省中医药学会肿瘤分会主任委员，浙江省抗癌协会康复与姑息专业委员会主任委员，《浙江中医杂志》主编，《中华肿瘤杂志》《肿瘤学杂志》等学术杂志编委，浙江省劳动模范。

柴可群长期从事中西医结合肿瘤临床与科研工作，至今已有30余年，主攻肿瘤疾病的中医、中西医结合诊疗，对肿瘤围手术期及放化疗阶段的诊治颇有研究。通过长期实践，提出“正虚致瘤”“痰毒致瘤”“情志致瘤”等学术观点，认为肿瘤发病的中医基本病机是“正虚为本，痰毒为患，情志失畅”，创立“柴氏中医肿瘤防治四法”，即健脾补肾以扶助正气、化痰解毒以消散癌肿、疏肝解郁以调畅情志、温阳通络以防复防变。临诊中注重辨证辨病相结合，强调防复防变“治未病”。创制了抑肺饮、益胃饮、肠清方等经验方，在一定程度上提高了中晚期非小细胞肺癌疗效，并在解决胃癌术后及化疗后贫血、消瘦，结直肠癌术后转移复发等疑难病症方面取得了进展。先后主持国家自然科学基金、浙江省自然科学基金、浙江省重点研发计划、浙江省中医药防治重大疾病攻关项目等国家级、省级重大研究项目13项，获得浙江省科学技术进步奖三等奖、浙江省中医药科学技术奖二等奖等科技奖励10项次，在促进中西医结合肿瘤学科发展、提升肿瘤防治水平等方面做出了贡献。

前　言

消化系统恶性肿瘤是严重危害我国人民生命健康的疾病，提高恶性肿瘤诊治水平对改善恶性肿瘤预后具有重要的意义。西医的手术、放化疗等治疗手段的广泛应用有效提高了肿瘤临床疗效，中医药在“整体观”“治未病”等理念指导下对恶性肿瘤进行辨证论治，亦可充分发挥其调节免疫功能、提高生活质量、改善临床症状、延长生存时间等作用。目前，中医药已然是恶性肿瘤综合治疗中不可或缺的组成部分，中西医结合已经是成熟的恶性肿瘤综合治疗模式，为提高临床疗效提供了多种有效方法与思路。当然，限于中医从业人员对肿瘤的辨治水平与西医从业人员对中医的认知水平，使得临床实际运用中存在着一些误区。因此，需要中医、西医从业人员集思广益、携手共进，进一步提升中西医结合恶性肿瘤诊治水平，提高恶性肿瘤临床疗效。

本书以消化系统恶性肿瘤为研究对象，依托所在单位的国家临床重点专科中西医结合肿瘤专科、国家中医药管理局重点专科中西医结合肿瘤重点实验室、浙江省中西医结合肿瘤防治技术研究重点实验室、浙江中医杂志社等部门的相关骨干人员共同努力编撰而成。共分为两大部分：第一部分重点叙述中西医结合诊治消化系统肿瘤的基础和原则，系统论述了中医联合手术、放疗、化疗、生物治疗及综合防治恶性肿瘤的基础、原则、理念、方法；第二部分为食管癌、胃癌、原发性肝癌、胆囊癌、胰腺癌和大肠癌的中西医结合诊治内容，即从西医诊治、中医辨治与中西医结合论治这三个方面进行系统论述，既有当下最新临床研究共识、指南的相关内容，又有现代中医名家及本书编撰团队的实际临床诊治方法与体会。全书理论与实践相结合，愿为更多的同道提供中西医结合方面的资料与思路，使更多的患者获益。

感谢本书编撰过程中各位编写人员的付出，感谢各位领导、专家的关心和指导，感谢上海科学技术出版社的支持与帮助！

柴可群

2017 年 2 月

目 录

第一章　中西医结合诊治消化系统肿瘤的基础和原则

第一节　消化系统肿瘤的定义与概况

消化系统由消化道与消化腺组成。消化道指一条起自口腔，延续为咽、食管、胃、小肠、大肠、终于肛门的肌性空腔管道，具体包括了口腔、咽、食管、胃、十二指肠、空肠、回肠、盲肠、结肠、直肠。消化腺主要为肝脏、胰腺及消化道黏膜内的散在腺体。消化系统恶性肿瘤即指原发于上述位置的恶性肿瘤，目前临床中较为常见的有食管癌、胃癌、结直肠癌、肝癌、胰腺癌、胆囊癌、胆管癌等；还有诸如口腔肿瘤、涎腺肿瘤、腮腺肿瘤、十二指肠腺癌、空肠癌、回肠癌、肠系膜及腹膜后肿瘤、原发性腹膜后肿瘤等。此外，还有于食管、肝脏、胰腺、胆囊等处所发的良性肿瘤。以上三大类均属消化系统肿瘤的范畴。

根据《2013 中国卫生统计年鉴》发布的数据显示，位列于我国恶性肿瘤病死率第 2～第 5 位的分别是肝癌(26.26/10 万)、胃癌(24.71/10 万)、食管癌(15.21/10 万)、结直肠癌(7.25/10 万)，此外胰腺癌(2.62/10 万)位列第 9 位[1]。而新发布的 2000—2011 中国癌情回顾也显示，消化系统恶性肿瘤是我国常见、高发的恶性肿瘤疾病，也是导致我国居民死亡的最主要原因[2]。

本书主要介绍消化系统恶性肿瘤的最新研究进展与临床诊治策略，重点阐述中西医结合在诊治食管癌、胃癌、肝癌、胆囊癌、胰腺癌和大肠癌上的运用思路及诊疗特色，通过结合名家论述与自身经验，以期丰富消化系统恶性肿瘤的诊治内容，从而提高消化系统恶性肿瘤的临床疗效。

第二节　发病现状与病因病机

一、发病现状

从发病水平来看，根据 2008 年全国第 3 次死因回顾抽样调查报告的数据显示，我国恶性肿瘤发病率以年均3%～5%的速度递增，突出表现在消化系统肿瘤上。从死亡水平来看，根据《2013中国卫生统计年鉴》发布的数据显示，我国恶性肿瘤病死率高于全球平均水平，其中消化系统肿瘤占恶性肿瘤前十位死亡总数的构成比达到了40.75%[1-3]。

从时间分布来看，20世纪70年代我国恶性肿瘤病死率从高至低依次为胃癌、食管癌、肝癌、肺癌及宫颈癌，到20世纪90年代逐渐变化为胃癌、肝癌、肺癌、食管癌及结直肠癌，而进入21世纪后我国恶性肿瘤的死亡顺序则变为肺癌、肝癌、胃癌、食管癌及结直肠癌。同时，结直肠癌、胃癌、肝癌、食管癌的发病率和病死率要高于亚洲的平均水平。

从地域分布来看，我国消化系统恶性肿瘤的高发病区域主要如下：食管癌高发区有大别山地区，太行山地区，苏北地区，川北地区，潮汕地区，新疆哈萨克族聚居地区，河南林州市及辉县，四川盐亭县，河北磁县等；胃癌以西北地区如青海、甘肃等地发病率最高，其次为东北及内蒙古地区及山东地区，以广东、广西两地最低；肝癌发病以东南沿海居多，如江苏启东、广东顺德。我国消化系统肿瘤发病率在地域分布上的差异提示消化系统恶性肿瘤的发生可能是环境、遗传、饮食习惯等诱导因素综合作用的结果。

从性别分布来看，我国食管癌男女总体发病率比在2∶1～4∶1，高发地区发病率比接近1∶1，病死率通常男性高于女性。从年龄分布来看，胃癌高发年龄为40～60岁，总体发病率比约为2.05∶1，通常男性多于女性；肝癌发病可见于任何年龄，以40～50岁居多，总体发病率比约为2∶1，局部地区可达6∶1，通常男性多于女性；大肠癌男女发病率相仿，直肠癌及年轻的结直肠癌以男性居多，高发年龄为40～60岁，比西方国家普遍提早了10年左右，病死率通常男性高于女性；原发性胆囊癌高发年龄为50～70岁，通常女性多于男性；胰腺癌高发年龄为40岁以上，其中75岁以上男性的发病率是一般人群的8～9倍，通常男性多于女性，预后极差。

二、致病因素

（一）化学致癌因素

化学致癌物指所有能诱发肿瘤的化学物质，可分为直接致癌物、间接致癌物与促癌物三大类。直接致癌物指进入机体后能与体内细胞直接作用，并且不需要代谢就能诱导细胞癌变的化学致癌物，一般为弱致癌剂，致癌的作用时间较长；间接致癌物指进入机体后需经代谢活化才具有致癌作用的化学致癌物；促癌物指单独使用时并无致癌作用，但是能促进其他致癌物质诱发癌变的一类化学致癌物。大部分的化学致癌物需通过人体的代谢活化过程获得致癌活性，一些化学致癌物也可以通过代谢减毒而失去致癌作用。研究已证实，目前绝大多数的环境化学物质尚未发现具有致癌性，但环境致癌物的致癌过程具有高度的特异性。

1. 直接致癌物　如烷化剂等。

（1）烷化剂与酰化剂：具有致癌作用的烷化剂包括氮芥、硫芥类、亚硝酸胺类、磺酸酯类、环氧化合物、内酯类与卤醚类中的一些化合物，以及某些硫酸酯与亚硝酸酯类。如，环磷酰胺、白消安等，即有可能成为医源性因素，在应用较长的一段时间后可引起其他恶性肿瘤；亚硝酸胺类物质经研究，被证实是诱发胃肠道肿瘤的重要因素；香烟中所含有的环氧化合物、烷烃类等多种物质，被证实是胃癌、结直肠癌、胰腺癌发病的危险因素。

(2) 其他的直接致癌物：部分金属元素对人类具有致癌作用。如，镍与胃癌、喉癌的发生有关，铅、铜与消化道肿瘤的发生有关，肝癌高发地区的土壤中锰元素的含量较高。一些非金属元素和有机化合物也具有致癌性，如长期接触聚乙烯的人群肝血管瘤的发病率较高，长期接触氯乙烯与肝癌的发病相关。

2. 间接致癌物　如亚硝胺等。

(1) 亚硝胺类：亚硝胺类物质是一类强致癌物，其致癌疾病谱很广，可诱发肝癌、食管癌、胃癌、结直肠癌等。经实验研究证实，100 多种该类物质能引起 40 多种动物发生肿瘤疾病，有几十种该类物质能引起动物的食管癌，且致癌剂量远小于芳香胺及偶氮染料。环境中的亚硝胺类物质主要来源于工业废气与汽车尾气，食品中的亚硝胺类物质主要分布于蔬菜、腌制鱼、肉和水果中，食物中的亚硝酸盐和胺类物质既溶于水，又溶于脂肪，在体内可广泛存在并形成 *N*-硝基化合物类(NOC)物质，并与消化系统肿瘤的发病直接相关，且人类接触该类物质是不可规避的。

(2) 芳香胺类化合物及氨基偶氮染料：芳香胺类化合物主要用于橡胶、塑料、染印、医药、制药等行业，氨基偶氮染料是印染工业的基本原料，高蛋白的食物在油煎、炙烤、碳化等表面高温烹制的过程中也可以形成杂环芳香胺类物质，但食物在炖、蒸、煮等低温烹调的过程中不能产生该类物质。其在体内活化主要是通过肝脏细胞色素氧化酶 P450 系统进行，并最终通过泌尿系统排出体外，其多与肝癌、大肠癌的发生相关。

(3) 多环芳香烃类：多环芳香烃类化合物主要来自煤焦油及烟草燃烧的烟雾、工业废气、汽车尾气，纸烟垃圾燃烧的烟雾，沥青和石油及其副产品燃烧，食物烧烤过程中，如烤牛排、鸡肉、鱼中即含有大量的多环芳香烃类化合物。该类物质多与食管癌、胃癌、大肠癌的发生相关。

(4) 烟草：烟草为人类肯定的致癌物质，其所含有的烟草特殊亚硝酸胺类化合物(TSNA)、烟碱、新烟碱、苯并芘等物质与肿瘤的发生相关。研究发现，吸烟是口腔癌、食管癌发病的重要原因，并与胰腺癌、胃癌、大肠癌等发病有关；吸烟的年龄越小，每日吸烟量越多，吸烟时间越长，则罹患肿瘤的概率就越大。

(二) 物理致癌因素

物理致癌因素主要有电离辐射、紫外线、异物、瘢痕及长期慢性刺激。

1. 电离辐射　电离辐射致癌可能与癌基因激活或者灭活肿瘤抑制基因和 DNA 损伤有关，主要包括遭受 X 射线、β 射线、γ 射线，以及质子、中子等亚原子微粒的辐射。目前已知的是，儿童和青少年时期遭受辐射暴露的人，其结肠癌发病的风险更大；接受放射治疗后的患者，其胃癌的发病风险有一定程度的增加；接受大剂量的放射治疗后的患者，可能发生直肠癌事件的概率增加。

2. 紫外线　太阳光是紫外线辐射的主要来源，与皮肤癌、黑色素瘤的发病有一定关系，与消化系统肿瘤发病的相关性不大。

3. 异物　目前有报道的是，石棉工人中食管癌、胃癌、结肠癌的发生率较一般人群偏高。

4. 瘢痕　有报道认为，反复的食管灼伤瘢痕可以诱发食管癌的发生。

5. 长期慢性刺激　目前较为明确的认识是，暴食、粗食和过热食物易发生食管癌，慢性胃溃疡易发生胃癌，胆囊结石有时可以合并胆囊癌。

（三）生物致癌因素

生物致癌因素包括霉菌毒素、细菌、病毒及寄生虫。

1. 霉菌毒素　常见的霉菌毒素有200多种。其中，常见的具有致癌作用的霉菌毒素主要有黄曲霉毒素、烟曲霉毒素、灰黄霉毒素、杂色曲霉素。黄曲霉毒素广泛存在于高温潮湿地区的霉变食品中，尤其在霉变的花生、玉米、大豆、大米等农作物中含量最多，黄曲霉毒素 B_1 的毒性和致癌性最强，是自然界最强的致肝癌物质，并可诱发胃癌等肿瘤疾病，其进入人体后可形成环氧化合物，经过水解后与DNA等大分子结合诱发肿瘤；烟曲霉毒素 B_1、B_2 是最常见的玉米污染物，人类食管癌的发病与玉米中所含有的烟曲霉毒素存在关联，但该毒素没有基因毒作用，其进入人体后可阻断鞘磷脂类的代谢，通过调节细胞的生长与分化促使细胞增殖恶变。

2. 细菌　幽门螺杆菌与胃黏膜相关肿瘤的发病有密切关系。肠道厌氧菌群数量的增多可能对结直肠癌的发生有一定的作用。

3. 病毒　凡能引起人或者动物肿瘤或是体外能使细胞恶性转化的病毒均称为致瘤病毒，主要由RNA和DNA两类病毒组成，目前认为由病毒感染引发的肿瘤占肿瘤发病率的20%左右。感染乙型肝炎病毒(hepatitis B virus，HBV)、丙型肝炎病毒(hepatitis C virus，HCV)与原发性肝癌的发生具有密切的关系。

4. 寄生虫　血吸虫可诱发胃癌、结直肠癌等恶性肿瘤，其机制可能与虫卵沉积诱发有关；华支睾吸虫可刺激胆管产生病变，进而发生胆管细胞癌。

（四）其他致癌因素

1. 精神因素　精神刺激对肿瘤的发生发展及预后能产生重要的影响，当精神刺激长期持续存在，或反复刺激，并且超过人体自身的调节能力时，就会使得内分泌系统发生紊乱，肾上腺皮质功能亢进，同时引起胸腺和淋巴组织萎缩，对免疫系统产生抑制效应，使得肿瘤细胞能够逃脱免疫系统的监视和清除，最终促使肿瘤的发生发展。并且在肿瘤发生发展的过程中，伴随着各种疾病治疗手段带来多种不适症状、体征以及与治疗疗效预期不相符等事件，均会导致情绪的波动，进而可出现抑郁、焦虑等多种不良情绪，对机体进行反复刺激，从而影响肿瘤的预后。英国、意大利等地的多项研究均显示，非愈合性的情志创伤是肿瘤疾病发生发展的危险因素[4,5]。

2. 免疫因素　免疫系统具有免疫监视、免疫防护与免疫稳定清除等功能，机体能通过免疫监视功能,发现各种突变及进入肿瘤启动阶段的细胞并进行杀伤及清除工作,维护机体功能稳定。机体的免疫功能低下,则异常细胞就能逃避免疫系统的监视,进入癌变促进阶段,导致肿瘤发生并产生一系列免疫物质。如,消化系统肿瘤患者体内的癌胚抗原(CEA),组织多肽抗原(TPA),肿瘤相关糖蛋白(CA72－4),唾液酸化鞘糖脂抗原(CA242),低聚糖类肿瘤相关抗原(CA19－9),黏蛋白样大分子抗原(CA153),黏蛋白样糖蛋白复合物(CA125),甲胎蛋白(AFP)等物质水平多偏高,均可通过免疫学方法进行临床诊断与评估。

3. 遗传因素　大多数的常见肿瘤是散发性而不是家族性的,但越来越多的临床证据表明,许多常见的恶性肿瘤具有明显的家族聚集现象,且其中大部分的遗传方式能通过基因遗传理论加以解释,即以肿瘤的易感性为方式进行遗传。因此,环境因素是肿瘤发生的始动因素,而个人的遗传特征决定了肿瘤的易感性,肿瘤的易感性即表现在易感基因多态与散发性肿瘤的发病风险密切相关。癌基因、抑癌基因与消化系统恶性肿瘤之间也有相应的关系,如癌基因中 *K－ras* 与胰腺癌、大肠癌相关,*N－ras* 与肝癌相关,*erbB2*、*CyllinE* 与胃癌相关;抑癌基因中 *RUNX3* 与胃癌相关,*TGFBR2* 与结肠癌、胃癌、胰腺癌相关,*APC* 与结肠癌、胰腺癌相关,*PTEN* 与胃癌、结直肠癌相关,*NF1* 与结直肠癌相关,*DPC4* 与胰腺癌、结肠癌相关。

4. 营养因素　营养摄入的均衡与否与消化系统肿瘤的发生有着密切的关系。摄入过多的营养,尤其是高蛋白、高脂肪、低膳食纤维的饮食方式,会直接导致结直肠癌及胰腺癌的发病率增高。过于肥胖与高体重指数(BMI)是食管癌、结直肠癌、肝癌等发病的危险因素,而日常饮食中所含有的各种食品添加剂、调味剂,如苏丹红、乙基乙烯雌酚、山梨酸酯、环乙基氨基磺酸盐等,亦有一定的致癌风险。长期摄入高盐或海产食品,一定程度上具有诱导胃癌发生的作用。长期或大量进食糖,会造成机体胆固醇的含量增高,某种意义上糖是肿瘤发生的催化剂。长期缺乏维生素的人群较正常人群,其肿瘤发病率偏高。

除此之外,长期饮酒,或大量饮酒,会对人体的食管、胃黏膜产生损伤,会增加肠道对亚硝胺类物质的吸收,进一步会使喉癌、肝癌的发病率增高。此外,饮酒与烟草毒性还具有协同致癌的作用。

三、发病机制

目前认为,肿瘤的发生与发展是一个多基因、多阶段、多致癌因素综合参与作用的过程。这个过程主要分为以下三个阶段:① 启动阶段,各种致癌因素作用下致使自身癌基因激活、过度表达,抑癌基因突变、丢失,开启单个细胞的突变过程。② 促进阶段,已经启动突变过程的细胞在各种致癌因素的持续刺激下,继续增殖扩展,进而发展成癌前病灶,该过程部分属于可逆,是恶性肿瘤形成之前的局部组织形态的改变。③ 进展阶段,若进一步发展,即能成为具有高度侵袭性和转移性的浸润癌,并从原发部位脱离,转移至远处其他部位,影响预后。例如,结肠癌的发生以 *APC* 基因缺失为起始,在良性腺瘤疾病的基础上,通过 *Ras* 基因突变及 *DCC*、*P53* 基因的缺失激活相关信号通路,促使细胞无限增殖,累积演变成为恶性肿瘤。

近年来,诸多学者对该过程的癌变分子机制又进行了总结,该具有代表性的机制过程主要为:① 癌基因激活、过度表达。② 抑癌基因突变、丢失。③ 微卫星不稳定,出现核苷酸异常的串联与重复分布。④ 修复相关基因的功能丧失,使得细胞遗传不稳定或肿瘤易感性增加。⑤ 凋亡机制障碍。⑥ 端粒酶过度表达。⑦ 信号转导调控紊乱。⑧ 浸润转移相关分子等。

肿瘤发展的组织形态学变化主要为以下四个阶段:① 癌前病变:有较大的可能进展成为癌的病变,常见的如慢性萎缩性胃炎、结肠多发性腺瘤性息肉病、结节性肝硬化等。② 上皮内瘤变:包括结构和细胞学两方面的异常,结构异常指上皮排列紊乱和正常的细胞极性丧失,细胞异常指增生的细胞具有异型性,表现为不规则、深染、核浆比例大、核分裂象增多并局限于基底层。此包含了以往的异型增生、不典型性增生或原位癌三种情况。③ 早期浸润癌:若癌细胞突破了表皮或者黏膜的基底膜或黏膜肌层达真皮或黏膜下,但侵犯周围组织局限在一定范围之内,可称之为早期浸润癌。该诊断以浸润的深度为准。④ 浸润性癌:浸润程度超过了早期浸润癌的诊断范围,则为浸润性癌。

伴随着对肿瘤相关基因与信号通路研究的不断深入,肿瘤的发病机制也得到了更为明确的阐述,这对提高疗效与改善预后产生了积极的意义。

四、中医病因

中医认为,消化系统肿瘤的病因虽然比较复杂,但发病的主要原因可以归纳为六淫邪气、正气虚弱、饮食不节与七情内伤这四大类。

(一) 六淫邪气

风、寒、暑、湿、燥、火是自然界六种不同的气候变化,正常情况下称之为“六气”,对人体并无伤害。若人体脏腑功能虚弱,或因各种原因而造成气血阴阳亏虚,致使机体抵抗力下降,不能耐受气候变化而发病;或因气候变化太过或不及,如《诸病源候论》所言“时行病者,是春时应暖而反寒,夏时应热而反冷,秋时应凉而反热,冬时应寒而反温,非其时而有其气”,致使机体不能耐受而发病。“六气”太过或不及即成“六淫”,如《素问·阴阳应象大论》中“东方生风……风伤筋”“南方生热……热伤气”“中央生湿……湿伤肉”“西方生燥……热伤皮毛”“北方生寒……寒伤血”所论。六淫中每一邪均可单独侵犯机体而致病,亦可合而侵犯人体,具有明显的季节性,且随着地域分布及个体情况差异而各有侧重。

《灵枢·九针论》有载“四时八风之客于经络之中,为瘤病者也”,《诸病源候论·积聚候》有载“积聚者,阴阳不和,脏腑虚弱,受于风寒,搏于脏腑之气所为也”,《景岳全书》有载“风寒外感之邪,亦能成积”“不止饮食之滞,非寒未必成积,而风寒之邪,非食未必成形,故必以食遇寒,以寒遇食,而积斯成矣”,风、寒、湿等六淫邪气可直接侵犯人体,亦可挟暑、热、燥诸邪,合而犯人。其或伤于肺而营卫不和、肺脾气虚,或中于脾而中气不足、脾虚湿盛，或客于经络而络脉瘀阻、阻滞气血运行，甚者兼夹痰瘀食滞，最终踞于体内，合而成积。且中医素来注重“天人相应”，人体脏腑阴阳需与自然界变化相一致。正所谓冬至一阳生，夏至一阴生，此二至最为紧要；所谓一岁之中，春夏为阳，秋冬为阴；一日之中，白昼为阳，黑夜为阴，五脏之阴阳又按十二时而分。所谓阴极生阳，阳极生阴，阳变阴化，阴平阳秘，正气充盛。每当四季变换、日夜交替之时，机体亦处在阴阳更迭、抗邪外出之际，《灵枢·百病始生》亦有载“积之始生，得寒乃生，厥乃成积也”，而消化系统肿瘤患者多脾胃亏虚，其人正气不足、气血乏源，故常常难以与之相应。其既难以过冬至大寒之时，亦难捱夏至大暑之时。风易袭表、寒多伤阳、暑易挟湿、燥多伤阴、热易耗气伤津，若机体不能适应时令更迭、阴阳变换，则六气变化反易导致正气亏虚，变生他邪，导致阴阳失衡。消化系统肿瘤中结肠癌、肝癌、胃癌等患者往往较易外感，且多易反复，即为不耐受节气变换、气候变化所致，影响生活质量与治疗效果，使人体长期处于一种虚劳空乏的状态之中。因此，六淫不仅仅是消化系统肿瘤发病的重要原因，更是于疾病全程中诱发病情变化，影响预后的病理因素[6]。

（二）正气亏虚

中医学认为，人体疾病的发生和发展是邪正关系动态演变的结果，而其中正气亏虚则是肿瘤疾病发生发展的内在原因[7]。《医宗必读·积聚》曰：“积之成也，正气不足，而后邪气居之。”《诸病源候论·积聚候》曰：“积聚者，由阴阳不和、感受外邪、内外合邪所致。”《外科医案汇编》曰：“正虚则为岩。”肿瘤疾病的发生发展与脏腑功能失调、正气亏虚密切相关，即如张景岳所言“脾胃不足及虚弱失调之人，皆有积聚之病”。

正气亏虚，主要分为先天禀赋不足、脏腑功能虚弱、邪气败伤正气这三种病因。先天禀赋不足，则机体羸弱，脏腑空乏，正气亏虚，动辄伤于饮食、虚劳、节气、外伤，且易内生疫毒，故而发病较早，进展较快，预后较差。如慢性乙型病毒性肝炎进展所致肝癌、遗传性非息肉性大肠癌（Lynch 综合征）等多由家族聚集或遗传所致的消化系统肿瘤，治疗则较为棘手，预后多不理想。脏腑功能虚弱，邪气败伤正气这两种病因则多合而论之，即如陈藏器所言：“夫众病积聚，皆起于虚也，虚生百病，积者五脏之所积，聚者六腑之所聚。”在消化系统肿瘤发生发展的过程中，病之初以瘤体邪实为主，但此病多起于饮食劳倦，故脾、肾等脏腑功能虚弱，多已出现脾胃虚弱、脾肾虚弱诸证，如食管癌、胃癌、肝癌、胰腺癌等消化系统肿瘤，直接影响消化、吸收、代谢功能，消耗人体的物质基础，即“因病致虚”[8]；及至行手术、放化疗等积极抗癌治疗之后，此时邪实已大去，然正气多不足，故处于正气亏虚，邪气不盛的状态，表现为气血虚弱，兼夹余邪诸证，若不及时扶正，则反助邪生长，如胃癌、胰腺癌、肝癌等消化系统肿瘤手术、介入治疗及放化疗后，多直接影响进食、吸收功能，抑制骨髓及肝肾功能，影响机体治疗后的恢复，即“因治致虚”[9]；若肿瘤复发转移，或病至中晚期，此时机体气血阴阳皆虚，脏腑功能衰败，甚者出现恶病质，刻下正气已无力抗邪，只得由邪进展，最终危及生命。故《内经》有云“正气存内，邪不可干”及“邪之所凑，其气必虚”。因此，正气亏虚是消化系统肿瘤发生发展的最主要原因。

（三）饮食不节

《内经》有云："五谷为养，五果为助，五畜为益，五菜为充，气味合而服之，以补精益气。"同样《内经》也有如"高梁之变，足生大丁""饮食自倍，肠胃乃伤""因而饱食，筋脉横解，肠澼为痔""味过于酸，肝气以津，脾气乃绝；味过于咸，大骨气劳，短肌，心气抑；味过于甘，心气喘满，色黑，肾气不衡；味过于苦，脾气不濡，胃气乃厚；味过于辛，筋脉沮弛，精神乃央"等论述。饮食过量，暴饮暴食，嗜食酒肉及肥甘厚腻之品，均可以导致胃纳腐熟失司，脾胃运化无力，进而气血壅滞不通，中焦脾土受损，不仅出现嗳气泛酸、脘腹痞胀等消化不良诸症，还可出现湿浊凝聚成痰，进而痰浊与积食、湿浊、气血相互胶结，致使气机阻滞，血行不畅，脉络壅滞，成为诱发消化系统恶性肿瘤的重要原因[10]。例如，食管癌发病，就与饮食过量密切相关，其人酒食过度，恣食辛辣，过食生冷油腻，因酒食厚味之品易于灼伤食管壁，且善于助湿生热，酿成痰湿，阻滞气机，使得气、血、痰三者互结于食管，酿成癌肿。故《临证指南医案》有载"酒湿厚味，酿痰阻气"，《寓意草》有云"过饮滚酒，多成膈症，人皆知之"。再如，肝癌、胆囊癌发病，就与长期过量饮酒密切相关，酒食过度，湿毒内积，肝胆湿热，瘀、痰、毒三者互结，酿成癌肿。此外，若饮食过饥，摄取不足，水谷精微缺乏，尤其是肿瘤患者因手术、放化疗治疗而导致脾胃功能虚弱，更易导致气血衰少，正气不足，亦不利于疾病的治疗与康复。

饮食不洁，常常进食霉变腐败的食物，或嗜食烧烤油炸类食物，均会加重胃肠道的负担，也不利于消化吸收，中医认为这一类食物往往已经化出食毒，进食之后极易毒伤肠胃，内生他邪，如进食富含黄曲霉素的变质大米可诱发肝癌。此即《金匮要略》所言"秽饭，馁肉，臭鱼，食之皆伤人……六畜自死，皆疫死，则有毒，不可食之"之意。此外，具有喜好热饮、烫食、硬食、快食、冷食、嗜酒、食用亚硝酸盐含量较高的泡菜、腌菜等饮食习惯的人群，流行病学调查显示其消化系统肿瘤发病率明显要高出一般人群，说明饮食五味宜平衡平和，不宜偏嗜。《医碥》有载"好热饮者，多患膈症""酒客多噎膈，好热者尤多，以热伤津液，咽管干涩，食不得入也"，因此，饮食不节易损伤脾胃，导致正气羸弱、毒邪内生，最终痰、瘀、浊、毒互结，促进肿瘤形成，是影响消化系统肿瘤发生、发展和预后的重要因素。

（四）七情内伤

七情为喜、怒、忧、思、悲、恐、惊七种人体正常的情绪，人体情绪的正常变化有赖于人体脏腑精气的滋养，但七情太过不及反过来也会对脏腑的正常运作产生影响，或人体因为气血津液亏虚、正气不足，不能耐受情志的变化刺激，进而成为诱发或直接导致疾病发生发展的病理因素。中医学很早就认识到五志七情变化与肿瘤的发生发展的关系，并提倡重视情志刺激与肿瘤发生发展的关系[11]。《内经》有载"内伤于忧怒，则气上逆，气上逆则六输不通，温气不行，凝血蕴里而不散，津液涩渗，著而不去，而积皆成矣""膈塞闭绝，上下不通，则暴忧之病也"。《丹溪心法》亦有云："气血冲和，万病不生，一有怫郁，诸病生焉，故人身诸病多生于郁。"故情志抑郁，肝气不舒，则气滞血瘀，脏腑失和，日积月累而形成积聚等病。病因学调查亦显示，肝癌等恶性肿瘤患者多半在发病前有非愈合性的情志刺激事件发生。

此外，伴随着肿瘤的发生发展，患者大多存在一种甚至多种，如焦虑、烦躁、抑郁、忧虑等不良情绪，多表现出情志不畅、气机郁滞的证候，进而出现各种肿瘤相关症状，影响生活质量。目前已知的是焦虑、抑郁、烦躁、失望、悲伤等不良情绪的反复或剧烈刺激对肿瘤患者的免疫系统、神经系统、内分泌系统均有不同程度的抑制作用，而通过改善上述不良情绪，保持良好的精神状态，能有效地改善肿瘤相关症状，提高生活质量，避免肿瘤病情的快速进展，提升抗肿瘤的治疗的效果。因此，七情内伤不仅可以直接影响脏腑精气，抑制人体正常的免疫功能与代谢状态，还可降低人体抵抗各种致癌因素的侵袭的能力，从而使内外合邪，导致疾病快速进展，是肿瘤疾病发生发展过程中不可忽视的致病因素。

五、中医病机

中医学认为，消化系统肿瘤的中医病机主要可以归纳为饮食不节，脾虚生痰；情志失畅，气滞血瘀；痰毒蕴藉，寒湿内生；体虚久病，命门火衰四个方面。

（一）饮食不节，脾虚生痰

饮食过量，化为积滞，壅于腹中；饮食过饥，脾胃受伤，完谷不化；恣食肥甘，滋生湿热，下注肠间；过食生冷，寒湿内生，水湿内聚；误食不洁，化生浊邪，伤血耗气。长期的饮食不节，易导致脾胃受伤，进而水反化为饮，谷反成为积，水谷精微不得输布，痰浊内生，清浊不分，宿食停留，传化失常，再甚者化火、化毒、化热。各随其所得而传变。

诸湿肿满，皆属于脾。脾为生痰之源，湿聚为水，积水成饮，饮凝成痰。夫痰饮者，其为物则流动不测，故其为害，上至巅顶，下至涌泉，随气升降，周身内外皆到，五脏六腑俱有，故脾胃受损必然导致痰、饮、湿、浊等病理产物在体内生成停聚。且脾易生湿，湿易困脾，周而复始易使痰凝成核而形成肿块，难以消散。肿瘤患者一身之中，其脏腑经络之中，多可见之，其或由痰瘀互结而致，结于肝中而致癥瘕内聚；或由痰湿下注而致，注于肠间而致肠癖下血；或由痰毒内聚而致，踞于肝脾而致黄疸臌胀，故谓之肿瘤皆由痰作祟。

脾宜升则健，胃宜降则和，脾虚生痰则易致清浊不分。清阳不升，进而气血的化生、输布均受到了不同程度的限制，心、肺、肝诸脏得不到气血充分的滋润、濡养、激发、推动作用，表现出心脾血虚、肺脾气虚、心肝血虚、肝脾不和诸证，为癌毒走窜提供基础。浊阴不降，则浊气停滞于胃肠间，导致肠道传导受阻，进而从寒、从热演变他邪，或挟痰、瘀、火诸邪而内生毒邪，表现出脾虚蕴痰、肝郁血瘀、心肝火旺、肝经湿浊诸证，最终败伤正气。其病机变化多端，迁延难愈。

（二）情志失畅，气滞血瘀

《素问・阴阳应象大论》有云：“人有五脏化五气，以生喜怒悲忧恐。故喜怒伤气，寒暑伤气，暴怒伤阴，暴喜伤阳。”《素问・举痛论》有云：“余知百病生于气也。怒则气上，喜则气缓，悲则气消，恐则气下，寒则气收，炅则气泄，惊则气乱，劳则气耗，思则气结。”《丹溪心法》云：“气血冲和，万病不生，一有怫郁，诸病生焉，故人身诸病多生于郁。”中医认为，人体的情志活动是以脏腑气血充养为基础，五脏精气能化生五志，反之，情志失畅能耗伤脏腑气血，导致疾病的发生发展，即“情志致病”[12]。

《诸病源候论》有载“忧恚则气结，气结则不宣流，使噎”。《奇效良方》有载“气上逆则六腑不通，温气不行，凝血蕴里不散，津液凝涩渗著不去，而成积矣”。消化系统肿瘤的发生发展与情志的关系密切。情志失畅可直接导致肝失疏泄，肝气郁结。肝气郁结日久则化火，可上扰心神，可横逆犯胃、乘脾，可下累及肾而失封藏之司，使一身脏器功能失司，无以抗邪，此为一也；气为血之帅，血为气之母，气病可以及血，血病可以伤气，肝气郁结则气机阻滞，血运失调，进而气血不足，五脏失养，则气血化生输布无力，出现气血两虚、气滞血瘀诸证，即“气血不和，百病乃变化而生”之意，肿瘤的进展也可由此而激化演变，此为二也。

此外，在肿瘤术后以脾胃虚弱，气血不足为主的前提下，因为各种肿瘤相关症状及肿瘤治疗手段的反复刺激，人体情绪亦会随之产生波动，可能出现焦虑、抑郁、紧张、难过等各种负面情绪，也可能出现狂喜、兴奋、癫狂等多种极端情绪，即肝木怒张、不受约束，同样也会加重肿瘤患者气滞血瘀的病理情况，减弱脏器功能、促进疾病向正虚为主、虚实夹杂的证候演变，加速病情变化。

（三）痰毒蕴藉，寒湿内生

《景岳全书》有载：“五脏之病，虽俱能生痰，然不由乎脾肾。盖脾主湿，湿动则为痰，肾主水，水泛亦为饮，故痰之化无不在脾，而痰之本无不在肾。”痰为津液代谢失常，水液不归正化的病理产物，与人体正气亏虚，脾肾虚弱密切相关。肿瘤疾病对人体本身的毒害作用是非常强的[13]。从病因角度来讲，外毒即指从外而来侵袭人体并造成毒害的一类病邪，具体有风、寒、暑、湿、燥、火六淫之邪毒与疫疠毒气，内毒即指因脏腑功能和气血运行失常，以致代谢产物未能及时有效地排出，停留于体内并对机体造成损害的一类毒性物质，七情郁结、气滞血瘀、痰湿结聚、火热郁结、脏腑失调、气血亏虚等均可生毒[13,14]。毒邪易夹瘀夹痰，既能影响脏腑气血功能，亦能化火化热耗气伤阴，促使机体朝正虚邪实的病机演变，是肿瘤的复发和进展的重要因素。

除痰、瘀、热、毒互结之外，肿瘤还具有阴寒痼结的一面[15]。《内经》有载“积之始生，得寒乃生”。肿瘤阴寒痼结不仅与脾胃虚弱、阳气受损密切相关，更与频繁使用各种具有抗肿瘤作用的化疗药物及具有清热解毒作用的中药密切相关。持续频繁地运用上述药物，有碍机体气血精液的化生输布，进而机体正气不足、运化低下，疾病朝着正虚邪实的病机演变，不利于治疗的持续与机体的康复。即如《医贯》所言“以寒凉之药进而毙者，吾不知其几矣”。

（四）久病体虚，命门火衰

肿瘤久病之人，中医有云“久病及肾”“久病入络”，多已正气不足，脾肾亏虚。命门位居两肾之间，病久必耗尽火薪、命门火衰。张景岳有言“命门为元气之根，为水火之宅”“命门主火，为无形之火，为原气之所系，为生命之所系”，故命门火衰者，一者其人命门火衰，则脾土不旺，君火失养，十二脏之化生无源，形体衰败，《类经附翼・大宝论》有言“天之大宝，只此一丸红日；人之大宝，只此一息真阳”，人之真阳不足，则真阴不固，人失真气而无以长存；二者其人真阴真阳已然不足，生命之本亏耗，体内痰、瘀、热、毒积聚体内，胶结不去，正气不足无以抗邪，癌肿多易复发转移[16]。《辨证录》中有云：“人有脾气虚寒，又食寒物，结于小腹之间，就不能消，遂成硬块……谁知是命门火衰不能化物乎？夫脾乃湿土，必藉命门之火熏蒸。倘命门火衰，则釜底无薪，何以蒸腐水谷哉？”故再言“补命门之火，扶助脾土，则旺土自能消化，不必攻逐而癥瘕自开，更觉渐默夺之为胜哉”。命门火衰之人，还多易相火妄动，心神不安，不利诊治[17]。上述诸例，均说明若患者命门火衰，真阳不足，不利于防治肿瘤疾病的复发转移。

第三节　病理学与生物学特性

一、病理学特性

（一）形态

肿瘤因其生长部位不同，从而形态各异。如，深部组织处的肿瘤多呈结节状，两层致密组织间的肿瘤多呈扁圆形，肋间处的肿瘤多呈哑铃状或葫芦状，表浅部位的肿瘤多呈息肉状、菜花状、蕈伞状、乳头状、草莓状、蟹足状等。总体来说，浸润性生长的肿瘤多边界不清，边缘不规则，膨胀性生长的肿瘤多边界清楚或有包膜。

肿瘤的大小亦不相同，如位于深部体腔的肿瘤体积往往较大，而位于躯体浅表或狭窄腔道内的肿瘤往往体积较小，但恶性肿瘤往往生长较为迅速，容易转移，在未达到巨大体积前就能导致患者死亡。通常，原发性肿瘤多为单个，有时可为多个或呈多中心生长，转移性肿瘤则多为数个病灶，甚至累积全身多个脏器。

大多数肿瘤的切面为灰白色、灰褐色，体积较大的肿瘤常常伴有出血，坏死和囊性变，但随着肿瘤的增大，其颜色也可产生变化。一般情况下，血供丰富的肝癌、胃癌的切面呈淡红色，血供不丰富，伴有钙化的胃癌的切面呈苍白色，血管瘤的切面可呈紫红色，肿瘤切面呈灰黄色的考虑坏死所致，肿瘤切面呈铁锈色的考虑陈旧性出血。

恶性肿瘤的包膜一般不完整或无包膜，良性肿瘤则包膜一般完整。若肿瘤内实质成分多于间质则质地较软，反之则较硬。癌的质地一般是硬而脆的，而各种腺瘤、血管瘤的质地则较为柔软，而伴有钙化、骨化的肿瘤则质地坚硬，高度恶性的肉瘤亦较软而嫩。肿瘤的质地还可因为变性、坏死、囊性变而变软，也可因纤维化、钙化、骨化而变硬。

（二）结构

肿瘤的镜下形态有实质和间质两部分组成。

肿瘤的实质，即指肿瘤的主要成分，由肿瘤细胞组成的，并决定了肿瘤的特性及其生物学特性。恶性肿瘤与其起源的正常组织具有不同程度的差异。差异越大表明肿瘤细胞的分化程度越低，其恶性程度越高。反之，恶性肿瘤与其起源的正常组织的差异越小，表明肿瘤细胞的分化程度越高，其恶性程度越低。

肿瘤的间质，即指肿瘤的支持组织，由血管、神经和结缔组织组成，起到了营养支持肿瘤实质的作用。间质是不具有肿瘤特性的，且在不同肿瘤中其数量、分布和与肿瘤实质的比例各有差异。间质内的血管数量与肿瘤的生长速度有关，生长较快则血供较为丰富，生长缓慢则血供稀疏。间质内的神经多为固有神经，呈漩涡状，指纹状或不规则分支状。结缔组织除固有细胞和基质以外，往往还分布有数量不等的中性粒细胞、淋巴细胞和嗜酸性粒细胞，多为机体针对肿瘤的免疫作用所致。肿瘤的生长需要间质的营养与支持，同时也受到固有成分和机体炎细胞浸润的制约，即实质与间质处在既相互依赖又相互制约的动态关系之中。

（三）分化

肿瘤是正常组织细胞异常分化的产物，因此肿瘤细胞具有与其起源组织细胞相近的一些生理特点，而分化成熟度不同的肿瘤细胞，亦具有与其起源组织的成熟细胞相近的一些形态特点。因此，分化越成熟的肿瘤细胞，与正常组织细胞的生理、形态特点越相近，而分化不成熟的肿瘤细胞则所具备的正常组织细胞的生理、形态特点即越少。因此，根据肿瘤的分化水平与分化方向，即可对恶性肿瘤进行分级，即Ⅰ级为高分化，属于低度恶性；Ⅱ级为中分化，属于中度恶性；Ⅲ级为低分化，属于高度恶性。良性肿瘤多分化成熟。如胃肠道的恶性肿瘤即可分为低度恶性（高分化和中分化）和高度恶性（低分化和未分化）。

（四）生长、侵袭与转移

1. 生长方式　肿瘤的生长方式分为膨胀性生长、浸润性生长和外生性生长。良性肿瘤多以膨胀性或外生性生长方式为主，形态表现为结节状，肿瘤与周围组织之间的边界清楚，可有一层完整的纤维性假包膜。肿瘤多不侵犯周围的正常组织器官，一般生长缓慢，但可对周围的正常组织器官产生压迫。

大多数恶性肿瘤以浸润性生长方式为主，浸润性生长的肿瘤无包膜，肿瘤与周围组织之间的边界模糊，其侵袭性强，生长迅速，多呈蟹足样、树根样或放射状浸润于周围组织，破坏正常组织器官的结构，影响生理功能。

恶性肿瘤与良性肿瘤均可呈外生性生长，多呈现出乳头状、菜花状或蕈伞状。其区别在于恶性肿瘤因中央血供相对不足，从而易发生坏死、脱落并形成高低不平、边缘隆起的恶性溃疡。

2. 侵袭途径　肿瘤的侵袭主要有沿组织间隙、沿淋巴管、沿血管和沿黏膜面或浆膜面这四条途径。肿瘤可以沿组织间隙直接蔓延至相邻部位形成不规则的肿块，可以沿淋巴管形成卫星小结进而促进肿瘤的淋巴结转移，可以浸润毛细血管和微小静脉，进而沿管壁进一步蔓延或直接在管腔内形成癌栓，可以沿着黏膜下或浆膜下间隙向周围组织侵袭。

3. 转移路径　肿瘤的转移路径分为淋巴道转移、血行转移和种植性转移。

淋巴道转移，是肿瘤常见的转移方式，肿瘤细胞由近及远转移至各级淋巴结，少数情况下可出现跳跃性转移。

血行转移,指肿瘤侵入管壁较薄的小静脉,顺着静脉血流方向运行到达远端部位而继续生长形成肿块。体静脉系,肺静脉系,门静脉系,椎静脉系均为常见的血道转移途径。肺,肝脏,肾脏,骨,脑,肾上腺均为常见的转移部位。消化系统的恶性肿瘤极易侵犯门静脉系统转移至肝脏。生长迅速及部分晚期的肿瘤均易通过血道进行转移。

种植性转移,胸、腹腔的恶性肿瘤累及浆膜层时,肿瘤细胞容易脱落,种植在体腔其他脏器的表面,形成转移病灶。

肿瘤的生长、侵袭与转移是一个多步骤、多层次的过程。一般认为,肿瘤体积越大、生长速度越快、病程越晚、侵犯越深、恶性程度越高,则转移出现情况越早,转移病灶越多。肿瘤的转移是建立在肿瘤的生长和侵袭基础之上,肿瘤细胞通过着床和再次生长完成了转移的过程。肿瘤细胞在体内某处停驻,并主动与内皮细胞黏附的过程称之为着床。机体免疫力低下,营养不良,感染及部分激素的运用等均有利于肿瘤细胞的播散和着床。

二、生物学特性

(一) 癌基因与抑癌基因

癌基因与抑癌基因在肿瘤发生发展的过程中多是共同发生作用。

癌基因,又称转化基因,指通过其表达产物可在体外引起正常细胞转化、在体内引起癌瘤的一类基因。通常将病毒中的这类基因称之为病毒癌基因,将细胞中的这类基因称之为细胞癌基因。细胞癌基因,又称之为原癌基因,因正常细胞基因组中存在与病毒基因组相似的同源基因,但这类基因无促癌活性,其表达产物是控制细胞增殖、分化和信息传递等重要正常生理组分。

原癌基因在受到理化因素的作用下,在数量、结构、位置等发生异常时可以成为癌基因,诱导肿瘤的发生。因此,癌基因的表达产物也通过不同的作用机制导致肿瘤的发生发展。如,表皮生长因子(epidermal growth factor, EGF)、血管内皮生长因子(vascular endothelial growth factor, VEGF)、血小板衍生生长因子(platelet-derived growth factor, PDGF)等各类生长因子均能通过酪氨酸激酶信号通路促进细胞增殖;*Bcl* - 2 过表达后,能够显著抑制细胞凋亡;*Bcl* - 2,*mdm*2,*HER* - 2 等诸多癌基因过表达的产物,均能促进肿瘤细胞的转移。

抑癌基因,又称肿瘤抑制基因,该类基因编码的蛋白质能限制或抑制肿瘤细胞的增殖,而该类基因的失活或丢失又能促进肿瘤的生成。抑癌基因的失活有突变、杂合性缺失和启动子甲基化异常这三种方式,而其中杂合性缺失方式则最为常见。抑癌基因具有诱导终末分化,维持基因稳定,诱导细胞程序性死亡,抑制蛋白酶活性,改变 DNA 甲基化酶活性,调节细胞生长与血管形成,调节组织相容性抗原,促进细胞间联系的作用,但其作用机制相比较于癌基因,往往呈隐性。最常见的抑癌基因为 *Rb* 和 *p*53。

（二）细胞的信号通路

肿瘤细胞的信号通路，由配体、受体、胞内第二信使、接头蛋白、胞内激酶五部分组成。

配体，指能与受体结合并使得受体从非活性状态变成活性状态的生物活性分子。一类为各种生长因子、细胞因子（白介素、干扰素）、激素、神经递质等具有刺激细胞增殖作用的因子，另一类为各种抗原、肿瘤坏死因子与黏附分子等其他重要的细胞外因子。

受体，指能够识别和选择性结合某种配体的大分子物质，当受体与配体结合后即能启动活性反应产生生物学效应，其可分为细胞表面受体与核受体两大类。细胞表面受体还可分为：离子通道型受体；G 蛋白偶联型受体；酶联受体（酪氨酸激酶受体，集落刺激因子受体等）三类。

胞内第二信使，指受体激活后在细胞内产生的、具有介导信号转导功能的生物活性物质，可以激活各种蛋白激酶，较为常见的有 cAMP、cGMP、三酰甘油（diacylglycerol，DAG）等。

接头蛋白，指本身不具有任何催化活性，但含有信号分子间的识别结构域，起联结蛋白作用的一类蛋白。这类蛋白能形成不同的信号传导通路。

胞内激酶，细胞内第二信使需要通过激活的胞内蛋白激酶来传导信号，通过催化相应底物蛋白的磷酸化达到调控细胞内酶、离子通道、转录因子活性的作用。

细胞信号转导主要的 10 条通路为：由 G 蛋白介导的信号通路；受体型酪氨酸酶介导的信号通路，如 Ras/MAPK 通路、PI3K 通路；非受体型酪氨酸蛋白激酶介导的信号通路，如 JAK - STAT 通路；核受体信号转导通路；肿瘤坏死因子受体介导的信号通路；mTOR 信号通路，如 PI3K/Akt/TSC/Rheb 通路，LKB1/AMPK 通路；Wnt 信号转导通路；Integrin 信号转导通路；Notch 转导通路；Hedgehog 转导通路。信号转导的异常与肿瘤的发生具有密切的关系，因肿瘤细胞具有无限制增殖和浸润转移两大特征，因此从分子角度探析，配体、受体、胞内第二信使、细胞内转录因子各个靶点位均可发生突变和变异，最终可导致肿瘤细胞无限制增殖及播散。因此，目前研究十分关注如何运用分子靶向药物来阻断肿瘤异常信号转导通路，以期最终达到抑制肿瘤生长转移的相关目的。并且基于肿瘤复杂的多阶段、多因素的病理过程，临床提出多靶点酪氨酸激酶抑制的治疗策略，通过联合阻断作用起到提高抗肿瘤疗效的作用。目前，临床中索拉非尼、舒尼替尼、拉帕替尼等分子靶向药物的广泛运用也体现出了这一趋势。

（三）细胞的增殖

正常的细胞，其增殖需要经历诸个时相：① G0 期（gap0 或称休止期），此阶段细胞通常按照既定程序执行特定功能。② G1 期（gap1 或称分裂间期），此阶段细胞合成执行其特定功能的 RNA 和蛋白质，尤其在 G1 晚期，RNA 及 DNA 合成所必需的酶大量合成。③ S期(DNA合成期),胞内DNA倍增。④ G2期(gap2),DNA合成停止,RNA和蛋白质则继续合成,有丝分裂和纺锤体于此期已经开始形成。⑤ M期(有丝分裂期),该期还可再分为前期、中期、后期和末期,完成染色体凝集,中心粒移向两极,核仁解体,核膜消失,纺锤体形成,子核形成和胞质分裂等过程。待遗传物质进入子代细胞后,RNA和蛋白质合成的速度较前明显下降。在完成有丝分裂后,细胞重新进入G0或G1期。

细胞周期调控的核心又称之为CDK调控机制,即一组蛋白激酶在各自细胞周期内特定的时段激活并对相应底物产物磷酸化,促使细胞完成细胞周期的过程。细胞周期依赖性蛋白激酶(cyclins-dependent-kinase,CDKs)的细胞周期特异性或时相性激活,依赖于细胞周期的特异性或时相性表达产生的细胞周期蛋白(cyclins,又称细胞周期素),细胞周期内时相的变换,需要通过外界刺激及内部的生长因素进行调控,而从细胞外的生长因子到细胞核内的信号级联中,酪氨酸激酶是必不可少的一类蛋白激酶。

对细胞周期调控机制破坏而导致肿瘤细胞生成的认识亦来源于对cyclins的研究,同时基于Gompertzian模型,可将肿瘤的生长过程分为四期:① 停滞期:肿瘤发生的早期,癌细胞的生长需依赖周围的营养物质,因此速度并不快,各种分裂的细胞积累各种变异,降低凋亡敏感度与速度,提供侵袭特性,增强对宿主免疫因子的应答能力,产生各类生长因子与细胞因子,肿瘤的大小可多年保持不变,因而不易被检出。② 对数期:癌细胞呈快速的指数性增长,生长分数(分裂细胞数和细胞总数的比值)较高,理论上说明肿瘤的适应能力在不断增强,同时肿瘤可以产生大量血管生长因子并诱导形成新的血管,为自身提供更多的营养物质,该期临床中仍不易检测,但此时行化疗治疗所能杀灭的癌细胞比例要高于肿瘤生长的其他时期。③ 平台期:肿瘤的生长受到周边营养物质及血供、空间大小、癌基因、抑癌基因的限制而放缓生长速度,生长速率基本达到达峰值。④ 成形期:此时形成1 g重量的肿瘤组织,相当于直径1 cm的肿块,或1×10^9数量级的癌细胞,这也是临床所能检出的肿瘤最小细胞数。

(四) 细胞凋亡与肿瘤发生

细胞凋亡的失控使得胞内异常的DNA不能被清除,最终可以导致肿瘤等疾病的发生,50%以上的肿瘤细胞在细胞凋亡机制上存在缺陷。目前认识较为清楚的有抑癌基因*p*53突变,癌基因*Bcl*-2家族蛋白表达异常及TNF受体家族突变等均可抑制凋亡,使得正常细胞的数量大量增加,而肿瘤细胞对凋亡信号不敏感,有些甚至能表达“诱骗”受体,从而获得了生存优势。但同时,肿瘤细胞自身又具有完整的凋亡机制,这也是肿瘤实际增殖速率不及预期的重要原因。因此,可以通过放疗和细胞毒抗肿瘤药物对肿瘤细胞的DNA产生不可逆的损伤作用,使其发生凋亡而达到抗肿瘤的目的,也可以通过降低癌基因Bcl-2家族蛋白的抑制凋亡活性表达,或激活细胞凋亡通路,阻断抑制凋亡信号等方式达到促进肿瘤细胞凋亡,提高抗肿瘤疗效的目的。

第四节　诊 断 方 法

一、临床诊断

（一）症状与体征

1. *局部症状*　如肿块、疼痛、梗阻等。

肿块：是位于体表的肿瘤的首要症状，而位于深部的肿瘤可出现脏器受压或空腔器官的梗阻症状。

消化系统恶性肿瘤引起的压迫性症状主要有：肿瘤压迫气管或食管引起呼吸或吞咽困难；后腹膜肿块压迫肾盂、输尿管，引起尿道刺激症状或出现少尿、无尿；腹部肿块压迫肠管，造成肠道梗阻；颅内转移肿瘤压迫脑实质，引起颅内压增高，进而出现头痛、恶心呕吐、意识障碍等；肿瘤侵犯喉返神经引起声音嘶哑，甚至失声；肿瘤压迫侵犯脊椎引起相应症状。

消化系统恶性肿瘤引起的阻塞性症状主要有：食管癌、贲门癌向腔内生长，引起腔道狭窄，出现吞咽困难；结直肠癌或转移性后腹膜恶性肿瘤常引起恶性肠道梗阻；肝癌、胆管癌、胰腺癌及继发性恶性肿瘤患者均多见黄疸。

疼痛：因恶性肿瘤生长、溃烂、化脓感染等使神经受到刺激或压迫，进而产生局部刺痛、隐痛、放射痛或灼痛，较难忍受，影响生活质量。疼痛一般情况下多为隐痛、钝痛，且以夜间为甚，但最终伴随着病情的发展而成为持续剧烈的疼痛。此外，空腔脏器的恶性肿瘤还可导致脏器梗阻而发生绞痛。

梗阻：空腔脏器的恶性肿瘤可快速生长，导致脏器梗阻，产生各种症状。如结肠癌可致肠道梗阻，胃癌幽门梗阻可致恶心呕吐，食管癌贲门梗阻可致吞咽困难、进食即吐等。

溃疡：位于体表或空腔脏器的恶性肿瘤，可因生长过快而出现部分坏死溃烂，或因感染而致化脓溃烂，可见脓性、血性并伴有腥臭味的分泌物。消化道的原发肿瘤处亦可见溃疡。

出血：胃癌、肝癌快速进展，可致消化道出血，出现呕血、黑便症状。结直肠癌可致下消化道出血，出现鲜血便或黏液血便；肝癌结节的破裂可以导致腹腔内大出血。

消化系统恶性肿瘤转移引起的相关症状：肝癌、胃癌等转移可出现癌性胸水、腹水，结直肠癌骨转移则可出现腰背部疼痛不适，并极易发生骨折。

2. *全身症状*　如发热、贫血等。

发热：部分患者可出现“癌性发热”。

肿瘤相关疲乏症状：肿瘤快速生长，机体能量消耗不断增加，患者易出现乏力、疲劳、进食减少、体重下降等症状。

贫血：可因反复出血或造血功能下降而引起。

恶病质：恶性肿瘤晚期全身衰竭的表现，消化系统恶性肿瘤患者较早出现该症状。

内分泌紊乱：男性肝癌患者可见乳房发育，蜘蛛痣，肝掌等。

（二）体格检查

1. 全身检查　分述如下。

营养情况与皮肤黏膜情况：消化系统恶性肿瘤患者多有营养不良，易出现形体消瘦、下肢水肿、体重下降等症状。肝癌、胆管癌、胰腺癌及继发性恶性肿瘤患者均多见黄疸。

头面部与颈部：晚期肿瘤患者多为面色晦暗，目光黯淡无神，精神萎靡不振者。颏下、颌下、气管旁、颈部、锁骨上等处扪及淋巴结肿大，多为转移性恶性肿瘤所致，如胃癌、食管癌可转移至左锁骨上淋巴结，即称之为 Virchow 淋巴结肿大。

胸部：消化系统恶性肿瘤多易转移至肺部而引起咳嗽、咯血、胸闷、气促等症状，查体时应注意胸廓是否对称，有无肿瘤的转移结节，有无组织结构出现塌陷、肿块与畸形等。

腹部：晚期消化系统恶性肿瘤易出现大量腹腔积液，查体时应注意腹部有无隆起，触诊有无包块、脓肿，有无肝脾肿大，叩诊移动性浊音或液波震颤有无阳性，听诊有无血管性杂音。

四肢：注意有无感觉、运动及神经反射功能障碍。

肛门：肛门指检判断直肠有无肿块、出血，肠腔有无狭窄。

2. *局部检查肿瘤情况*　局部检查时不宜用力挤压肿瘤，以免增加患者痛苦，并防止肿瘤细胞因受到挤压而扩散。检查时要注意肿瘤发生的部位、大小、形状、质地及活动度。恶性肿瘤的表面多凹凸不平，多与皮肤或基底层粘连，其边缘多不清楚，不具有明确界限，其活动度早期多不受到限制，但中晚期则多完全固定，不易活动，多与恶性肿瘤浸润性生长，侵犯周围组织器官所致。血供丰富的恶性肿瘤，肿块局部的体表温度偏高，甚至可以出现糜烂、化脓、感染等情况。

浅表淋巴结：主要有双侧颈部、腋窝、腹股沟和腘窝淋巴结，转移至该处的恶性肿瘤一般情况下无压痛，质地坚硬，与周围的皮肤粘连，甚至融合成团。淋巴结转移的部位和原发肿瘤的部位具有一定的联系，可以根据淋巴分布与循行方向判断原发肿瘤的部位。

二、检查手段

（一）实验室检查

血常规及红细胞沉降率检查：恶性肿瘤患者因长期出血或短期内大量出血，均可出现血红蛋白减少，提示贫血；恶性肿瘤快速进展过程中可有白细胞数值持续升高现象，提示出现类白血病反应；接受放化疗治疗的恶性肿瘤患者可出现骨髓抑制。血常规所检查的各项结果均可供诊断肿瘤及评估病情时的参考。

恶性肿瘤患者其红细胞沉降率可出现不同程度的增快，晚期恶性肿瘤患者其红细胞沉降率明显增快。

生化检查：恶性肿瘤患者通过生化检查评估肝肾功能、营养情况及肿瘤转移复发可能。如碱性磷酸酶水平升高与原发性肝癌、继发性肝癌相关。

肿瘤标志物检查：肿瘤标志物指的是由肿瘤产生的、与肿瘤性质相关的一类物质。其检验方法主要有酶联免疫吸附测定(ELISA)、放射免疫分析(RIA)等。

常见的消化系统恶性肿瘤血清标志物(表1-1)有甲胎蛋白(AFP)、癌胚抗原(CEA)、糖蛋白抗原125(CA125)、糖蛋白抗原19-9(CA19-9)、糖蛋白抗原153(CA153)、鳞状细胞癌抗原(SCC)、组织多肽特异性抗原(TPA)等；常用的消化系统恶性肿瘤免疫组织化学标记物有角蛋白(CK)、桥粒蛋白(DP)、皮膜抗原(EMA)、神经细丝(NF)等。一般要求，临床运用的肿瘤标志物其特异性要大于95%，敏感性要大于50%。

表1-1 常见的消化系统肿瘤及其标志物

消化系统肿瘤	肿瘤标志物
胃癌	CEA、CA19-9、CA50、CA242、CA724、GPDA、TPA、GST
大肠癌	CEA、CA19-9、CA125、CA242、CA724、GST
肝癌	AFP、CEA、AFU、GPDA、GST
胰腺癌	CA19-9、CA724 、CA242、CEA

尿液检查：尿液中找到肿瘤细胞主要对确诊泌尿系肿瘤具有重要意义。对部分消化系统恶性肿瘤的诊断也具有一定意义，如尿液中淀粉酶含量增高可能与胰腺癌有关，尿液中硫化物含量增加可能与胃癌相关等。

大便检查：上消化道出血事件发生时可见血便，或在控制饮食前提下持续多次粪便隐血试验为阳性，则通常与胃癌等消化道恶性肿瘤有关。若为肉眼血便，在排除痔疮的前提下，多与直肠恶性肿瘤有关。梗阻性黄疸时粪便呈陶土色，多与胆管癌、胰头癌所致胆管梗阻有关。粪便中间大量中性脂肪，多见于胰头癌。

胃液及十二指肠液检查：胃癌幽门梗阻时，引流出的胃液多呈咖啡色，胃液中游离酸减少或者缺失。胰头癌、壶腹部恶性肿瘤所致的副胰管梗阻时，十二指肠液中的胰淀粉酶、胰蛋白酶等含量明显减少。胆管癌所致胆总管阻塞时，十二指肠液中的胆汁含量明显减少，且可能还混有血液。

(二) 内镜检查

1. 食管镜检查　主要用于食管癌的诊断及早期食管癌的内镜黏膜切除。

2. 纤维胃镜检查　纤维胃镜为导光玻璃纤维束制成的可弯曲的胃镜，主要用于诊治有上消化道症状或怀疑病变且X线钡餐检查不能确诊的病例，其对早期胃癌的诊断具有重要的意义。

其具体适应证为：上消化道症状(呕血、黑便)且X线钡餐检查不能确诊；上腹部扪及肿块或自感疼痛不适；不明原因的锁骨上淋巴结肿大；胃、十二指肠病变性质待定或肿瘤待病理证实；上消化道异物；术后随访复查。

其具体禁忌证为：重度食管胃底静脉曲张伴有消化道大出血风险者；有溃疡穿孔风险者；病毒性肝炎活动期。

3. 经内镜下逆行胆胰管造影(ERCP)　主要用于诊治原因不明的阻塞性黄疸及胰、胆疾病。

4. 胆管镜　主要用于诊治胆道肿瘤。

5. 纤维结肠镜检查　纤维结肠镜为导光玻璃纤维束制成的长而且可以弯曲的结肠镜，主要用于诊治结直肠的良、恶性肿瘤及炎症性肠病。

其具体适应证为：暂不能确诊的不明原因的慢性腹泻；有下消化道症状、体征，钡灌肠检查阴性；不明原因的下消化道出血；CEA 持续增高，病变部位不明确者。

其相对禁忌证为：严重的心脑血管病变；活动性出血性结直肠病变；腹腔大动脉瘤；急性放射性结直肠炎症；肿瘤盆腔复发转移；大量腹腔积液；广泛肠道黏液；急性腹膜炎或肠道穿孔。

6. 小肠镜　主要适用于诊治已排除胃、结直肠病变引起的消化道出血，不明原因腹痛及吸收不良综合征。

7. 硬管式直肠乙状结肠镜　主要用于诊治直肠和乙状结肠黏膜的各种病变。

8. 腹腔镜　主要用于诊治腹腔内经其他方法不能确诊的病变以及肝脏病变。

其具体适应证为：疑似腹部肿瘤，但其他各项检查未能确诊；不明原因的腹腔积液；不能确诊的肝脏病变；不能明确原因的黄疸；有待证实的胰腺肿瘤及大小范围；胃、大小肠处疾患，且须确定有无病变转移。

其具体禁忌证为：心脏衰竭、循环衰竭者；严重的心肺、心脑血管疾病；腹部手术后广泛严重粘连。

（三）影像学检查

1. X 线检查　是临床早发现、早诊断恶性肿瘤的有效手段，其不仅可以对病灶进行定位、定性，了解病变范围与周围组织的关系(表 1－2)，还是肝脏恶性肿瘤介入治疗的重要组成部分。

表 1－2　常见的消化系统肿瘤的 X 线表现

消化系统恶性肿瘤	X　线　表　现
早期食管癌	食管黏膜增粗，中断迂曲，边缘不规则，有小龛影或充盈缺损
中晚期食管癌	征象较为明确，分为髓质型、蕈伞型、溃疡型、狭窄型和腔内型
进展期胃癌	蕈伞型，肿块向腔内生长，表现为充盈缺损，基底通常不大，胃黏膜皱襞在肿块周围生长 溃疡型，可见腔内龛影，通常大而浅。溃疡边缘可见“指压迹”，龛影周围可见“环堤征” 浸润型，可见胃壁增厚、僵硬、蠕动消失，表现为皮革囊
早期结直肠癌	在钡灌肠上表现为扁平、无蒂的类圆形隆起病灶

续 表

消化系统恶性肿瘤	X 线 表 现
进展期结直肠癌	在钡灌肠上表现为肠腔不规则的环状狭窄和充盈缺损，溃疡表现为主者可于病灶中央处见到龛影，周围可见不规则环堤
小肠肿瘤	多表现为类圆形或半圆形充盈缺损，边界光整

2. CT 检查　计算机体层摄影术(CT)是通过高准直的 X 线束对人体需要检查的部位进行层面扫描，穿过人体的 X 线被探测器接收并转换为数字信号，经计算机处理后根据不同的灰度等级而重新成像显示。

主要有以下五种模式：① 平扫：指不使用静脉内造影剂而直接进行的 CT 扫描，多用于肺部、骨骼及复查随访。② 增强扫描：指使用静脉内造影剂而直接进行的 CT 扫描，运用增强扫描前一般需进行平扫。增强扫描有常规增强扫描与多期扫描两种方式，有利于提高 CT 对解剖结构的显示与肿瘤血供的观察，有利于微小病灶的检出与病灶的定位、定性。③ 薄层扫描：指小于 5 mm 的扫描，提高微小病灶的检出率与囊性、实性病灶定性的准确性。④ CT 重建技术：常用的有多层面重建术，多层面容积重建术，表面遮盖法重建技术，仿真内镜重建技术，容积重建术。对显示肿瘤的大小，与周围组织的关系，显示出表浅隆起或凹陷性病变具有一定的意义。⑤ CT 血管成像：指经静脉注射造影剂强化靶血管，通过螺旋 CT 扫描与计算机三维重建技术，重新成像显示出血管。主要运用于对血管性病变的评价与对肿瘤与邻近血管关系的评价。

CT 检查方便迅速，无痛苦无创伤，成像安全清晰，具有较高的密度分辨率，能提供出没有重建干扰的横断面图像，能量化病灶以鉴别囊性、实性病变，脂肪、钙化、骨化、气体等。但其电离辐射对人体有一定的伤害，对于细小病灶仍有可能遗漏。

CT 在消化系统恶性肿瘤的诊断中具有重要的作用。如，食管癌术前 CT 扫描可发现，上段病灶可侵犯喉、气管与喉返神经，中段病灶可侵犯左主支气管、胸膜、肺、主动脉和奇静脉，下段病灶可侵犯心包、胸膜和肺；CT 扫描肝脏可以发现 1 cm 以下的早期肝癌，结合增强 CT 有助于鉴别肝血管瘤；CT 扫描有助于显示胰腺癌的位置和范围；CT 扫描骨组织、盆腔还有助于肿瘤的侵犯程度及与周围神经血管的关系，有利于明确肿瘤的分期与优化诊疗方案。

磁共振成像检查：其成像是基于人体不同组织器官的 T1 值与 T2 值的差异。在消化系统恶性肿瘤中，其诊断肝癌及肝内转移病灶较 CT 具有优势，对明确肿瘤侵犯盆腔及脊椎的范围具有一定的价值。

MRI 对部分患者的检查是受限的，但其对机体无损害，在检查前不需要注射静脉制剂，不需要进行特殊的准备，且对软组织的分辨率较高。

超声检查：B 超的探测途径主要有经体表扫查、经腔内扫查和术中扫查三种方式，常用于检查原发性肝癌、继发性肝癌、胆囊癌、胆管癌、胰腺癌等肿瘤，并能较好地鉴别肿瘤的实质性、囊性、混合性、均质性或非均质性。但B超不能透过骨骼、气体，故对于胃肠道肿瘤，除非肿块达到一定体积，否则其诊断具有局限性。此外，还可在超声引导下进行穿刺取样及介入治疗。

放射性核素检查：目前临床中常用的有单光子发射型计算机成像(SPECT)，正电子发射型计算机断层成像(PET)与PET-CT。SPECT又可分为放射性核素骨扫描、放射性核素肝脏扫描、放射性核素肺扫描。

（四）细胞病理学检查

肿瘤的病理学诊断是被公认的诊断肿瘤的金标准和最终诊断，对肿瘤的治疗具有指导意义，其通常分为细胞病理学与组织病理学两大部分。

1. 细胞病理学检查　对恶性肿瘤细胞的临床采集方法主要有：脱落细胞涂片检查，可通过对分泌物、吸取液体、冲洗液等的采集获得；表面刮片或涂片，可通过对浅表部位的肿瘤采样获得样本并制成涂片；穿刺涂片，可通过皮肤直接对深部无腔道与外界相通的肿瘤进行穿刺采样获得样本并制成涂片；对深部有腔道与外界相通的肿瘤，可采用自然分泌物涂片，摩擦涂片或冲洗液离心沉淀后沉渣涂片等方法。

其采集的原则为尽可能从病变处直接获取新鲜标本，避免造成肿瘤扩散与严重的并发症，避开坏死区域和炎症区域，避免标本自溶。

2. 组织病理学检查　对恶性肿瘤细胞的临床采集方法主要是手术切除及粗针穿刺获得样本。采集后可制作成为常规石蜡切片、快速石蜡切片、冷冻切片、印片和刮片等进行组织病理学诊断。

3. 免疫组织化学　目前常用而且成熟的免疫组织化学方法有PAP法和ABC法，其原理为抗体和抗原的专一性结合反应与酶与底物结合作用下的显色反应。可运用于肿瘤的鉴别诊断、组织起源、功能分类等，并可指导临床治疗。

三、中医四诊

1. 望诊　指临床医生通过视觉感受来观察患者局部以及全身的表现，这是中医诊断疾病的重要组成部分。望诊的具体内容有：① 全身望诊：即观察患者的精神状态、营养情况；中医有望神、望色、望形、望态之分，通过望诊对肿瘤病情的寒热虚实及轻重缓急程度获得一个总体的印象。② 局部望诊：即观察肿瘤的大小、形态，体表有无局部溃烂、红肿，有无静脉曲张，有无水肿等；中医有望头面五官、躯体、四肢、二阴、皮肤之分，通过对局部异常的观察，测知相应脏腑的病变，进而深入了解整体的病变情况。③ 排出物、分泌物望诊：即观察肿瘤患者的大小便、呕吐物、汗液、唾液、痰液、涕液及脓液脓血的形、色、质、量及变化情况。④ 舌诊：是中医学特有的诊断方法，即通过观察舌质与舌苔的变化以诊断疾病。

2. 闻诊　指临床医生通过听声音与嗅气味来诊断疾病的方法。听声音包括听言语声、哭声、气息声、咳嗽声、喷嚏声、呻吟声以及患者发出的其他任何声音。在消化系统肿瘤中，如食管癌侵犯喉返神经时即出现声音嘶哑甚至失声，结直肠癌肺转移时出现呼吸音减弱甚至消失，结直肠癌发生肠道梗阻时可出现肠鸣音亢进，甚至出现高调的金属性肠鸣音。嗅气味主要包括闻患者的异常气味及排出物的气味。在消化系统肿瘤中，如胃癌患者可常见口臭，右半结肠癌的癌肿破溃时可闻及腥臭浊味。

3. 问诊　指临床医生有目的地围绕患者的疾病病情，通过询问患者本人或知情者，了解疾病目前的发展情况与患者整体功能情况的方法。问诊的内容包括了一般情况、主诉、现病史、既往史、个人史、家族史等，肿瘤患者的问诊有助于发现癌前病变相关症状，有利于早发现、早诊断、早治疗。

4. 切诊　中医又称之为脉诊，指临床医生用手指对患者身体某些特定部位的动脉进行切按，通过脉动应指的形象以了解患者病情、辨别证候的方法，当然临床中也需要将现代医学触诊、叩诊的相关内容与之相结合，以更为明确地诊断疾病。中医脉诊的目的在于明辨邪正盛衰。触诊指临床医生通过手的感觉进行诊断的方法，如对肿瘤和体表包块的触诊，对浅表淋巴结的触诊，对直肠的指诊。叩诊则主要运用于诊断胸、腹腔的恶性肿瘤，肿瘤所在的局部区域叩诊多为实音，胸腔积液、腹腔积液则叩诊多为浊音。

四、注意事项

（一）肿瘤的早期诊断

恶性肿瘤发现的时间越晚，患者的身体状态越差，治疗就越困难，预后亦更差。因此，对于恶性肿瘤的防治，目前提倡早发现、早诊断、早治疗，从而提高疗效，改善预后。

恶性肿瘤的早发现，目前主要通过以下途径实现：① 肿瘤普查：对特定地区，特定人群进行全面的体格检查，这一点的实施大大提高了我国肝癌、胃癌、食管癌的早期发现率，从而有利于治疗。② 健康体检：随着科普宣教的开展与经济水平的发展，越来越多的人开始重视定期的健康体检与筛查，从而提高了癌前病变与癌前状态的诊断准确性和时效性，并在较早的阶段解除威胁。③ 普通人群对自身不明原因症状的警惕与医务人员对肿瘤早期症状的诊断有效地降低了肿瘤发病的风险。早诊断建立在早发现的基础之上，对于了解肿瘤的部位、来源以及方案的制订具有积极的意义。

（二）良性肿瘤与恶性肿瘤的鉴别

良性肿瘤与恶性肿瘤在生长特点，组织结构及镜下表现上差异明显，可资鉴别（表1-3）。除上述以外，对癌与原位癌、交界瘤、肉瘤的概念还是需要明确。癌是指来源于上皮组织的恶性肿瘤，占全部恶性肿瘤的90%左右。原位癌指的是上皮细胞增生达到恶性病变的早期阶段，但间变细胞并未穿破基膜，亦无浸润转移发生。交界瘤指的是肿瘤的形态和生物学行为介于明显良性与明显恶性之间，很难确定为良性或恶性时的状态。肉瘤指的是来源于中胚层间叶组织，如脂肪、淋巴组织、造血组织的恶性肿瘤。

此外，癌需要与炎症进行区分，因生长迅速的恶性肿瘤可以出现炎症反应，故合并感染时容易误诊或漏诊。不能因为有红、肿、热、痛等炎症症状而排除肿瘤，反之亦不能将慢性炎症反应认为是肿瘤疾病。

表 1-3　良性肿瘤与恶性肿瘤的鉴别

鉴别要点	良性肿瘤	恶性肿瘤
生长特点		
生长速度	缓慢，有时可见间断性生长或停滞，但恶变时则生长迅速	生长迅速
生长方式	以膨胀性或外生性生长为主	以浸润性生长为主
浸润蔓延	一般情况下无	直接浸润蔓延
复发	手术后很少复发	手术后易复发
转移	一般情况下不转移	手术后易转移
继发性改变	一般情况下无	坏死、出血、化脓感染
组织结构	分化好，异型性小，与发源组织的结构形态较为相似	有不同程度的分化不良，异型性大，与发源组织的结构形态差异较大，细胞存在间变
局部检查		
边界及包膜	边界清晰，有完整包膜	边界不清，常无包膜
切面	色泽质地接近发源组织	与正常组织具有明显的差异
镜下可见		
细胞丰度	较为疏松，散落	多为丰富密集
排列与极性	排列规则，极性保持良好	排列不规则，极性多紊乱消失
染色性	接近于正常组织	染色不均，多深染
染色体	数目形态无变异	有时可见变异
核仁、核膜	核仁不增多增粗，核膜不增厚	核仁增多增粗，核膜增厚
有丝分裂	不易见	常见病理性的有丝分裂
对机体的影响	影响较小，以局部压迫、阻塞作用为主，若发生在内分泌腺则可引起功能的亢进	影响较大，有压迫、阻塞、溃烂、坏死、出血、化脓感染、恶病质、转移等各种表现，最终引起死亡

（三）中医诊断的注意事项

中医诊断消化系统恶性肿瘤，当以病证结合为基础，以审查临床症状为先，以四诊合参、辨证论治为要，以防复防变为重点，明确当下阶段的主要矛盾和主要病机，明辨证候，并预判疾病的动态变化规律与病势，为运用中医药、中西医结合方案开展治疗提供依据。

临床中，要注重对相关症状进行审症求因，明确症状发生的主要原因，仅以嗳气、反酸症状为例，若为胃癌，多伴有纳差、恶心、胃脘疼痛不适等症状，多由脾胃虚弱、气机上逆所致；若为肝癌，多伴有黄疸、烦躁、胁肋胀痛不适等症状，多由肝胃不和、肝火犯胃所致，需明辨虚实，以免延误病情。

其次，临床中要对舌征脉征进行辨别，以开展“同病异治、异病同治”，仅以舌暗红苔厚腻为例，可为肝癌气虚血瘀，多病程日久；可为食管癌气滞痰瘀，多邪实积聚，需病证结合、辨证论治，以免南辕北辙。

再者，临床中要结合相关客观指标，互参互用，仅以乏力症状为例，若为肝癌肝损，可见肝酶异常，症见黄疸、恶心、纳差；若为胰腺癌纳差，可见胰酶、血脂异常，症见消瘦、便溏、纳差、呕吐。个中差异，不可武断，以免误诊，影响治疗。

最后，中医诊断因人、因时、因地而时时变化，处在动态演变过程中，不可以彼时之证套今时之症，其环境各异、身心不同、病机变化，故当时时辨证辨病相结合，方能准确、及时地诊断疾病，提升疗效。

第五节　多学科综合治疗

一、概念

随着医学模式从生物医学模式逐渐转变为社会—心理—环境—生物“四位一体”医学模式，医学对于肿瘤的认知与治疗也发生了明显的变化。目前，临床医生都认识到，对于通过单一的治疗模式或手段治疗肿瘤疾病，其远期疗效均难以达到预期，必须综合运用各种手段，如联合手术、放疗、化疗、中医药、生物治疗、心理治疗、介入治疗等，才能达到控制或消除肿瘤，提高临床疗效与生活质量，延长肿瘤患者生存期的治疗目的。这是一种建立在细胞分子生物学、临床诊断学、免疫学等多学科的基础之上，以社会—心理—环境—生物医学模式的认知为观点而形成的多学科综合治疗模式，其具体的概念为：根据患者的生理、心理情况、肿瘤的侵犯部位、病理分期和发展趋势，结合细胞分子生物学的改变，有计划地、合理地运用现有的各种有效治疗手段，以最合理的经济费用取得最大限度控制或消除肿瘤的治疗效果，同时最大程度地改善患者的相关症状，提高患者的生存质量，延长患者的生存期限。

多学科综合治疗提倡在肿瘤的诊断上，既要注重肿瘤的局部情况，如肿瘤的原发部位、病理类型、神经血管浸润、淋巴结转移及其生物学特征等，亦强调要重视患者的整体状况，如生理功能、身心状态、症状体征等；治疗上提倡合理地、有计划地运用各种治疗手段与社会卫生资源，强调成本效益的社会医学观，且不以彻底消除肿瘤、降低肿瘤标志物水平为唯一治疗目的，而更应当注重最大程度延缓和控制肿瘤快速进展，改善患者的相关症状，提高生活质量，延长生存时间，不因相关的治疗手段而使机体功能受到严重损伤，甚至危及生命。

二、原则

（一）局部处理与全身治疗并重

目前公认的是，恶性肿瘤是机体细胞在体内外各种致癌、促癌因素长期作用下，在基因水平上丧失正常调控转录的功能，从而发生过度增生和异常分化并形成新生物，该过程是一个多基因参与的、多阶段、多分子事件发生的过程。因此，肿瘤疾病早期多为局部病变，多局限于单个器官内。到达一定累积程度后出现浸润周围组织及远处转移。因此，在诊治肿瘤疾病的时候，既要针对局部病灶进行处理，同时要考虑到肿瘤可能的浸润转移情况，进而开展针对性的全身治疗，尤其是对于二次复发或处于晚期的肿瘤患者，在开展姑息治疗的同时亦需尽可能对局部病灶进行处理。如目前较为提倡的新辅助化疗，即能有效提高手术切除效果；姑息性放化疗前对局部病灶进行处理，亦能使患者受益。

（二）生存期与生活质量并重

“生存期与生活质量并重”原则提倡将肿瘤归为“慢性病”范畴，即不应再片面地追求手术治愈率与彻底消除肿瘤瘤体，应在保证生活质量的前提下带“瘤”生存[18]。

多学科综合治疗的生存期与生活质量并重原则即是指合理运用各种治疗手段，既要尽可能使肿瘤病灶得到控制，亦要提高其生活质量，延长生存期，使之预后获益，切不可漠视其生活质量而仅仅以肿瘤病灶作为治疗目标。

随着多学科综合治疗手段的发展与肿瘤治疗目的的日益优化，目前临床对肿瘤原发病灶的治疗与对患者生活质量、生存期限的优化均较为重视。因此，无论运用积极抗癌治疗手段获益与否，临床均提倡尽可能地避免破坏性的治疗手段，减少不良事件的发生，保留组织器官的功能；重视康复与姑息治疗，注重终末期关怀，减轻晚期肿瘤患者的痛苦，减轻晚期肿瘤患者的经济负担与心理负担，如目前大力提倡的建设“无痛病房”即体现了该原则。

（三）中西医病证结合

中医辨证论治肿瘤疾病是具有鲜明特色和确切疗效的。中医注重人体的整体功能，强调病证结合，辨证论治，对肿瘤的治疗注重阴阳平衡，通过双向调节、整体调节、情志调节、自我功能调节等方法，提升机体免疫功能，维系脏腑生理功能，起到抑制肿瘤快速进展的作用[8,9]。

西医诊疗肿瘤疾病，在细胞分子生物学上具有明确的治疗位点与治疗手段，在微观辨病上具有较为深入的认识，但其常用的手术、放疗、化疗及生物治疗等手段，一是往往会对机体正常组织器官造成严重的损伤，对生理功能产生一定的抑制作用；二是上述物理、化学乃至生物治疗手段的途径与机制较为明确，其治疗思维多属“对抗性”思维的产物，因此抗肿瘤治疗方向较为统一，容易出现耐药与疗效欠理想的情况。

因此，中西医结合原则，就是坚持病证结合诊疗模式的体现。既要注重微观的肿瘤病灶，又要重视宏观的机体功能与物质基础；既要重视客观的指标变化，又要重视主观的机体感受与整体功能；既能在“同病异证”“异病同证”理论指导下开展同病异治，异病同治，又能在无证可辨、无瘤可寻时在病证结合诊疗模式指导下扶正祛邪，辨证论治；既是对积极抗癌治疗手段运用的指导，又是实现持续治疗、“带瘤生存”的核心思想；既能够减少手术、放疗、化疗的不良反应，又能够全程指导治疗、巩固和提高抗肿瘤治疗的效果。这就是运用中西医结合原则的优势。

（四）个体化诊疗方案

同一种手术方案、放化疗方案，同一种病理类型，同一期病理分期，有些患者早早地出现了复发转移情况，有些患者疗效欠佳、生活质量低下，有些患者带瘤生存，长期存活，其预后不尽相同。因此，学者考虑可能存在肿瘤的异质性，也可能与患者的个体化差异有关。为此，个体化治疗原则即提倡治疗肿瘤方案的选择，要根据患者的年龄、性别、功能状态、心理情况、治疗可耐受与可持续性、预期治疗获益、患者愿望、肿瘤异质性等情况，设计符合患者个体的诊疗方案，充分发挥多学科综合治疗的优势，以期获益最大化。

目前临床多采用量化的方式对患者进行评估，如有对患者功能和行为状态(performance status，PS)、日常生活能力(activities of daily living，ADL)、伴随病情况与伴随病等级(comorbidity scales)、生活质量(quality of life，QOL)等方面的评价量表。抗肿瘤治疗的耐受性可以通过伴随病情况与伴随病等级、功能和行为状态、日常生活能力等方面进行评价，生存期即可通过功能和行为状态、伴随病情况与伴随病等级等方面进行评价，生活质量的评价对抗肿瘤手段的选用具有一定的指导意义。因此，个体化治疗是肿瘤多学科综合治疗思维的具体体现，对合理运用各种抗肿瘤手段与提高肿瘤的临床疗效具有积极的意义。

（五）分期治疗

TNM 分期是指导临床抗肿瘤手段运用的主要标准。临床分期不同，治疗的目标与方案也不相同，疾病的预后也不相同。因此，分期的特异性决定了多学科综合治疗方案的多样性。不同的肿瘤，不同的分期，应当遵循不同治疗目标，采用个体化的多学科综合治疗方案。

（六）不断循证更新

肿瘤的治疗手段发展较快，因此多学科综合治疗方案的具体内容还处在不断地更新与优化当中。如，阿柏西普联合 FORFIRI 方案治疗结肠癌，现仅针对前期治疗中并未用过 FORFIRI 方案的患者使用时效果较好，瑞格非尼仅对结肠癌标准治疗后进展的患者有效，不再推荐 IFL 方案治疗结直肠癌等证据，均是循证不断更新的事例，也不断地优化了肿瘤的治疗疗效。同样，该原则也适用于指导中医药在恶性肿瘤诊治中的运用。通过循证医学方法可进一步明确中医药的稳定有效成分，扩大中医药的适应证，提升临床疗效。

（七）成本与效果协调

目前分子靶向药物的开发运用使得恶性肿瘤的治疗费用不断上升，在丰富了多学科综合治疗模式内容的同时，也使得肿瘤治疗费用支出要高于单一抗肿瘤治疗的费用。但其在生存期上的获益相对有限，使得肿瘤患者都需要考虑经济与疗效之间的关系。每一个临床医生在选择多学科综合治疗方案的时候都需要遵循以下原则。

(1) 最低成本原则：若有多种治疗方案可供选择，且其预期疗效基本一致，对患者无医源性损害，则应当选择费用最低的治疗方案。

(2) 效果成本原则：若有多种治疗方案可供选择，则需比较其效果与实施成本，以预期获益年为分母，实施成本为分子，比较治疗方案治疗的差异，择优实施。

(3) 效用成本原则：在实施成本同样的前提下，应当分析选用在实施成本内可达到的最大质量调整生存年的多学科综合治疗模式。其衡量单位是质量调整生存年。

(4) 效益成本原则：在实施经济成本同样支出的前提下，应当分析选用实施经济成本同样支出可达到的最佳获益的多学科综合治疗模式。

三、模式

多学科综合治疗模式中，主要针对局部的治疗方法有手术、放疗、介入和热疗等。目前有60%以上的肿瘤依赖于外科手术直接切除病灶；部分位置特殊或不宜切除的原发、继发肿瘤，可通过放射治疗达到缩小甚至消除瘤体的作用；介入治疗是对外科治疗的丰富，通过导管、穿刺针达到病变部位，可进行采样、切除等，并可进行射频治疗、介入放射治疗、血管局部灌注化疗等治疗，对控制局部病灶具有积极的治疗作用；热疗是通过物理热效应，使得局部肿瘤组织温度升高至41～43℃，维持一段时间后使得肿瘤组织缩小或消除，但又不损伤正常组织的一种方法。

对于肿瘤转移扩散的情况，多运用化疗、生物治疗及中医药治疗手段。一般多采用根治性静脉化疗的方法，最大程度杀伤、消灭全身的肿瘤细胞，抑制肿瘤的转移扩散。当然对于抗肿瘤治疗不能获益的患者，仍可以采用姑息性化疗治疗的方法缓解症状，减轻痛苦。生物治疗是利用生物学物质或生物制剂直接或间接地修正肿瘤与机体两者之间的关系，提升机体的免疫能力，改善机体对肿瘤细胞的生物学应答，从而直接或间接地起到抗肿瘤治疗的效果。而对于术后未行化疗治疗的部分患者，亦可运用中医病证结合，靶向抑癌的治法，以提升自身免疫力，防治肿瘤复发转移。

对于肿瘤相关症状的情况，多运用中医中药及对症治疗的手段。一般以中医中药为主，传统的中医药汤剂即具有较好的改善疲劳，提升胃纳，促进消化吸收，缓解疼痛、胸闷、气促、心悸、烦躁、失眠、低热，改善恶病质等临床疗效。同时，中医特色的"情志"疗法、"音乐"疗法、"外洗"疗法、"针灸推拿""穴位敷贴"等疗法，还具有减轻放化疗毒副反应、改善周围神经病变、提高生活质量的作用。西医的对症治疗相对局限，但通过静脉途径、肠内营养途径及疼痛管理等手段，也能在一定程度上改善临床症状。必要时完全可以中西结合，内外协同。

对于能手术的实体性恶性肿瘤，多按照"手术治疗＋术后辅助化疗＋中医药治疗＋生物治疗＋中医特色治疗""手术治疗＋放疗或化疗＋中医药治疗＋生物治疗＋中医特色治疗”“新辅助治疗＋手术＋术后辅助化疗＋中医药治疗＋生物治疗＋中医特色治疗”等方式开展。

对于不能手术的实体性恶性肿瘤，多按照“放化疗治疗＋中医药治疗＋生物治疗＋中医特色治疗”“诱导化疗＋放疗或化疗＋中医药治疗＋生物治疗＋中医特色治疗”“诱导化疗＋放疗＋化疗＋中医药治疗＋生物治疗＋中医特色治疗”“姑息治疗＋中医药治疗＋生物治疗＋中医特色治疗”等方式开展。

中医特色治疗中的“情志”疗法、“音乐”疗法、“穴位敷贴”等，是解决临床的疑难杂症、顽固症状，提高生活质量，提升临床疗效的有效手段，未来值得对其进行研究实践。

第六节　外 科 治 疗

肿瘤的外科治疗，即运用外科的方法治疗良性与恶性肿瘤。早在公元前 1600 年在埃及已经有资料论述了肿瘤外科的治疗。对于消化系统恶性肿瘤的外科治疗，现代胃肠外科之父 Theodor Billroth 于 1872 年首次实施了食管胃切除术，于 1881 年首次对远端胃癌实施了胃部分切除术与胃十二指肠吻合术。1879 年，第 1 例胃癌根治性切除术顺利完成。1884 年，首次报道了经腹部的直肠切除术。1887 年，首次报道了经骶部入路的直肠癌切除术。1894 年，首次报道了经腹会阴联合入路的直肠癌切除术。至 20 世纪初，典型的结肠癌淋巴结清除及一期吻合术被建立，1908 年英国的 William Miles 创立了经典的直肠癌经腹、会阴联合切除技术并沿用至今。总的来说，20 世纪胃肠道体腔内肿瘤的外科术式得到了较快的发展。目前已知的是，有至少 60％的肿瘤可经外科手段进行治疗。在如今的多学科综合治疗模式中，外科手段仍然是治疗肿瘤疾病的主要方法。

一、概念

目前，肿瘤的现代外科治疗是建立在解剖学、病理生物学和免疫学的基础之上，已经不仅仅局限于以往的解剖学认识与治疗内容。

外科手术治疗是实体肿瘤的主要治疗手段，通过外科手术彻底地切除发生癌变的局部病灶，进而达到根治肿瘤、减少全身转移、降低复发风险的目的，起到临床治愈的效果。当然，实体肿瘤是以局部病变为主要表现的全身性疾病。因此，外科治疗被定位为一种局部治疗的重要手段，在要求最大程度完整切除肿瘤病灶的同时，尽可能避免损伤周围的血管神经，最大限度保证器官组织结构的功能完整性；此外，还需熟悉了解病灶周围的血管、神经、淋巴等组织结构与相互关系，对肿瘤浸润侵犯后的神经血管浸润、组织结构变化和淋巴结转移等特征需深入了解，避免简单机械地叠加认识，最终达到切除肿瘤，降低复发风险，避免发生术后并发症的目的。

肿瘤本身即具有其生物学特性，包括其组织病理类型、浸润深度、转移情况等，生长在不同部位的肿瘤，具有不同的生物学特性。且临床中所发现的消化系统恶性肿瘤，大多数存在浸润增殖与淋巴结、血道转移情况。当然，转移的淋巴结大小与肿瘤的预后并不是平行的关系，即并非淋巴结越大肿瘤的预后越差。因此，外科手术在操作上即具有时限性与局限性。肿瘤的发生大致可以分为诱发期、原位癌、侵袭期和播散期。对于尚处于诱发期的癌前病变的病灶，直接切除可以中止肿瘤的发生；对于原位癌期的恶性肿瘤，直接切除可以实现临床治愈；而对于侵袭期和播散期的肿瘤，因为其淋巴结和血道转移事件增多，其手术切除条件受限。一般认为，手术中发现肿瘤侵袭周围组织，其手术治疗后肿瘤发生复发转移事件的风险增加。因此，肿瘤外科治疗的运用要遵循多学科综合治疗的理念，并非以一味扩大手术范围，彻底切除肿瘤为治疗目的。应当配合放化疗、中医药、生物治疗等多种手段，共同实现对肿瘤的控制与消除。

肿瘤的发生发展与机体的免疫功能之间具有密切联系。已有研究对恶性肿瘤手术摘除的淋巴结进行免疫学检测，结果发现靠近肿瘤组织的淋巴结，或有肿瘤转移的淋巴结，其免疫功能要远低于远离肿瘤的淋巴结，或没有肿瘤转移的淋巴结。因此，外科手术对于恶性肿瘤组织周围的第 1、第 2 站淋巴结，提倡连同肿瘤组织一并摘除，第 3 站及远处的淋巴结，若发现有转移或考虑存在高概率转移事件，则也建议摘除。机体正常的免疫功能，一方面对侵袭人体的病原体具有抵御作用，另一方面对机体细胞的恶性突变具有监视和清除功能，而恶性肿瘤的发生发展能够使得机体的免疫功能逐步下降。外科手术对肿瘤及受累淋巴结的摘除，一方面能够解除肿瘤对机体免疫功能的抑制，改变肿瘤与机体的比势，防止恶性肿瘤通过淋巴结等途径转移；另一方面因为淋巴结的缺失，使得局部区域的免疫监视和免疫清除功能降低，易致术后肿瘤的复发和转移，使得手术远期获益降低。且外科治疗并不能彻底清除机体内所有的癌细胞。因此，肿瘤的外科治疗应当联合有效的放化疗、中医药及生物治疗等方式，通过发挥直接切除病灶与提升免疫监视清除功能两方面的作用，共同达到治疗肿瘤的目的。

现代肿瘤的外科治疗是在深入了解解剖学，顺应生物学规律与符合免疫学动态变化的前提下共同作用的结果。外科治疗不仅仅以切除病灶为治疗目的，更要注重联合各种治疗手段，最大程度保护和提升机体的免疫功能，防治肿瘤疾病的复发转移，为多学科综合治疗奠定基础。

二、原则

（一）良性肿瘤

良性肿瘤一般以压迫症状为主，其边界较清楚，大多数具有完整的包膜，一般不会发生淋巴、血道转移，治疗以手术切除为主。手术要求完整地切除肿瘤（包括包膜）及少量的周围正常组织（必要时），防止局部复发。切除下的肿瘤务必送检病理以明确性质，以免误诊而错失治疗机会。对于某些交界性肿瘤，如胃肠腺瘤，其切除范围宜适当放宽。

（二）恶性肿瘤

恶性肿瘤外科治疗的目的，一是为了切除肿瘤病灶，防止复发转移；二是明确组织病理类型与临床分期，可为后续的综合治疗提供依据，通过综合治疗达到最佳的治疗效果。

1. 外科治疗原则

(1)“无瘤操作”原则：即医务人员在诊治肿瘤的全过程中，除常规的外科“无菌”原则，避免损伤原本要保留的正常组织以外，还需避免因诊断方法使用不当或者手术操作不当而导致的肿瘤医源性扩散。要求术前触诊宜轻柔，避免用力挤压肿块。手术切口大小需适宜操作，术中尽量采用锐性分离，手术野瘤体边缘以外的正常组织必须严格隔离，避免肿瘤的种植转移。手术完毕后可用一些抗癌药物冲洗创面。术前、术中及术后尽可能避免使用激素类药物。

(2)“两个最大”原则：即最大限度切除肿瘤组织，最大限度保护正常组织。手术治疗应当遵循该原则，若实际操作中两者发生冲突，应当以保证最大限度切除肿瘤组织为先。但是如果组织切除较多，影响了相应器官的功能，甚至会威胁生命的时候，做适当减少手术切除范围的处理。对肿瘤局限于原发灶及区域淋巴结，未发现远处转移，且患者机体情况属可以耐受者，均以行肿瘤根治术为先。实际操作中，需根据手术探查情况来决定手术的具体方式。

根据肿瘤的组织病理类型与生物学特性选择术式，消化系统恶性肿瘤的手术切除范围应尽量保证切缘的干净。对局部已经不能切除或出现远处转移而不能根治的患者，建议进行姑息性手术治疗。

根据患者的年龄、全身状况、伴随疾病等实际情况选择术式。老年肿瘤患者多伴有糖尿病、高血压、冠心病等内科疾病，需在术前一段时间内进行控制，待满足手术要求后再行外科手术治疗。对合并有其他器官功能障碍的患者，手术前宜积极控制与治疗，手术后需加强监护与观察，并及时处理相应症状。相对来说，肿瘤患者的年龄越大，其全身的组织器官功能和储备功能越低下，手术的风险越高。当然，术式的选择还与术者的水平、经验，麻醉师的水平、经验密切相关。条件不具备的时候，不建议进行手术治疗。

结合术后或术后的实际情况，选择联合相应的化疗、放疗治疗。

2. 外科治疗适应证　① 原发肿瘤可以根治。肿瘤根治术可以彻底切除肿瘤，及时终止肿瘤的进一步进展。② 通过联合根治术可以达到根治目的。对局部淋巴结有转移，或可疑转移，但未见远处转移，或双原发恶性肿瘤的患者，这当中有部分可以通过将原发灶和转移灶一并切除的联合根治术，以达到根治的目的。③ 对于某些原发性或转移性肿瘤，在接受根治剂量的放疗治疗后瘤体明显缩小，可以通过手术切除达到根治的目的。④ 对于接受新辅助治疗后瘤体明显缩小，可以耐受手术治疗者，通过手术切除可以达到根治的目的。⑤ 需通过手术部分或全部切除以明确诊断。⑥ 需通过手术修复肿瘤切除后的组织缺损。⑦ 部分肿瘤，手术切除可能是唯一有效的治疗方式。

3. 外科治疗禁忌证　① 原发灶广泛播散或伴多处远处转移。② 恶性肿瘤所在位置

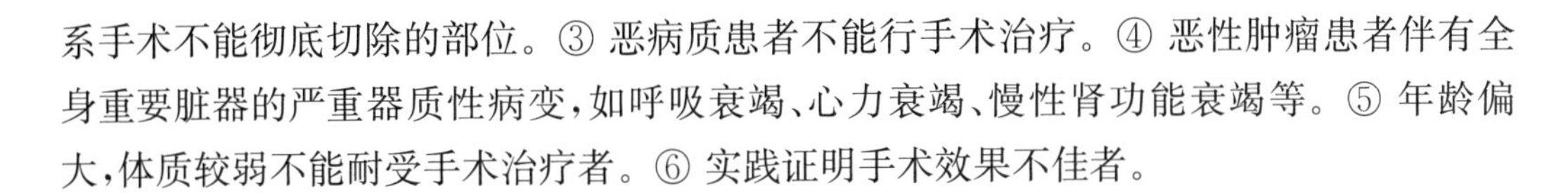

系手术不能彻底切除的部位。③ 恶病质患者不能行手术治疗。④ 恶性肿瘤患者伴有全身重要脏器的严重器质性病变，如呼吸衰竭、心力衰竭、慢性肾功能衰竭等。⑤ 年龄偏大，体质较弱不能耐受手术治疗者。⑥ 实践证明手术效果不佳者。

三、手术分类与运用

（一）预防性手术

预防性手术并不用于治疗肿瘤，而是运用于预防肿瘤的发生。如具有家族性结肠息肉病、结直肠腺瘤的患者可行预防性结肠切除，以防止结肠癌的发生。该类手术需严格掌握适应证与相应高风险人群。

（二）诊断性手术

诊断性手术以获得检查所需样本为目的，为明确诊断，确定分期，制订综合治疗方案提供证据。主要为以下四种：① 针吸活检术：多用于体表一些肿块的诊断，内脏肿瘤患者较少运用此方法。该方法活检的准确率较高，但是存在肿瘤随着针道转移的风险。内脏肿瘤或较深部的肿瘤组织与淋巴结，可在 CT 或 B 超的定位下进行穿刺取样确诊。② 咬取活检：用活检钳通过内镜或者其他器械来咬取或钳取组织以进行组织病理学检测明确诊断。③ 切取活检：在病变部位切取一块组织以进行组织病理学检测明确诊断。此方法应用范围较广泛，但在内脏肿瘤手术中，切取时应该注意保护好周围脏器与组织，以避免肿瘤转移。当肿瘤较大或切取困难时，可先切取部分组织以明确诊断，切取的部位最好能取自肿瘤与正常组织的交界处，以便观察正常组织向异常组织的变化过程。④ 切除活检：该方法主要运用于一些体积较小、位置较浅的淋巴结或者肿块，以便于完整切除进行组织病理检查，是肿瘤活检的首选方式。其切除范围包括完整的肿瘤组织和周边少许正常组织，淋巴结活检要求必须摘除整个完整的淋巴结。

（三）根治性手术

该方法指将原发肿瘤连同区域淋巴结一并完整切除，一般情况下局限于原发部位及区域淋巴结未发现有远处转移的肿瘤均可行根治切除术，且必须保证足够的切除范围。

区域淋巴结清扫的具体范围需要根据具体的解剖与引流情况确定，其目的在于避免肿瘤残留，且通过病理诊断有助于明确分期，为制订下一步的综合治疗方案提供依据。一般来说，区域淋巴结的清扫对于临床未触及肿大淋巴结，但病理上已经有转移的患者意义最大，而临床淋巴结未有明确转移的患者，是否清扫需根据肿瘤的具体评价而定。肿瘤细胞随着淋巴管回流至某些特定的淋巴结，称之为“前哨淋巴结”。从理论上来说，前哨淋巴结发生转移，意味着远处的淋巴结转移可能性更大，进而需要扩大淋巴结清扫范围以明确淋巴结转移情况。

（四）姑息性手术

若肿瘤病灶已经无法切除，不能行根治性手术治疗，则需通过手术缓解某些无法耐受的症状，减轻疼痛不适等相关症状，防止一些可能发生的严重并发症，提高患者的生活质量。这一类手术统称为姑息性手术。

(五) 减瘤性手术

有些肿瘤体积较大,侵犯较为严重,手术不能根治,但可通过手术切除大部分的肿瘤病灶,并有利于联合其他治疗手段以控制残留癌细胞,则称之为减瘤性手术。

(六) 肿瘤复发或转移的外科治疗

肿瘤的复发或转移,手术切除或配合其他治法的效果有限,预后较差。其适应证主要有:① 原发病灶控制较好。② 肿瘤转移灶多为单发。③ 无其他转移灶。④ 除手术治疗外,无其他有效的治疗方法。⑤ 患者一般情况尚可,可以耐受手术治疗。

第七节 化学药物治疗

肿瘤的内科治疗,是指运用细胞毒药物、内分泌药物、分子靶向药物、生物和免疫制剂等进行抗肿瘤治疗、基因治疗、抗肿瘤毒副反应治疗、姑息治疗与内科支持治疗等内容。按照其作用与所运用阶段,可分为根治性治疗、姑息性治疗、辅助治疗、新辅助治疗、同步放疗、支持治疗和控制肿瘤发生的预防性治疗这七个方面。其中,化学药物治疗(简称"化疗")是肿瘤内科治疗重要手段,是多学科综合治疗模式中的核心内容。

一、原则与策略

(一) 联合化疗原则

联合化疗,指根据肿瘤的异质性和 Goldie-Goldman 模型运算规律,在设计肿瘤化疗方案的时候,尽可能选用不同作用机制的有效药物,以尽早降低肿瘤负荷,尽可能延缓和减少耐药事件的发生,从而提高临床疗效。这是肿瘤内科治疗的最重要的原则之一。

选用多药联合化疗方案,要遵从以下原则:① 单药抗肿瘤证实有效。② 选择联合化疗的药物要具有不同的作用机制。③ 选择联合化疗的药物之间尽可能不叠加毒性。④ 选择联合化疗的药物之间尽可能应当具有协同效应。⑤ 联合化疗方案需通过临床试验,验证为有效。

(二) 多周期治疗原则

根据对数杀伤理论的认识,单个周期的化疗治疗很难将肿瘤细胞数目降至可治愈的数量(10^4～10^5),化疗对人体的免疫功能亦有抑制作用,因此残留的肿瘤细胞存在增殖扩散的风险。因此需要通过定期多次给药,理论上可以实现肿瘤细胞的逐渐递减甚至"完全消失",以达到真正的治愈。

(三) 合适的剂量、阶段与给药

化疗药物对人体的毒性作用不能忽视,因此治疗的持续建立在人体的耐受基础之上,选用合适的剂量强度,予以足量的剂量治疗,在治疗前后需根据患者的机体耐受情况而适当调整用药方案。

用药需注意不同药物的先后顺序，一般先使用细胞周期非特异性药物以促使大部分细胞进入细胞周期，再使用细胞周期特异性药物以杀灭更多的肿瘤细胞，同时也能减少骨髓抑制等不良事件的发生。不同药物的给药间隔时间也需注意，化疗药物的血液骨髓毒性与消化道毒性需要一定的时间间隔来恢复，合适的给药间隔是必须和合理的。

给药途径可分为静脉给药、口服给药与局部给药三种方式：① 静脉给药途径因其用量准确，便于调整，不直接刺激消化道的优势而成为最常用的给药方式，适用于细胞周期非特异性药物的单周期足剂量注射和细胞周期特异性药物的单周期长时间注射。② 口服给药适用于消化道吸收较完全的药物，对肿瘤负荷较小、生长相对较慢、机体耐受情况欠佳的患者比较合适。③ 局部给药包括了腔内化疗（胸腹腔内化疗、心包腔内化疗、膀胱灌注），鞘内化疗和动脉内化疗，药物通过上述方式能直接接触并杀伤局部的肿瘤组织，对全身器官组织的功能影响较小，适合于部分实质性脏器肿瘤。

二、抗肿瘤治疗的药物与运用

（一）化学治疗药物分类

1. 烷化剂　具有细胞毒性、致癌性和致突变性。其直接作用于 DNA，交联 DNA 双链使之断裂而不能复制。细胞毒性可能是因为损伤 DNA 模板所致。属周期特异性药物，非时相特异性药物，一定剂量的药物可以杀死固定比例的细胞。

（1）环磷酰胺：其适应证广泛，药物需通过肝 P450 微粒体氧化酶形成活性代谢产物并在血浆及周边组织分解，亦可产生无活性的代谢产物，两者均通过尿液排出。

其剂量限制性毒性主要为骨髓抑制、肝肾功能障碍与对膀胱的影响。多在用药 8～14 d 后出现白细胞减少与轻、中度的血小板减少，其降解产物（大剂量使用时）多引起血性膀胱炎。可能诱发膀胱癌。其常见不良反应主要为脱发、头痛、口腔炎症，大剂量使用时可见恶心呕吐等消化道症状。偶见皮肤色素的沉着，注射过程中可出现金属味觉，可有头晕、过敏、发热等，罕见暂时性抗利尿激素综合征、心肌坏死、甲状腺功能减退。可继发恶性肿瘤。

（2）顺铂：其适用于大部分恶性肿瘤，药物广泛分布于体内（除中枢神经外），能与组织结合常达数月，少于 10%的药物经过胆道排除，15%的药物以原型经尿液排出，10%～40% 的药物 24 h 内经尿液排出。

其剂量限制性毒性主要有累积性肾功能不全、外周神经病变与耳毒性。采用适当水化措施后其肾功能不全的发生率约为 5%，肾功能正常时方可使用，用药前需水化和利尿处理，若肌酐清除率小于 40 ml/min 时多不使用该药。用药达 200 mg/m^2 时会出现外周感觉神经异常，当用药累积至 400 mg/m^2 时应该限制剂量，停药后症状仍有可能加重，数月后才有可能缓慢减退。5%的患者可能出现耳鸣和高频听力的丧失，快速注射或用药累积超过 100 mg/m^2 的患者该症状更为常见。其常见不良反应主要为严重的恶心、呕吐和厌食，可出现轻度的骨髓抑制，进食时候可出现金属味觉，可出现低钾血症、低镁血症，故使用该药时建议每日检测血清肌酐、电解质，并予以预防性止吐药。偶见脱发、静脉炎、暂时性肝功能异常、抗利尿激素分泌综合征、发热。罕见充血性心力衰竭、雷诺现象、色觉异常、过敏等。

氨磷汀和美司钠可以减轻顺铂所致的肾毒性，若与紫杉醇联合使用，则需在先予紫杉醇后，再予顺铂，若伴随使用其他肾毒性药物，如氨基糖苷类时，则会增加肾脏损伤的风险。

(3) 卡铂：其适用于大部分恶性肿瘤，药物半衰期较短，主要以原型(70%)和代谢产物的形式经尿液排出。其作用机制与顺铂相似，而毒不良反应不同。

其剂量限制性毒性主要为严重的骨髓抑制，尤其是对血小板的抑制作用，呈剂量累积性，中位最低值发生在用药后的第 21 日。对于肌酐清除率水平降低，或之前接受过化疗治疗的患者，骨髓抑制情况会加重。其常见不良反应主要为恶心、呕吐与肾毒性，但较顺铂所致的程度要轻，注射部位可出现疼痛，阳离子电解质紊乱。偶见肝功能异常、氮质血症、周围神经病变及过敏反应，罕见脱发、皮疹、高淀粉酶血症。

若与紫杉醇联合使用，则需在先予以紫杉醇后，再予以卡铂，若伴随使用其他引起肾毒性或骨髓抑制的药物，宜谨慎用药。

(4) 奥沙利铂：其适用于Ⅱ、Ⅲ、Ⅳ期的结直肠癌、胰腺癌和胃癌，药物主要以非酶性转化为活性细胞毒形式；超过 50%的药物通过肾脏排出；2%的药物通过粪便排出。

其剂量限制性毒性主要为急性感觉异常与持续性周围感觉神经病变。通常在用药后几个小时至 2 d 内可出现手、脚、口腔周围及咽喉部的急性感觉异常，遇冷时症状可加重，一般情况下 2 周内上述症状消退。再次用药后症状可复发，输液延长至 6 h 以上可能会改善症状。急性感觉异常还包括了吞咽困难，无哮鸣音的呼吸困难，构音障碍，语音变化及胸闷，耳毒性少见。有部分患者于用药后可出现持续的感觉异常、感觉迟钝和触觉减退，通常在停药 4 个月以后症状得到改善。其常见不良反应主要为严重的恶心、呕吐和腹泻，可出现轻度的骨髓抑制。偶见过敏、轻度的肾损害等。

该药不能与碱性药物或溶媒混合使用。肾功能障碍者宜减量使用。

2. 抗代谢药　其阻断 DNA 的合成。因此，当细胞增殖速度较快时，该类药物运用最为有效。其药物动力学具有非线性的量—效曲线特点，达到一定剂量后，药物增加剂量其杀伤效果一般不再增加(氟尿嘧啶例外)。但因为新的细胞不断进入细胞周期，因此，药物的杀伤作用与细胞暴露于药物的时间成正比。

(1) 氟尿嘧啶：其适应证广泛，可用于胰腺癌等消化系统恶性肿瘤。药物需要活化为细胞毒性代谢产物的形式，进而干扰 DNA 的合成。其能迅速进入所有的组织，通过一系列磷酸化酶和磷酸核糖基转移酶的作用，进行广泛的细胞内活化，并大部分由肝脏降解(约 90%)，失活代谢产物通过尿液、胆汁和呼吸道排出。

其剂量限制性毒性主要为骨髓抑制(持续静脉滴注不常发生)、黏膜炎症(5 d 静脉输注常见)与腹泻。其常见不良反应主要为流涕,过度流泪,皮肤干燥,光过敏及色素沉着。1%的患者出现可逆性小脑功能障碍、嗜睡、精神紊乱甚至癫痫,通常药物减量则可减轻症状,停药1～6周后症状可消失。偶见食管炎,长时间注射可出现手足综合征(感觉异常、红斑)、心肌缺血、恶心呕吐等。罕见脱发、过敏、发热。

有活动性缺血性心肌病和6个月内有心肌梗死病史的患者禁用该药,治疗期间发生Ⅲ、Ⅳ度骨髓抑制、消化道或神经毒性的患者,一经确诊立即停用。

(2) 四氢叶酸(亚叶酸、5-甲酰四氢叶酸):其多与氟尿嘧啶合用治疗结直肠癌与其他恶性肿瘤。药物在细胞内通过增强叶酸辅助因子和活化的氟尿嘧啶与胸苷酸合成酶的结合,增加氟尿嘧啶的细胞毒作用。其在细胞内代谢成为叶酸还原形式,相关代谢产物通过尿液排出。其毒不良反应主要是增强了氟尿嘧啶的毒不良反应。

(3) 卡培他滨:其主要运用于结肠癌、食管癌、胰腺癌等消化系统恶性肿瘤。该药物是5-脱氧-5-氟尿嘧啶的前体药物,在体内可以转化为氟尿嘧啶。药物主要经肝脏代谢,代谢产物(90%以上)通过尿液排出。

其毒不良反应与氟尿嘧啶的毒不良反应相似,以腹泻最为多见。其常见不良反应主要为手足综合征(手掌-足底感觉迟钝或化疗引起的肢端红斑)以及恶心呕吐和骨髓抑制。偶见有肝功能异常和神经毒性。冠心病患者使用后可能出现心肌缺血。

肝功能障碍和服用香豆素衍生物的患者需谨慎使用,肾功能障碍的患者宜减量慎用,严重肾功能障碍的患者禁用。使用前口服维生素B_6可以降低手足综合征事件的发生。

(4) 吉西他滨:其主要运用于胰腺癌等恶性肿瘤。该药物主要作用并杀死处于S期的肿瘤细胞,在细胞内代谢为活化的二磷酸盐和三磷酸盐,与三磷酸脱氧胞苷(dCTP)竞争结合DNA。其主要在肝脏、血浆和周围组织中通过去氨基进行代谢,代谢产物几乎全部通过尿液排出。

其毒不良反应主要是骨髓抑制。其常见不良反应主要为恶心、呕吐、腹泻和口腔炎症,可出现类似流感症状,可有斑疹或斑丘疹及轻微的蛋白尿、血尿。偶见脱发和水肿。罕见溶血尿毒综合征、肺毒性和脱发。

同时该药还是一种放射增敏剂,因此放疗时宜避免使用。肝肾功能不全者慎用。

(5) 培美曲塞:其适用于食管癌等恶性肿瘤。该药物主要作用于处于S期的肿瘤细胞,主要抑制叶酸依赖性胸苷酸合成酶和二氢叶酸还原酶这两种甲酰转移酶。其主要在肾脏进行代谢,90%以上代谢产物通过尿液排出。

其毒不良反应主要是因为人体摄入的叶酸不足所致。基线半胱氨酸浓度大于10可以预测Ⅲ～Ⅳ级毒性反应的发生。其剂量限制性毒性主要为骨髓抑制。其常见不良反应主要为恶心、呕吐、皮肤皮疹和黏膜炎,可出现一过性的肝功能异常。

肾功能不全者慎用。同时运用非甾体抗炎药会导致药物毒性增加,同时运用甲酰四氢叶酸会导致其抗肿瘤作用的降低。

(6) 雷替曲塞:其适用于进展期结肠癌等恶性肿瘤。该药物主要作用于处于S期的肿瘤细胞，主要抑制叶酸依赖性胸苷酸合成酶。其主要以原型通过肾脏排泄。

其剂量限制性毒性主要为慢性疲乏不适。其常见不良反应主要为腹泻、黏膜炎、骨髓抑制、一过性的氨基转移酶和胆红素升高，也可出现轻度的恶心呕吐。

肾功能不全者慎用。

3. *抗肿瘤抗生素* 其通常来源于微生物，具有多种杀伤肿瘤的机制。部分药物可以通过嵌入DNA达到阻止DNA复制和信使RNA产生的作用。其多为细胞周期非特异性药物，对低生长指数的慢性生长肿瘤尤为有效。

(1) 多柔比星：其适用于胃癌、肝癌等恶性肿瘤，运用范围广泛。其为蒽环类抗肿瘤抗生素，可插入DNA碱基对间形成自由基，进而改变细胞膜的通透性，引起拓扑异构酶Ⅱ依赖的DNA损伤，抑制了DNA和RNA的合成。属细胞周期非特异性类。约有70%的药物与血浆蛋白质结合，并通过肝脏转化为相应代谢产物。大部分的代谢产物和游离药物通过胆汁排泄出，药物排泄几乎不受肝脏功能的限制。

其剂量限制性毒性主要为骨髓抑制与伴充血性心力衰竭的心肌病可能演变为难治性心力衰竭这两方面。骨髓抑制主要表现为白细胞的减少。伴充血性心力衰竭的心肌病患者治疗前宜检测左心室射血分数，尤其是累积剂量超过300 mg/m^2时需定期检查，若累积剂量超过550 mg/m^2时需评估治疗风险及可能的治疗获益情况。其常见不良反应主要为脱发(接受每3～4周静脉推注1次的患者几乎100%出现，分次或分周注射则会减轻)、恶心、呕吐、口腔炎。若药物外渗，会出现炎症的皮肤溃烂和组织坏死。偶见腹泻与色素沉着、结膜炎、皮疹等。罕见反应为肌肉无力、发热、寒战、药物过敏等。

充血性心力衰竭的患者禁用该药。

(2) 表柔比星：其适用于胃癌等恶性肿瘤。其为蒽环类抗肿瘤抗生素，是多柔比星C4羟基的反式结构。其药物的作用机制、代谢过程与毒不良反应与多柔比星相似，但其伴有较为严重的恶心、呕吐反应。累积剂量超过900 mg/m^2，心肌病风险增加。

(3) 丝裂霉素：其适用于肝癌、结直肠癌、食管癌等多种恶性肿瘤。其在细胞内激活后可使DNA交联、解聚和形成自由基，与烷化剂的作用相似。其主要通过肝细胞色素P450酶系统和DT-心肌黄酶在肝脏内进行代谢并排出。

其剂量限制性毒性主要为严重的、持续性的累积性骨髓抑制。常见的不良反应主要为轻度的恶心呕吐，并能引起组织溃烂。偶见的不良反应有脱发、皮疹、口腔炎、静脉炎、溶血尿毒性综合征。罕见的不良反应为累积性肝肾功能障碍、感觉异常、视物模糊、间质性肺炎等。

4. *影响有丝分裂纺锤体的药物* 该类药物主要与微管蛋白结合，抑制微管聚集，导致有丝分裂纺锤体结构的解离，致使无功能的微管产生。

(1) 紫杉醇：其适用于食管癌、胃癌等多种恶性肿瘤，是从太平洋紫杉树皮和红豆杉中分离提取所得。大部分通过肝细胞色素P450酶系统进行代谢，75%以上的药物通过粪便排出体外。

其剂量限制性毒性主要为中性粒细胞减少，周围神经病变与过敏反应。周围神经病变多见于高剂量用药的患者，典型特点是“手套—袜套样”感觉功能减退，感觉异样及本体感觉功能缺失，滴注的时间越长(大于 24 h)，周围神经毒性事件的发生概率会降低。过敏反应主要表现为皮肤潮红、荨麻疹、出汗、血管性水肿、低血压及支气管痉挛，通常在输注的 20 min 内发生，约 90%的过敏反应事件发生在第 1 次、第 2 次的用药时。常见的不良反应有脱发(多发生于接受治疗 3 周内)、血小板减少、关节疼痛及暂时性的心动过缓。偶见的不良反应有恶心、呕吐、味觉改变、腹泻、黏膜炎、房室传导阻滞及醉酒样反应。罕见麻痹性肠梗阻、心肌梗死与癫痫。

糖尿病、肝功能异常及既往使用过神经毒性药物的患者慎用。

(2) 蛋白结合型紫杉醇(纳米紫杉醇)：其适用于胰腺癌等多种恶性肿瘤，作用机制与代谢途径与紫杉醇相似。

其剂量限制性毒性主要为中性粒细胞减少，常见的不良反应有骨髓抑制、脱发、关节疼痛及胃肠功能紊乱。偶见的不良反应有肝功能异常。

5. *拓扑异构酶抑制剂*　该类药物主要通过损伤 DNA，抑制 DNA 复制与 DNA 链的断裂修复来干扰 DNA 的复制转录，最终导致肿瘤细胞死亡。具体可分为拓扑异构酶Ⅰ型与Ⅱ型抑制剂。

(1) 依托泊苷：其适用于胃癌等多种恶性肿瘤，是从盾叶鬼臼的根茎、盾叶及子曼德拉草中分离提取所得。属拓扑异构酶Ⅱ型抑制剂，作用于 G2 期、后 S 期与 M 期。其高度黏附于血浆蛋白，在肝脏经葡醛酸反应得到低活性代谢产物，40%通过尿液排出。

其剂量限制性毒性主要为骨髓抑制。常见的不良反应有恶心、呕吐(以口服给药者多见)、脱发、注射期间可出现金属味觉。偶见的不良反应有贫血、血小板减少、静脉炎与肝功能异常。少见的不良反应有腹泻、便秘、吞咽困难、心律不齐、过敏、色素沉着、嗜睡、眩晕、周围神经病变等。

肝肾功能异常的患者应慎用。

(2) 伊立替康：其适用于结直肠癌等恶性肿瘤，是喜树碱的水溶类似物。属拓扑异构酶Ⅰ型抑制剂，作用于特异性细胞周期。其主要在肝脏进行代谢过程，也可于血浆和肠道黏膜上进行。主要通过粪便和胆汁排出。

其剂量限制性毒性主要为骨髓抑制与严重的腹泻(65 岁以上多见)。常见的不良反应有轻度恶心、呕吐、轻度脱发与腹部绞痛、大量汗出(类胆碱样反应)，注射期间可出现面色潮红。偶见的不良反应有头痛、发热、呼吸困难与肝功能异常。

6. *酪氨酸激酶家族抑制剂*　细胞色素 P450(CYP)家族主要存在于肝脏与小肠的组织中，具有对摄入物质解毒的作用。CYP3A 属于 CYP 家族，本类药物主要通过 CYP3A4 进行代谢。

(1) 厄洛替尼：其可与吉西他滨联用治疗胰腺癌，亦可用于其他恶性肿瘤。是表皮生长因子受体(EGFR)酪氨酸激酶家族的选择性小分子制剂，具有抑制血管生成，抑制增殖转移的作用。其主要在肝脏进行代谢并由胆汁排出。

其剂量限制性毒性主要为腹泻。常见的不良反应有脓疱疮、皮疹。偶见的不良反应有间质性肺炎与角膜结膜炎。

(2) 索拉非尼：适用于不能切除肝细胞癌，亦可用于其他恶性肿瘤。属多激酶抑制剂。其主要在肝脏进行代谢，80%的药物及代谢产物由粪便排出，20%经尿液排出。

其剂量限制性毒性主要为皮肤反应或不可耐受的用药反应。常见的不良反应有脓皮疹、手足皮肤反应、高血压、腹泻及骨髓抑制。偶见的不良反应有出血、呕吐、心肌缺血。

7. 单克隆抗体　该类药物对肿瘤组织具有选择性，同时毒不良反应较小。可直接攻击肿瘤细胞，也可以将放射性和化疗药物特异性转运至肿瘤细胞，发挥杀伤肿瘤细胞的作用。

值得注意的是，注射单克隆抗体期间容易发生输液相关性细胞因子释放综合征(IRCRS)，多在第 1 次注射时发生，也多见于输液开始后的 30～120 min 内，其临床症状包括了发热、发冷、血管性水肿、支气管痉挛性呼吸困难、低血压、恶心呕吐、头痛、皮肤瘙痒、荨麻疹等。若做减慢滴速或停止输液处理后上述症状消失，并明确不是过敏反应后，以更慢的速度滴注此药物，并可运用对乙酰氨基酚，支气管扩张剂等进行对症处理。

(1) 贝伐珠单抗：其适用于进展期结直肠癌等恶性肿瘤，是一种基因工程细胞的人源化单克隆抗体，具有阻断 VEGF 活性的作用。

其剂量限制性毒性主要为血栓、胃肠道穿孔。常见的不良反应有高血压、出血、肾病综合征。罕见的不良反应有动脉血栓形成、高血压危象等。

该药物需在任何手术和侵入性操作后至少 28 d 后运用。

(2) 西妥昔单抗：其适用于以伊立替康、奥沙利铂为基础的化疗无效后 EGFR 表达的转移性结肠癌等恶性肿瘤。

其剂量限制性毒性主要为严重的 IRCRS 反应和前两次治疗周期内出现的严重的痤疮样皮疹。常见的不良反应有疲劳不适、恶心、呕吐、腹泻及低镁血症(可伴低血钾和低血钙)。罕见的不良反应有间质性肺炎。

(3) 帕尼单抗：其适用于 EGFR 表达的转移性结直肠癌，其需要注射 3 次之后血液药物浓度达到稳态，治疗期间尽量限制阳光照射。

其剂量限制性毒性主要为严重的 IRCRS 反应和严重的皮肤毒不良反应。常见的不良反应有皮疹、甲沟炎、腹痛、腹泻或便秘、眼毒不良反应、低钙血症等。

(二) 适应证与禁忌证

1. 适应证　① 对化疗敏感的恶性肿瘤，应当以化疗作为首选对象。② 可以作为术前及术后的辅助治疗，以消除血液循环当中的恶性肿瘤细胞，达到减少复发转移、消除手术野外的亚临床肿瘤病灶、提高手术疗效的目的。③ 可配合放疗治疗。放疗前可通过化疗以缩小瘤体，缩小照光区域；放疗同时配合化疗，以增加肿瘤细胞的敏感性；放疗后运用化疗治疗，以消除照射区域外的亚临床肿瘤病灶。④ 针对有广泛转移或手术后、放化疗后复发转移的晚期肿瘤患者,此时抗癌治疗已不能获益,则通过姑息性化疗治疗达到缓解症状,提高生活质量,延长生存期的目的。⑤ 针对因肿瘤快速进展,或肿块增大而导致的上腔静脉压迫、呼吸道压迫、食管压迫、颅内压增高等症状,可在耐受的前提下先采用化疗治疗缓解症状,再配合进行其他治疗手段。针对因肿瘤快速进展转移而出现的胸腔积液、腹腔积液、心包腔积液等,可在耐受的前提下采用腔内化疗或双路化疗的方法控制肿瘤,改善症状。

2. 禁忌证　① 中重度贫血。② 白细胞计数小于 4.0×10^9/L。③ 血小板总数小于 80×10^9/L。④ 年老体弱,营养情况差,机体功能低下,出现恶病质,预计生存期小于 2 个月,PS>2 分,KPS<60 分。⑤ 精神病患者及不能合作治疗的患者。⑥ 妊娠期患者。⑦ 重症感染的患者。⑧ 肝肾功能严重障碍的患者。⑨ 过敏体质的患者,宜慎用。⑩ 心功能障碍的患者,不选用蒽环类药物。⑪ 慢性支气管炎的患者,不选用博莱霉素。

3. 停止化疗治疗指征　① 白细胞总数小于 3.0×10^9/L。② 血小板总数小于 80×10^9/L。③ 肝、肾、心功能受到严重损伤。④ 出现感染,体温高于 38.0℃。⑤ 出现严重的并发症与不良事件,如消化道大出血,严重的 IRCRS 反应,Ⅲ～Ⅳ度骨髓抑制等。⑥ 行两个周期化疗方案治疗后,肿瘤标志物水平显著升高,肿瘤病情快速进展,则停止化疗治疗,或改用其他方案继续治疗,或变更其他治疗手段。

(三) 毒不良反应及防治原则

1. 消化道毒性　分述如下。

(1) 恶心、呕吐:化疗药物可通过直接作用于呕吐中枢与直接刺激消化道黏膜释放大量的五羟色胺和多巴胺等神经递质,激活中枢化学感受器而引起呕吐。该过程所引起的呕吐可以按照发生的时间顺序分为急性、迟发性和预期性三种。急性呕吐指的是恶心呕吐发生于给药后的 24 h 之内,以 5～6 h 为高峰期;迟发性呕吐指的是恶心呕吐发生于给药后的 24 h 以后,可持续 7 d 左右,以第 2～第 3 日时为高峰期;预期性呕吐指的是未经历用药或发生于给药前的呕吐,可能与心理作用有关系。

根据在无预防性止吐治疗的前提下引发急性呕吐的比例,可将化疗药物归为少致吐性药物(不足 10%发生呕吐),代表药物为博莱霉素及多数小分子靶向药物和抗体类药物;低致吐性药物(10%～30%发生呕吐),代表药物为吉西他滨、卡培他滨、紫杉醇、足叶乙苷、培美曲塞;中致吐性药物(30%～90%发生呕吐),代表药物为小剂量顺铂、多柔比星、伊立替康、奥沙利铂;高致吐性药物(大于 90%发生呕吐),代表药物为大剂量顺铂、大剂量环磷酰胺等。

防治措施:化疗前给予止吐剂预处理,可于化疗期间同时予以氢氧化铝凝胶以减少对消化道黏膜的刺激,根据实际情况采取减量甚至停止化疗。

(2) 腹泻:化疗药物可对肠道黏膜产生急性损伤,导致肠道吸收、分泌失衡而产生腹泻,对化疗疗程疗效与患者生活质量均产生了影响。目前已知主要的诱发化疗相关性腹泻的药物以伊立替康、氟尿嘧啶最为常见。

防治措施：腹泻者可适当予以颠茄酊、阿片酊、复方樟脑酊，必要时可根据实际情况采取减量甚至停止化疗。

(3) 口腔黏膜炎：因化疗药物对细胞分裂旺盛的口腔黏膜细胞的直接损伤，或继发感染，均可导致口腔黏膜炎症的发生。一般在化疗后1～2周，口腔内可出现伴有烧灼样疼痛的黏膜萎缩、红肿，甚至是溃疡。易引起口腔黏膜炎症的药物包括了多柔比星、氟尿嘧啶、博莱霉素等，多药联合化疗更容易引起口腔黏膜炎症。如因化疗药物所致的口腔黏膜炎，可随着化疗药物的减量与停止而得到缓解，因感染所致的口腔黏膜炎则需进行相应的处理，以免造成营养不良和继发感染。

2. *骨髓抑制* 绝大多数的抗癌药物均可以诱导骨髓中的造血细胞凋亡，并导致处在不同功能分化阶段的血细胞数量急剧减少，造血功能障碍。其分为Ⅰ～Ⅳ度。Ⅰ度：血红蛋白95～10^9 g/L，白细胞(3.0～3.9)×10^9/L，中性粒细胞(1.5～1.9)×10^9/L，血小板(75～99)×10^9/L。Ⅱ度：血红蛋白80～94 g/L，白细胞计数(2.0～2.9)×10^9/L，中性粒细胞(1.0～1.4)×10^9/L，血小板(50～74)×10^9/L。Ⅲ度：血红蛋白65～79 g/L，白细胞计数(1.0～1.9)×10^9/L，中性粒细胞(0.5～0.9)×10^9/L，血小板(25～49)×10^9/L。Ⅳ度：血红蛋白＜65g/L，白细胞计数＜1.0×10^9/L，中性粒细胞＜0.5×10^9/L，血小板＜25×10^9/L。不同的抗癌药物对骨髓的抑制程度不相同。如，环磷酰胺对骨髓具有近期毒性作用，用药3 d左右白细胞即开始下降，1周后能逐渐恢复；伊立替康于使用约10 d后可出现中期毒性作用，2周后可逐渐恢复；丝裂霉素等对骨髓具有延期毒性作用，用药3周以后才出现骨髓抑制情况，需6周作用才能恢复。一般来说，蒽环类、鬼臼毒素类药物可引起较为严重的骨髓抑制，铂类、吉西他滨等对血小板的抑制作用更加明显。

防治措施：严格掌握化疗适应证，尽可能避免将具有各种毒性反应的药物联合使用；化疗用药期间应加强营养与支持治疗，除应用维生素，升白细胞、血小板药物之外，必要时还可以运用促红细胞生成素、粒细胞集落刺激因子、促血小板生产因子、粒细胞单核细胞集落刺激因子等生物制剂促进骨髓分化，缓解骨髓抑制情况。若白细胞低于3.0×10^9/L，血小板总数小于50×10^9/L，则考虑停药，同时可以考虑输血及予小剂量的肾上腺皮质激素刺激骨髓分化功能。若白细胞计数低于1.0×10^9/L，考虑隔离，可输入白细胞及血小板，可考虑骨髓移植。

3. *肾脏和膀胱毒性* 肾脏是排泄药物原型及相关代谢产物的主要器官，化疗药物可以直接损伤肾小球、肾小管、肾间质与膀胱黏膜，导致血肌酐、尿素氮升高，出现血尿、蛋白尿及氮质血症，甚至可以导致急性肾功能衰竭，当然也可由肿瘤溶解综合征等因素间接损伤所致。具有肾毒性的药物有顺铂、丝裂霉素等，大剂量的环磷酰胺还可导致血性膀胱炎及膀胱纤维化的发生。

防治措施：尽可能避免同时使用具有肾脏损伤作用的药物，如非甾体抗炎药；化疗前首先对肾脏功能进行评估，运用某些药物时注重水化，化疗治疗配合静脉补液或多饮水；运用碳酸氢钠碱化尿液，化疗结束后监测与保护肾功能。并根据肾功能损伤程度，选择减量甚至停止化疗。

4. 肝脏毒性　化疗药物可引起急性肝功能损伤，长期运用亦能导致慢性肝功能损害，如肝纤维化，最终可导致肝硬化。药物性的肝损与个体的体质差异及代谢特点有关。常见的可引起肝损伤的药物有烷化剂类，如环磷酰胺、氟尿嘧啶等。

防治措施：化疗前需对肝功能进行评估，化疗治疗时配合保肝护肝的药物，化疗结束后监测与保护肝功能。并根据肝功能损伤程度，选择减量甚至停止化疗。

5. 心脏毒性　心肌细胞属于有限再生细胞，其较易受到化疗药物的损伤，进而可出现心律失常、心肌缺血、充血性心衰等病变。急性心脏毒性的主要表现为一过性的期前收缩，亚急性心脏毒性的主要表现为心包炎与心肌功能的损伤，可出现心力衰竭；慢性心脏毒性的主要表现为心律失常、充血性心衰等。能导致心脏毒性的主要药物有蒽环类（表柔比星、多柔比星等）、氟尿嘧啶、卡培他滨、曲妥珠单抗、贝伐珠单抗、紫杉醇、顺铂、多西他赛等，且与药物的累积剂量有关，尤其在蒽环类药物中更为明显，因此通常该类药物使用时需限制剂量。

防治措施：于化疗治疗全过程中关注心电图的变化；化疗前 2～3 周时即可给予维生素 E、辅酶 Q_{10}、磷酸果糖等，若发生了心力衰竭事件则对症处理，使用化疗药物（尤其是蒽环类）时限制剂量，治疗期间加强监测及营养支持治疗。必要时需停止化疗。

6. 肺毒性　化疗药物，如博莱霉素、丝裂霉素、吉西他滨、环磷酰胺、紫杉醇、伊立替康及部分靶向药物均可以导致肺、气道、胸膜及肺循环系统的损伤，可能原因主要有药物或相关代谢产物对肺及气道的直接损伤；或因患者的个体差异而表现出对相同药物的不同吸收和代谢情况，导致药物性肺损伤及肺纤维化；或因出现超敏反应所致。因此，组织病理学亦表现各异，可表现为慢性间质性肺炎、嗜酸性粒细胞增多、肺水肿、肺出血、肺静脉栓塞、机化性肺炎等。其主要的临床症状有呼吸困难、咳嗽、发热等。

防治措施：化疗所致的药物性肺损伤目前缺乏标准的治疗方案，因此使用化疗药物需严格掌握其适应证，治疗期间加强监测及营养支持治疗。必要时需停止化疗。

7. 神经毒性　包括中枢神经毒性与外周神经毒性，其发生及严重程度和药物的单次剂量与使用累积剂量明显相关，也可能与年龄、性别、烟酒嗜好等有关。氟尿嘧啶等可以导致中枢神经毒性，表现为慢性进展性偏瘫、失语及认知功能障碍，也可表现为急性非菌性脑膜炎。紫杉醇、铂类药、长春碱类药等可以导致外周神经毒性，包括了感觉神经损伤和运动神经损伤，其可能机制为化疗药物损伤了神经细胞微管，进而导致神经轴索运输功能障碍，远端神经纤维的轴突变性和背根神经节内感觉细胞的损伤，因此表现出四肢末端的烧灼感、疼痛感及麻木感等感觉异常和感觉迟钝，也可以表现出肌无力和肌肉萎缩。

防治措施：化疗期间及结束化疗后均可予以维生素及营养神经类药物，嘱其尽早发现相应症状并进行处理。必要时需减量化疗。

8. 皮肤毒性　不同化疗药物所引起的皮肤毒性事件各异，临床表现多样化，主要有手足综合征、痤疮样皮疹、皮肤干燥、色素沉着、甲沟炎及放射回忆反应。其中，氟尿嘧啶、卡培他滨、多西他赛、多柔比星、博莱霉素等易引起手足综合征；多柔比星等易引起放疗回忆反应。

防治措施：停止用药、改变药物给予方式及给药时间可能会缓解症状。

9. 脱发　化疗药物可以破化毛囊的生发功能，进而导致暂时性的，或永久性的脱发。脱发的程度与化疗药物的种类、剂量、给药途径、用药时长等因素相关。环磷酰胺、多柔比星、多西他赛、足叶乙苷等药物可引起明显的脱发，顺铂、氟尿嘧啶、吉西他滨等药物可引起一定程度的脱发。

10. 栓塞性静脉炎与局部组织坏死　静脉给予化疗药物，如蒽环类、长春碱类等，可导致血管变细变硬，呈现细条索状，并可伴有疼痛不适，因此药物尽量稀释后注入或由输液管内冲入，以避免发生栓塞性静脉炎；若静脉给予时药物外漏，可引起局部组织疼痛，肿胀甚至坏死，一旦发生需立即用硫代硫酸钠或氢化可的松琥珀酸钠溶液进行局部封闭，并用冰袋冷敷 6～12 h，同时配合中药药膏外用。

11. 远期毒性　化疗的远期毒性主要为生殖毒性和第二肿瘤发生的风险。对于生长发育中的少年儿童应避免运用。

第八节　生 物 治 疗

手术、化疗和放疗是恶性肿瘤治疗中最常用的三种治疗手段。然而一方面仍有许多肿瘤无法通过上述方法得到根治或治疗后出现复发转移，另一方面，这三种方法在祛除肿块的同时，因为特异性不足导致对正常机体带来不同程度的伤害。近 10 年，靶向治疗，如吉非替尼、曲妥珠单抗等，因为其精准的靶向作用成为许多类型肿瘤的标准治疗。随着现代生物科技的发展，肿瘤发生发展的机制逐渐清晰，生物治疗这一治疗手段正逐步得到重视。肿瘤的生物治疗，指通过人体自身的防御机制或者生物制剂的作用机制，达到调节自身的生物反应，从而达到抑制或消除肿瘤目的的治疗方法。生物治疗是肿瘤综合治疗模式当中的一种新兴的治疗模式，还处在不断地更新和发展中。按照抗肿瘤的作用机制，可分为过继性免疫治疗、肿瘤疫苗与非特异性免疫治疗三大类。

一、过继性细胞免疫治疗

肿瘤的过继性免疫治疗是指通过输注自身或异体肿瘤杀伤细胞，经过体外激活并回输起到直接或间接抑制肿瘤生长，修复改善抗肿瘤药物引起的免疫功能损伤的效果。根据抗原特异性，可将其分为非特异性过继细胞治疗和特异性过继细胞治疗。

（一）非特异性过继细胞治疗

包括淋巴因子激活的杀伤细胞（LAK）、细胞因子诱导的杀伤细胞（CIK）、自然杀伤细胞，自然杀伤 T 细胞等。

LAK是由IL－2激活的具有肿瘤杀伤作用NK细胞和T细胞，早在1984年11月即被美国食品药品监督管理局（FDA）批准用于临床治疗，但其纯度不高且杀伤力不强，过大的剂量输注可造成患者无法耐受的毛细血管渗漏综合征（CLS），所以，尽管其技术经过多年的改进，但目前仍未得到广泛临床应用。

CIK是通过IFN－γ等刺激外周血单个核细胞诱导产生CIK细胞，因其具有培育速度快、杀伤性强、兼具有T细胞的抗肿瘤活性与非主要组织相容性复合物（MHC）限制性、毒性小等诸多优点，在国内展开了诸多临床研究及应用，尤其是其与树突状细胞（DC）联用，前者识别后者杀伤，在清除肿瘤术后残留微小转移灶、降低术后复发转移方面疗效突出。

（二）特异性过继细胞治疗

主要包括了细胞毒性T细胞（CTL）、辅助性T细胞（Th）等。

CTL细胞可经肿瘤患者病理组织分离肿瘤浸润淋巴细胞（TIL）或诱导外周血淋巴细胞分离扩增培育获得，通过直接杀伤及诱导凋亡两种途径抗肿瘤。近年来，科学家相继分离出肿瘤相关抗原和肿瘤抗原特异性T细胞受体（TCR）基因，并利用病毒载体转导TCR基因至T细胞，让这些T细胞具有精确杀伤肿瘤细胞的能力。其中，嵌合抗原受体T细胞（CAR－T）是目前有发展前景的肿瘤免疫疗法之一，备受国际医学界关注。CAR－T治疗是从患者血液中分离出T细胞，然后在实验室对其进行基因改造，通过逆转录病毒和慢病毒载体、转座系统（如SB转座系统）或直接将mRNA转导到T细胞内，使T细胞表面表达嵌合抗原受体（CAR）。在实验室对这些T细胞进行扩增后回输到患者体内，然后这些T细胞可以找出癌细胞对其发起精确的免疫攻击。该免疫疗法在晚期难治性白血病和淋巴瘤患者中进行的早期临床试验已经显示出非常振奋人心的结果。在CART－CD20靶向性免疫细胞治疗7例化疗无效的晚期弥漫性大B淋巴细胞瘤临床Ⅰ期研究的结果显示，在有巨大淋巴肿瘤负荷的患者中，可明显减低瘤负荷。

二、疫苗

肿瘤疫苗是利用肿瘤细胞或肿瘤抗原物质诱导机体的特异性细胞免疫及体液免疫反应，以调节机体免疫功能，达到治疗肿瘤的目的。根据肿瘤抗原性质的不同分为肿瘤疫苗、病毒疫苗、蛋白/多肽疫苗、DNA疫苗、抗独特型疫苗和异种疫苗。目前的肿瘤疫苗主要用于肿瘤的治疗，如2007年瑞士、捷克共和国等国家批准上市的OncoVax（自体肿瘤细胞疫苗）即用于结肠癌Ⅱ/Ⅲ期的治疗，有助于降低肿瘤复发转移的风险。2010年FDA批准了首个癌症治疗疫苗Provenge（sipuleucel T）用于晚期前列腺癌的治疗，使该药成为第1个在美国被批准用于治疗的疫苗，开创了癌症免疫治疗的新时代。总的来说，除以上所举例外，绝大多数肿瘤疫苗尚处于研究和试验阶段，虽未有突破进展，但经过不断细胞处理和遗传修饰的改进，相信必有广阔的前景。

三、非特异性免疫治疗

肿瘤的非特异性免疫治疗可以分为两类：通过免疫刺激效应来治疗肿瘤，代表制剂有干扰素、卡介苗等；通过抑制免疫负调控细胞或分子发挥抗肿瘤效应，代表制剂有CTLA-4单克隆抗体等。

干扰素(IFN)，是第1个临床进行治疗肿瘤的细胞因子，有IFN-α、IFN-β、IFN-γ三种。其具有直接杀伤肿瘤细胞，减缓肿瘤细胞增殖的速率，改变肿瘤细胞表面的MHC Ⅰ、Ⅱ类抗原的表达，诱导肿瘤细胞朝正常细胞分化，活化T、NK细胞等作用。

白细胞介素-2(IL-2)，通过激活巨噬细胞、NK细胞、肿瘤浸润淋巴细胞(TIL细胞)等的细胞毒作用与诱导分泌TNF等细胞因子和抗体生成，起到杀伤肿瘤细胞的作用。对于恶性胸腔积液的治疗效果较好。

肿瘤坏死因子(TNF)，其具有抗肿瘤、调节免疫效应细胞、刺激细胞生长、诱导细胞抗病毒、诱导细胞分化等作用。其中TNF-α由激活的单核巨噬细胞产生，TNF-β由激活的T细胞产生。

集落刺激因子(CSF)，是一类调节血细胞生成的高度特异性蛋白质，对造血细胞具有刺激增殖、诱导分化、增强成熟细胞功能和维持细胞活性等作用。具体有粒细胞集落刺激因子(G-CSF)、巨噬细胞集落刺激因子(M-CSF)、粒细胞-巨噬细胞集落刺激因子(GM-CSF)、多功能集落刺激因子(multi-CSF)，红细胞生成素(EPO)和血小板生成素(TPO)等。

卡介苗(BCG)，能导致细胞因子(CK)的分泌和树突状细胞(DC)的激活，对于防治部分肿瘤的复发具有较好的疗效。

免疫组织和细胞提取物，主要有胸腺素(胸腺肽)与免疫核糖核酸，能促进T细胞分化成熟，增强T细胞对抗原的应答反应，增强细胞毒性T细胞(CTL)和NK细胞的活性，有助于患者免疫功能的恢复，提高临床抗肿瘤的疗效。

抗CTLA-4单克隆抗体，主要通过抑制活化T细胞的CTLA-4与抗原递呈细胞的B7结合，打破免疫耐受以增强T细胞活性。

免疫治疗一方面能修复因抗肿瘤治疗带来的免疫功能损伤，更重要的是可以通过增强或利用自身免疫功能持续不断地清除肿瘤细胞。免疫治疗作为肿瘤综合治疗的一部分，随着精准性的提高，发挥其全身多靶点抗肿瘤的特点，与常规的手术、化放疗等联合应用，可以期待在不久的将来最终达到彻底治愈肿瘤或长期带瘤生存的目标。

第九节　放射治疗

放射治疗，指的是利用放射线及各种治疗机与加速器产生的X射线、电子线、质子束以及其他粒子束治疗恶性肿瘤的一种手段。

一、基本原理

从放射生物学角度分析，恶性肿瘤细胞与人体正常细胞的放射敏感性是基本一致的。低线性能量传递(LET)射线产生的放射性损伤多是亚致死性损伤，而人体正常细胞的修复损伤的能力要优于恶性肿瘤细胞，故放射治疗是建立在恶性肿瘤细胞与人体正常细胞修复损伤能力的差别之上。目前，临床普遍使用的是分割放射治疗的方法，如每日照1次，每周治疗5 d，休息2 d，每次照射的剂量在1.5～2.0 Gy，根据实际情况照射4～7周。这种方法使肿瘤的局部控制较好，且放射治疗的并发症大多在患者所能承受的范围之内。

一般认为，肿瘤分化越差的细胞对放射治疗越敏感，但是其抗肿瘤治疗失败和远处转移的情况越多见；而分化程度越高，则放射敏感度就越低。肿瘤的临床分期越早，体积越小，血运情况越好，乏氧细胞比率越低，照射范围越小，则所需治疗剂量便越小，疗效就越理想；反之，晚期肿瘤，瘤体较大，血供较差，乏氧细胞比例越高，尤其是中心区出现坏死等，则放射的敏感性越差，疗效不理想。此外，细胞修复损伤的能力越强，放射的抵抗性越强，细胞的增殖越快，其放射敏感性越高。

根据低线性能量传递(LET)射线常规分割照射的方法，可将肿瘤和正常组织的放射敏感性分为高、中、低三度，其中用50 Gy以下的剂量即可杀死的归为高敏感度，60～70 Gy的剂量即可杀死的归为中敏感度，大于70 Gy的剂量才能严重损伤的归为低敏感度。

根据肿瘤的放射敏感性，可将其敏感度分为高、中、低三度。高敏感度的主要有白血病、淋巴瘤、精原细胞瘤、未分化癌等；中敏感度的主要有上呼吸道鳞癌，气管、支气管的鳞癌和腺癌，食管鳞癌和其他消化系统腺癌；低敏感度的主要有骨恶性肿瘤，黑色素瘤等。

除了正常组织的放射敏感性之外，其放射治疗耐受性还与受照射的体积、单次照射的分割剂量、放射治疗是其他治疗的药物与方法、基本脏器功能有关。受照射的面积(肿瘤体积)越大，则放射耐受性越差；单次分割照射的剂量越小，耐受剂量则越大；放疗时同时运用细胞毒类化疗药物，则放射耐受剂量相对较低；具有如慢性阻塞性肺疾病、肝硬化等基础疾病的患者，组织器官的放射耐受性显然较低。人体免疫功能、内分泌状态、精神状态越好，相对疗效亦较为理想。

二、基本实施模式

(一) 实施方式

肿瘤放射治疗主要有近距离照射和远距离照射这两种实施方式。

1. 近距离照射　指把密封的放射源置于需要治疗的组织，或置入人体腔体内进行照射治疗。其治疗的优势在于在局部肿瘤组织内可以给予高剂量的照射，也可以进行低剂量的持续照射。缺点是具体的使用受到解剖结构的限制，而且不宜运用于体积较大的肿瘤,在治疗靶区域内剂量的分布不均匀。

2. 远距离照射　又称之为外照射,指照射的装置要远离患者,射线需经过体表皮肤和正常组织后达到肿瘤组织,发挥治疗效应。

（二）照射方式

肿瘤放射治疗主要有常规分割、超分割、加速超分割、低分割、分段治疗这几种照射方式。

1. 常规分割　每日照射 1 次,每周连续照射 5 d,每次剂量 1.8～2.0 Gy。

2. 超分割放疗　指减少单次的照射剂量,增加每日的照射次数的放疗方法。该方法每日需照射 2～3 次,每次间隔时间大于 6 h,放射总剂量增加 15%～20%,总治疗时间与常规分割放疗相近。其优势在于可以减轻人体晚反应组织的辐射损伤,增加相应组织的辐射总耐受剂量。

3. 加速超分割　① 全程加速超分割放疗,指第 1 日起即采用每日 2～3 次的分割照射,因此总疗程明显缩短,总照射剂量有所减少。但治疗导致的急性放射性损伤事件也相应增加。细胞倍增时间较短,进展较快的增殖肿瘤可以选用该法。② 同时加量照射,指在大野照射的某一时期内同时用小野加量照射,一般大野每次 1.0～2.0 Gy,小野每次 1.0～1.5 Gy,间隔 6 h 以上,总剂量 69～72 Gy/6 周。该方法对正常组织的损失较小,对肿瘤的照射剂量较大。③ 后程加速超分割放疗,放疗的前半程采用单次 1.8～2.0 Gy 剂量进行照射,后半程采用单次 1.5 Gy 剂量,每日 2 次的方案进行照射。该方法会产生更大的肿瘤抑制效应,较为适宜肿瘤在 4 周后开始加速增殖的患者。

4. 低分割放疗　指增加单次的照射剂量,减少每日的照射次数的放疗方法。对放射治疗不敏感的肿瘤可以选择该方法。

5. 分段放疗　指在常规分割中间歇一定时间的放疗方法。

（三）治疗设备

目前,临床上常用的放射治疗设备有 X 线治疗机、^{60}Co 治疗机、直线加速器、部分重粒子装置、近距离照射、立体定向放疗、三维适形调强放射治疗、射波刀以及放疗的辅助设备。

1. X 线治疗机　常压 X 线治疗机主要用于皮肤癌、骨转移癌的姑息性治疗,其具有深度剂量低、能力低、易于散射、剂量分布差的特点,目前已经基本被^{60}Co 治疗机、加速器等其他仪器所取代。

2. ^{60}Co 治疗机　俗称“钴抛”,是第 1 种兆伏级外照射治疗设备,其将放射性核素^{60}Co 所产生的 γ 射线经准直系统准直后照射肿瘤。^{60}Co 治疗机所产生释放的 γ 射线能量较高,穿透能力较强,同时旁向散射较小,周围剂量跌落较快。^{60}Co 的最大剂量点在皮下 5 mm,皮肤反应较小,在^{60}Co γ 射线照射中康普顿效应占优势,骨和软组织吸收的剂量相近,避免了严重骨损伤的发生。因此,其可以用于治疗位处深部的恶性肿瘤,同时还能最大程度保护周围正常组织。当然,随着加速器的不断更新,^{60}Co 治疗机在临床中运用也在逐渐减少。

3. 医用直线加速器　其发展至今已有60多年的历史。直线加速器是高频电磁波通过微波加速装置使普通电子加速到高能电子，高能电子直接引出电子束照射肿瘤，或高能电子直接打靶产生X线照射肿瘤。目前，大多数的直线加速器能同时进行X线和电子束的治疗，X线能量可分为低能(4～6 MV)和高能(15～18 MV)，仅具有低能X线加速器称之为低能单光子直线加速器，同时具有高能和低能的X线加速器称之为双光子直线加速器。

4. 重粒子装置　指质量较大的粒子，如中子，质子，负介子，氮、碳、氧粒子等。光子、电子则称之为轻粒子。重粒子在体内形成Bragg峰，处于峰处时组织吸收剂量很高，而之前和之后正常组织的耐受量很低，因此在物理学上优化了剂量分布，可以调整获得最佳治疗域。中子、重离子、负介子都是密集电离，属于高线性能量传递(LET)射线，对杀伤乏氧肿瘤细胞所需剂量相对较低，且作用效果更强。且细胞周期对高LET射线的影响较小，其能通过克服细胞周期的影响而提高肿瘤的放射敏感性。

5. 近距离照射　指将放射源用金属外壳包住，制成针、管、粒状，插入肿瘤组织内或接触瘤体表面进行治疗。后装技术是指将无放射源的容器置于体腔或组织内，在有辐射屏蔽的条件下，利用自动化控制的技术手段将放射源置入容器进行治疗。常用的放射源有^{60}Co、^{226}Ra、^{137}Cs等。代谢性照射技术是指建立在人体对放射性核素的选择性吸收基础上，通过静脉注射或口服的方式进行治疗。常用的放射性核素有^{131}I、^{32}P等。

6. 立体定向放疗　指X线和γ线的定向放射治疗。X线的工作原理是X线通过直线加速器的加速进行输出控制，照射野的再次准直和治疗窗的角度改变，共同形成非公面的多弧度高剂量小野照射。γ线的工作原理是^{60}Co源所产生的γ射线经准直系统聚焦后形成球形照射野，使病变组织变性、萎缩、坏死。其适用于脑部原发、转移性肿瘤，原发性肝癌及肝转移癌，胰腺癌，胆囊癌，胆管癌，直肠癌，腹腔及盆腔的转移性淋巴结及肺部肿瘤等，但高剂量的照射可能造成局部的组织损伤坏死。

7. 三维适形放射治疗、调强放射治疗(3DCRT，IMRT)　指同时满足高剂量区分布的形状在三维空间方向上与靶区(实体肿瘤或亚临床病灶)的形状相一致，照射野内各点的剂量可按照需求进行调整以符合预定剂量分布要求的这两个条件的放射治疗，仅满足第1点的称为三维适形放射治疗(3DCRT)。其适用于脑部原发、转移性肿瘤，肝癌，胰腺癌，胆囊癌，胆管癌，直肠癌，腹腔及盆腔的转移性淋巴结及肺部、纵隔肿瘤等，具有提高肿瘤区照射剂量，减少正常组织受量，减少放疗并发症的优点。

8. 射波刀　又称"立体定位射波手术平台"，是美国斯坦福大学研制出的治疗肿瘤的创新技术，其核心是交互式的机器人技术。其具有6条自由度级的精密机器手臂，可发射出1 200多条不同方位的光束，可以实现从任意角度的照射，可以对多个部位、各不相邻的肿瘤进行治疗。一体化的系统可持续接收到患者位置、肿瘤位置和患者呼吸运动的反馈，并根据反馈自动持续地以低于微米级的精度定位每一次的治疗光束。其适用于颅内原发、转移性肿瘤、肝癌、胰腺癌、后腹腔转移的恶性肿瘤、骨原发或转移的恶性肿瘤等，尤其适用于位于复杂组织器官结构部位，很难通过外科手术切除的复杂肿瘤及多个转移灶、多处转移，并无法通过外科手术切除的复杂恶性肿瘤。

9. 辅助设备　除上述治疗仪器以外，X 线模拟定位机、CT 模拟定位机、治疗计划系统(TPS)、图像数据传输网络及质量控制和质量保证的相关仪器均为放射治疗的开展提供了保障。

三、治疗类型

肿瘤的放射治疗，其宗旨是最大限度消灭肿瘤，最大程度保护正常的组织器官，使得肿瘤得以控制，而且没有严重的放射并发症。按照放疗的目的可以将其分为根治性放疗和姑息性放疗这两种类型。

(一) 根治性放疗

根治性放疗指经过适当剂量的放射治疗后，局部的肿瘤获得了控制，其治疗目的在于全部且永久地消灭恶性肿瘤的原发灶和转移灶。当然，根治性放疗是一种策略，并不等同于根治性的效果。

在消化系统恶性肿瘤中，根治性放疗可以作为主要的治疗手段之一。其对早期肿瘤术前进行根治性放疗以缩小手术范围，保留患者组织脏器功能，提高患者生活质量是目前外科治疗的发展趋势。对于局部晚期的情况，通过放疗可使得肿瘤缩小，存在手术切除的概率，也会因为部分病灶得到控制，从而提高生活质量，延长生存期。如，针对手术不能切除的食管癌，采用非常规的后程加速方法，可使得其 5 年生存率从 10%增加至 30%左右。

(二) 姑息性放疗

指对局部晚期肿瘤已经不可能通过手术、放化疗等现代的治疗方法得到控制，或已经出现远处转移、无治愈希望的患者，在出现明显的、严重的症状体征时，给予一定剂量的放射治疗，以缓解因局部肿瘤而引起的症状和体征，减轻痛苦，提高生活质量。

姑息性的放疗一般采用大分割放疗的方式，即每日照射剂量达 3～5 Gy 以上，在 1～2 周内完成。其对骨转移的效果较理想，尤其针对溶骨性病变具有较好的止痛作用，在一定程度上还能预防截瘫、病理性骨折等事件的发生。但对于恶病质及生命垂危的患者，谨慎使用。

四、联合治疗的形式与内容

肿瘤的放射治疗侧重于对局部病灶的照射治疗，但是肿瘤除了局部控制以外，还需要控制其复发和远处转移，因此放疗需联合其他的抗肿瘤治疗，在综合运用的前提下达到控制肿瘤、提高生活质量、延长生存期的目的。

(一) 放疗和手术的联合治疗

1. 术前放疗　主要用于体积较大，位置较深的肿瘤，局部晚期侵犯周围的正常结构和脏器的肿瘤，与周围组织明显粘连不利于手术切除的肿瘤。通过术前的放射治疗，使肿瘤体积缩小，肿瘤活性受到抑制，消除肿瘤周边的炎症，减少术中肿瘤种植和扩散的风险。

术前放疗的剂量可分为高、中、低三等。高剂量：5 000～6 000 cGy/5～6 W，一般在放疗结束后 3～4 周进行手术；中剂量：3 000～4 000 cGy/3～4 W，一般在放疗结束后 3～4 周进行手术；低剂量：1 500～2 000 cGy/3～10 d，一般在放疗结束后即可进行手术。

此外，用放疗和化疗同步进行的术前治疗称之为新辅助治疗，其对局部肿瘤的杀伤和缩小效果更明显，因此也是一种常规的治疗方法。

2. *术中放疗* 指在手术过程中运用放疗。当手术切除不彻底而存在肿瘤残留，或存在高危复发风险的淋巴引流区和肿瘤床，或与神经血管及脏器粘连而无法切除时，均可运用该方法以提高疗效。

术中放疗应充分暴露肿瘤，在直视范围下确定照射野，保护正常的组织器官后进行直接的外照射。可以选用高能电子线照射的方法，保证肿瘤组织内放射剂量分布均匀；可以选用限光筒照射的方法，优点是通过限光筒将肿瘤以外的正常组织隔离开来。多建议运用大剂量照射(2 000～4 000 cGy)，在缩短治疗时间的同时增强对肿瘤的杀伤力。

3. *术后放疗* 指在术后愈合一般情况允许的前提下(一般于术后 2 周内)进行放疗治疗。对术后有残留的肿瘤，手术野内存有高度复发的危险部位，术后病理明确切缘阳性等情况，均应进行术后放疗。对具有较高的区域淋巴结转移发生率的肿瘤，术后也进行预防性的照射，对改善肿瘤局部和区域控制有益。

(二) 放疗和化疗的联合治疗

放疗和化疗的联合运用是多学科综合治疗模式中的重要内容，是集局部放疗与全身化疗为一体的肿瘤治疗方案。放疗和化疗之间并无交互作用，可以在同一时间内作用于同一种肿瘤的不同病变部位。放疗和化疗在抗肿瘤效应上可以无交互作用，也可以相互影响，可以减少正常组织治疗的毒性和不良反应，阻止耐药肿瘤细胞亚群的出现，降低治疗的剂量。

1. *放化疗序贯疗法或交替疗法* 序贯疗法指全疗程化疗结束后进行全疗程放疗，或全疗程放疗结束后进行全疗程化疗的治疗方案，交替疗法指放疗和化疗在同一疗程内都划分为若干阶段，以交替进行的治疗方案。两种方案对患者的毒不良反应较小，因而一般都能耐受治疗。

2. *放化疗序同步疗法* 指放疗和化疗同步进行的治疗方案。化疗药物能起到一定的放射增敏和增效作用，放化疗同步能使得抗肿瘤效应增强，因此联用有助于控制肿瘤。当然，放疗和化疗同步也会出现毒性反应和不良反应叠加的情况。

(三) 放疗和分子靶向药物的联合治疗放疗

放疗和分子靶向药物联合治疗是一个值得研究的方向。

1. *放疗和 EGFR 抑制剂联合治疗* 如，与酪氨酸蛋白激酶抑制剂(TKI)吉非替尼、厄洛替尼联用，体内与体外均证实具有放射增敏和增效作用；与抑制 EGFR 的单克隆抗体西妥昔单抗联用，也可以增加放疗的效果。

2. 放疗和多靶点抑制剂联合治疗　如与索拉非尼联用，在肠癌中目前还有待进一步探究其增敏和增效作用。

五、治疗新技术

（一）三维适形放射治疗、调强放射治疗（3DCRT、IMRT）

调强放射治疗（IMRT）是三维适形放射治疗（3DCRT）的高级阶段，适用于肿瘤形态不规则、与周围组织交错粘连的情况，其理想目的在于照射仅仅局限于肿瘤，而对周围正常组织不产生影响。欧美各国大量的临床资料证实，3DCRT 和 IMRT 可明显提高肿瘤的局部控制率，对远期的生存率有益，并且急性后期的并发症明显减少。目前，还有更新的影像引导下的放疗，其将更为精确的定位技术叠加于 3DCRT 和 IMRT，也是未来放疗精确化发展的一个趋势。

（二）γ 射线立体定向放射技术

该方法简称之“伽马刀”，是立体定向放疗方法中一种新的技术。因其所形成的球形照射野与局部高剂量的特点，用于治疗体积较小的恶性肿瘤具有较好的安全性和有效性。

（三）质子放疗和重粒子放疗

1. 质子放疗　指把质子加入同步加速器或回旋加速器中，加速到近光速时引出来治疗肿瘤的方法。质子射线在进入体内时释放剂量不多，但当到达射程终末期时会释放所有能量，形成 Bragg 峰，而后迅速归零。因此，将肿瘤置于 Bragg 峰区域下即可获得最大杀伤效果。而且目前质子放疗联合了光子放疗的 3DCRT 和 IMRT 技术，使得周围正常组织的受辐射剂量明显下降，治疗具有较高的适形性。临床资料显示，其用于治疗原发性肝癌、食管癌及脑转移灶等均由较好的效果，全世界有数十万患者接受了该治疗。

2. 重粒子放疗　适合肿瘤放疗的重离子射线是碳离子射线，因其具有质子射线的物理性质，同时属于高 LET 射线，因此具有比质子更强的杀灭肿瘤细胞的能力。重粒子放疗主要在日本和德国进行，目前我国上海也已经开展了该类治疗。其对原发性肝癌的疗效已经可以和手术媲美，使得更多的患者有机会接受根治性放疗，延长生存期。

六、不良反应及处理

（一）全身反应

通常在放疗后 1～2 d 内出现，一般来说头颈部及四肢的放疗全身反应较轻，而胸部大野照射，全淋巴结照射时反应较为明显，按照其发生反应频次的一般顺序为上腹部、胸部、下腹部、盆腔、头颈部、四肢。反应程度的轻重取决于照射部位，照射剂量，照射野大小及个体差异。

主要表现为厌食、呕吐、头晕、失眠、食欲下降、头痛和全身倦怠乏力。

一般轻度的放疗反应并不需要处理，反应严重者需作对症处理。如针对恶心、呕吐等放疗后消化道反应，可给予镇静剂、维生素 B_6、维生素 C；口服吗丁啉，或肌内注射甲氧氯普胺；输液及静脉营养支持等对症处理。针对骨髓抑制，可调整放疗计划，同时予以升白细胞、血小板的药物进行治疗。

（二）局部反应

通常指照射野内正常组织或器官经放疗后发生的不良反应，如皮肤反应、黏膜反应等。

皮肤反应有干性反应和湿性反应。干性反应主要表现为照射野出现红斑、色素沉着、皮肤脱屑、瘙痒等表现，可用1%滑石粉涂抹。湿性反应主要表现为照射野出现水疱并且逐渐扩大，甚至可出现溃疡和局部坏死，需中止放疗后局部予以75%甲紫及维生素 B_{12}、2%硼酸软膏涂抹，或予以糖皮质激素制剂涂抹。坏死组织要进行清除并修补。

黏膜反应主要表现为黏膜充血，糜烂及假膜形成。需保持局部清洁，并运用抗生素控制感染。

（三）治疗相关损伤病变

1. *放射性肺炎*　多在放疗后3～4周出现刺激性干咳、发热、胸痛、气促等急性症状，严重者甚至可出现右心衰竭。慢性病变可形成肺纤维化。临床中，正常全肺在1～2周内接受2 000 cGy照射时即可产生永久性的肺损伤。该损伤病变一旦发生很难逆转，急性期主要采用光谱抗生素控制感染，雾化、吸氧及激素治疗缓解症状。慢性期主要采用化痰止咳、解痉平喘等对症处理。

2. *放射性脊髓炎*　多在放疗后数周或数年内发病，是放疗严重的晚期并发症，临床表现有以下几种类型：伴有感觉障碍的短暂的轻型放射病（Lhermitte综合征），又称闪电感觉异常，典型表现为屈颈时有麻木、针刺等电击样感觉，且自颈背部、腰部向臀部、下肢等部位放射，屈颈动作中止时感觉消失，再次屈颈时症状出现；慢性进行性放射性脊髓病，指一侧或双下肢缓慢向上蔓延，或从两上肢向上发展至治疗平面的感觉障碍，部分患者甚至可以发展成为截瘫或四肢瘫痪，多数患者有便秘、排尿困难、大小便潴留等症状；放射后运动神经元综合征，多见于脊髓照射后，为脊髓前角细胞选择性受损，可出现膀胱扩张；急性放射性脊髓病，多于照射后1～2年后发生，较为凶险，多迅速进展发生为截瘫甚至死亡。上述几种类型除了Lhermitte综合征之外，最终多发展成为完全性或横断性脊髓损害。治疗上，目前暂无特殊治疗药物，一般予以维生素 B_1、维生素 B_6、维生素 C、肾上腺皮质激素等保护性药物，也可予以扩张血管药物，高压氧对感觉障碍者具有较好的治疗效果，对运动障碍者则效果不理想。

3. *放射性直肠炎*　多在结直肠及盆腔恶性肿瘤放疗时出现大便次数增多，黏液便及里急后重感，严重时甚至出现溃疡及大出血。对于大便次数多者，可适当予以止泻药，并适当补充电解质，建议进食易消化少脂肪的食物。

4. *放射性肾炎*　多在腹部恶性肿瘤放疗时出现，急性症状有血尿、蛋白尿、肾功能障碍,甚至可出现全身水肿、尿毒症,且因缺乏特殊治疗方案,因此于实施放疗时应注意保护肾脏。

5. 放射性膀胱炎　多在直肠、盆腔内恶性肿瘤放疗时出现,主要症状为尿频、尿急、尿痛、血尿等,因此于实施放疗时需控制剂量,同时嘱咐患者多饮水,多进食水果蔬菜。

第十节　中医药治疗

一、辨证论治的方法与内容

（一）辨证辨病相结合

以"病证结合"理论为指导,根据疾病所处的特定阶段和疾病本身的属性,遵循将宏观辨证与微观辨病相结合的思路,对疾病的动态变化状况及人体的整体功能状态进行判定,进而开展以整体辨治与专病专药相结合的治疗模式,既要治疗病灶,更要兼顾调整整体的功能,以期在防治恶性肿瘤中占得先机。

辨证与辨病相结合,若病不同而证同,则可开展异病同治,治则相同而治法变换,如消化系统肿瘤术后多以恢复消化吸收功能为先,治则以健脾扶正为主;若病相同而证不同,则可开展同病异治,治则不同治法各异,如肝癌术后以益气养阴为主治,肝癌复发转移后治以破血消癥、祛瘀生新为主。

辨证与辨病相结合,某种意义上还是在中医脏腑经络理论与五行相生相克理论指导下,将表里传变相结合,治重防复防变。如,肾水滋肝木、肝火养心火,肝癌患者多易出现乏力、气短、心悸、烦躁等临床症状,此时即需在病证结合指导下进行补益肝肾、疏肝养血等治疗,兼顾多个脏器;再如,肺与大肠相表里,大肠癌患者多易出现肺转移,故即需在病证结合指导下进行宣肺行气、益肺润肠等治疗,防止复发转移。

辨证与辨病相结合,还有助于优化中西医结合诊疗方案,即或以西医为主辅以中医,或以中医为主,或中西医并重。西医主攻时,中医多主守;西医攻后,则中医多主守;中医主攻时,自当攻守兼顾。

（二）明辨正邪、分清标本缓急

肿瘤处在正邪相争、动态演变的过程中。故可依据肿瘤(癌毒)的阴阳属性而建立起辨证观,根据肿瘤(癌毒)与人体(正气)之间的关系而建立起整体观,根据病机病势而建立起防治观。并在中医辨证观、整体观和防治观的指导下,明辨人体(正气)与局部病灶(癌毒)之间的正邪关系及趋势,进而制定中医、中西医结合诊疗方案。

临诊中,需根据正邪关系和实际病情,分清病情轻重、标本缓急,急则治其标,缓则治其本,或标本同治,或上下同治,或表里同治,甚者开展同病异治,异病同治。

（三）辨证的具体方法

八纲辨证是中医辨治肿瘤全程中最主要的辨证方法,可用于疾病的各个阶段。其以阴、阳、寒、热、虚、实、表、里为纲要，而阴阳辨证为其根本。因此，对于肿瘤病程中的相关症状、体征、病因、病机、所处的阶段等，需明辨阴阳、寒热、虚实、表里等，明其病机、知其变化。同时，还需遵循中医认知万物的规律，三因制宜，天人相应，注重时令、环节、节气、情绪的变化，为治疗的开展提供全面的依据。

脏腑经络辨证是中医辨治肿瘤全程中较为常用的辨证方法，是病证结合诊治的重要内容，可用于疾病的各个阶段。其以各个脏腑及所络属经络为辨证主体，对明确肿瘤的病位、可能受肿瘤传变所累及的脏腑、基于经络循行的潜在转移途径及机体的气、血、精、津液化生、运化情况及整体功能均有重要的意义，也能起到较好的指导开展中医治疗的作用。

六经辨证与卫气营血辨证是消化系统恶性肿瘤的特定阶段的辨证方法，一者源自仲景以伤寒证为主，一者源自叶天士以辨温热证为用，寒热互可变通，但使用起来均有一定的难度，需要反复加以练习和感悟方能掌握。仅举例说明，如腹腔移行感染出现高热、神昏、谵语等热入营血、毒伤神明的情况，可辨证运用清营汤、清宫汤加以治疗；如肿瘤患者外感日久不愈，出现反复咳嗽、咳痰、气短、胸闷等寒饮束肺的情况，可辨证运用小青龙汤、小半夏汤等加以治疗。江西名老中医姚梅龄尤擅运用六经辨证论治肿瘤疾病，笔者难以概括，仅作一提，愿广为传承。

中医辨证之要，在于明辨病、证、症，明辨虚实，补不足，损有余，证随人、随病、随症、随环境而变，也需要参考客观指标对的动态变化。然疾病变化不离正邪之要，故当识病机，当明辨证，当随证而治。

二、中医药全程管理

（一）管理内容

肿瘤的中医病机就是正邪相争、虚实夹杂，且处在不断地动态演变的过程当中。因此，中医药管理即是为了让肿瘤疾病正邪演变有度，不失规律，不致太过；让患者不至于一味挨打，被动接受治疗；让患者的身心处于相对平稳的状态，实现带瘤生存。但中医药管理中也有难点，中医药管理主要为以下四点。

1. *癌毒多变，监测不易* 癌毒还可再细分为有形之癌与无形之毒。有形之癌肿即为瘤体，病灶积聚体内，阻滞气血、水液运行与气血化生，且又有赖于人体正气滋养而不断增殖，耗伤气血；无形之癌毒可再分为痰毒、湿毒、浊毒、热毒、火毒、瘀毒、血毒、寒毒、暑毒、风毒等，随人随证而各有差异。临床中现有的肿瘤标志物、影像学等技术手段并不能很及时地提示病情变化，有创的检查手段其应用范围又受限，故中医药大有可为，其通过对患者相关症状、体征的改善，如改善疲乏、缓解疼痛、解除便秘等，到达全程管理的目的。

2. *病程长短，情志各异* “情志因素”是肿瘤全过程中不可忽视的病理因素，编者早年即提出“情志致瘤”观，即情志是“免疫调节剂”，正向时是免疫增敏剂、负向时是免疫抑制剂，即“情志致病，情志治病”。大量的研究已经表明，肿瘤的发生发展与情志因素密切

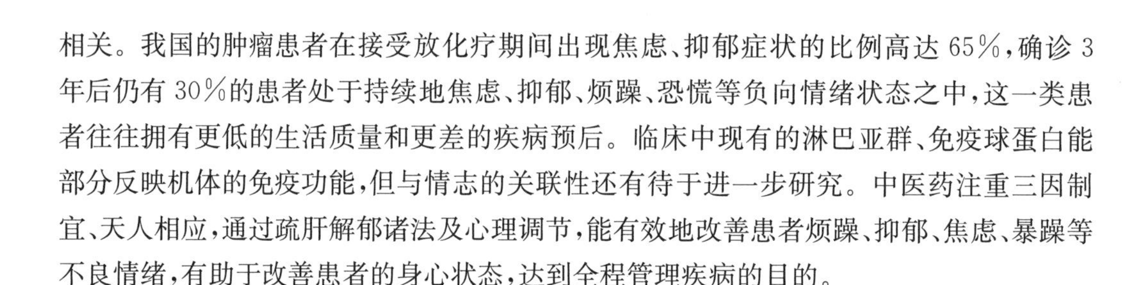

相关。我国的肿瘤患者在接受放化疗期间出现焦虑、抑郁症状的比例高达65%，确诊3年后仍有30%的患者处于持续地焦虑、抑郁、烦躁、恐慌等负向情绪状态之中，这一类患者往往拥有更低的生活质量和更差的疾病预后。临床中现有的淋巴亚群、免疫球蛋白能部分反映机体的免疫功能，但与情志的关联性还有待于进一步研究。中医药注重三因制宜、天人相应，通过疏肝解郁诸法及心理调节，能有效地改善患者烦躁、抑郁、焦虑、暴躁等不良情绪，有助于改善患者的身心状态，达到全程管理疾病的目的。

3. 抗癌勿令太过，勿令不及　现如今抗肿瘤治疗手段层出不穷，基因治疗、生物治疗也更新较快，但其治疗所致之邪不可忽视。各种抗肿瘤治疗的方案，起效均需建立在人体正常的代谢功能基础上，所以在抗肿瘤的同时也会给人体正常的生理功能、正常组织器官增加负担，甚至直接产生损伤，如手术及放化疗后各种并发症及毒副反应，均会耗伤人体的正气。但如果使用剂量不够，或盲目跟从指南开展治疗，反而在达不到杀伤肿瘤细胞效果的同时还损伤了正常机体功能，为肿瘤进展转移提供了前提。故需要通过中医药全程管理，不断扶正，增强免疫，维持代谢，为治疗提供可持续的基础条件，为治疗后的恢复提供物质基础。因此，中医药全程管理为带瘤生存提供条件。

4. 中医祛邪有度，贵在持续治疗　中医药抗肿瘤药物的过度运用也不可忽视，如长期服用南方红豆杉、穿山甲等效力峻猛的中药，容易导致人体脾胃功能低下，不利于治疗的继续开展；再如在不辨证前提下一味补益，也容易虚不受补，变生他邪，从而影响疾病预后及转归。因此中医药也需要以"病证结合"为前提，科学、合理、有序地对肿瘤进行全程管理。

（二）基本治则与目的

肿瘤的中医治疗，应当坚持"扶正为本，祛邪有度，全程调神，随症而治"这十六字的原则。肿瘤属慢性消耗性疾病，需不断扶正以资消耗，且正气充盛有益抗癌，故又谓之扶正即是祛邪；肿瘤瘤体邪实，大积大聚之病，当衰其大半而止，不可一味攻乏，得不偿失；"情志生瘤"，即情志致病、情志治病，病程长短各异，个体情绪多变，故当全程调神；虚虚实实，故当病证结合，随症而治，除症安身。

中医治疗肿瘤的目的，在于"以长期生存为先，以尽可能维持生理代谢功能为先；在缓解症状，提高生活质量，延长生存期的同时，最大程度地降低肿瘤标志物，抑制肿瘤快速生长进展"。既要针对病，又要针对证；既要针对局部的瘤体病灶，又要维护人体的整体功能。整体与病灶处于对立、统一的关系之中，不可以偏概全。

（三）"三阶段"管理策略

肿瘤疾病确诊后，可按照治疗目的分为根治阶段、随访阶段、姑息治疗阶段，其中根治阶段还可根据治疗手段的不同而再分为围手术治疗期和辅助治疗期，而在肿瘤治疗的三阶段中，中医药应该全程参与治疗，进行疾病的全程管理。

1. 根治阶段　分述如下。

(1) 围手术治疗期：术前以邪实为主，正气可实可虚，因人而异。此时瘤体病灶盘踞体内，有形邪实壅塞气机，耗伤气血，不断消耗人体的正气，影响正常的生理功能。同时，有形之瘤体的生长需要依赖人体水谷精微滋养，从而化生无形之邪毒（痰毒、热毒、浊毒、瘀毒、风毒），进一步增殖扩散，即邪之所凑，其气必虚之意。术后则以正虚为主，此时有形瘤体已经切除，有形之癌肿已大去。然癌肿与人体组织非为简单的物理依附，其通过血管、淋巴结、神经等紧密联系，因而此时人体气血受到损伤，无形之邪毒仍留于体内，也是日后疾病的复发转移潜在的物质基础。因此，肿瘤疾病难以通过一种方法手段治愈，亦难以凭借瘤体的切除而作为治愈的标准。这也符合中医“大积大聚之病，衰其大半而止”之意。

该阶段的治疗，笔者提倡“扶正与祛邪兼顾”。李东垣有云：“内伤脾胃，百病由生。”张景岳指出：“五脏之伤，穷必及肾。”脾、肾两脏的功能盛衰对肿瘤的发生发展具有重要作用。故扶正着重健脾补肾，只有脾胃健运，肾气充盛，五脏六腑才能强健，经络运行畅通，故“二脏安，则百脉调而病自息”。健脾补肾治法具有促进术后恢复，防止或延缓复发转移，提高机体免疫力，改善临床症状，提高生活质量，延长生存期等作用，因此可运用于防治消化系统肿瘤的全过程，围手术治疗期及辅助治疗期应尤其以此为重。临证时，需根据病情的不同，或以健脾为主，或以补肾为主，或脾肾兼补，从而使机体正气增强，阴阳归于平衡，自身的免疫功能得以提高，肿瘤得以消除。治法选择上，除常用的益气、养血、滋阴、填精等治法外，还提倡运用温阳治法以化生气血，扶助正气。温阳治法还有助于温化寒痰，利湿行水，有助于手术的康复。

（2）辅助治疗期：该期往往紧跟于手术治疗之后，因此多表现出以正虚为主的证型。肿瘤辅助治疗开展的目的在于彻底清除机体内的肿瘤细胞。辅助治疗的开展是基于人体正常的生理代谢功能而进行的，但另一方面抗肿瘤药物对人体的正常生理代谢功能也可能产生损伤，这一点是中西医学都无法回避的问题。因此西医除了营养支持及对症处理之外，也重视减量化疗甚至是停止化疗方案；而中医亦强调该期宜慎用清热解毒（红豆杉、穿山甲、野葡萄根、鬼箭羽、水滴石等）之品，即“除积之要，知在攻补之宜”之意。

中医司外揣内的思维方式提示，出现诸如气血亏虚、脾虚痰湿、脾肾阳虚诸证，一方面反映了肿瘤病灶可能出现的情况，另一方面提示了肿瘤药物的运用与人体正常生理功能的内在联系。因此，中医的治法除了解毒抗癌之外，更有扶助正气的内容，且这一阶段中医“增效减毒”的治疗特色亦越来越被重视，所以，针对这一阶段正虚为主，虚实夹杂的病机，中医即强调，审病当辨证为先，结合诊病，治疗当扶正为先，兼顾祛邪，即“扶正即是祛邪”之意。这也是区别于“对抗性”治疗思维的重要之处。

该阶段的治疗，编者提倡“扶正为本，兼顾祛邪”。健脾补肾治法具有滋化源、养气血、补益先后天的作用，运用于辅助治疗期可以起到减轻放化疗的毒不良反应，保护骨髓造血功能，提升人体的免疫能力等作用。在肿瘤的形成与发展转归中，痰毒扮演了重要的致病角色。因此，针对其“痰浊内聚”“痰毒互结”的病机，临诊注重运用化痰解毒法祛除病邪，从痰毒论治以消散癌肿。湿聚为水，积水成饮，饮凝成痰，痰是人体津液不归正化而形成的病理产物，是由于体内水湿不化，津液不布，郁滞不通，凝滞而成。五脏之病，虽俱能生痰，然无不由乎脾肾。故化痰解毒法的运用务必建立在运用健脾补肾治法的基础上，如常将薏苡仁、芡实、车前草、乌药与半夏、胆南星同用，即痰之化无不在脾、痰之本无不在肾之意，单用化痰解毒诸法反效不达义；临诊运用化痰解毒法，亦要根据正气强弱程度而辨治施治。编者认为，痰邪是大部分恶性肿瘤发生发展最根本的病理产物性病因，因此化痰解毒法是祛邪根本治法，并可依此而演化出化痰软坚、化痰解毒、化痰逐瘀、化痰清热、温化寒痰与化痰息风治法，随证而治。

2. 随访阶段　该阶段现代医学抗肿瘤的治法选择有限，且多以肿瘤标志物、影像学等客观数据量化为评价依据。因此该阶段持续中医药治疗成为主要的治疗方式。中医在这一阶段中，尤为重视癌毒的阴阳属性，注重人体的阴阳平衡。癌毒，即在人体平衡失调的情况下，产生的一种特异性的毒邪，癌毒可再分为痰毒、湿毒、浊毒、热毒、火毒、瘀毒、寒毒、积毒等，这也是中医的同病异证、异病同证的客观体现，并演变出了化痰解毒、利湿泄浊、清热泻火、活血化瘀、温阳散寒、消积导滞等祛邪的治法。但中医认知世间万物，无不外乎阴阳二者。癌毒具有潜伏性、隐匿性、物质性等阴性属性，也具有猛烈性、暴戾性、破坏转移性等阳性属性。而且，其可以随着人体阴阳关系的失衡和外邪的侵犯而随从化之，使得人体持续处在“癌毒为患，正邪相争”的病机状态下。

气为阳，血为阴，正气为阳，邪实属阴，孤阴不生，独阳不长，生理病理皆是如此。人体所到之处皆为气血，故人体气血不足，则癌毒演变无穷，肿瘤复发转移皆可出现；人体气血通调，阴平阳秘，则癌毒无以化生。若人体元阴、元阳大亏，则阴不敛阳，阳不制阴，性命危矣。因此，中医辨证论治是该阶段诊治肿瘤直接有效的方法，可再结合现代医学对于肿瘤疾病的认识，病证兼顾，有的放矢。即所谓“适其邪正盛衰而调之”之意。

该阶段的治疗，编者提倡“扶正与祛邪兼顾”。在随访阶段，邪毒亦能随经络气血循行而至周身各处，积聚日久而化为痰毒、瘀毒、浊毒、热毒、燥毒、寒毒等，内攻脏腑而致病情恶化，故当辨证施以化痰散结、活血化瘀、化痰泄浊、化痰清热、润燥解毒、温阳散寒诸法以化解癌毒。

恶性肿瘤的发病与精神情志密切相关。中医学认为，一般情况下，七情不会致病，只有当突然的、剧烈的或持久的精神刺激，引起人体气机紊乱，脏腑阴阳气血失调，才会导致癌症的发生。而且七情内伤多累及脏腑，扰及气血，可致气郁、气滞、血虚、血瘀等病变，在正气亏虚的情况下，加上七情内伤，内外合邪，引起人体气滞血瘀、气虚血瘀、痰凝毒结，这些因素都与肿瘤的发生尤为相关。因此该阶段尤其需要重视运用疏肝解郁治法以调畅情志。《灵枢·百病始生》曰：“内伤于忧怒，则气上逆，气上逆则六输不通，温气不行，凝血蕴里而不散，津液涩渗，著而不去，而积皆成矣。”编者即提出，情志是“免疫调节剂”，既可导致疾病，也能治疗疾病，临床诊疗中应重视疏肝解郁法的运用，应在辨证基础上，配合疏肝解郁法以提高疗效。如选用逍遥散、柴胡疏肝散加减治疗肠癌术后、化疗后患者，疏肝解郁，健脾养血，有效地缓解患者紧张、压抑的情绪，促进机体功能的恢复；选用疏肝解郁的百合、郁金、远志、合欢皮、八月札等配合四君子汤、金匮肾气丸、归脾汤，在治疗中减轻患者对疾病恐慌、无奈的不良情绪，调畅情志，扶正祛邪。

3. 姑息治疗阶段　积极的抗肿瘤治疗获益已不大，现代医学提倡维持治疗，姑息治疗，即改善症状，延长生存期。中医认为这一阶段人体正气已然亏虚，邪实壅塞已不能去除，命门火衰。张景岳有言"命门主火，为无形之火，为原气之所系，为生命之所系"，故治疗上以扶正为主，重视改善症状，提高生活质量，延长生存期。

该阶段的治疗，笔者提倡"扶正"。肿瘤患者发展到晚期，往往出现头晕、恶心、呕吐、四肢冰冷、肢端肿胀、面色苍白、颜面水肿、精神萎靡、腰酸背痛等症状，或出现肝肾功能异常、贫血、恶病质等不良事件。中医认为，这与肾阳虚惫，命门火衰，或脾肾之阳俱虚密切相关，此时宜以扶正为主，在健脾补肾的基础上重用温补之药，如附子、肉桂、干姜等，使阳气来复，阴霾消散，逐渐恢复正气。温阳之法，亦有轻重之别。轻法，予以建中汤、理中丸、金匮肾气丸等，稍加以淫羊藿、巴戟天、菟丝子等温补之品；重者，予以四逆汤、大建中汤等，投以附子、肉桂、桂枝大补元阳，消散阴翳。二法辨证施治，既能激发脾肾之阳气，温通血脉，亦能消散脏腑经络痼结之阴寒痰毒，抑制肿瘤恶性增殖与扩散转移。故在某种意义上，扶正即是祛邪，温阳之法能强壮气血，养正消积，对肿瘤疾病也具有一定的治疗作用，有助于延长生存期，达到提高姑息治疗的效果。

晚期的肿瘤患者，由于肾阳虚惫，命门火衰，或脾肾之阳俱虚，此时还应当重用温补之法，以激发脾肾之阳气，使阳气来复，阴霾消散，则脾阳渐复，肾气渐充，正气逐渐得到恢复。因此，温补脾肾是治疗中晚期肿瘤患者肾阳不足、命门火衰，或脾肾两亏等病证的重要方法。

三、经方治疗肿瘤

中医辨治肿瘤相关症状，当善取法仲景，审症求因，随证而治。如，运用金匮肾气丸温补肾阳，填精益髓，有效改善中晚期肿瘤患者疲乏倦怠、腰膝酸软症状；运用薯蓣丸调补脾胃，兼散邪毒，促进脾胃健运，气血生化，有效提高肿瘤患者术后及放化疗后生理功能，促进康复；运用酸枣仁汤合甘麦大枣汤补益肝血，宁心安神，调畅情志，改善睡眠；运用小承气汤、厚朴三物汤增强中晚期肿瘤患者胃肠道蠕动，起到消积通腑的作用，有效防治结直肠癌患者肠道梗阻；运用瓜蒌瞿麦丸、猪苓汤等清热利水，兼顾养阴，维护全身代谢功能，治疗晚期肿瘤患者小便不利，兼有血尿；芍药甘草汤治疗恶性肿瘤中晚期疼痛；五苓散加减治疗术后血肿不消；黄芪建中汤加减治疗术后、放化疗后体虚乏力；旋覆代赭汤治疗中晚期肿瘤顽固性呃逆；葶苈大枣泻肺汤、真武汤治疗癌性胸腹水等，均有较好疗效。

同时，遵循整体辨治原则，运用中医药还能有效解决肿瘤某一特定阶段的特殊症状。如，临床中常化裁酸枣仁汤、甘麦大枣汤以治疗随访期肿瘤患者心烦失眠不适；化裁瓜蒌桂枝汤、葛根汤以治疗随访期肿瘤患者目眩，颈项强直，待症状缓解或消除后继续扶正祛邪治疗；化裁大承气汤、厚朴三物汤以治疗中晚期肿瘤患者脘腹胀满、排便不畅；化裁桂枝汤、小青龙汤以治疗肿瘤患者因体虚而外感风寒诸证，均体现了“夫病痼疾，加以卒病，当先治其卒病，后乃治其痼疾”的含义。

四、情志疗法在消化系统肿瘤中的应用

肿瘤患者多有肝郁血虚、化火化毒之证，中医有“木火刑金”“土壅木郁”这样的说法，即情志郁结可以影响消化、吸收、呼吸、免疫等多个系统的功能，因此临床中要尤其重视“情志治病”，要通过运用疏肝养血治法，起到调畅情志、扶助正气、提高生活质量的作用。

在具体的运用中，强调“疏肝法”奏效需建立在养血养肝基础之上，其要点有二：一是于各个阶段在辨证基础上配合疏肝法。如，选用逍遥散、柴胡疏肝散加减治疗胃癌、结直肠癌术后、放化疗后患者，疏肝解郁，健脾养血，有效地缓解患者紧张、压抑的情绪，促进机体功能的恢复；选用疏肝解郁的百合、郁金、远志、合欢皮、八月札等配合四君子汤、金匮肾气丸、归脾汤，在晚期肝癌姑息治疗中减轻患者对疾病恐慌、无奈的心理负担，调畅情志，有助于提高疗效。二是以扶正为本为指导，治重养血养肝，辅以疏肝解郁。如常常予以当归、桑椹、女贞子、墨旱莲、枸杞子、何首乌等充养阴血之品，适时予以丹参、川芎、赤芍活血养血。若有情绪变化，辨证属重者予以逍遥散、四逆散、越鞠丸、柴胡、郁金诸品，轻者予以柴胡疏肝散、玫瑰花、八月札诸品，烦躁不眠者予以酸枣仁汤、甘麦大枣汤、合欢花、远志诸品。上述诸者并非治疗消化系统恶性肿瘤的专方、专药，但也可在病证结合指导下审症求因、辨证施治。

同样，科学合理的心理疏导、心理干预，提升患者的疾病认知，合理规划患者对疾病预后的期望，也能在不同程度上减轻患者的心理负担，改善其免疫抑制功能，调节内分泌激素水平，提高生活治疗，有益提升疾病预后。

五、外治法在消化系统肿瘤中的应用

作为一种慢性消耗性疾病，消化道恶性肿瘤及其合并症病情多变，累及脏腑器官较多，尤其进入中晚期后，临床症状错综复杂，包含肿瘤进展导致的临床症状、肿瘤治疗导致的副反应。在临床对症支持治疗配合中药口服的基础上，选择合适的中药外治法，如熏、洗、摩、贴、通导等外治法，亦能取得较好疗效。

（一）减轻肿瘤治疗后相关不良反应

患者在化疗过程中，出现恶心呕吐等消化道反应，察色审脉，大多为脾虚气滞湿阻之证，此时单纯中药内服并非所宜，临床将砂仁粉、姜半夏粉等理气和胃、降逆止呕中药敷脐能有效改善消化道症状，提高患者化疗依从性；化疗后期脾虚进一步加剧，患者纳差、乏力、腹胀，血细胞开始减少，此时中医辨证大都为脾胃虚弱之证，可在中药健脾和胃内服基础上，加用芪术贴以健脾益气，促进患者尽快脾胃功能恢复；奥沙利铂、卡培他滨、紫杉醇等是消化道肿瘤常见的化疗药，长期应用可见指趾末端麻木、感觉减退。中医辨证多为正虚毒滞，在内服健脾益肾、养血活血（党参、熟地、白术、茯苓、当归、黄精、牛膝、枸杞子、菟

丝子等)基础上,更加要注重通阳活血、清热化毒法,选用桂枝、细辛、赤芍、牡丹皮、当归、络石藤、老鹳草、金银花、甘草等煎汤外洗,再配合针刺贴敷活血通络、养血疗痿,使机体气血充盈,血脉通畅,邪毒俱去,最终达到阴平阳秘的状态。放射治疗中的放射线中医认为其为热毒,主要病机是伤阴耗气,消化道肿瘤放疗后,放射性食管炎、放射性肠炎是常见的放疗不良反应,此时可根据不同兼证选用养血行气、清热解毒、养阴生津之药保留灌肠以减轻腹胀、便秘、腹痛等放射治疗不良反应。

(二)减轻消化系统肿瘤并发症

如肿瘤发生于幽门前区伴有幽门梗阻,或扩展至贲门,或发生梗阻,脾胃气机不畅,升降失调,则症见呕吐、呃逆,临床亦可将砂仁粉、半夏粉或吴茱萸粉等中药药粉调成糊状敷脐,结合中药内服,可有效改善患者呕吐、呃逆等胃气上逆之证。如局部肿瘤继续生长,肿块环绕肠壁、肠腔狭窄,可致肠梗阻,对于不完全性肠梗阻,在临床对症支持治疗的基础上,结合清热凉血之品(如槐花、大血藤、金银花、秦皮、白及、鸡血藤等)煎汤保留灌肠,可取得较好疗效。肝癌所致腹水属中医“鼓胀”病范畴,肝脾肾功能失调以致气滞、血瘀、水停腹中是其主要病机,临床可应用甘遂粉、大黄粉、牵牛子粉等中药药粉调成糊状药饼贴敷于腹部穴位上,可起消痰涤饮、泄水通便之功效。如消化系统肿瘤出现肝、骨等转移灶,患者疼痛难忍,中药止痛可以与三阶梯止痛相配合以减少阿片类药物剂量,如临床常用化瘀止痛穴位贴(肉桂、木香、石菖蒲等),可起到活血化瘀、通络止痛、调理气血之功效。

总的来说,中医扶正祛邪治法在肿瘤诊治中具有独特的、不可替代的作用。肿瘤是多种病因、多阶段、多路径共同作用下的病理产物,仅靠一种治疗方法不能治愈肿瘤,且抗癌与生存本身就处于对立统一、动态变化的关系之中。因此,无论中医还是西医,通过病证结合的诊治思维,有利于争取充分的治疗回旋余地,使抗癌治疗具有相应的发挥空间。同时,对于特定的阶段,中医治法不变,但方剂可变,药味可换,西医治疗手段也可选择,因而自然形成了抗癌与生存的肿瘤动态诊疗观。重视中医药合理、大胆的运用和创新,必然会为提升恶性肿瘤临床疗效产生积极的作用。

第十一节　其他治疗

一、热疗的概念及常用方法

热疗,指的是通过物理方法将组织加热至能够杀死癌细胞的温度,以达到治疗肿瘤目的的方法。热疗开展的时间不长,但运用于临床可取得不错的效果。按照治疗范围可分为全身热疗和局部加温热疗;按照加热温度的不同,可以分为常规热疗、亚高温热疗、气化热疗、固化热疗四大类。

常规热疗,通过加热(主要通过微波、射频等超声设备实现)使温度升至41～43℃,当温度高于41℃时,肿瘤细胞的细胞核、染色体与蛋白质凝固变性,细胞膜功能遭到破坏,促使肿瘤细胞分解、死亡。但当温度高于43℃时，热疗对肿瘤的选择破坏作用受到限制。

亚高温热疗，通过加热使温度升至39～41.5℃，此时能增加化疗或放疗的疗效。有研究报道显示，热疗后放疗增敏作用可延续至24 h。

固化热疗，在数秒钟内，主要通过微波、射频等超声设备使肿瘤区的温度迅速升至65～100℃，使肿瘤细胞迅速凝固坏死。

气化热疗，在数十毫秒内使肿瘤区的温度迅速升至200℃以上，使得肿瘤迅速炭化，气化而不损伤正常组织。

热疗可以和放疗、化疗同时运用，还可起到增加肿瘤细胞对放疗和化疗治疗的敏感度，提高疗效。

二、微创介入治疗

介入治疗，指的是在现代医学影像学的指导下，利用微创介入的方法治疗肿瘤的方法。其可分为血管性的微创介入治疗与非血管性的微创介入治疗，具有创伤较小、定位准确、起效较快、并发症相对较少的特点，在肿瘤治疗中具有较好的应用前景与治疗价值。

（一）血管性的微创介入治疗

指通过经皮血管穿刺进行选择性或超选择性的血管插管，将导管置于靶血管内完成肿瘤及肿瘤相关病变的治疗的方法。

1. 经导管动脉灌注化疗（transcatheter arterial infusion，TAI） 指运用导管插管后，将化疗药物经动脉血供直接注入肿瘤组织中，使治疗靶区域内药物浓度明显增加，起到缩小病灶、提升疗效、减轻不良反应的作用。可用于肿瘤患者的姑息性治疗，亦可于术前运用以改善手术条件。

该方法适用于全身各部位的实体肿瘤和转移性肿瘤，如可用于胃癌、有门脉血栓形成的转移性肝癌、晚期结直肠癌、胰腺癌等的治疗，化疗方案一般参照全身静脉的化疗方案。常见的不良反应有局部的出血与血肿、动脉夹层或假性动脉瘤及化疗毒副反应等。

2. 经导管动脉栓塞治疗（transcatheter arterial embolization，TAE） 指运用导管插管后，将栓塞物质注入肿瘤的供血动脉形成栓塞以阻断肿瘤血供，促使肿瘤组织萎缩，亦可将栓塞物质注入肿瘤的出血动脉以止血，还可通过栓塞物质注入相应功能亢进器官达到抑制功能的目的。可用于肿瘤引起的出血，亦可用于脾亢等治疗。

运用该法治疗后可能出现栓塞后综合征，可见发热、恶心、呕吐、食欲不振、肠道梗阻等，必要时进行对症处理。

3. 经导管动脉化疗栓塞（transcatheter arterial infusion，TACE） 指运用导管插管后，将化疗药物和栓塞物质通过肿瘤的供血动脉同时注入，栓剂的作用下化疗药物可以长时间聚集于治疗靶区域内，杀伤肿瘤细胞，阻断肿瘤血供，同时还降低了化疗药物的毒副反应。

该方法主要针对不能进行手术治疗的及术后复发的各种原发性、转移性肝癌，盆腔恶性肿瘤也可运用该方法。目前应用最广泛的是将化疗药物与超液化碘油混合成乳剂进行微血管水平的化疗栓塞，也可有明胶海绵颗粒或抗癌药物微球或微囊进行化疗栓塞治疗。该方法的禁忌证有：肝功能属于 Child C 级合并黄疸；心肺功能不全；凝血功能障碍；大量腹腔积液；癌栓完全阻塞门静脉者；碘过敏。运用该法治疗后可能出现栓塞后综合征、肝功能损害（甚至坏死）、胆道炎症及化疗毒副反应等。

（二）非血管性的微创介入治疗

1. 肿瘤消融治疗　指在影像学设备的引导下，经皮穿刺肿瘤组织，运用物理或化学的方法直接破坏肿瘤，使肿瘤组织局部或者完全坏死，从而达到治疗肿瘤的目的。

物理消融有经皮射频消融、冷冻消融、激光消融、经皮微波凝固疗法、经皮热盐水注射疗法与高强度聚焦超声等，目前较为常用的是射频消融、冷冻消融。射频消融通过高频电流转化热能，使得治疗靶区域局部温度升高至 90℃以上，导致肿瘤组织凝固性坏死或炭化而起到治疗效果。但由于电极之间可能存在消融盲区，因此治疗不彻底则其复发率较高。冷冻消融，又称为氩氦刀冷冻消融术，是一套集中超低温冷冻、介入热疗和免疫治疗三种方法的肿瘤治疗系统。其通过氩气迅速制冷（30～60 s），使治疗靶区域温度降至 −140℃，15～20 min 后由氦气迅速升温，使治疗靶区域温度升至 40℃左右，这样的冷热逆转治疗使得肿瘤组织迅速丧失细胞生物学特性而死亡，效果肯定。

化学消融剂有化疗药物、无水乙醇、冰醋酸及部分新型制剂。化疗消融剂很难造成完全性的坏死，可能会造成局部脏器的功能损伤。

2. 影像学引导下放射粒子种植　指利用计算机三维重建肿瘤形态，准确的设计粒子植入的位置、数量和种植途径，并在 CT、B 超引导下植入放射性粒子到治疗靶区域。国内目前多用 ^{125}I 或 ^{103}Pd，原则上所有局部直径在 6 cm 以下的实体瘤都可运用该方法治疗。对不能手术治疗、放疗不理想、放化疗不敏感的肿瘤患者来说，是一种可供选择的姑息性治疗手段。

3. 内支架置入术　指在影像学引导下，通过导管、导丝、支架输送器将支架放置于导管狭窄处或瘘口部位，使之再成形或堵住瘘口的技术。其分为血管性内支架与非血管性内支架两大类，血管性内支架可用于治疗上腔静脉综合征，非血管性内支架可见于经皮穿刺胃造瘘术及食管、胆管、胃肠道的内支架。

参考文献

[1] 国家卫生和计划生育委员会. 2013 中国卫生和计划生育统计年鉴[M]. 北京：中国协和医科大学出版社，2013.

[2] WANQING CHEN, ZHENG R, BAADE P D, et al. Cancer statistics in China, 2015 [J]. Ca A Cancer Journal for Clinicians, 2016(66): 115 - 132.

[3] 董颖，杨文君. 消化道恶性肿瘤流行病学特征与发病现状分析[J]. 医学综述，2014，20(3)：429 - 431.

[4] ADAMS E, HILL E, WATSON E. Fertility preservation in cancer survivors: a national survey of oncologists current knowledge, practice and attitudes [J]. Br J Cancer, 2013,108(8): 1602-1615.
[5] GRASSI L, JOHANSEN C, ANNUNZIATA MA. Screening for distress in cancer patients: a multicenter, nationwide study in Italy[J]. Cancer, 2013, 119(9): 1714-1721.
[6] 杨柱,陈学习.肿瘤的中医病因病机初探[J].辽宁中医杂志,2002,29(4):197-198.
[7] 何任.肿瘤病临床随记[J].浙江中医学院院报,1995,19(5):11-12.
[8] 柴可群,陈嘉斌,陈淼,等.中医"病证结合"诊疗模式在肿瘤康复与姑息治疗中的运用[J].中医杂志,2015,56(1):24-27.
[9] 柴可群,陈嘉斌,徐国暑.基于病证结合论中医辨治肿瘤四则四法[J].中医杂志,2016,57(2):111-114.
[10] 陈嘉斌,柴可群,陈淼,等.柴可群辨治结、直肠癌的学术思想及临诊经验探析[J].中华中医药杂志,2015,30(11):3956-3959
[11] 余瀛鳌.中医对癌瘤病因的突出贡献[J].中华中医药学刊,2008,26(9):1853-1854.
[12] 柴可群.培本化痰解郁治法理念在恶性肿瘤临床中的应用探析[J].浙江中医杂志,2013,48(11):785-787.
[13] 柴可群,郑建功.毒与癌症发病关系探析[J].浙江中医杂志,2002(7):304-307.
[14] 王圆圆,李娜,张青.癌毒的阴阳属性浅议[J].中医杂志,2014,55(15):1271-1274.
[15] 姜良铎,焦扬,王蕾.从毒论理,从通论治,以调求平[J].中医杂志,2006,47(3):169-171.
[16] 柴可群,陈嘉斌.注重温阳,酌情用药——论《扁鹊心书》学术思想对防治肿瘤的启发[J].新中医,2015,47(5):1-3.
[17] 郭晓冬,曲道炜,郑洪新.肾精命火命门新论[J].中国中医基础医学杂志,2013,19(5):481-485.
[18] 陈淼,郭勇."带瘤生存"理念运用的思考[J].中华中医药杂志,2012,27(12):3193-3194.

第二章 食管癌的中西医结合诊治

第一节 西医对食管癌的诊治

食管癌是指癌症的发病部位而言，即从下咽部至食管胃结合之间食管上皮来源的恶性肿瘤，是消化系统肿瘤的重要组成部分，主要有鳞癌和腺癌两种病理类型。食管癌占据全球肿瘤发病率第 8 位，病死率位于第 6 位。其发生率有明显的地区分布特征，发生率最高的地区和最低的地区相差近 60 倍。食管癌高发区包括亚洲（特别是中国、新加坡和伊朗）、东南部非洲和法国北部。食管癌年轻人罕见，发病率随年龄增加而增长，发病高峰 70～80 岁。食管腺癌男性高发，是女性 3～4 倍，食管鳞癌男女没有差别。我国是食管癌的高发国家，也是食管癌病死率较高的国家，2012 年全国癌症登记处的数据显示，我国食管癌的发生率位于第 6 位，病死率位于第 4 位[1]。在我国，食管癌中 95%以上是鳞状细胞癌，少数为起源于食管腺体或异位胃黏膜的腺癌。近年来，欧美国家的食管腺癌发生率有明显上升。国内统计，食管癌多见于食管的胸中段（占 53%），下段次之（占 33%），上段最少见（占 14%）。在欧美国家，食管癌通常见于食管的下 1/3 段[2]。

流行病学研究显示，胃食管反流病（gastroesophageal reflux disease, GERD）、吸烟、饮酒和肥胖是食管癌主要危险因素。国外研究显示，对于食管鳞癌，吸烟者的发生率增加 3～8 倍，而饮酒者增加 7～50 倍。在我国食管癌高发区，主要致癌危险因素是致癌性亚硝胺及其前体物和某些霉菌及其毒素。处于食管癌高发区，年龄在 40 岁以上，有肿瘤家族史或者有食管癌的癌前疾病或癌前病变者是食管癌的高危人群。

目前食管癌分期有国际抗癌联盟（Union for International Cancer Control, UICC）和美国癌症联合会（American Joint Committee on Cancer, AJCC）两个主要分期标准，其中 UICC 分期更适合用于外科病理分期，对于非手术病例的分期，目前国内外尚缺乏公认的较一致的分期标准。近几年来，随着影像技术的进步，以食管腔内超声（EUS）和 PET - CT 为代表的新技术改进了食管癌的分期准确性。目前，食管癌的治疗尚未完全标准化，内镜下切除、手术治疗、放疗和（或）化疗是食管癌的主要治疗方法。近年来，国内外学者在探讨食管癌的防治机制方面做了不少工作，关于中医药的疗效有不少成功的报道，尤其是中西医结合治疗逐渐成为治疗食管癌的重要手段之一。随着治疗手段多样性和技术提高，食管癌病死率有下降的趋势，但基于我国的国情，规范食管癌的诊断和治疗，倡导中西医结合诊治的综合治疗模式以提高临床疗效，仍然是我国医务人员面临的重要任务。

一、术语和定义

1. 食管癌　食管癌是指从下咽部到食管胃结合部之间食管上皮来源的癌。一般分为食管鳞状细胞癌和食管腺癌。

（1）食管鳞状细胞癌：食管鳞状细胞分化的恶性上皮性肿瘤。

（2）食管腺癌：主要起源于食管下 1/3 的 Barrett 黏膜的腺管状分化的恶性上皮性肿瘤，偶尔起源于上段食管的异位胃黏膜，或黏膜和黏膜下腺体。

2. 早期食管癌　早期食管癌指局限于食管黏膜和黏膜下层的肿瘤，不伴淋巴结转移，包括原位癌、黏膜内癌和黏膜下癌。

3. Barrett 食管　Barrett 食管指食管下段的复层鳞状上皮被单层柱状上皮所代替。

4. 食管的癌前疾病和癌前病变

（1）食管的癌前疾病：包括慢性食管炎、Barrett 食管炎、食管白斑症、食管憩室、食管失弛缓症、反流性食管炎和食管良性狭窄。

（2）食管的癌前病变：指鳞状上皮不典型增生，包括轻度、中度和重度不典型增生。

二、致病因素与发病机制

食管癌的致病因素和发病机制虽尚未完全明了，但近年来国内外对食管癌病因进行了多途径探索。从亚硝胺、营养、微量元素、真菌及病毒、遗传等多方面、多层次进行研究和探索，获得了很有意义的进展。

（一）生活饮食习惯与肥胖

1. 吸烟　通过流行病学调查发现，一些食管癌高发区居民吸烟相当普遍，而一些地区居民不吸烟，食管癌则很少见。吸烟者发生食管腺癌风险是不吸烟者的 2 倍，吸烟导致食管鳞癌发生风险高于食管腺癌，是食管鳞癌强风险因素。近年来我国学者同时对高发区、低发区以及城市、乡村食管癌进行了大量流行病学调查，多数认为吸烟可能是我国食管癌发生不可忽视的促癌因素[3]。

2. 饮酒　大量流行病学调查发现，饮酒者食管鳞癌发生率是非饮酒者 3～5 倍，若同时伴吸烟，风险增加更明显。有学者调查了我国香港食管癌患者的吸烟及饮酒情况，经过详尽对比分析，发现饮酒可能比吸烟更容易致食管癌发生。国内学者刘新民等[3]研究发现饮酒也可增加食管癌的危险性，并随饮酒年限、饮酒量的增加而增加。比较公认的看法是酒本身可能并不直接致癌，但有促癌作用。乙醇可以作为致癌物的溶剂，促进致癌物进入食管，造成食管黏膜损伤，为食管癌的发生创造条件。国内外一些研究发现，有些酒中可能污染有亚硝胺、多环芳烃、酚类化合物等，这些污染物质可能会增强乙醇对食管黏膜的损害。

3. 不良饮食习惯　经在本病高发区进行发病因素的调查,发现食管癌患者有进食粗、糊等食物,进食过快,喜喝烫饮料的习惯,这些因素损伤了食管上皮,增加了致癌物的敏感性。多数研究表明,热食是食管癌的发病因素之一。在我国食管癌高发区中,许多居民和食管癌患者都有好吃热食习惯。研究者测量了高发区居民进食时碗内食物的温度,发现可高达 70～80℃,最高为 80～88℃。有报道用 75℃热水灌饲小鼠,即可发现上皮细胞变性,黏膜炎症和细胞核酸代谢受影响,所以长期反复的热刺激,有可能促使食管发生癌变。也有报道认为进食过快、食物粗糙、蹲位进食及好饮浓茶、三餐不定时等与食管癌发病有关。

上述这些致病因素都会造成对食管的刺激,长期反复刺激作用会进一步导致食管黏膜病变。研究发现,某些食管病变,如食管贲门失弛缓症、慢性食管炎、食管良性狭窄和食管黏膜白斑病等患者的食管癌发病率较高,表明慢性刺激所引起的慢性损伤和炎症在食管癌的发病中起一定作用。

4. 肥胖　肥胖增加食管腺癌风险,是食管腺癌的高危因素,风险因子 2.4～2.8,特别是腹部肥胖增加 Barrett 食管和癌症风险,可能的原因是胃内压力增高致食管下段括约肌松弛,形成食管裂孔疝,共同促进加重 GERD。男性腹部肥胖常见,这在一定程度上解释了癌症风险的性别差别[4,5]。

（二）营养与微量元素

1. 营养因素　我国学者在一些食管癌防治现场做了大量营养学调查及营养干预试验。其中在河南林县开展的已历时近 14 年的中美合作研究项目——营养干预试验已取得了一系列阶段性成果,在国内外产生了重大影响[6]。研究发现,营养缺乏是食管癌高发区较为普遍现象,维生素 A、维生素 C、维生素 E 及核黄素、烟酸、动物蛋白、脂肪、新鲜蔬菜、水果摄入量均较低。不少报道指出,肉类、蛋类、蔬菜与水果的缺乏可增加患食管癌的危险性。中美学者发现,补充富含高蛋白、维生素和矿物质的饮食,可以保护机体,预防食管癌。试验表明,新鲜蔬菜、水果、茶叶、维生素有抗突变作用,相对缺乏应视为食管癌的危险因素。一些动物实验还证实缺乏维生素 A、维生素 C、维生素 E 及核黄素均能促使食管发生病变,增强致癌物对食管的作用。深入分析发现维生素 C 可阻断致癌性 *N*-亚硝基化合物的合成,核黄素缺乏可明显增加甲基苄基亚硝胺对大鼠食管癌的诱发率,并缩短其潜伏期。林县的研究成果表明,给高发区人群补充核黄素和烟酸复方营养素可能降低食管癌的发病率。因此给高发区人群补充维生素可能是有效的预防措施。

2. 微量元素　调查证实食管癌高发区水及土壤中的钼、硒、钴、锰、铁、镍、锌等微量元素含量偏低。钼的缺乏目前受到更多重视,已被认为是造成食管癌发病的因素,钼在自然界含量较低,且分布不均匀。钼是植物亚硝酸还原酶的成分,缺钼可使环境及农作物中亚硝酸盐积聚,而施用钼肥则可增加食物钼含量,降低亚硝酸盐含量。人对钼的摄入量不足,还可影响一些酶的活性及生理功能,这可能也是导致食管癌发病率增高的原因之一。

有机硒缺乏虽不一定能直接引起食管癌，但可增加对致癌物质的易感性[7]。高发区人体及环境缺锌的研究已有报道，锌缺乏可导致免疫力下降。动物实验表明，镉对小鼠食管和前胃有诱发癌瘤的作用，提示镉可能是食管癌的一个危险因素。在林县对食管上皮增生患者补充多种维生素矿物质复方营养液，发现可使上皮增生逆转，癌变率均比对照组明显下降，说明食管癌的药物阻断二级预防已取得初步良好效果。

（三）亚硝胺类化合物

亚硝胺类化合物是已被公认的一种强致癌物质。现已证实10多种亚硝胺能诱发动物的食管癌，亚硝胺及其前体物广泛分布于环境中，通过饮水和食物进入人体。其前体物在胃内经亚硝化而产生亚硝胺。近年研究发现，食管癌高发区河南林县，河北磁县、涉县，广东汕头，山西垣曲和阳城的饮水中，硝酸盐的含量明显高于低发区。据报道，食管癌高发区居民食霉变食物，其中含较多亚硝胺及前体物质。林县人胃液中亚硝胺的含量和受检者食管上皮的病变、正常轻度增生、重度增生和癌变呈明显正相关。动物实验证明，亚硝胺能诱发动物食管癌，而阻断胺类的亚硝基化能预防食管癌的发生。多项流行病学调查表明，酸菜既含真菌又含亚硝胺类化合物，是食管癌高发区发病因素之一。

（四）微生物

1. 真菌　通过多次对高发区林县、阳城、磁县、盐亭、南溴等地流行病学调查，发现粮食、酸菜及霉变食物中某些真菌及其代谢物是食管癌的重要危险因素。例如黄曲霉毒素B_1的致癌作用已得到公认。林县食物常被串珠镰刀菌、互隔交链孢霉、圆弧青霉、白地霉、黄曲霉等污染。这些真菌不仅能将硝酸盐还原成亚硝酸盐，还能分解蛋白质，增加食物中胺含量，促进亚硝胺的合成。

2. 病毒　病毒在食管癌发病中的作用也引起了国内外学者的重视。目前，研究的病毒主要为人乳头瘤状病毒(HPV)和EB病毒(EBV)。HPV感染与宫颈癌发生的关系已被公认。近年研究发现，食管也是HPV感染的好发部位。Meta分析显示，HPV感染增加食管鳞癌的风险(OR值2.69)，并有一定的地域差异，亚洲OR值为2.94，中国OR值为2.85[8]。研究认为，HPV参与食管鳞癌的发生与发展可能与HPV-DNA整合进食管组织DNA引起基因异常，或者通过减少局部的淋巴细胞，破坏机体局部的免疫监视系统有关[9]。

3. 幽门螺杆菌　目前认为，幽门螺杆菌感染的人群发生食管腺癌的风险降低。Meta研究显示，有幽门螺杆菌感染患者食管腺癌风险减少41%。幽门螺杆菌能导致胃炎，减少胃酸产生，降低食管上皮暴露于酸成分，减少Barrett食管和腺癌形成风险。大部分病例去除幽门螺杆菌后，没有产生或是加重GERD。没有发现幽门螺杆菌和食管鳞癌之间明确的联系[10]。

（五）遗传因素

食管癌的发病有明显的家族聚集现象[11]，这与人群的易感性与环境有关，提示食管癌发病存在遗传倾向，遗传因素可能是发病的一个重要危险因子。食管癌高发区，连续3代或3代以上出现食管癌患者的家族屡见不鲜。在我国山西、山东、河南等省的调查发现，有阳性家族史的食管癌患者占1/4～1/2，高发区内阳性家族史的比例以父系最高，母系次之，旁系最低。由高发区移居低发区的移民，即使在百余年以后，其发病率也相对较高。

最近的研究也认为，虽然存在家族聚集现象，但不是主要因素，食管癌发病遗传因素更多是在于基因易感性[12]。在特定的环境因素作用下，有易感性的人比正常人更容易患食管癌。食管癌的发生是遗传和环境等多种因素相互作用引起的，遗传因素作用使正常食管上皮细胞在出生前即发生 *Rb*、*p*53 等抑癌基因的杂合丢失，出生后，由行为、环境等因素使抑癌基因的另一等位基因失去功能，同时使细胞中的原癌基因 *Ras*、*C-myc*、*EGFR* 等激活，最终导致正常食管上皮细胞发生癌变。

最近在 Barrett 食管和腺癌中发现三个具有胚胎突变的候选基因，*MSR*1、*ASCC*1 和 *CTHRC*1。研究发现，*MRS*1 突变与 *cyclinD*1 过度表达有关，导致快速的细胞周期进展[13]。在另一项全基因组研究中，确认了 Barrett 食管和腺癌三个易感基因，分别是编码 CREB 调节转录因子的 *CRTC*1 基因、编码食管特异性相关蛋白的 *BARX*1 基因和编码食管分化相关蛋白的 *FOXP*1 基因[14]。另外，全外显子测序等研究显示，*TP*53、*CDKN*2A、*SMAD*4、*ARID*1A 和 *PIK*3CA 基因突变与食管腺癌相关[15]，而 *TP*53、*RB*1、*CDKN*2A、*PIK*3CA、*NOTCH*1 和 *NFE*2L2 基因突变与中国的食管鳞癌相关[16]。

（六）心理因素

大量研究结果表明，精神刺激史、经常忧虑、长期精神压抑等不良心理因素与食管癌的发生有着密切关系。一项来自爱尔兰的病例对照研究提示，几乎一半的食管癌患者经历终生的高压力刺激，36%的患者经历过抑郁等不良心理刺激[17]。表明食管癌与不良心理社会因素有关。也有研究资料显示，家庭内刺激性事件在食管癌组有极显著的聚集性，尤其是重大财产损失、重病和家庭矛盾的危险性更大。

三、诊断

（一）高危因素

食管癌高发区，年龄在40岁以上，有肿瘤家族史或者有食管癌的癌前疾病或癌前病变者是食管癌的高危人群。

（二）症状

1. 食管癌早期症状　咽下梗噎感最多见，可自行消失和复发，不影响进食。常在患者情绪波动时发生，故易被误认为功能性症状。

胸骨后和剑突下疼痛较多见：咽下食物时有胸骨后或剑突下痛，其性质可呈烧灼样、针刺样或牵拉样，以咽下粗糙、灼热或有刺激性食物为著。初时呈间歇性，当癌肿侵及附近组织或有穿透时，就可有剧烈而持续的疼痛。疼痛部位常不完全与食管内病变部位一致。疼痛可被解痉剂暂时缓解。

食物滞留感和异物感：咽下食物或饮水时，有食物下行缓慢并滞留的感觉，以及胸骨后紧缩感或食物黏附于食管壁等感觉，食毕消失。症状发生的部位多与食管内病变部位一致。

咽喉部干燥和紧缩感：咽下干燥粗糙食物尤为明显，此症状的发生也常与患者的情绪波动有关。

其他症状：少数患者可有胸骨后闷胀不适、胸痛和嗳气等症状。

2. 食管癌晚期症状　① 咽下困难。进行性咽下困难是绝大多数患者就诊时的主要症状，但却是本病的较晚期表现。因为食管壁富有弹性和扩张能力，只有当约 2/3 的食管周径被癌肿浸润时，才出现咽下困难。因此，在上述早期症状出现后，在数月内病情逐渐加重，由不能咽下固体食物发展至液体食物亦不能咽下。如癌肿伴有食管壁炎症、水肿、痉挛等，可加重咽下困难。阻塞感的位置往往符合于癌肿部位。② 食物反流。食物反流常在咽下困难加重时出现，反流量不大，内含食物与黏液，也可含血液与脓液。

（三）体征

大多数食管癌患者无明显相关阳性体征。临床诊断为食管癌的患者，出现头痛、恶心或其他神经系统症状和体征，体检发现骨痛、肝肿大、皮下结节、锁骨上、颈部淋巴结肿大等提示转移的可能。

（四）辅助检查

1. 血液生化检查　对于食管癌，目前无特异性血液生化检查。食管癌患者血液碱性磷酸酶或血钙升高考虑骨转移的可能，血液碱性磷酸酶、谷草转氨酶（AST）、乳酸脱氢酶（LDH）或胆红素升高考虑肝转移的可能。晚期患者常有 CEA、CA19－9、CA153、鳞状细胞相关抗原（SCC）等上皮性肿瘤标志物的升高，但无特异性。

2. 影像学检查　可做造影、CT 和 B 超检查。

（1）食管造影检查：是可疑食管癌患者影像学诊断的首选，特别对溃疡或有穿孔前征象和显示食管病变长度方面有重要的意义。另外，一些隐伏型等早期食管癌无明确食管造影阳性征象者也应进行食管镜检查，对食管造影提示有外侵可能者应进行胸部 CT 检查。

（2）CT 检查：胸部 CT 检查能在食管横截面上显示肿瘤的左右径和前后径，肿瘤与食管管腔的关系以及肿瘤的最大浸润深度，目前主要用于食管癌临床分期、确定治疗方案和治疗后随访；增强扫描有利于提高诊断准确率，可以帮助临床判断肿瘤切除的可能性及制订放疗计划；对有远处转移者，可以避免不必要的探查术。

（3）超声检查：主要用于发现腹部脏器、腹部及颈部淋巴结有无转移。

（4）MRI 和 PET－CT：均不作为常规应用。MRI 和 PET－CT 有助于鉴别放化疗后肿瘤未控、复发和瘢痕组织；PET 检查还能发现胸部以外更多的远处转移。

3. 内镜检查　是食管癌诊断中最重要的手段之一，对于食管癌的定性定位诊断和手术方案的选择有重要的作用，是拟行手术治疗的患者必需的常规检查项目。此外，内镜检查前必须充分准备，建议应用去泡剂和去黏液剂，仔细观察各部位，采集图片，对可疑部位应用碘染色和放大技术进一步观察，进行指示性活检。这是提高早期食管癌检出率的关键，是提高食管癌的发现率，降低食管癌病死率的重要手段之一。

4. 食管内镜超声(endoscopic ultrasonography，EUS)　EUS既可通过内镜直接观察黏膜表面病变，又可进行实时超声扫描，以观察食管管壁各层组织结构及其邻近器官的超声图像，能较准确显示食管癌的侵犯深度(T)，对食管癌的分期，特别是非手术食管癌治疗前的分期有明显的帮助。EUS对于肿瘤淋巴结转移(N)的诊断也优于CT检查，EUS可以发现2～3 mm大小的淋巴结。在治疗前如患者身体状况、病变部位许可，应常规行EUS检查。

（五）食管癌的分段、分类和分期

1. 食管癌的分段　采用AJCC 2009分段标准。

(1) 颈段食管：上接下咽，向下至胸骨切迹平面的胸廓入口，内镜检查距门齿15≤20 cm。

(2) 胸上段食管：上自胸廓入口，下至奇静脉弓下缘水平，内镜检查距门齿20≤25 cm。

(3) 胸中段食管：上自奇静脉弓下缘，下至下肺静脉水平，内镜检查距门齿25≤30 cm。

(4) 胸下段食管：上自下肺静脉水平，向下终于胃，内镜检查距门齿30～40 cm。

(5) 食管胃交界：凡肿瘤中心位于食管下段、食管胃交界及胃近端5 cm，并已侵犯食管下段或食管胃交界者，均按食管腺癌TNM分期标准进行分期；胃近端5 cm内发生的腺癌未侵犯食管胃交界者，可称为贲门癌，连同胃其他部位发生的肿瘤，皆按胃癌TNM分期标准进行分期。

2. 食管癌的分类　分述如下。

(1) 早期食管癌：包括隐伏型、糜烂型、斑块型和乳头型。

(2) 中晚期食管癌：包括髓质型、蕈伞型、溃疡型、缩窄型和腔内型。

(3) 组织学分类：主要分为鳞状细胞癌、腺癌、小细胞未分化癌以及癌肉瘤。其中，鳞状细胞癌最多见，占我国食管癌的90%以上，腺癌5%左右，未分化癌占1.4%～1.5%。

3. 食管癌的分期　分述如下。

在临床工作中，食管癌分期常有两层含义，即治疗前临床TNM(cTNM)分期和术后病理TNM(pTNM)分期。其中，cTNM分期的主要作用在于评估治疗前肿瘤综合情况，了解患者所处的病程阶段，据此选择最合理的治疗方案。而pTNM分期因各项客观指标在手术后病理报告中均能得到，且精确度高，目前已成常规，并不断得到完善和更新，其主要作用在于预测患者术后生存以及用于疾病治疗效果的比较。

(1) 治疗前分期：目前主要应用CT和内镜超声进行分期。最近10余年来，内镜超声和 PET 的使用已经改进了食管癌的分期。据报道，内镜超声对肿瘤和淋巴结评估准确性提高到了 70%～80%，结合内镜下细针穿刺进一步提高了淋巴结分期的准确性，特别对影像学上无转移患者的分期更有帮助。PET－CT 能发现 10%～20%患者的锁骨上、腹膜后淋巴结等隐匿转移灶，使分期更为准确[18]。

（2）治疗后分期：食管癌的分期采用国际抗癌联盟（UICC）和美国癌症联合会（AJCC）2010 年（第 7 版）公布的食管癌国际分期。食管癌 TNM 分期中 T、N、M、G 的定义：

1）原发肿瘤（T）

T_x：原发肿瘤不能确定。

T_0：无原发肿瘤证据。

T_{is}：重度不典型增生。

T_1：肿瘤侵犯黏膜固有层、黏膜肌层或黏膜下层。

T_{1a}：肿瘤侵犯黏膜固有层或黏膜肌层。

T_{1b}：肿瘤侵犯黏膜下层。

T_2：肿瘤侵犯食管肌层。

T_3：肿瘤侵犯食管纤维膜。

T_4：肿瘤侵犯食管周围结构。

T_{4a}：肿瘤侵犯胸膜、心包或膈肌，可手术切除。

T_{4b}：肿瘤侵犯其他邻近结构，如主动脉、椎体、气管等，不能手术切除。

2）区域淋巴结（N）

N_x：区域淋巴结转移不能确定。

N_0：无区域淋巴结转移。

N_1：1～2 枚区域淋巴结转移。

N_2：3～6 枚区域淋巴结转移。

N_3：≥7 枚区域淋巴结转移。

注：必须将转移淋巴结数目与清扫淋巴结总数一并记录。

3）远处转移（M）

M_0：无远处转移。

M_1：有远处转移。

4）病理分级（G）

G_x：分化程度不能确定。

G_1：高分化癌。

G_2：中分化癌。

G_3：低分化癌。

G_4：未分化癌。

食管癌 TNM 分期，鳞状细胞癌见表 2－1、腺癌见表 2－2。

表 2-1　鳞状细胞癌(包括其他非腺癌类型)

分　期	T	N	M	G	部　位※
0	is (HGD)	0	0	1,X	任何
Ⅰa	1	0	0	1,X	任何
Ⅰb	1	0	0	2～3	任何
	2～3	0	0	1,X	下段,X
Ⅱa	2～3	0	0	1,X	中、上段
	2～3	0	0	2～3	下段,X
Ⅱb	2～3	0	0	2～3	中、上段
	1～2	1	0	任何	任何
Ⅲa	1～2	2	0	任何	任何
	3	1	0	任何	任何
	4a	0	0	任何	任何
Ⅲb	3	2	0	任何	任何
Ⅲc	4a	1～2	0	任何	任何
	4b	任何	0	任何	任何
	任何	3	0	任何	任何
Ⅳ	任何	任何	1	任何	任何

※：肿瘤部位按肿瘤上缘在食管的位置界定,X 指未记载肿瘤部位。

表 2-2　腺　癌

分　期	T	N	M	G
0	is (HGD)	0	0	1,X
Ⅰa	1	0	0	1～2,X
Ⅰb	1	0	0	3
	2	0	0	1～2,X
Ⅱa	2	0	0	3
Ⅱb	3	0	0	任何
	1～2	1	0	任何
Ⅲa	1～2	2	0	任何
	3	1	0	任何
	4a	0	0	任何
Ⅲb	3	2	0	任何
Ⅲc	4a	1～2	0	任何
	4b	任何	0	任何
	任何	3	0	任何
Ⅳ	任何	任何	1	任何

（六）诊断方法

食管癌的诊断主要取决于内镜下的病变活检以病理证实。超声内镜检查有助于确定局部病变的深度和局部淋巴结转移情况；上消化道造影检查有助于确定病变的长度和范围；CT检查用于确定全身及局部病变范围，PET－CT检查能进一步确定食管癌局部和全身转移情况，并对放射治疗靶区的确定有较大的帮助。

1. 临床诊断　根据临床症状、体征及影像学检查，符合下列之一者可作为临床诊断：吞咽食物时有梗噎感、异物感、胸骨后疼痛或出现明显的吞咽困难，食管造影发现食管黏膜局限性增粗、局部管壁僵硬、充盈缺损或龛影等表现；胸部CT检查发现食管管壁的环形增厚或不规则增厚；内镜见食管狭窄、新生物、溃疡、出血等食管癌表现，可以考虑食管癌。

临床诊断食管癌病例需经病理学检查确诊。

2. 病理诊断　根据临床症状、体征及影像学检查，经细胞学或组织病理学检查，符合下列之一者可诊断为食管癌。一是纤维食管镜检查刷片细胞学或活检阳性。二是临床诊断为食管癌，食管外病变（锁骨上淋巴结、皮肤结节）经活检或细胞学检查明确诊断者。

（七）食管癌的蔓延和转移

食管癌的蔓延和转移通过3个途径：直接浸润，淋巴结转移和血行转移。

1. 直接浸润　直接浸润邻近组织器官，这是食管癌主要的扩散形式之一，上段癌常累及喉部、气管、颈部软组织；中段癌常侵入支气管、主动脉，导致食管—支气管瘘、食管—主动脉瘘，也可累及肺门、胸导管等部位。下段可累及纵隔、膈肌和胃。

2. 淋巴结转移　可发生于颈部、气管旁、食管旁、纵隔、腹部等部位淋巴结转移。

3. 血行转移　晚期患者比较常见，如向肺、肝、肾上腺、膈肌、骨、脑等处转移。

四、鉴别诊断

临床诊断食管癌时，应与下列疾病进行鉴别诊断，以提高诊治水平。

1. 食管良性狭窄　食管化学性烧伤或反流性食管炎引起的瘢痕狭窄。前者以儿童及年轻人较多，一般有误服强酸或强碱的历史，后者病变一般位于食管下段，常伴有食管裂孔疝或先天性短食管。鉴别诊断主要靠食管镜及活检。

2. 贲门痉挛　主要症状为吞咽困难，病程长，间歇性发作，患者平均年龄较小，食管造影有典型的改变。

3. 食管憩室　食管中段的憩室常有吞咽障碍、胸骨后疼痛等症状，而吞咽困难较少。食管憩室有发生癌变的机会，因此在诊断食管憩室的时候应避免漏诊。

4. 食管结核　它是特异性炎症的一种，临床上罕见。病变轻者可无症状，如呈增殖性变或形成结核瘤，则可导致不同程度的阻塞感或吞咽困难，甚至疼痛。病程进展缓慢，青壮年患者较多，有结核病史。X线显示食管管腔狭窄溃疡、食管轮廓不规则。食管结核诊断最后有赖于食管细胞学检查或食管镜检查而确定。诊断性抗结核是鉴别诊断的方法之一。

5. 食管外压性改变　是指食管邻近器官的异常所致的压迫和吞咽困难。较常见的有大血管畸形、纵隔肿瘤、肺门及纵隔淋巴结肿大或钙化、胸内甲状腺肿大、老年人主动脉弓屈曲延长等。患者虽有吞咽梗阻感，但食管黏膜完好，另外这些食管外因素所引起的吞咽困难的程度较轻微，且病期较长。

6. 食管炎　主要由于外伤或微生物感染引起。当食管发炎时食管壁充血和水肿，黏膜可出现坏死、糜烂，甚至出现溃疡。患者主诉咽下不适，咽食时出现疼痛或梗噎，咽下热食或刺激性食物时，疼痛可能加重。这些症状与早期食管癌极为相似。但不同的是，常无典型的吞咽困难症状，食物下咽不受限制，用汤水伴送食物时症状不减轻，也无呕吐或食物反流症状。X线表现显示局限性黏膜中断、增粗、食管管腔易激惹，甚至出现大小不等龛影或充盈缺损。短期复查这种表现会发生变化。食管细胞学检查，图片中炎性细胞较多，无肿瘤细胞。

7. 食管功能异常　如神经性吞咽困难(重症肌无力、延髓及假延髓病变等)，虽可出现程度不同的吞咽困难，但往往具有全身症状或其他特有的征象。贲门失迟缓症，为食管贲门括约肌不能正常舒张所致，患者进食时，食物下咽发生停滞，不能通过贲门进入胃内，出现食物下咽不利，胸骨后发闷并有阻塞感或进食后有异物黏附感，甚或吞咽困难与食物反流。但这些症状往往交替出现，时轻时重，病程很长，与精神紧张有一定的关系，患者的营养状况较佳，平均年龄也较轻。X线检查可见钡剂通过缓慢，食物蠕动减弱或消失，黏膜光滑，贲门部呈“鸟嘴样”狭窄，细胞学检查阴性。

8. 食管其他肿瘤　以平滑肌瘤常见，一般症状较轻，X线检查表现为“涂抹征”，进一步鉴别主要依靠食管镜检查，一般不取活检。食管其他恶性肿瘤如食管肉瘤，临床表现不易与食管癌鉴别，鉴别诊断依靠X线检查和食管镜检查。

五、治疗方法

临床上治疗食管癌应采取综合治疗的原则。即根据患者的机体状况，肿瘤的病理类型、侵犯范围(病期)和发展趋向，有计划地、合理地应用现有的治疗手段，以期最大幅度地根治、控制肿瘤，提高治愈率，改善患者的生活质量。对拟行放、化疗的患者，应做Karnofsky或ECOG评分。

(一) 食管癌分期治疗模式

食管癌的治疗仍是以手术为主的综合治疗。对食管癌的治疗应在分期后由外科、放射治疗科、化疗科等多科会诊后提出治疗方案。

(1) Ⅰ期($T_1N_0M_0$)：即UICC分期Ⅰa期。首选手术治疗。如心肺功能差或不愿手术者，可行根治性放疗。完全性切除的Ⅰ期食管癌，术后不行辅助放疗或化疗。内镜下黏膜切除仅限于黏膜癌，而黏膜下癌应该行标准食管癌切除术。

（2）Ⅱ期（$T_{2\sim3}N_0M_0$、$T_{1\sim2}N_1M_0$）：即 UICC 分期Ⅰb 期、Ⅱ期和部分Ⅲa 期。首选手术治疗，如心肺功能差或不愿手术者，可行根治性放疗。完全性切除的 $T_{2\sim3}N_0M_0$ 食管鳞癌，术后不行辅助放疗或化疗；对于完全性切除的 $T_{1\sim2}N_1M_0$ 食管鳞癌，术后行辅助放疗可提高 5 年生存率，术后辅助化疗仍存争议。对于完全性切除的 $T_2N_0M_0$ 食管腺癌，术后不行辅助放疗或化疗；对于完全性切除的 $T_3N_0M_0$ 和 $T_{1\sim2}N_1M_0$ 食管腺癌，可以选择含氟嘧啶方案的术后放化疗。对于术后镜下残留（R1）、肉眼残留（R2）的患者，选择含氟尿嘧啶方案的术后放化疗。

（3）Ⅲ期（$T_3N_1M_0$、$T_4N_{0\sim1}M_0$）：即 UICC 分期Ⅲa 期、Ⅲb 期和部分Ⅲc 期。对于 $T_3N_1M_0$ 和部分 $T_4N_{0\sim1}M_0$（侵及心包、膈肌和胸膜）患者，目前仍首选手术治疗，有条件的医院可以开展新辅助放化疗的研究。对于 T_{4b} 患者，能耐受化疗者考虑单纯化疗，其他情况可选择同步放化疗。不能耐受化疗者，推荐姑息放疗或最佳支持治疗。

与单纯手术相比较，术前化疗的价值未定，术前放疗并不能改善生存率。但是对于术前检查发现肿瘤外侵明显，外科手术不易彻底切除的食管癌，通过术前放疗可以增加切除率。对于以上Ⅲ期患者，术后行辅助放疗可能提高 5 年生存率。对于完全性切除的食管鳞癌，不推荐术后化疗。对于完全性切除的食管腺癌，可以选择含氟尿嘧啶方案的术后辅助放化疗。对于 R1、R2 的患者，选择含氟尿嘧啶方案的术后放化疗。

对于不能手术的Ⅲ期患者，目前的标准治疗是同步放化疗。

（4）Ⅳ期（任何 T，任何 N，M_{1a}，任何 T，任何 N，M_{1b}）：即 UICC 分期部分Ⅲc 期和Ⅳ期。以姑息治疗为主要手段，对于一般状况较好者（ECOG 评分≤2 或 Karnofsky 评分≤60%），可加用放化疗，治疗目的为延长生命，提高生活质量。姑息治疗主要包括内镜治疗（包括食管扩张、食管支架等治疗）和止痛对症治疗。

（二）早期食管癌及癌前病变治疗原则

1. 轻度和中度不典型增生　中度不典型病变可采用氩离子束凝固术（argon plasma coagulation，APC）治疗、内镜下黏膜切除术（endoscopic mucosal resection，EMR）等。轻度不典型增生可随诊。

2. 重度不典型增生/原位癌和黏膜内癌　重度不典型增生可采用 EMR 处理；原位癌及黏膜内癌必须采用 EMR 或内镜下黏膜剥离术（endoscopic submucosal dissection，ESD），条件不具备者，可转上级医院。

（三）手术疗法

1. 手术治疗原则　在任一非急诊手术治疗前，应根据诊断要求完成必要的影像学等辅助检查，并对食管癌进行 TNM 分期，以便于制订全面、合理和个体化的治疗方案。

由胸外科医师来决定手术切除的可能性和制订手术方案。尽量做到肿瘤和区域淋巴结的完全性切除。根据患者的病情、合并症、肿瘤的部位以及术者的技术能力决定手术方式。

经胸食管癌切除是目前常规的手术方法。胸腔镜食管癌切除适宜早期的食管病变，目前仍处于探索阶段，有条件的医院可以开展应用。内镜下黏膜切除术仍有争议，目前治疗仅限于直径小于 2 mm 的分化好的黏膜癌。

胃是最常替代食管的器官，其他可以选择的器官有结肠和空肠。

食管癌完全性切除手术应常规进行淋巴结切除，并标明位置送病理学检查，应最少切除 15 个淋巴结以进行准确的分期。

淋巴结清扫：有二野淋巴结清扫和三野淋巴结清扫，目前常用二野淋巴结清扫，有条件的单位可以开展三野淋巴结清扫的研究。

食管癌手术数量是影响食管癌术后的并发症和病死率的重要因素，接受胸外科专科医师培训的医生进行食管癌切除，食管癌患者术后病死率低。

2. 手术适应证　UICC/AJCC 分期中的 0～Ⅱ期，Ⅲ期中的 $T_3N_1M_0$，侵及心包、胸膜和膈肌的 T_4病变，Ⅳa 期中远端食管癌病变伴可切除的腹腔淋巴结（淋巴结未累及腹腔动脉干、主动脉或其他大血管），即 UICC 分期 0～Ⅲb 期和部分Ⅲc 期（T_{4a}，$N_{1\sim2}$，M_0）。食管癌放疗后复发，无远处转移，一般情况能耐受手术者。

3. 手术禁忌证　UICC/AJCC 分期中 T_4病变，侵犯心脏、大血管、气管和邻近器官如肝、胰腺、肺和脾等；Ⅳa 期中不可切除的腹腔淋巴结转移，累及腹腔干动脉、主动脉等；以及有远处转移食管癌患者，即 UICC 分期Ⅳ期和部分Ⅲc 期（T_{4b}，任何 N，M_0）。心肺功能差或合并其他重要器官系统严重疾病，不能耐受手术者。

（四）放射疗法

食管癌放射疗法包括体外照射和腔内照射两种方式，具体模式包括根治性放疗、同步放化疗、姑息性放疗、术前和术后放疗等。3DCRT 是目前较先进的放疗技术。如条件允许可用于食管癌患者，并用 CT 机来进行放疗计划的设计、确认和实施[19]。

1. 放射治疗原则　应在外科、放疗科、肿瘤内科共同研究和（或）讨论后决定食管癌患者的治疗方案。

能耐受放、化疗的基本要求：① 周围血象：白细胞总数＞4.0×10^9/L，中性粒细胞≥2.0×10^9/L，血红蛋白＞100 g/L，血小板＞80×10^9/L。② 肝功能：胆红素＜正常值，谷丙转氨酶（ALT）正常值，AST 正常值。③ 肾功能：肌酐（Cr）＜130 μmol/L 或肌酐清除率（Ccr）≥60 ml/min。

除急诊情况外，应在治疗前完成必要的辅助检查和全面的治疗计划。

对于可能治愈的患者，治疗休息期间也应予以细心监测和积极支持治疗。

术后放疗设计应参考患者手术病理报告和手术记录。

同步放化疗时剂量为 50～50.4 Gy（1.8～2 Gy/d）。单纯放疗国内习惯使用剂量为 60～70 Gy/6～7 周，术前放疗剂量为 41.4～50.4 Gy（1.8～2 Gy/d），术后放疗剂量为 45～50.4 Gy（1.8～2 Gy/d）。

2. 适应证　① 不适合手术治疗或不愿接受手术治疗但可耐受同期放化疗的Ⅰ～

Ⅲ期食管癌、不可切除的 T_4 期食管癌、Ⅳa 期食管癌首选放疗+同步化疗(以氟尿嘧啶为基础)或术前同步放化疗联合手术治疗。② 颈段食管癌或者距离咽环肌小于 5 cm 的颈胸段食管癌首选同步放化疗。③ 不适合手术治疗并且不能耐受同步放化疗的患者可选择姑息性放疗。④ 术后局部区域复发且既往未行同步放化疗者首选同步放化疗。完全切除(R_0 切除)且分期为 $T_{2\sim3}N_0$ 的腺癌患者可选择术后同步放化疗;R_0 切除且淋巴结阳性的食管腺癌及胃食管交界处腺癌亦可选择术后同步放化疗;R1 和 R2 患者需行同步放化疗。⑤ 远端食管腺癌或者胃食管交界处腺癌选择术前同步放化疗+手术治疗。

3. *体外照射技术* 放射治疗应用≥6 MV X 线,多野适形照射技术或调强放疗技术。

4. *腔内照射技术* 高剂量率近距离治疗。有效治疗长度为食管镜下肉眼可见的肿瘤长度+近、远端各 1~2 cm。处方剂量:取距源中心 1 cm 或距源驻留点 1 cm 处计算。施源器:直径 0.6~1.0 cm 为宜。

5. *放射治疗效果评价* 放射治疗的疗效评价参照 WHO 实体瘤疗效评价标准或 RECIST 疗效评价标准。

6. *防护* 采用常规的放疗技术,应注意对肝、肾、肺、心脏和脊髓的保护,以避免对它们的严重放射性损伤。

(五) 化学疗法

食管癌目前没有标准化疗方案,总体有效率偏低,为 20%~40%,且大部分在局部晚期、晚期或术后辅助化疗及同步放化疗中使用。食管癌化学疗法分为新辅助化疗(术前)、辅助化疗(术后)、姑息性化疗等几种。

1. *化学治疗原则* 必须掌握临床适应证,必须强调治疗方案的规范化和个体化。

(1) 新辅助化疗:近几年来,来自英国医学研究协会(MRC)OE02 和日本 JCOG9907 两个前瞻性Ⅲ期随机对照研究确定了 2 周期 PF(顺铂联合氟尿嘧啶)新辅助化疗方案在食管鳞癌中的地位[20, 21]。两个研究提示,术前化疗组 5 年生存率明显高于术后化疗组,推荐术前 2 周期 PF 新辅助化疗作为Ⅱ、Ⅲ期食管鳞癌患者的标准治疗方案。食管腺癌新辅助化疗证据来自著名的 MAGIC 和法国的 FNCLCC/FFCD 两个Ⅲ期临床试验[22,23],其中 MAGIC 研究采用 ECF(表柔比星、顺铂、氟尿嘧啶),围手术期化疗患者 5 年生存率达到了 36%,单纯手术组为 23%;FNCLCC/FFCD 研究采用 PF(顺铂联合氟尿嘧啶)方案,5 年生存率高于术后化疗组(38%∶24%)。这两个研究进一步证明了可手术切除的下段食管腺癌及食管胃交界腺癌(GEJ)围手术期化疗的作用。

(2) 辅助化疗:目前食管鳞癌术后是否常规辅助化疗存在争议。既往报道食管鳞癌术后辅助化疗方案多为顺铂联合氟尿嘧啶,化疗周期 2~3 个周期。目前临床实践中,多根据患者体力评分、分期,个体化决定治疗方案。食管腺癌术后化疗的证据来自 MAGIC 研究和 FNCLCC/FFCD 研究,术前新辅助化疗后手术,术后化疗方案沿用术前化疗方案。

(3) 姑息化疗：目前晚期食管鳞癌尚未有标准的化疗方案，顺铂联合氟尿嘧啶持续静脉输注仍然是联合化疗的基础，在此基础上可以联合新药紫杉醇、多西他赛，或者紫杉醇、多西他赛、吉西他滨、伊立替康联合顺铂组成两药联合化疗方案，在有效率和中位生存期方面显示出一定的优势；晚期食管腺癌的方案来自GEJ腺癌和胃癌的Ⅲ期临床研究，证据较充分，对常规的ECF和CF方案提出了挑战。另外，与氟尿嘧啶、顺铂相比，卡培他滨和奥沙利铂两药有效率没有下降，但副反应相对较小，在晚期食管腺癌中显示出一定治疗价值。

2. 化学治疗效果评价　化学治疗的疗效评价参照“WHO实体瘤疗效评价标准”或“RECIST疗效评价标准”。

3. 常用化疗方案　分述如下。

(1) PF方案(表2-3)：文献报道，该方案对晚期食管癌有效率为66%，中位生存期28个月，该方案在食管癌中应用最为广泛，无论是鳞癌还是腺癌，无论是术前还是术后，都仍然把该方案作为基础方案。如与放疗同期进行，两药均有放射增敏作用。临床使用中，该方案的不良反应主要为胃肠道毒性，包括恶心、呕吐、口腔炎、胃肠黏膜的损伤，必须应用止吐药物，如5-HT3受体拮抗剂。氟尿嘧啶在临床运用中，个体耐受性的差异较大，如果患者第1疗程化疗的口腔黏膜炎及腹泻明显者，下一疗程的氟尿嘧啶需减量。大剂量顺铂的运用必须进行水化及利尿[24]。

表2-3　PF方案

药　物	剂　量	途　径	时　间	程　序
顺铂	100 mg/(m² · d) 或 20 mg/(m² · d)	静脉注射 静脉注射	第1日 第1～第5日	q28d q28d
氟尿嘧啶	1 000 mg/(m² · d) 96～120 h	连续静脉注射	第1～第5日	q28d

(2) TP 2周方案(表2-4)。

表2-4　TP两周方案

药　物	剂　量	途　径	时　间	程　序
紫杉醇	90 mg/(m² · d)	静脉注射，3 h	第1日	q14d
顺铂	50 mg/(m² · d)	静脉注射	第1日	q14d

(3) TP 3周方案(表2-5)：该方案是除了PF方案外第2个常用的食管癌化疗方案，且在鳞癌、腺癌中均可使用，有效率为40%～48%，中位生存期约12个月。主要不良反应有中性粒细胞下降和脱发，4度毒性发生率相对较少[25,26]。

表 2-5　TP 3 周方案

药　物	剂　量	途　径	时　间	程　序
紫杉醇	175 mg/(m^2 · d)	静脉注射,3 h	第 1 日	q21d
顺铂	75 mg/(m^2 · d)	静脉注射	第 1 日	q21d

(4) GP 方案(表 2-6)：文献报道,该方案总有效率约 45%,中位生存期 11 个月,且似乎对鳞癌更有效,鳞癌和腺癌有效比为 71%∶36%(P=0.036)。主要不良反应为 3～4 度中性粒细胞下降,非血液学不良反应有疲倦、恶心和呕吐,均可处理[27]。

表 2-6　GP 方案

药　物	剂　量	途　径	时　间	程　序
吉西他滨	1 000 mg/(m^2 · d)	静脉注射	第 1、第 8 日	q21d
顺铂	75 mg/(m^2 · d)	静脉注射	第 1 日	q21d

(5) ECF 方案(表 2-7)：该方案最早是与 MCF(丝裂霉素、顺铂、氟尿嘧啶)方案对比,治疗晚期食管胃结合部肿瘤(EGJ)的一项随机对照前瞻性研究中确立的。研究中发现,有效率、中位生存期、1 年生存率两组均无明显差异,但在 3 个月和 6 个月的综合生活质量评定上,ECF 要优于 MCF,因此推荐它为治疗 OGJ 肿瘤的参考方案。由于长期携带输液管,容易造成静脉血栓,需要每日口服华法林预防,给患者造成很大不便[28],目前临床应用较少。

表 2-7　ECF 方案

药　物	剂　量	途　径	时　间	程　序
表柔比星	50 mg/(m^2 · d)	静脉注射	第 1 日	q21d
顺铂	60 mg/(m^2 · d)	静脉注射	第 1 日	q21d
氟尿嘧啶	200 mg/(m^2 · d)	连续静脉注射 24 h	第 1～第 21 日	q21
华法林	1 mg/d	口服	贯穿化疗期间	

(六) 分子靶向治疗

目前主要作为晚期食管癌的二线或三线治疗方案,证据大都来自Ⅰ或Ⅱ期临床研究,需要积累更多的临床数据进一步验证,但前景光明。药物方面,主要有表皮生长因子受体(EGFR)的单克隆抗体(西妥昔单抗)和 EGFR 酪氨酸激酶抑制剂(吉非替尼、厄洛替尼)、血管内皮生长因子(VEGF)受体抑制剂(贝伐珠单抗)和表皮生长因子受体-2(HER-2)抑制剂(曲妥珠单抗)等三类药物,有效率在 40%～70%,中位生存期 9～17 个月,主要副反应为粒细胞减少、腹泻及皮疹。

六、诊治流程

食管癌诊断与治疗的一般流程，见图 2-1。

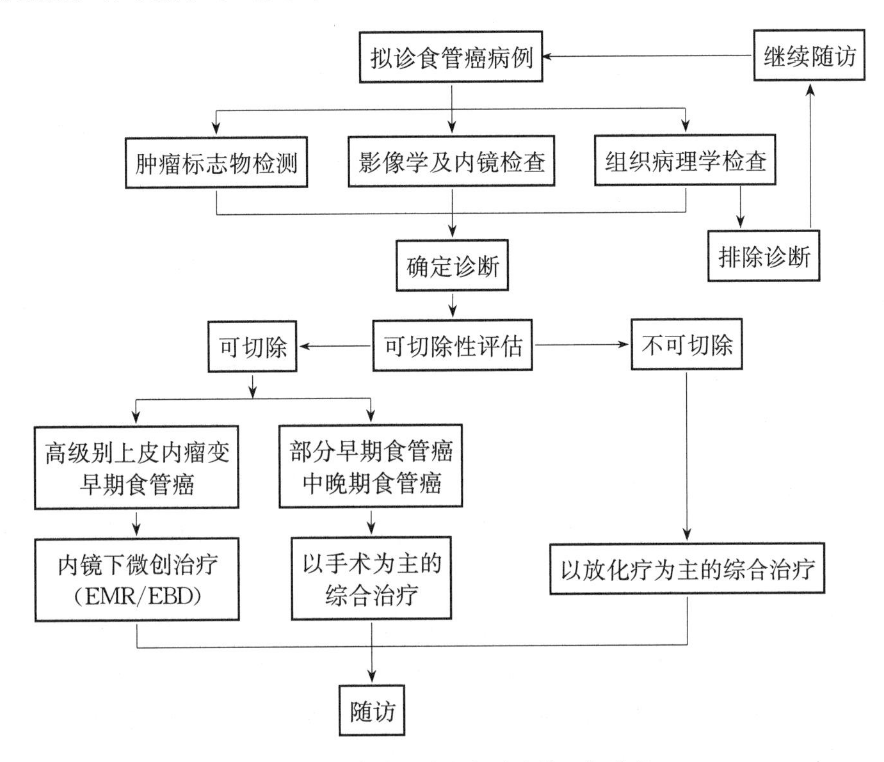

图 2-1　食管癌诊断与治疗的一般流程

七、预后与随访

目前美国食管腺癌总的 5 年生存率大约在 17%，略高于食管鳞癌；外科切除对食管癌患者的总生存期(overall survival，OS)和无病生存期(progression-free survival，PFS)有帮助，其中Ⅰ期食管癌术后的 5 年生存率可达 70%～90%，手术切除后总的 5 年生存率为 30%～40%[18]。尽管如此，大多数食管癌发现时多为局部晚期和远处转移，多学科综合治疗仍然有重要意义。

对于新发食管癌患者应建立完整的病案和相关资料档案，治疗后定期随访和进行相应检查。所有患者应终生随诊。对于无症状的食管癌患者，第 1 年内每 4 个月 1 次，第 2～第 3 年每 6 个月 1 次，此后每年 1 次；随诊内容包括病史和体检，根据临床情况决定是否行血液常规、血液生化、内镜和影像学检查；对于接受 EMR 的患者，第 1 年内每 3 个月 1 次，此后每年 1 次；随诊内容包括病史、体检和内镜，其他根据情况决定是否行血液常规、血液生化和影像学检查。

第二节　中医对食管癌的诊治

从食管癌的临床表现看，本病属于中医噎膈的范畴。噎膈是指吞咽食物梗噎不顺，饮食难下，或纳而复出的病证。噎有“噎塞”义，指食物下咽时噎塞不顺；膈为格拒，指食物不能下咽到胃，食入即吐。噎可单独出现，也可以是膈的前驱症状，即噎为膈之始，膈乃噎之渐。膈证皆有噎证这一阶段，但非所有的噎证皆发展为膈证。

噎膈病名首见于《内经》，称“隔”（古“隔”同“膈”）。隋唐医家多将噎膈病分而论之，巢元方《诸病源候论》分为五噎和五膈，五噎即气噎、忧噎、食噎、劳噎和思噎，五膈即忧膈、恚膈、气膈、寒膈和热膈。至宋代，严用和在《济生方》中首次提出“噎膈”病名，后世医家沿用至今。

一、病因病机

本病的病因多为七情内伤、饮食不节、久病年老，基本病机正如叶天士《临证指南医案·噎膈反胃》指出的“脘管窄隘”，此即是痰、气、瘀交阻于食管、胃脘，以致食管狭窄。

（一）病因

1. 七情内伤　如《素问·通评虚实论》“膈塞闭绝，上下不通，则暴忧之病也”、严用和《济生方》“七情伤感，气神俱忧”所言，精神因素对本病的影响较大，李用粹在《证治汇补·噎膈》中也指出：“噎有气滞者，有血瘀者，有火炎者，有痰凝者，有食积者，虽有五种，总归七情之变。”因此，忧思伤脾，脾伤则气结，使得水湿内生，痰浊遂起。又因恼怒而伤肝，气机郁滞，血行不畅，痰、气、瘀互结于食管，形成噎塞。

2. 饮食不节　严用和还认为噎膈病因为饮食不节，他在《济生方》中指出：“倘或寒温失宜，食饮乖度……结于胸膈则成膈，气流于咽嗌，则成五噎。”即嗜酒无度，过食肥甘辛香燥热之品，导致胃肠积热，津液耗伤，痰热内结，以至于阻塞食管，发为噎膈。或因饮食过热、过快，食物过于粗糙，常食发霉之物，损伤食管、胃脘，致痰瘀互结，进一步使得食管狭窄，形成噎膈。

3. 久病年老　朱丹溪《脉因证治·噎膈》指出：“血液俱耗，胃脘亦槁。”这是对久病年老病因的概括。又胃痛、呕吐日久不愈，饮食减少，气血化源不足，致使胃脘枯槁；或因年老体衰，精血亏损，气阴渐伤，津气失布，痰气瘀阻食管，病发为噎膈。

（二）病机

1. 病位　本病病位在食管，而食管属胃气所主。病变脏腑关键在胃，与肝、脾、肾密切相关。三脏之经络皆通过于食管，三脏病变通过经络影响食管。足太阴脾经：上膈挟咽，连舌本，散舌下。足少阴肾经：从肾上贯肝膈，循喉咙。足厥阴肝经：络胆，布胁肋，循喉咙。七情内伤、饮食不节、年老肾虚，可致肝脾肾功能失调。脾之健运失司，水湿内停，聚而为痰。肝之疏泄失职，气失条达，则气滞血瘀，或气郁化火。肾之阴液不足，不能滋养咽嗌；若肾阳亏虚，脾失温润，以致气滞、血瘀、痰阻，食管狭窄，胃失通降或津液干涸失润。

2. *病理性质*　噎膈的病理性质主要是本虚标实。初期以标实为主，痰气交阻于食管，梗咽不顺，膈塞难下。中期瘀血内结，痰气瘀交结，导致胃之通降阻塞，上下不通，饮食难下，或食入复出。病久以正虚为主。因气郁化火，或痰瘀生热，伤耗津液导致正虚；阴津日益枯槁，胃失濡养，阴损及阳，导致脾胃阳气衰败，不能输布津液，痰气瘀结更甚，形成虚实夹杂证。

3. *预后与转归*　本病病变停留在噎证阶段，不向膈证发展，预后尚好。病情继续发展为膈证，后期阴津枯槁，阴伤及阳，中气衰败，胃虚不能受纳，脾虚失其健运，后天之气败绝，正气大伤，预后不良。

二、诊查要点

（一）诊断依据

1. *轻症*　胸骨后不适，烧灼感或疼痛，食物通过有停滞感或轻度梗塞感，咽部干燥或有紧缩感。

2. *重症*　持续性、进行性吞咽困难，咽下梗阻即吐，吐出黏液或白色泡沫黏痰，严重者伴胸骨后或背部肩胛区持续性钝痛，进行性消瘦。

3. *病史*　有情志不畅、酒食不节等病因，以及年老肾虚等情况。

（二）病证鉴别

1. *噎膈与反胃*　噎嗝病机为痰气瘀互结于食管，阻塞食管、胃脘，症见吞咽困难，初无呕吐，后期格拒，阻塞不下，食入即吐，病情较重，预后不良。反胃病机为阳虚有寒，难于腐熟，症见饮食能顺利下咽到胃，但经久复出，朝食暮吐，暮食朝吐，病情较轻，预后良好。

2. *噎膈与梅核气*　两病均有咽中梗塞不适的症状，而噎膈是有形之痰气瘀阻结于食管，以饮食咽下梗阻，甚则食不得入；梅核气为无形之痰气阻于咽喉，自觉咽中如有物梗阻，吐之不出，咽之不下，但饮食咽下顺利。

三、辨证论治

（一）病期虚实

噎膈早期吞咽时梗咽不顺，全身症状不明显，病性多实，或实多虚少；后期吞咽困难呈进行性加重，食常复出，甚则胸膈疼痛，滴水难入，病性多虚，或虚中挟实。

（二）标本主次

本病标实为主，辨气滞、血瘀、痰阻之不同及轻重；若本虚为主，辨阴津枯槁，或后期气虚阳微。

（三）基本治法

《脉因证治》提出“润养津血，降火散血”的治疗大法。《景岳全书·噎膈》注重从脾肾治疗，其云："凡治噎膈大法，当以脾肾为主。""治脾者，宜以温养；治肾者，宜从滋润。舍此二法，他无捷径也。"《证治汇补·噎膈》提出"化痰行瘀"法。《杂病源流犀烛·噎膈反胃关格源流》云："治法始终养血润燥为主，而辛香燥热之品，概勿轻下。"综合上述医家论述，本病的基本治法是开郁理气，滋阴润燥。另外初期标实为主，治以祛邪，采用理气、化痰、消瘀、降火等法，用药少佐滋阴养血润燥之品。后期正虚为主，治当扶正，采用滋阴养血、益气温阳，用药少佐理气化痰消瘀之品。治标时应顾护津液，不可过用辛散香燥之品，注意存得一分津液；治本时兼顾保护胃气，不可多用甘酸滋腻之品，尽力留得一分胃气。

（四）证治分类

《中医内科学》将本病证型分为痰气交阻证、瘀血内结证、津亏热结证和气虚阳微证四种证型[29]。分型符合临床实际，治法用药规范平妥。分述如下。

1. 痰气交阻证　症状：吞咽梗阻，胸膈痞满，甚则疼痛，情志舒畅时可减轻，情志抑郁时则加重，嗳气呃逆，呕吐痰涎，口干咽燥，大便艰涩，舌红，苔薄腻，脉弦滑。

辨证分析：痰气郁结，食管不利导致吞咽梗阻，胸膈痞满，甚则疼痛。情志舒畅时可减轻，为气结初期之特征，情志抑郁时加重，则气郁更甚。痰阻气郁，胃失和降，导致嗳气呃逆，呕吐痰涎；郁热伤津，或气结而津液不能上承，或肠液枯涸，导致口干咽燥，大便艰涩；舌红，苔薄腻，脉弦滑是气郁痰阻兼郁热伤津之象。

证机概要：肝气郁结，痰湿交阻，胃气上逆。

治法：开郁化痰，润燥降气。

代表方：启膈散加减。本方理气化痰解郁，润燥和胃降逆，适用于气滞痰阻之噎膈。常用药：郁金、砂仁壳、丹参、沙参、贝母、茯苓、粇糠、荷叶蒂。

方中郁金、砂仁壳、丹参开郁理气；沙参、贝母润燥化痰；茯苓健脾和中；粇糠治卒噎，《太平圣惠方》用此一味，蜜丸治疗膈气噎塞；荷叶蒂和胃降逆。若嗳气呕吐明显，加旋覆花、代赭石；泛吐痰涎较多，加半夏、陈皮，或含化玉枢丹；大便不通，加大黄、莱菔子；心烦口干，气郁化火，加山豆根、栀子、金果榄。

临证备要：噎膈初期表现为吞咽梗噎感，较少出现饮食不入，患者的饮食与健康状况均较好，若能抓住时机恰当治疗，不少患者可以治愈。临证还可选用四七汤、温胆汤、四磨饮子。本期常用疏肝理气药物，如柴胡、郁金、紫苏梗、青皮、陈皮、川楝子、佛手、枳壳、金果榄、绿萼梅、合欢皮、白芍、木香。

2. 瘀血内结证　症状：饮食难下，或虽下复出，甚或吐出物如赤豆汁，夹腐肉、败血，胸膈疼痛，固着不移，形体消瘦，肌肤枯燥，大便坚如羊屎，难于排出，舌质紫黯，脉细涩。

辨证分析：饮食难下，或虽下复出是痰瘀互阻于食管，致食管狭窄，闭阻难通；瘀血内结，络脉受伤，血渗于外导致吐出物如赤豆汁，夹腐肉、败血；瘀血内阻，脉络不畅，不通则痛导致胸膈疼痛，固着不移；长期饮食难下，化源告竭，脏腑肌肤失于滋养，则出现形体消瘦，肌肤枯燥；久病阴血枯槁，肠道干涩，见大便坚如羊屎，难于排出；舌质紫黯，脉细涩是阴亏瘀血之象。

证机概要：蓄瘀留着，阻滞食管，通降失司，肌肤失养。

治法：滋阴养血，破血行瘀。

代表方：通幽汤加减。本方滋阴养血，破血行瘀，适用于瘀血内阻，食管不通，饮食难下，生化乏源，气血不能充养肌肤之证。常用药：生地、熟地、当归、桃仁、红花、升麻、甘草。

方中生地、熟地、当归滋阴养血润燥；桃仁、红花活血化瘀散结；升麻升清并引药直达病所；甘草和中而调和药物。根据病情可加乳香、没药、丹参、赤芍、三七、三棱、莪术、蜣螂、五灵脂、炮山甲、海藻、昆布、瓜蒌、半夏、海蛤粉、贝母、玄参等化痰软坚，加沙参、麦冬、白芍滋阴养血。若呕吐物如赤豆汁，另吞云南白药化瘀止血；若服药呕吐，难于下咽，可含化玉枢丹以开膈降逆，随后再服汤药。

临证备要：本证为邪盛正虚，因瘀血阻于食管，患者胸膈疼痛明显，致饮食难进，或随入吐出，甚至水饮难下。由于饮食不入，化源告竭，患者很快出现衰竭状态，或伤及血络，引起吐血等危重证候。由于梗阻明显，汤药难进，治疗时应采取综合疗法以降逆开膈。常用活血化瘀药物，如桃仁、红花、没药、五灵脂、三棱、莪术、穿山甲、郁金、当归等。

3. 津亏热结证　症状：食入格拒不下，入而复出，甚则水饮难进，心烦，胃脘灼热，口干咽燥，大便干结如羊屎，小便短赤，形体消瘦，皮肤干枯，舌质光红，干裂少津，脉细数。

辨证分析：痰气久郁化热胃津亏耗，食管失于濡养，导致食入格拒不下，入而复出，甚则水饮难进；虚火扰心而心烦，热结于胃则胃脘灼热；热结津亏，津液耗伤致口干咽燥，大便干结如羊屎，小便短赤；饮食难进，化源不足，失于濡养出现形体消瘦，皮肤干枯。舌质光红，干裂少津，脉细数为阴虚火盛之象。

证机概要：气郁化火，阴津枯竭，虚火上逆，胃失濡润。

治法：滋阴养血，润燥生津。

代表方：沙参麦冬汤加减。本方滋阴养血，润燥生津，适用于阴津枯竭，燥热内结之噎膈。常用药：沙参、麦冬、天花粉、玉竹、乌梅、芦根、白蜜、生姜汁、竹茹、半枝莲。

方中沙参、麦冬、天花粉、玉竹滋阴养血增液；乌梅、芦根、白蜜生津润肠；生姜汁、竹茹化痰止呕；半枝莲清热解毒散结。若胃火偏甚，加黄连、栀子；大便干结，加火麻仁、全瓜蒌；若烦渴咽燥，噎食不下，或食入即吐，吐物酸腐，改用竹叶石膏汤加大黄。

临证备要：本证以热结为主，但已耗伤阴津，温燥药固然不宜用，清热泻火之苦寒药如黄连、黄柏、黄芩、栀子等也当少用，因苦能化燥劫阴。生姜汁和胃止呕，韭菜汁和胃消瘀，但皆偏于辛温，多用也能伤阴，故用量宜少。梨汁、藕汁、牛乳甘寒濡润，本证用之甚佳，若药源不足，可改用沙参、麦冬、玉竹、白蜜等养阴生津之品。本证备选方：滋阴清膈汤合五汁安中饮。方中黄连、黄芩、黄柏、栀子清热解毒，消痞散结；生姜汁、竹沥和胃止呕，化痰畅膈；韭菜汁和胃化瘀，降逆除噎；生地、白芍、梨汁、藕汁、牛乳养胃生津，滋阴润燥。

4. 气虚阳微证　症状：水饮不下，泛吐多量黏液涎沫，精神疲惫，面浮足肿，腹胀，面色淡白，形寒气短，舌质淡，苔白，脉细弱。

辨证分析：噎膈日久，阴损及阳，脾肾阳气衰微，饮食无以受纳运化，津液输布无权，导致水饮不下，泛吐多量黏液涎沫；脾肾衰败，水湿内停，脾失健运，则出现精神疲惫，面浮足肿，腹胀，面色淡白，形寒气短。舌质淡，苔白，脉细弱是气虚阳微之象。

证机概要：脾肾阳虚，中阳衰微，温煦失职，气不化津。

治法：温补脾肾。

代表方：补气运脾汤加减。本方补气健脾运中，适用于脾肾阳虚，中阳衰微之噎膈。常用药：人参、黄芪、茯苓、甘草、大枣、半夏曲、陈皮、生姜、砂仁。

方中人参、黄芪、茯苓、甘草、大枣补气运脾；半夏曲、陈皮、生姜、砂仁和胃降逆。若需要可加旋覆花、代赭石降逆止呕，附子、干姜温补脾阳；若阳伤及阴，口干咽燥，形体消瘦，大便干结，加石斛、沙参、麦冬；若泛吐白沫，加吴茱萸、丁香、白豆蔻；阳虚明显加鹿角胶、肉苁蓉。

临证备要：本证进入晚期阶段，往往正气衰微，形体消瘦，阴液大伤而转化为阴虚阳结，或命门火衰，火不暖土，转为脾肾阳虚证。阴虚阳结治宜甘寒濡润，药用沙参、麦冬、石斛、白芍、陈皮、生地、竹茹、天花粉、炙甘草。口干甚者，加梨汁、藕汁、人乳、芦根汁、甘蔗汁等；大便燥结，加桃仁、杏仁、火麻仁。脾肾阳虚者，当益气温阳，加附子、干姜、党参、白术、肉桂、炙甘草、益智仁、诃子等。

四、名家经验

（一）李修伍善用散剂，法重润燥

李修伍临床常用虎七散合旋覆代赭汤为基本方，辨证治疗食管癌，疗效颇好。虎七散由壁虎、三七粉两味配制而成。取壁虎70条焙干研面，加三七粉50 g拌匀。每次空腹服3～4 g，每日两次，黄酒或开水送下。李修伍认为治疗食管癌应重润燥降逆，可选加川贝母、石斛、威灵仙、玉竹、太子参、刀豆、公丁香、山豆根等。消食导滞，可选山楂曲、谷芽、麦芽、鸡内金、仙鹤草、瓦楞子、青皮、陈皮、神曲、枳壳等；软坚散结，可选牡蛎、海藻、山慈菇、莪术、三棱、鳖甲、石见穿、徐长卿等；清热解毒，选加蜀羊泉、重楼、铁树叶等；化瘀止痛，选加当归、赤芍、延胡索、香附、郁金、丹参等；化痰祛湿，选加胆南星、青礞石、生薏苡仁、藿香、佩兰、车前子、荷梗等[30]。

（二）谢远明紧扣病机，主张活血

谢远明治噎膈，认为噎膈早期，以肝郁气滞、湿热内聚型为多见。当噎膈兼有或格拒明显时，则以瘀血阻滞、脾胃虚寒型为多见。若中医辨证为瘀血阻滞为主证，治法应紧扣瘀血病机，主张活血化瘀。另外，虽同属瘀血内阻型的噎膈患者，但辨证亦各有不同，因而在处方用药上应因人而异。如血瘀兼有气滞者，宜化瘀的同时，兼以行气；若瘀血夹有湿热者，应化瘀为主，配以清热解毒，利水渗湿的药物，才能更好地发挥其治疗作用[31]。

（三）张泽生前期疏肝，晚期补虚

张泽生参与研制"东风片"（马钱子 500 g，甘草 60 g，糯米 30 g），研末为丸，如绿豆大。片剂每片含马钱子量 25 mg，每次服 1 片，每日 2～3 次，可与汤剂同用。张氏治疗食管癌，认为本病的病机及证候属性，既反映了痰气交阻、气滞血瘀的实证，又表现了正气衰败的虚象。一般来说，本病早期多为肝气郁结，或痰凝气滞；中期多气滞血瘀；晚期则正气衰败，一为脾肾之阳亏虚的阳虚证，一为津液枯竭的阴虚证。本病病理变化的主要因素是痰、气、瘀，发展规律往往从实证到虚证。

本病早期主要病理变化在于气，往往由于情志不遂，抑郁伤肝，肝失条达，气结不行，食管梗阻，一般用疏肝理气解郁之法。常用药物如醋炒柴胡、郁金、紫苏梗、青皮、陈皮、川楝子、佛手花、枳壳、金果榄、绿萼梅、合欢花、白芍、木香等。若兼有痰凝，或气郁化火，治疗上应当灵活机动。中期主要是由肝气抑郁不达，久则气郁化火，灼津炼液成痰，以致痰气搏结，或气机郁结不解，血行不畅。以气滞痰瘀证为最多。治法主以理气化痰祛瘀。常用药物如桃仁、红花、五灵脂、没药、三棱、莪术、穿山甲、郁金、生大黄、瓦楞子、当归、莱菔子、枳实等。在治疗痰气瘀结证时，首先应考虑正气的盛衰，若攻之太过，则瘀血未去而正气随之戕伤，故宜采用攻补兼施之法。气虚者加党参；大便干结难解者加韭菜汁、杏仁、瓜蒌仁等；如见有出血加参三七。本病进入晚期阶段，往往正气衰败，形体消瘦，或为阴液大伤而转化为阴虚阳结证；或命门火衰，火不暖土，转化为脾肾阳衰证。阴虚阳结证，治法宜甘寒濡润。常用药物如麦冬、沙参、石斛、白芍、陈皮、竹茹、天花粉、生地、炙甘草等。如口干甚者加梨汁、藕汁、人乳汁、芦根汁、甘蔗汁等；大便燥结者加桃仁、杏仁、火麻仁、何首乌。脾肾阳衰证，治法以益气温阳为主。常用药物如附子、干姜、党参、白术、肉桂、炙甘草、益智仁、诃子等。如有呃逆加丁香、柿蒂；大便泄泻用荷叶包赤石脂入煎；若阴伤及阳者可用桂附八味丸出入[32]。

（四）陈光伟注重整体，培本扶正

陈光伟诊治食管癌，注重从整体出发，认为机体虚弱是形成癌瘤的内在因素，局部癌块是正虚后产生标实结果，标实表现在气滞、痰阻、瘀血、毒蕴，正虚有五脏六腑、气血阴阳之虚。治则应以培本扶正为主，治法兼以行气化痰、活血化瘀解毒。若病情发展至中晚期，失去手术机会，此时应尽可能争取积极治疗措施，减轻患者痛苦，提高生存质量，在辨病与辨证相结合的基础上采用中西结合的方法，同时发挥中医药抗肿瘤的优势。陈光伟根据多年经验总结出消噎汤化裁治疗本病，发挥减毒增效的特点，对食管癌患者放化疗及手术后有良好疗效。药用黄芪、灵芝、山豆根、穿山甲、黄药子各 15 g，蜈蚣 2 条（焙干、研末冲服），胆南星、生半夏各 12 g。若胸痛明显者，加延胡索、川楝子、郁金、白芍；嗳气、呕吐、呃逆明显者，加旋覆花、代赭石、生姜、柿蒂、紫苏梗；纳差消瘦者，加炒谷芽、炒麦芽、神曲、怀山药[33]。

（五）张代钊中药治疗，贯穿始终

张代钊主张在食管癌的各个治疗阶段都配合中药治疗，手术前为保证体质以益气养血为主,佐以宽胸降气改善症状;手术后益气养血、健脾和胃,尽快恢复体力。认为利用中药配合放疗、化疗具有现实意义。张代钊认为,噎、吐的病机每个患者不同,但不外有"痰、气、瘀、热"四种类型。治疗应该在益气理气的基础上,结合患者症状辨证治疗。见患者胸膈胀满,进食梗噎,头晕目眩,便溏,舌胖大有齿痕,苔白腻或灰腻,脉弦滑,辨为痰湿阻滞,常用半夏、天南星、沉香各 10 g,莪术 15 g。进食梗噎,伴两胁作痛,呃逆频作,口苦口干,腹胀便秘,舌红苔白,或舌苔薄黄,脉弦细,辨为肝郁气阻,常用逍遥散加急性子 15 g,威灵仙、广木香、紫苏梗各 10 g。其中威灵仙、急性子是张代钊经常用于食管癌的中药,认为其可以明显缓解进食梗噎的症状。进食梗噎,伴胸背刺痛,烦热口渴,面色发黑,口唇发紫,大便干结,舌紫暗有瘀斑,舌苔黄燥,脉弦细而滑,辨为血瘀热毒,常用四物汤加莪术、山慈菇各 15 g,水红花子、露蜂房各 10 g。进食梗阻噎,伴口干咽痛,午后潮热,五心烦热,大便干燥,尿黄尿少,舌红或绛,舌无苔少津,脉沉细,辨为热毒伤阴,常用生脉饮加银柴胡、山豆根各 10 g,鳖甲、生地、天花粉各 20 g。

张代钊用理气活血化瘀为法治本病疼痛,常用方药:五灵脂 90 g,没药、蒲黄炭各 60 g,沉香、川楝子、白芍、延胡索各 30 g,白芷 15 g,细辛 9 g,当归 15 g。共研细末,装入胶囊(每粒 0.3 g),每次 1 或 2 个胶囊,每日 3 次。另外,他还将缓急止痛的方法用于癌性疼痛,减轻患者的痛苦。常用方药:罂粟壳 3 g,胡黄连 30 g,延胡索 15 g,白芍 20 g。水煎服,每日 1 剂,分 2 次服。食管癌晚期,张代钊多是气血双补,并强调此时患者已不堪攻伐,尽量不用软坚散结之品。益气养血法:黄芪、女贞子、鸡血藤各 30 g,当归 15 g,补骨脂、竹茹各 9 g。每日 1 剂。四宝茶:冬虫夏草 1 或 2 根,西洋参 10~30 g,枸杞子 15~30 粒,大枣 20~30 g。每日煮水 500 ml 饮用,有进一步的辅助治疗作用[34]。

(六)余桂清创制新方,扶正为本

余桂清创制二术郁灵丹(白术、郁金各 9 g,莪术、威灵仙、丹参各 15 g)治疗食管癌,取得了较好的临床疗效。气虚者,加太子参、茯苓各 9 g,生黄芪 30 g;进食梗噎,加夏枯草、急性子各 15 g,石见穿 10 g;呕吐痰涎,加陈皮 6 g,清半夏、竹茹、炙枇杷叶各 9 g,生薏苡仁 15 g;胸闷、胸骨后疼痛,加瓜蒌皮、徐长卿各 15 g;放、化疗后白细胞下降,加黄芪 20 g,当归 9 g,鸡血藤、枸杞子、菟丝子各 15 g;食管梗阻严重,不能下咽者,配合开道散服用,药用硼砂 60 g,火硝 30 g,硇砂 6 g,青礞石 15 g,沉香、冰片各 9 g。共研细末,每次口服 1 g,含化后缓缓吞咽,1 h 1 次,待黏液吐尽,能进食时,改为 3 h 1 次,服 2 d 后停药。除以上用药外,结合临床,适当选用经现代药理研究证实具有抗癌作用的中药,如白花蛇舌草、半枝莲、白英、藤梨根、急性子、石见穿、天龙(壁虎)、山豆根等,以增强疗效。

余桂清认为食管癌以脾胃虚弱,气血不足为本。因肿瘤的发生都存在有不同程度的免疫功能低下,多数患者又经手术、放疗、化疗的损伤,导致人体正气亏损,无力抗邪。以西医作为祛邪的手段,中医则重在扶正,以四君子汤健脾益气,扶正固本,调整机体的内部平衡,增强机体免疫功能,提高机体的抗癌能力。食管癌最常见的饮食梗阻、胸闷不畅、呕吐痰涎是痰湿郁阻的见证,通过化痰散结可以缩小肿瘤,缓解梗阻,常用夏枯草、山慈菇、半夏、竹茹、炙枇杷叶、瓜蒌皮等，同时化痰必配理气，气顺则痰消，酌加陈皮、枳实、厚朴等[35]。

（七）高萍健脾化湿，疏肝解郁

高萍在食管癌的治疗过程中，承李东垣的脾胃学说，据本病的病机特点，认为采用健脾化湿治法颇为重要，常用药物有太子参、黄芪、茯苓、猪苓、苍术、白术、山药、生薏苡仁等。又食管癌不仅在发病过程中与情志因素密切相关，并且患病后大多数患者精神上都或多或少存在着难以解脱的忧愁与痛苦，他们常常感到自己对病情、处境缺乏控制力，甚至无法控制自己的情绪，从而产生无助感，进而产生失望、抑郁情绪，此情绪又会反过来推动本病的发展。故在治疗过程中疏肝解郁要贯穿始终，常用药物有柴胡、香附、木香、佛手等，同时辅以心理治疗，帮助患者尽早摆脱痛苦。高氏认为放疗为“热毒”，易伤津耗液，致肺、胃、肝、肾阴液亏损，使很多放疗后的食管癌患者存在阴亏热结之证。对此类患者的治疗多采用滋阴润燥的方法，常用方药有生地、玄参、知母、玉竹、芦根、麦冬等。高萍认为预防食管癌的复发和抑制转移是其治疗中极为重要的一环，对手术及放化疗结束巩固治疗期的患者，多以抗癌祛邪的中药为主；对于年老体衰，不能耐受手术、放化疗的患者，多在扶正为主的中药中加入适量的抗癌祛邪药物，以控制疾病的进展。此类常用药物有清热解毒的藤梨根、山豆根、山慈菇、菝葜、土茯苓等，活血化瘀、软坚散结的全蝎、蜈蚣、䗪虫、僵蚕、皂角刺、浙贝母、牡蛎、夏枯草等[36]。

（八）王绪鳌分期施治，慎用香燥

王绪鳌诊治食管癌时强调应将机体整体情况与食管癌局部情况相结合，分期而治。食管癌早期症状和体征不明显，易误诊，治疗重在疏肝解郁，活血补血，化痰散结，润燥降逆。中晚期患者大多数出现进行性反复吞咽困难、恶心呕吐、咽下疼痛、声音嘶哑等症状，多为虚实夹杂，实者指气、血、痰三者互结于食管；虚者指津血亏虚，日久渐致枯槁，应补虚扶正，攻补兼施，宜健脾补肾，益气养血，养阴生津，兼祛邪之法。手术后及放疗后的患者，由于阴液极度亏损，故治疗应偏重滋阴。在用药上常以当归补血汤及柴胡疏肝散加减为基础方，方中黄芪、当归补气益血，柴胡、枳壳之品等调达肝气，并配用攻邪抑瘤药物如天葵子、石见穿、三叶青、藤梨根、香茶菜等。他特别指出疏肝理气时切忌大量使用辛香燥热之品，因其易劫伤阴血，加重病情。在基本用药上另可加用山慈菇、急性子通膈消肿，伴有下颌淋巴结肿大，更是将山慈菇加量以加强清热解毒之效；化痰散结多选化橘红、天竺黄、竹沥半夏等；养阴生津常用生地、南沙参、北沙参、铁皮石斛等。若恶心呕吐，选姜半夏、广木香、紫苏梗、旋覆花、沉香等；食欲不振，用鸡内金、神曲、谷芽、麦芽、山楂、砂仁等；若有腹泻，则加用煨肉豆蔻、白术、木香、白槿花等[37]。

（九）花宝金健脾益气，祛痰化瘀

花宝金认为食管癌患者的症状以梗咽不顺、胃气上逆为主，治疗常以旋覆代赭汤为基础方加减。对于手术后，放疗、化疗后及稳定期的患者，多以健脾益气、祛痰化瘀解毒为治法，药用生黄芪、炒白术、茯苓健脾益气；胆南星、陈皮化痰下气；威灵仙、醋莪术、郁金、白芍、牡丹皮、丹参养血活血；急性子、夏枯草、半枝莲、白花蛇舌草等抗癌解毒；紫苏子、紫苏梗、荷梗、砂仁、藿香理气醒脾；并佐以焦山楂、焦神曲、炒谷芽、炒麦芽消导和中。每方均加用生姜和大枣，取桂枝汤中姜、枣相合之意。一方面顾护胃气，防止寒凉之药的损伤；另一方面则升腾胃气，以达"保胃气、存津液"的目的[38]。

（十）张鹳一扶正祛邪，通降润养

张鹳一认为，噎膈病的发生，尽管从病程上看，有早、中、晚期之别；从病机上分，又有本虚标实之不同，但在临床实践中很难截然划分。因为气结、痰阻、血瘀的产生每与脾、胃、肝、肾等脏腑功能失调有关；而晚期正气的虚损又极易导致病理产物的堆积，故常见虚实相兼、错综复杂的病理变化。他根据这一特点，提出扶正与祛邪并进、通降与润养结合的治疗原则，扶正重在益气养阴，润滑食管；祛邪重在和胃通降，化痰逐瘀。

张鹳一自创通润利膈汤为基本方：太子参、灵芝（先煎）、当归、代赭石（先煎）、旋覆花（布包）各 30 g，茯苓 20 g，川贝母 15 g，枳实、厚朴各 12 g，藿香、白豆蔻各 10 g，蜈蚣 2 条。全方立法中正，药性平和，补消结合，通润兼施，在临床应用中，屡获显效。但要针对病机演变特点和症情不同表现，而调整其主次，灵活其加减。① 病由忧患而起，气结不宣，症见吞咽梗噎，脘部痞胀，嗳气连连，遇怒加重，脉弦细，舌苔薄白者，加佛手、沉香、郁金、紫苏梗、合欢皮，以疏肝解郁，通畅膈道。② 病由湿聚成痰，痹阻中焦，症见吞咽梗阻，频唾痰涎，胸膈不爽，呕吐呃逆，脉弦滑，舌苔腻者，加半夏、海浮石、杏仁、瓜蒌子、枇杷叶、生姜汁、薤白，以辛滑通痞，降痰化浊。③ 病由瘀血内结，阻于食管，症见胸膈疼痛，固定不移，食不得下，或水亦难咽，脉细涩，舌质暗有瘀点者，加丹参、三七粉、红花、桃仁、三棱、莪术、延胡索，以活血破瘀，通络利膈，亦可将蜈蚣研为细粉混入鲜鹅血中服之。④ 病由热毒聚结，阻于食管，症见吞咽梗噎不顺，胸膈烧灼烦闷，口渴饮冷，大便干结，小便黄赤，脉滑数，舌苔黄燥者，加金银花、半枝莲、威灵仙、山慈菇、石燕、重楼、大黄、栀子、天花粉，以解毒消癌，通腑降火。⑤ 病由阴津耗伤，食管干涩，症见吞咽梗塞不畅，饮食难下，口干咽燥，五心烦热，大便干燥，脉弦细数，舌红少苔者，去厚朴、藿香，加生地、玄参、石斛、肉苁蓉、麦冬、乌梅、蔗汁、牛乳、蜂蜜，以养阴润燥，滑利食管。⑥ 病由脾肾两衰，气虚阳微，而长期吞咽受阻，饮食难下，泛吐清涎，形销骨立，面色苍白，气短言弱，肢冷水肿，腹胀便溏，脉细弱，舌胖淡者，加黄芪、党参、山药、五加皮、肉桂、附子、枸杞子、菟丝子，以温补脾肾，挽救衰颓。另外，张氏指出，因癌肿而致者，在选用抗癌中药时，用二三味即可。因该类药品，大多苦寒败胃，故不宜多用。证属阴津耗伤者，滋阴柔润之药亦不可过用，且必须配以调气畅中之品。反之，易致中焦呆滞不运，痰气愈加壅阻，影响胃的通降[39]。

（十一）郑玉玲注重情志，疏肝为治

郑玉玲通过临床观察发现，大多数食管癌患者，精神上都或多或少存在着难以解脱的忧愁与痛苦，主要心理特征为忧愁、抑郁、焦虑、烦躁、易怒、幼稚、依赖、敏感、猜疑、孤独、失落等。针对食管癌患者肝郁不舒的心理疾患，郑氏常采用语言疏导，提出精神鼓励法。用药时以疏肝理气解郁为治法，采用柴胡疏肝散为主方加减，加冬凌草、南星、黄药子以清热解毒、化痰散结以抗癌。若食滞胃脘不化，症见胃脘胀满者，加焦三仙以消食化滞；嗳气频频，胸脘不畅，加旋覆花、代赭石、陈皮以平肝降逆；肝郁化火，性情急躁易怒，胸闷胁胀，口苦，舌质红，苔黄，脉弦数者，加牡丹皮、栀子以解郁清热；咽中不适，如有物梗阻，吐之不出、咽之不下等梅核气症状者，加四七汤加减化痰理气解郁；数欠欲伸，悲伤欲哭者，合甘麦大枣汤[40]。

（十二）刘沈林整体补虚，局部攻邪

刘沈林认为，食管癌患者的病理性质特点为全身为虚，局部为实，一方面局部食管有肿瘤日渐增大，影响进食；另一方面，水谷不入，生化乏源，加之邪气伤正，全身气血津液耗伤，正气日虚。因此主张在治疗时，立法从整体着手，扶正以祛邪，辨证论治，而在用药上配合局部用药，加强攻邪的力度，常采用空腹给予粉剂温开水或藕粉调服的方法，药用天龙粉、参三七粉、莪术粉、生鸡内金粉各等分，根据个体特点每次 1～2 g，每日 1～2 次，并嘱患者让药粉尽量在食管停留较长时间，用药后相隔 1 h 以上再进食物。服粉剂药的时间段，常选上午 9 时与下午 4 时作为服药时间，与汤剂隔开时间，这样粉剂对局部黏膜的病灶能较长时间、较近距离地发挥治疗效果，从而提高整体的治病效果[41]。

五、验案赏析

（一）古代医案

1. **医案一**　一贫叟病噎膈，食入即吐，胸中刺痛。或令取韭汁，入盐梅卤汁少许，细呷得入渐加，忽吐稠涎数升而愈（《本草纲目》）。

评析：此所述为噎膈重症，“食入即吐，胸中刺痛”应是阳气不足的表现，药用韭菜汁、盐梅卤汁，取韭菜汁行气温阳理血之功，盐梅卤酸润之力来缓胸中之痛，下食导噎。这与张仲景治胸痹用薤白，皆取其辛温，能散胃脘痰饮恶血之义相似。

2. **医案二**　周（六十岁）。气血已衰，噎膈反胃，每每中年以后。盖操家劳瘁，必伤心脾之营，营液日枯，清气日结，而食管渐渐窄隘，郁久痰涎内聚，食入涎沫迎涌，而致反胃。此乃气分之结。萸、地、枸杞，滋养肝肾，胃先觉其腻滞，焉得肝肾有益，大半夏汤（《徐批叶天士晚年方案真本》）。

评析：此病因操劳过度，损伤心脾，累及肝肾，以致成噎，用山茱萸、生地、枸杞子，滋养肝肾，为防其滋腻碍胃，又合大半夏汤，汤中人参补气生精，半夏消痰开结，白蜜润燥滋液，两方合用补而不滞，润而不利，甚为恰当。

3. **医案三**　李。寒热咳嗽，一载有余，咳痰带血。饮食沃噎，胸膈阻窒，又成噎膈。此必兼挟气郁而成。今且和胃降气，冀其血止噎减为妙。旋覆花、半夏、杏仁、牡丹皮、橘红、茯苓、郁金、瓜蒌霜、白豆蔻、竹茹、枇杷叶（《王旭高临证医案》）。

评析：此因久病咳嗽，迁延不愈，损伤肺络，咳痰带血，久咳伤气，肺气虚而失和降，导致胃气失降，进一步致噎膈。处方以理气降逆和胃为主，使胃气降，肺络宁，咳血缓解，噎膈亦治。

4. 医案四　许。痰饮流落心中，心痛彻背，大便干燥，饮食梗噎。肠胃液枯，法当温润。肉苁蓉、麦冬、茯苓、桂木、薤白头、枸杞子、半夏、陈皮、瓜蒌霜、白豆蔻（《王旭高临证医案》）。

评析：痰饮积滞过久而伤胃，上中焦阳微不化，噎膈势将成，当以温化痰饮为治，防止病成，体现治未病之思想。方中桂木、瓜蒌、薤白治痰饮，亦可治噎膈。肉苁蓉、麦冬、枸杞子以温润为主。

5. 医案五　蒋。嗜饮损伤中阳，气不施化。食入哽阻，痰涎上涌。脉滞，苔白质腻。噎膈重症，图治维艰。代赭石四钱、白茯苓三钱、广郁金一钱五分、竹茹（盐水炒）一钱、旋覆花一钱、炒紫苏子三钱、白桔梗八分、枳实八分、左金丸（入煎）七分、竹沥（姜汁三滴冲）八钱（《张聿青医案》）。

评析：饮为寒化，嗜之无度，则损伤中阳不止，中阳已伤，则升降失常。寒饮不化则生痰，食入梗阻，俨然已成噎膈，气机不降，痰涎随之上涌，又见脉象滞涩，苔白质腻，皆为阳不足无力运化所致。张氏用方主以降气化痰为主，治其标证，以冀梗阻缓解，利于进一步图治。

（二）现代名家医案

1. 施今墨验案　常某，男，38岁。经北京某医院检查，诊为食管癌，已半年余，近来每日只能食流质，喉间堵闷，胃部胀满，泛酸嗳气，口中痰涎多，背痛，精神倦怠，医院拟手术治疗，患者不愿，故延中医治疗。舌苔厚腻，脉细软。辨证立法：痰气交结，气血运行受阻，久则气血痰结，阻滞食管胸膈，遂成噎膈之证，拟化痰解郁、调理气血为治。处方：桃仁、杏仁、牛蒡子、法半夏、莱菔子、广皮炭、代赭石、旋覆花各6 g，怀牛膝、薤白头、茜草根各10 g，紫厚朴、苦桔梗各5 g，全瓜蒌20 g，米炒丹参15 g。二诊：服8剂，噎减轻，泛酸、嗳气及背痛均稍好，已能食馒头及挂面等物，但食后不消化。处方：薤白头、茜草根、山慈菇各10 g，全瓜蒌25 g，桃仁、杏仁、法半夏、代赭石、旋覆花、怀牛膝、牛蒡子、绿萼梅各6 g，米炒丹参15 g，紫油厚朴5 g。三诊：月余，患者由山西家乡带信来云：第2次方又服10剂，现在每顿饭可吃一个馒头、一碗面条，咽下慢，饮食在入胃时感到滞涩，不易消化，有时吐白沫，背仍常痛，精神觉比前强些。复信嘱其将二诊方加3倍量，研极细末分成200小包，每日早、午、晚各服1包，白开水冲服[42]。

评析：施氏用药剂量较轻，虽治噎膈重症，亦是如此。本证辨为痰气交阻，以疏肝解郁、调理气血为治，初诊效果明显。三诊后以散剂调治，对食管癌患者来说，是一种较为有效且易于接受的治法。方中怀牛膝、代赭石、旋覆花为施氏治噎膈常用药。

2. 何任验案　崔某，女，75岁。1971年8月3日初诊。近10余日发觉进食困难，进稀饭亦有窒阻，大便3日未下，左腿不能伸屈，舌质绛，脉细软。某医院检查疑似食管癌。党参、茯苓各12 g，法半夏6 g，川厚朴花、佩兰、新会陈皮各4.5 g，玄参、麦冬、瓜蒌仁各9 g，砂仁（杵）、白豆蔻（杵）各3 g，白蜜（冲）15 g。5剂。二诊：上方服5剂后，病情基本上已好转，能进食一碗，并开始能走动，唯咽喉间发痒，口腻，有轻度水肿，腰足酸楚。党参、白茯苓、麦冬各 12 g，砂仁 3 g，姜夏、玄参、瓜蒌仁各 9 g，川厚朴 4.5 g，佩兰 6 g，白蜜（冲入）15 g。5 剂[43]。

评析：此因高年气阴不足，津液暗耗，脉见细软，舌质红绛，以致胃上口、大肠下口俱干燥，气机阻滞，形成似噎非噎之症。处方以《金匮要略》半夏厚朴汤加减舒展气机，加参、麦以滋养气阴，玄参滋肾，使上潮于咽喉，瓜蒌仁、白蜜润大肠，略佐砂、蔻、新会陈皮以开膈进食。处方配伍适当，举重若轻。

3. 张代钊验案　张某，男，59 岁。2008 年 6 月 23 日行食管癌根治术（下段 4 cm），术后病理检查结果：食管低-中分化鳞癌，浸润深肌层，周围组织中有癌结节，淋巴结 3/5，CK 14（+）、CK 20（－）、p53（－）、EGFR（++）。术后放疗 28 次，DT 5 040 cGy/28F/38 d。就诊时进食仍梗噎，进半流质，乏力，二便调。舌紫暗有瘀斑，苔白腻，脉沉细。家属诉患者脾气急躁，饮酒多。其平素脾气急躁是主要原因，肝气郁滞，气滞血瘀，肝火上炎，灼伤津液，凝结成痰，痰瘀互结而成噎膈。应给予瓜蒌薤白半夏汤。处方：瓜蒌、檀香、陈皮各 10 g，薤白 5 g，丝瓜络、急性子、山慈菇各 9 g，白术、大枣各 30 g，茯苓、赤芍、半枝莲、焦山楂、神曲、炒麦芽、炒谷芽各 15 g，鸡内金 20 g。并口服华蟾素片、平消胶囊。14 d 后再诊，诉进食梗噎明显好转，能进普通饮食[34]。

评析：本案采用瓜蒌薤白半夏汤通阳散结，下气化痰，并用急性子、赤芍、山慈菇活血化瘀，软坚散结，对因肝郁气滞逐步演化而成的痰瘀互结噎膈证有较好效果。

4. 刘沈林验案　潘某，男，59 岁。2009 年 6 月 2 日初诊，患者食管癌术后 3 个月，因体质较虚弱而放弃放、化疗，诉胸膈疼痛，进食后尤甚，泛吐白色涎沫，时有恶心，口干口苦，大便干结，形体消瘦，舌质光红，多裂纹，脉细数。证属肝胃郁热，胃阴受损，痰瘀交阻。治予甘凉濡润，和降胃气，化痰散瘀。方选沙参麦冬汤合旋覆代赭汤化裁。处方：旋覆花（包煎）、法半夏、炒竹茹、紫苏梗、枳壳、化橘红各 10 g，代赭石（先煎）、茯苓、威灵仙、急性子、南沙参、麦冬、天花粉各 15 g，川黄连 3 g，淡吴茱萸 1.5 g，石见穿 30 g。另予天龙粉、参三七粉、莪术粉、生鸡内金粉每次各 1 g，每日 2 次用藕粉调服。上药服 14 剂后，患者痰涎减少，疼痛亦轻，上方减紫苏梗、枳壳，加百合 30 g、乌药 10 g，继续调治，现患者已随访半年，病情平稳[41]。

评析：本案胃阴不足，痰气交阻，故取沙参麦冬汤养胃阴，旋覆代赭汤降痰气。方中加石见穿、急性子、威灵仙善走食管，清热解毒，活血止痛，另局部配用天龙粉等加强疗效。本案除基本辨证施治之外，还充分应用散剂调治，散剂藕粉调服，如半流质食物，易于下咽，并可润滑食管，增大药物接触面积。这对食管癌患者尤其适用。

5. 孙秉严验案　田某，女，51 岁。1959 年 4 月发现进食干饭或馒头梗噎难咽，且渐加重，5 月 29 日在天津某医院食管钡透检查确诊为食管中段癌。拟手术切除，患者拒绝。经人介绍于 1959 年 6 月 1 日来诊。刻诊：形羸消瘦，面容虚浮，口吐白色黏沫痰，汤水难进，咽下即吐，大便 8～10 d 1 次，燥如羊粪，舌苔薄白，脉沉细。辨证乃正虚邪实，痰气阻隔。予严灵丹，每次化服 1 丸，每日 1 次；化瘤丸，每次化服 1 粒，每日 6 粒。二诊时已能喝牛奶和进食少量八宝粥。因身体虚弱，故在服严灵丹、化瘤丹之前加用噎膈志断汤（远志、川续断、扁豆花、白芍、枇杷叶、钩藤、鸡内金、沙苑子、海浮石、柿蒂、砂仁、桃仁、代赭石各 9 g，九香虫 2 对，党参 15 g，天冬 30 g），并重用黄芪，水煎服。患者精神逐渐改善，食量增加，能喝面汤和进食稠粥等食物，大便亦通。治疗 1 个月已能进食软饭或软馒头，气力渐壮，面色光润。3 个月后进食梗噎完全消失，吃干硬食物亦无梗噎感。同年 9 月 3 日患者去原诊断医院复查，食管钡透未见异常[44]。

评析：严灵丹和化瘤丹均系孙氏自制方药。严灵丹由铁甲军、九香虫、狗宝、猴枣、马宝、穿山甲、油桂、硼砂、雄黄等 23 味中药组成。共研细末，炼蜜为丸，每丸重 6 g，每日化服 1～2 丸。化瘤丹内含硇砂、冰片、金礞石、蜈蚣、全蝎、章丹、巴豆霜、麝香、血竭、蟾酥、朱砂、斑蝥、大黄等 28 味中药。共研细末，以白酒浸蟾酥调药面，做丸如黄豆粒大，朱砂为衣。每次化服 1 粒，每日可服 3～7 粒。两丹具有芳香开窍、辛散温通、化瘀解毒之功。服药时间以餐前或餐后 2 h 为宜。服药期间，必须保持大便通畅，以利于“癌毒”和“药毒”的排出，从而达到“攻癌毒凝聚而人不中毒”之目的。

6. **谢远明验案** 魏某，男，49 岁，农民。1999 年 7 月 26 日初诊。自述吞咽不利 3 个月，经某医院确诊为“食管中段腺癌并纵隔转移”。服用中药（不详）30 余剂效差。2 d 前呕吐 1 次多为胃内容物夹有血块，仅能进少许流食。现症：吞咽困难，咽干不适，纳呆食少，脘腹胀满，便秘 5 d 未行，舌质略暗，舌体胖边有齿痕，苔白厚腻，脉沉细。证属：脾虚气滞，瘀血内停。治法：理气健脾，活血化瘀。方用枳朴六君汤加乌梢蛇、䗪虫、全蝎、当归、番泻叶各 10 g，生薏苡仁、肉苁蓉各 30 g，蜈蚣 2 条。21 剂，每日 1 剂，水煎服。二诊：上药连服 38 剂，吞咽困难略有缓解，脘腹胀满明显减轻，纳食增加，大便复常，咽部仍感不适，舌质暗，舌体胖，苔白厚腻，脉沉略细。上方去番泻叶，每日 1 剂，水煎连服 2 个月。三诊：11 月 10 日。药后吞咽困难已除，纳食复常，仅感咽部不适，大便调，舌质略暗，舌体微胖，齿痕消失，舌苔白略腻。上方加桔梗 10 g，21 剂，隔日 1 剂，水煎服。2000 年 3 月家属来告能参加半日劳动[31]。

评析：患者性格内向，思虑伤脾，脾气虚损，气虚推动无力，而致气滞血瘀，瘀久成积，阻滞食管。用枳朴六君汤以治脾虚气滞之病本，配乌梢蛇、蜈蚣等化瘀通络以治其标，补脾、理气、化瘀、通络并举，顽疾可除。

第三节 中西医结合治疗方法

随着中西医学的不断发展，中医和西医在越来越多的疾病治疗中合作沟通，中西医结合诊治疾病已经成为一种较有效的途径，尤其是在像恶性肿瘤这样的世界性的疑难疾病上。对于食管癌的中西医结合治疗，目前医学界还没有较为统一的意见。但采用中西医结合方法治疗食管癌，发挥中医、西医各自所长，提高临床疗效，提高患者的生活质量，已成为肿瘤界的共识。

一、中西医结合治疗食管癌进展

(一) 中医药结合放疗

中医认为放射线属热毒，极易伤津，甚至导致血脉运行不畅，瘀血内停。放疗联合中药一方面可提高肿瘤细胞对放射线的敏感度，另一方面可减轻放疗引起的不良反应。食管癌放疗常见的副反应有放射性肺炎、食管炎、骨髓抑制等。单用抗生素效果不佳，而配以具有清热解毒、益气养阴、消肿生肌、祛痰散结、清热除湿效果的中药可取得一定疗效。

张莉等[45]发现中医药治疗放射性食管炎能改善临床症状、缩短病程、延迟发病时间，具有预防性治疗作用。马东阳[46]发现中药联合放疗的疗效优于单纯放疗，可提高中晚期食管癌患者的生存率。张泽渊等[47]将80例晚期食管癌患者随机分为单纯放疗组(42例)和放疗联合中药七子免疫汤组(女贞子45 g，太子参30 g，麦冬、枸杞子、茯苓、桃仁各15 g，沙参12 g，石斛、红花各10 g，金荞麦21 g，甘草6 g)38例，结果放疗联合中药组的远期疗效优于单纯放疗组，两组患者5年生存率有显著性差异($P<0.05$)。

丁兆军等[48]收治64例食管癌患者，随机分为治疗组(放疗＋安替可)32例，对照组(单纯放疗)32例，根据放疗半量及全量时肿瘤的消退情况，比较两组的有效率及全消率，作为增敏的评价指标。结果：放疗半量时，治疗组有效率62.5%，对照组12.5%，两组比较有统计学意义($P<0.001$)；放疗全量时，治疗组肿瘤全消率75.0%，对照组37.5%，两组比较有统计学意义($P<0.01$)。中药安替可的主要成分是蟾酥和当归，大量的实验室及临床试验证实：安替可具有较好的抗肿瘤作用，还可增强放、化疗的效果，在保护免疫器官、提高NK细胞、LAK细胞、IL-2的活性以及巨噬细胞的吞噬功能方面都有显著的作用。因此中药安替可是一种治疗食管癌低毒但有效的放疗增敏剂。周建华[49]将135例食管癌随机分为两组，治疗组85例采用滋阴养胃中药(生晒参、北沙参、白及、石斛、山药、半夏、玉竹、麦冬、莪术、刺五加、生甘草)加放疗治疗，并与单纯放疗的对照组50例进行对照观察。结果：治疗组1年、2年、3年的生存率分别为74.12%、30.16%、21.05%；对照组分别为44.00%、22.72%、0。两组比较差异显著。血象变化：治疗组白细胞≤3.9×10^9/L和≤3.0×10^9/L者分别为8例和0例；对照组分别为18例和4例。两组比较有显著性差异($P<0.01$)。治疗组血小板≤90×10^9/L和60×10^9/L者分别为3例和0例；对照组分别为7例和2例。两组比较有显著差异($P<0.01$)。由此说明滋阴养胃法除了具有放疗增效作用外，还有延长生存期、保护造血系统、防止白细胞及血小板下降的功能。贾振和[50]通过用六味地黄丸配合放疗治疗54例食管癌的临床观察说明，六味地黄丸对骨髓造血功能有良好的保护作用，可促进骨髓造血干细胞分化，从而有效防止放疗引起的外周血象降低。刘太永[51]证实用抗癌扶正糖浆(党参、白术、川芎、熟地、当归、茯苓、白芍、何首乌、黄芪、肉桂、砂仁、杏仁、田七、红花、乳香、没药、陈皮、鸡内金、麻黄、大枣)合丹参注射液对食管癌有放疗增敏和减轻副反应的作用。

（二）中医药结合化疗

有研究证实中医药联合化疗具有增效减毒的作用，可提高患者生存率、改善患者生活质量[52]。

周雪林用仙朴消噎饮[威灵仙、川厚朴、半枝莲各 15 g，半夏 12 g，白花蛇舌草、石见穿各 30 g，天龙（冲服）3 g，三七粉（冲服）、穿山甲（先煎）各 10 g，西洋参、麦冬各 12 g]联合化疗治疗中晚期食管癌患者，结果治疗组有效率为 58.5%，稳定率为 91.2%，而对照组（单纯化疗）的有效率和稳定率分别为 43.0%和 79.0%，两组差异均有统计学意义（$P<0.05$）。治疗组患者症状改善，生存时间、生活质量及血清肿瘤标志物水平的改善均优于对照组（$P<0.05$）。提示仙朴消噎饮联合化疗对于延长中晚期食管癌患者的生存期及提高生存质量有一定效果，且能减轻化疗药物的毒不良反应，增加人体对化疗的耐受力[53]。

王玉华[54]用 NF 方案（奈达铂＋氟尿嘧啶）联合中药治疗中晚期食管癌患者 48 例，发现试验组患者疗效优于单纯化疗组，中药联合化疗能改善患者症状、提高患者生存质量、延长患者生存时间。实验组患者消化道不良反应和骨髓抑制情况较对照组轻。化疗联合健脾补肾、益气补血等中药能改善症状、加快机体恢复。张卫东等[55]用中药治疗食管癌化疗后患者，发现中药对化疗引起的恶心、呕吐、食欲低下、全身乏力、血细胞降低等症状均有一定疗效。

赵国华等[56]通过 26 例食管癌患者应用 DVP 联合化疗方案同时配合口服半夏泻心汤的临床观察，结果：根据“食管癌药物治疗疗效标准”，26 例患者经 1 个疗程的治疗，部分全部缓解、完全缓解 19 例，达 73%。经 1 年的随访，26 例患者仅 1 例死亡，其余 25 例均能进半流质以上饮食，生存质量明显优于单纯化疗者。葛阳[57]对 200 例食管贲门癌术后患者应用复方氟尿嘧啶，口服 1 年；扶正抗癌活血化瘀中药（太子参、沙参、生晒参、半边莲、半枝莲、焦三仙、陈皮、墨旱莲、白花蛇舌草、佩兰、鸡血藤、蒲公英、莪术）服用 2 年，每月 5 剂。结果：生存 3 年以上者 142 例，5 年以上者 76 例，5 年生存率达到 38%。温瑞书[58]采用中西医结合治疗晚期食管癌 24 例，西药用噻替哌（TSPA），每次 30 mg，每周 1 次，肌内注射。中药治疗采用辨病与辨证相结合，辨病治疗采用食岩散（全蝎、蜈蚣、白花蛇舌草、半枝莲、党参），辨证治疗证属痰气郁阻者，加夏枯草、全瓜蒌、郁金；证属津亏热结者，加女贞子、黄芪、熟地；证属气阴两虚者，加太子参、黄芪、丹参、鸡内金。结果：CR 1 例，PR 1 例，缓解率为（CR＋PR）8.33%；MR 12 例，有效率（CR＋PR＋MR）58.33%；SD 5 例，稳定率（CR＋PR＋MR＋SD）79.17%。盛军[59]用中药（白花蛇舌草、威灵仙、天花粉、冬凌草、生薏苡仁、山慈菇、牵牛子、淫羊藿、肉苁蓉、全蝎、蜈蚣等）配合化疗（采用 LDFP 方案）治疗中晚期食管癌 30 例，结果：CR 6 例，占 20.0%；PR 13 例，占 43.3%。CR＋PR＝63.3%。

（三）中医药结合介入手术治疗

动脉灌注化疗治疗消化系统肿瘤，可以大大提高肿瘤局部的药物浓度，较全身化疗疗效明显提高，且不良反应少。张秀丽等[60]用动脉灌注方法治疗食管癌，根据食管癌的不同部位，选用不同的靶血管，上段为左支气管动脉，中段为食管固有动脉，下段为胃左动脉。进入靶血管后灌注化疗药物。化疗药物：氟尿嘧啶 1 000 mg，阿霉素（ADM）50～60 mg，丝裂霉素（MMC）10～12 mg，顺铂（DDP）100～120 mg（适当水化），长春新碱 2 mg。根据病理分型选用不同方案，多采用三联或四联用药。隔 4 周插管 1 次，2 次为 1 个疗程。术后配合中药益气活血汤服用，疗效不错。张闽光等[61]介绍中药介入疗法在恶性肿瘤治疗中的应用，包括中药介入抗癌化疗、油性中药制剂的动脉化疗栓塞、中药粉粒或胶质制剂的动脉栓塞、含中药微囊微球的应用，中医药结合介入治疗食管癌可提高临床疗效。

（四）中医药结合金属内支架植入术

王永生等[62]研究发现食管内放置支架可缓解食管高度狭窄患者的吞咽困难及呛咳症状，予以健脾益气之四君子汤 2～3 周后，再服用健脾抗癌、活血化瘀的红豆消瘤汤（红豆杉 8 g，黄芪、白术、半枝莲各 20 g，半夏 12 g，细辛 3 g，甘草 6 g），随证加减，患者的生活质量得到改善、生存期延长。蒋梅等[63]对Ⅳ期有吞咽困难的老年食管癌患者，行胃镜下置入覆膜支架，术后口服健脾化痰中药，静脉滴注鸦胆子油乳注射液。结果 18 例患者均一次放置成功，术后全部病例吞咽困难等临床症状明显改善，未出现支架移位、食管穿孔、大出血等严重并发症。随访中位生存时间为 9.4 个月。作者认为对失去手术指征或拒绝手术的老年食管癌患者，中医药结合食管覆膜支架置入治疗临床应用疗效显著，且安全可行。

（五）中西医综合治疗

食管癌的治疗方法除了用中医药治疗外，还有手术、放疗、化疗及生物治疗等，但各种方法都有其局限性和不足之处，而综合治疗则能取长补短，最大限度地发挥各种疗法的优势。目前，综合治疗越来越受到临床的重视，它的优越性已为医患所认同。

周军丽等[64]用中药加微波及局部化疗治疗食管癌 28 例，自拟方（太子参、半枝莲、白花蛇舌草、生山药、天花粉、天冬、山豆根、红花、䗪虫、佛手、威灵仙）水煎服。在瘤体基底部，用内镜注射针经活检孔进针约 0.5 cm，每点注射药液（氟尿嘧啶、丝裂霉素）2 ml，每次 5 点。然后经活检孔插入微波天线辐射探头，输出功率 50～80 mA，自病变最远端行加压点灼或扫灼，至癌组织呈褐黑色为止。病变范围大分段进行：突入管腔的结节从两侧加压辐射，切除肿块；管腔狭窄者行气囊扩张术，1 周后再用微波治疗。15～20 d 后，仍有癌灶可再次治疗。30 d 为 1 个疗程。结果：完全缓解 8 例，部分缓解 15 例，微效 4 例，稳定 1 例。随访 1 年，存活 27 例，死亡 1 例。见吞咽梗阻 6 例，重复治疗仍有效。王明智等[65]以食管通合剂（太子参、山豆根、沙参、当归、黄芪、全瓜蒌、代赭石、白术、玉竹、旋覆花、女贞子、熟地、丹参、菟丝子、半枝莲、鸡血藤、生蜂蜜）辅助放化疗治疗中晚期食管癌与贲门癌 52 例，为治疗组，对照组 50 例，均用放疗。结果：两组分别特效（食管或贲门造影充盈基本消失，部分黏膜恢复，扩张良好，进普食）8 例、5 例，显效 35 例、30 例，有效 8 例、13 例，无效 1 例、2 例；特效率加显效率 82.7%、70.0%，1 年生存率 67.3%、48.0%。两组疗效比较有显著性差异($P<0.05$)。治疗组毒副反应及肝功能损害明显低于对照组($P<0.01$)。吴本端[66]用复方壁虎粉(壁虎粉、氟尿嘧啶片剂,研为细末)配合放疗(治疗组)治疗中晚期食管癌105例,与单纯放疗治疗(对照组)100例进行对照。治疗组症状缓解率为91.43%,对照组为79.00%。治疗组1年、2年、3年生存率分别为83.80%、43.80%、27.61%,对照组1年、2年、3年生存率分别为81.00%、29.00%、14.00%。治疗组总缓解率优于对照组($P<0.05$);3年生存率也明显优于对照组($P<0.01$)。

(六)中西医结合减轻食管癌放化疗毒性

对不可手术食管癌患者来说,放疗同步或序贯化疗是其主要的治疗方式,但消化系统反应、骨髓抑制、肝肾功能损害、放射性食管炎、放射性肺炎等不良反应,食管溃疡、穿孔等并发症也相应增加,严重影响治疗计划和患者的生活质量,严重的会危及生命。中医认为放射线属"热毒之邪",可耗气伤阴,损伤机体津液,造成气阴亏虚证;化疗药为有毒之品,在其"以毒攻毒"治疗恶性肿瘤的同时,加重了正气的耗损,对各个脏器和气血津液皆有严重的毒害作用。因此,在放疗和(或)化疗过程中,在辨证基础上使用清热解毒、养阴生津、活血化瘀、扶正固本类中药能增强放疗的敏感性,减轻放化疗毒性,使治疗顺利进行,并提高患者生存质量,延长生存期。

崔珍等[67]观察了清肺祛瘀汤对食管癌同步放化疗患者的影响,评价清肺祛瘀汤预防放射性肺炎的效果。作者将120例中晚期食管癌患者随机分为治疗组和对照组,两组均采用同步放化疗,治疗组在对照组基础上加用清肺祛瘀汤。结果表明,治疗组与对照组放射性肺炎发生率分别为8.93%(15/56)和18.64%(11/59),两组比较差异有统计学意义($P<0.05$),治疗组和对照组近期临床获益率分别为92.86%(52/56)和69.49%(41/59),两组比较差异有统计学意义($P<0.05$),且治疗组KPS评分及体重改善有效率[89.29%(50/56)及83.05%(49/59)]较对照组高[80.36%(45/56)及66.10%(39/59)]($P<0.05$);两组的1、2年生存率分别为66.07%、35.71%和61.02%、30.51%,两组比较,差异无统计学意义($P>0.05$)。作者认为清肺祛瘀汤可以降低放射性肺炎的发生率并减轻放射性肺损害的程度,提高临床获益率并可改善患者生活质量。濮娟[68]观察了参麦注射液联合同步放化疗治疗中晚期食管癌的近期疗效和放化疗不良反应,结果发现试验组的近期有效率为83.0%,对照组为72.3%,两组差异具有统计学意义($P<0.05$),试验组的3级、4级消化系统不良反应、白细胞不良反应发生率与对照组比较,均明显减轻($P<0.05$),参麦注射液能够有效提高中晚期食管癌同步放化疗的临床疗效,且能显著减少放化疗的不良反应。陈东基等[69]观察扶正固本颗粒(黄芪、党参、山楂、陈皮、女贞子、补骨脂、白术、枸杞子、云茯苓、神曲、麦芽、鸡血藤、茵陈、菟丝子)联合周剂量紫杉醇同步放化疗治疗中晚期食管癌的近期疗效和不良反应,中药配合组与单纯放化疗组有效率分别为80.0%、60.0%,单纯放化疗组发生放射性食管炎、肝肾功能损害、消化系统反应及骨髓抑制的程度重于中药配合组。

二、中西医结合治疗食管癌体会

（一）中西医结合治疗策略选择

目前，西医治疗食管癌主要有放射疗法、化学疗法、手术疗法和生物制剂治疗、介入治疗等，或一种方法为主，或数种方法合用。根据患者食管癌的分期和病理类型，有针对性地制订治疗方案，有的采用放疗为主，有的使用化疗方法，有的尽早切除癌肿，有的先手术治疗再进行化疗。一般来说，西医应对本病的诊疗方案已较为规范，临床疗效也在逐年提高，然总体疗效仍不够满意，患者的治愈率较低，生存质量较差，毒不良反应明显。专家认为，中西医结合综合治疗食管癌是提高疗效的必然选择，中医药的参与是治疗本病的重要途径。我们体会，中西医结合治疗食管癌是一种良好的策略。

采用中西医结合方法治疗食管癌，可发挥中医药疗法的优势和特色，以补充西医疗法的不足，相互取长补短，积极融合治疗思路，共同提高临床疗效。西医侧重食管癌的癌肿问题，如癌肿的局部切除，癌细胞的杀灭，而中医除关注本病局部症状外，更重视患者的整体状况，如全身的临床表现，精神情绪状态等。中西医结合就能兼顾整体和局部，既着眼局部癌肿的治疗，又激发患者自身潜能，提高整体抗病能力。实践证明，中西医结合治疗本病，能提高临床疗效，改善患者生活质量。

在具体治疗方法的选择中，中医药可以参与和融入食管癌治疗的多个环节。如结合放射治疗：在本病的放疗过程中或放疗结束后，可辨证服用中药，一是减轻放疗毒副反应，改善咳嗽、胸痛症状；二是起到放疗的增敏减毒作用，如应用活血化瘀中药可提高放疗效果；三是防治放疗过程中放射性咽炎、放射性食管炎等副反应，如张代钊[34]采用清咽饮代茶，药用金银花、桔梗、甘草各 50 g，麦冬 100 g，水煎，频频饮用汤汁，可有效防治放射性咽炎。另可取白及粉 3 g，温水冲服，每日 1 次或 2 次，在放疗开始时使用，以缓解局部症状，保证放疗的顺利进行。结合化学治疗：化疗期间应用中药，可有效防治消化道反应，减轻恶心、呕吐、纳呆、腹胀等症状，能保护骨髓造血功能，减少化疗药物对肝、肾等重要脏器的毒性，帮助完成化疗疗程。在化疗间歇期，要辨证施治，及时改善体质，增强免疫功能，为下一个疗程的化疗做好准备。化疗结束后，仍可长期服用中药，以提高远期疗效。结合手术治疗：食管癌患者采用手术治疗，术前服用中药，可以增强患者体质，改善某些脏器如心、肝、肾的功能状态。术后短期或长期服用中药，可明显减轻术后不良反应，如大便不畅、低热等，同时提高免疫力，增强消化道消化吸收功能，减少癌症复发、转移，延长患者生存期。

对于不愿进行手术、化疗、放疗的食管癌患者，或不能进行上述治疗方法者，如晚期食管癌伴多处转移、身体极为虚弱等，则选择中医药疗法为主，辨证服用中药，扶正祛邪，顾扶正气，健脾和胃，软坚散结，尽可能地延缓癌症进展，改善临床症状，提高生活质量。采用中医药治疗食管癌，与癌共舞，带癌生存，也不失为一种积极的治疗策略。

(二) 扶正为主,顾护胃气

中医药治疗食管癌,我们体会应遵循扶正祛邪的治疗原则,要以扶正为主,尤重顾护胃气。食管癌患者的突出症状是食管梗阻,进食困难,营养摄入障碍,以致营养亏乏,迅速消瘦,免疫功能低下,全身状态较差,表现为整体正气不足,故中医治疗应扶正益元为主,同时解毒祛邪,不管是中医药疗法为主,还是配合手术、放疗、化疗等西医方法,均要树立扶正为主的治疗理念,或益气,或养阴,或补肾等。从有关报道看,常用的益气药有黄芪、党参、太子参、生晒参、西洋参、白术、茯苓、山药、白扁豆、甘草、红枣等,常用的养阴药有生地、何首乌、阿胶、沙参、麦冬、石斛、天冬、玉竹、女贞子、墨旱莲、龟甲、鳖甲等,常用的补肾药有菟丝子、冬虫夏草、仙茅、淫羊霍、巴戟天、肉苁蓉、益智仁、补骨脂、杜仲、川续断、狗脊、核桃仁等,常用的抗癌药有半枝莲、白花蛇舌草、重楼、山豆根、龙葵、生南星、生半夏、仙鹤草、石上柏、黄药子等。

浙江省立同德医院在中西医结合治疗食管癌方面积累有一定的经验,在西医规范治疗的同时,努力探索中医药治疗方法,并取得较好成效。浙江省立同德医院名老中医陆拯主张从毒论治食管癌,如饮食不得下,或虽下而复出,甚或呕吐物如赤豆汁,胸膈疼痛,固定不移,形体消瘦,肌肤干燥,舌红少津,或带青紫,脉细涩。此为瘀毒内结,治宜逐瘀毒,宽胸膈,利食管,药用三棱、莪术、五灵脂、三七、急性子、蜣螂虫、干蟾皮、龙葵、徐长卿、当归、刀豆、红枣等。吞咽梗阻,胸膈痞闷,呕泛痰涎,舌苔薄白,脉小弦滑。此为痰毒内阻,治宜化痰毒,降逆气,药用姜半夏、干蟾皮、刀豆、枳椇子、代赭石、八月札、急性子、天南星、徐长卿、浙贝母、沉香、大枣等。食物梗拒不下,或入而复出,甚至饮水难下,胸膈疼痛,形体消瘦,皮肤干枯,口干唇燥,心烦不安,胃中灼热,大便干结,状如羊屎,舌光红少津,脉细数。此为津枯火毒,治宜清火毒,养津液,药用生地、麦冬、鲜石斛、黄连、绞股蓝、山海螺、天花粉、生赭石、青黛、白蜜等。长期饮食不下,面色苍白,精神疲惫,面浮足肿,怯寒畏冷,呕泛白沫,大便不实,舌淡胖,脉沉细。此为阳虚寒毒,治宜祛寒毒,补阳气,药用红参、白术、附子、黄芪、猪苓、干姜、露蜂房、干蟾皮、蜣螂虫、大枣、炙甘草等[70]。浙江省立同德医院肿瘤专家、浙江省名中医柴可群认为,根据恶性肿瘤演变过程中的正邪消长,扶正与祛邪相结合,采用健脾补肾、化痰散结、疏肝解郁三法相间而行,取效较好[71]。对于食管癌的治疗,健脾补肾,扶正培本,应贯穿其全过程,化痰散结,攻邪解毒则是抗癌的重要治法,疏肝解郁,调畅情志,心身并调,对本病的康复具有积极意义。

鉴于食管癌是消化系统的恶性肿瘤,其病变直接危害消化器官,损伤食管组织,严重影响进食,使人体营养失去保障。中医学认为,食管是脾胃系的重要组成部分,本病严重破坏脾胃系结构,使脾胃功能受损,运化失常,气血生化乏源,"后天之本"不能发挥应有的作用,影响其他脏腑正常功能的发挥。浙江省立同德医院消化专家、浙江省名中医陈永灿认为,治疗食管癌要突出健脾助运,顾护胃气,着力保护胃气,着力健运脾气,使患者脾胃损伤的程度降至最低,并尽力帮助恢复其脾胃功能。为此,一方面要重视健脾和胃的治法,其治某男,62 岁,食管癌术后 2 个月,胸咽不适,时觉胀闷,不欲饮食,食即饱胀,时有嗳气，神疲乏力，形体消瘦，大便量少，努厕无力，舌胖大边偏紫黯，苔薄腻中略剥，脉细滑。证属脾虚湿滞为主，治拟健脾助运，醒胃化浊，药用太子参、生白术、瓜蒌子、金沸草、野百合、台乌药、三叶青、炒薏苡仁、蓬莪术、紫苏梗、缩砂仁、云茯苓、炒鸡内金、干姜、大枣等。清水煎服，每日1剂。服药2周，纳食较馨，胀闷亦瘥。之后服用中药2个月，体重增加，身体逐渐恢复。另一方面，要注意饮食调理，食物宜温软，既富营养，又易消化，可少量多餐，争取胃口常开，保持大便通畅。患者脾胃得健，本病康复可期。

（三）中医治未病理念的运用

“上工治未病”，中医治未病主张防患于未然，消病于未起，救疾于萌芽，未病先防，既病防变，其理念体现医学的本质，反映医生的境界，仍代表着医学的前沿学科和发展方向，实践中医治未病理念的主体就是“摄生”，“摄生”即养生。元代著名医家朱丹溪在《丹溪心法》中，专列“不治已病治未病”一节，强调“摄养于无疾之先”。而养生需要深入人心的健康教育，一年四季的时刻进行[72]。我们体会，中西医结合治疗食管癌，应积极运用中医治未病理念，在采用中西医结合治疗，努力提高临床疗效的同时，更要重视预防保健，未病先防；早期检查，早期诊断，早期干预，既病防变。

1. 未病先防　要加强健康宣教，普及防癌知识，预防食管癌的发生。要改进不良饮食习惯，如三餐不定时、好饮浓茶、进食过快、喜热食烫饮、蹲位进食等，进食宜细嚼慢咽，食物宜温软，不粗糙，易消化，饮食定时，慎食腌、霉、熏制食品，少酒戒烟。要起居有常，作息规律，劳逸结合，心情愉快，保持良好的睡眠，克服焦虑、抑郁等不良精神状态，心身放松，乐观向上。

2. 既病防变　要早期检查，早期发现，积极治疗。如有食管癌家族史者，应勤做体检，有针对性地进行相关检查，发现问题，及时做出诊断，并采取相应治疗干预措施。要注意食管感染真菌、人乳头瘤病毒、幽门螺杆菌的情况，如出现相关检测指标阳性，应予抗病原微生物治疗。应鼓励患者做胃镜及病理切片检查，如发现食管的癌前疾病和癌前病变，应予高度重视，规范治疗，以防止病情向食管癌方向发展。

食管的癌前疾病，包括Barrett食管、反流性食管炎、慢性食管炎、食管白斑症、食管憩室、食管失弛缓症等。中西医结合治疗上述疾病，症状改善快，临床复发少，疗效令人满意。有的单用中医药方法治疗，即能取效。如王士荣治某女，40岁。1977年9月9日初诊。1周以来，胸膈部痞塞，饮食吞咽初起微有梗阻，渐致饮食不能下膈，仅能进食少量稀薄粥糜。吞咽时胸膈胀痛阻塞，乃至呕出而中止进食，嗳气频作，两胁胀满，大便秘结。曾经某医确诊为“食管中上段前壁憩室”。由于患者不愿手术，故转来医院中医治疗。方从疏肝解郁、和阴降逆为立，并嘱其怡情开怀为要。川楝子、绿萼梅、乌梅、生甘草、黄郁金各5 g，木蝴蝶6 g，白芍、北沙参各9 g，木瓜3 g，代赭石、煅牡蛎各15 g。2剂。二诊：药后两胁胀痛大减，饮食吞咽较前通畅，嗳逆亦减，唯感胸膈灼热而痛，舌质红绛，口干少津，脉细数。肝气略得舒达，然郁火伤阴，故从开郁散结、清热养阴法。川楝子、木蝴蝶、绿萼梅、牡丹皮各5 g，玄参、白芍、蒲公英各9 g，山豆根、山慈菇、生谷芽、生麦芽各12 g，生牡蛎

18 g,生甘草 6 g。3 剂。上方共服 8 剂,诸症悉平,复查 X 线已恢复正常。随访迄今未有复发[73]。《素问·通评虚实论》云"膈塞闭绝,上下不通",并指出噎膈与情志有关,此"忧之病也"。《诸病源候论》进而阐明"忧恚则气结,气虚则不宣流使噎。噎者,噎塞不通也"。对噎膈的治疗,首当调气解郁。盖郁则气结,津气不行,凝液成痰,郁火痰气交阻,因而成噎。故以疏肝解郁、和阴降逆为先,只要药证相得,定有良效。我们的临床实践证明,采用中医药或中西医结合方法治疗食管的癌前疾病,临床疗效理想。如陈永灿习用黄连温胆汤治疗反流性食管炎,曾治吴某,女,43 岁,商场职工。近 3 个月来,反复胸骨有热灼感,时感咽喉不适,似食物阻塞,咽之不下,咯之不出,时有嗳气,晨起口苦,胃脘胀痛,大便偏软,纳食尚可,心情焦虑,夜寐易醒。舌边红,苔薄腻,脉弦滑。胃镜检查示:反流性食管炎、慢性浅表性胃炎。此为湿热中阻,气滞不畅。治拟清湿热,理气机为主。黄连温胆汤合小陷胸汤加味。处方:姜竹茹 12 g,蒲公英、北秫米(包)各 30 g,金沸草(包)、瓜蒌皮、云茯苓各 15 g,广陈皮、姜半夏、炒枳壳、紫苏叶、延胡索、生甘草各 10 g,炒川黄连 6 g,吴茱萸2 g,蝉蜕 5 g。每日 1 剂。清水煎,分上下午 2 次温服。服药 7 剂,症状明显减轻。前后服药 6 周,9 个月后胃镜复查,提示慢性浅表性胃炎。又治赵某,男,51 岁。胃镜检查为霉菌性食管炎,经服用清热解毒、理气化湿中药治疗 1 月余,半年后胃镜复查,提示未见霉菌性食管炎。

食管的癌前病变,主要指经病理检查,有关食管疾病伴有食管黏膜鳞状上皮不典型增生的病理改变。对于食管的癌前病变,引入中医药疗法,采用中西医结合治疗,在逆转癌前病理改变方面可起到积极作用。我们在临床上对此进行了有益的探索,取得了良好的效果。如陈永灿治张某,男,55 岁。因吞咽食物时胸骨后有刺痛感 1 周而行胃镜检查,提示食管糜烂、慢性萎缩性胃炎,病理检查示(食管)黏膜鳞状上皮中度不典型增生。辨证为浊毒留滞,痰气交阻,治宜解毒化痰,理气导滞,服中药 1 个月,并予埃索美拉唑镁肠溶片 1 次 20 mg,每日早晚空腹各服 1 次。之后辨证为脾气偏弱,寒热错杂,治疗健脾气,调寒热,解浊毒,单服中药 2 个月。半年后胃镜复查,食管糜烂消失,病理检查未见鳞状上皮不典型增生。

参考文献

[1] TANG WR, FANG JY, WU KS, et al. Epidemiological characteristics and prediction of esophageal cancer mortality in China from 1991 to 2012 [J]. Asian Pac J Cancer Prev, 2014, 15(16): 6929 - 6934.

[2] 中国抗癌协会食管癌专业委员会. 食管癌规范化诊治指南[M]. 北京: 中国协和医科大学出版社,2011.

[3] 刘新民,王庆生,张亚黎,等. 吸烟、饮酒与男性食管癌关系的病例对照研究[J]. 天津医科大学学报,2000,6(3): 280 - 281.

[4] KUBO A, CORLEY DA. Body mass index and adenocarcinomas of the esophagus or gastric cardia:

a systematic review and meta-analysis [J]. Cancer Epidemiol Biomarkers Prev, 2006, 15(5): 872 - 878.

[5] EL-SERAG H. Role of obesity in GORD-related disorders [J]. Gut, 2008, 57(3): 281 - 284.

[6] 河南省食管癌病因学预防研究协作组. 我国林县食管癌高发区病因学预防研究成效显著[J]. 中华肿瘤杂志, 2006, 28(8): 640.

[7] 厉有名. 食管病学[M]. 北京: 人民卫生出版社, 2010.

[8] HARDEFELDT HA, COX MR, ESLICK GD. Association between human papillomavirus (HPV) and oesophageal squamous cell carcinoma: a meta-analysis [J]. Epidemiol Infect, 2014, 142(6): 1119 - 1137.

[9] XU W, LIU Z, BAO Q, et al. Viruses, other pathogenic microorganisms and esophageal cancer [J]. Gastrointest Tumors, 2015, 2(1): 2 - 13.

[10] XIE FJ, ZHANG YP, ZHENG QQ, et al. Helicobacter pylori infection and esophageal cancer risk: an updated meta-analysis [J]. World J Gastroenterol, 2013(19): 6098 - 6107.

[11] 王媛, 韩小友, 丁悌, 等. 食管癌患者血缘亲属及不同性别食管癌患病风险比较研究[J]. 中华流行病学杂志, 2010, 31(4): 409 - 412.

[12] 郭雪蓉, 王国平, 丁悌, 等. 山西省 658 例食管癌遗传流行病学分析[J]. 中华肿瘤防治杂志, 2014, 21(19): 1490 - 1493.

[13] ORLOFF M, PETERSON C, HE X, et al. Germline mutations in MSR1, ASCC1, and CTHRC1 in patients with Barrett esophagus and esophageal adenocarcinoma [J]. JAMA, 2011, 306: 410 - 419.

[14] LEVINE DM, EK WE, ZHANG R, et al. A genome-wide association study identifies new susceptibility loci for esophageal adenocarcinoma and Barrett's esophagus [J]. Nat Genet, 2013, 45(12): 1487 - 1493.

[15] DULAK AM, STOJANOV P, PENG S, et al. Exome and whole-genome sequencing of esophageal adenocarcinoma identifies recurrent driver events and mutational complexity [J]. Nat Genet, 2013, 45(5): 478 - 486.

[16] SONG Y, LI L, OU Y, et al. Identification of genomic alterations in oesophageal squamous cell cancer [J]. Nature, 2014, 509(7498): 91 - 95.

[17] DENVER P, DONNELLY M, MURRAY LJ, et al. Psychosocial factors and their association with reflux oesophagitis, Barrett's oesophagus and oesophageal adenocarcinoma [J]. World J Gastroenterol, 2013, 19(11): 1770 - 1777.

[18] RUSTGI AK, EL-SERAG HB. Esophageal carcinoma [J]. N Engl J Med, 2014, 371(26): 2499 - 2509.

[19] 殷蔚伯, 余子豪, 徐国镇, 等. 肿瘤放射治疗学[M]. 第 4 版. 北京: 中国协和医科大学出版社, 2008.

[20] ALLUM WH, STENNING SP, BANCEWICZ J, et al. Long-term results of a randomized trial of surgery with or without preoperative chemotherapy in esophageal cancer [J]. J Clin Oncol, 2009, 27(30): 5062 - 5067.

[21] ANDO N, KATO H, IGAKI H, et al. A randomized trial comparing postoperative adjuvant

chemotherapy with cisplatin and 5-fluorouracil versus preoperative chemotherapy for localized advanced squamous cell carcinoma of the thoracic esophagus (JCOG9907) [J]. Ann Surg Oncol, 2012, 19(1): 68 - 74.

[22] CUNNINGHAM D1, ALLUM WH, STENNING SP, et al. Perioperative chemotherapy versus surgery alone for resectable gastroesophageal cancer [J]. N Engl J Med, 2006, 355(1): 11 - 20.

[23] YCHOU M, BOIGE V, PIGNON JP, et al. Perioperative chemotherapy compared with surgery alone for resectable gastroesophageal adenocarcinoma: an FNCLCC and FFCD multicenter phase Ⅲ trial [J]. J Clin Oncol, 2011, 29(13): 1715 - 1721.

[24] AJANI JA, RYAN B, RICH TA, et al. Prolonged chemotherapy for localised spuamos carcinoma of the oesophagus [J]. Eur J Cancer, 1992, 28A(4 - 5): 880 - 884.

[25] POLEE MB, ESKENS FA, VAN BURG ME, et al. Phase Ⅱ study of bi-weekly administration of paclitaxel and cisplatin in patients with advanced oesophageal cancer [J]. Br J Cancer, 2002, 86 (5): 669 - 673.

[26] ZHANG X, SHEN LI, LI J, et al. A phase Ⅱ trial of paclitaxel and cisplatin in patients with advanced squamous-cell carcinoma of the esophagus [J]. Am J Clin Oncol, 2008, 31(1): 29 - 33.

[27] MILLAR J, SCULLIN P, MORRISON A, et al. Phase Ⅱ study of gemcitabine and cisplatin in locally advanced/metastatic oesophageal cancer [J]. Br J Cancer, 2005, 93(10): 1112 - 1116.

[28] ROSS P, NICOLSON M, CUNNINGHAM D, et al. Prospective randomized trial comparing mitomycin, cisplatin, and protracted venous-infusion flurouracil (PVI 5 - FU) with epirubicin, cisplatin, and PVI 5 - FU in advanced esophagogastric cancer [J]. J Clin Oncol, 2002, 20(8): 1996 - 2004.

[29] 张伯礼. 中医内科学[M]. 北京：人民卫生出版社，2012.

[30] 周宜强. 李修伍教授治疗消化道癌症的经验[J]. 安徽中医学院学报，1988，7(4)：18 - 19.

[31] 杨承祖. 谢远明主任医师运用枳朴六君汤治疗食管癌经验[J]. 西中医，2000，21(8)：359 - 360.

[32] 张继泽. 张泽生医案医话集[M]. 北京：中国中医药出版社，2013.

[33] 蔚丽娜，陈光伟. 陈光伟教授治疗食管癌临床经验[J]. 实用中医内科杂志，2008，2(10)：5 - 6.

[34] 崔慧娟，张培宇. 张代钊治疗食管癌经验[J]. 中医杂志，2011，52(10)：821 - 823.

[35] 闫鸿飞. 余桂清治疗食管癌经验[J]. 中国中医药信息杂志，2003，10(6)：72 - 73.

[36] 崔学梯. 高萍教授治疗食管癌经验[J]. 现代中西医结合杂志，2010，19(15)：1892.

[37] 陶丽华，王晨瑶. 王绪鳌治疗食管癌的经验[J]. 浙江中医杂志，2012，47(4)：236 - 237.

[38] 陈赐慧. 花宝金教授治疗食管癌经验[J]. 中医学报，2013，28(3)：311 - 312.

[39] 张红玉，张泽生. 张鹳一用通润法治疗噎膈病经验[J]. 中医杂志，2004，45(4)：254 - 262.

[40] 李妍妍. 郑玉玲教授以“治未病”思想论治食管癌经验[J]. 中医研究，2011，24(5)：67 - 69.

[41] 彭海燕. 刘沈林教授治疗食管癌经验[J]. 南京中医药大学学报，2011，27(2)：178 - 182.

[42] 祝谌予. 施今墨临证经验集[M]. 北京：人民卫生出版社，1982.

[43] 何若苹，徐光星整理. 何任医案实录[M]. 北京：中国中医药出版社，2012.

[44] 高振华. 孙秉严治疗食管癌经验述略[J]. 西部中医药，2011，24(8)：37 - 38.

[45] 张莉，单保恩. 中医药治疗放射性食管癌之现状[J]. 上海中医药杂志，2007，41(5)：37 - 39.

[46] 马东阳. 中药配合放射治疗中晚期食管癌 30 例[J]. 陕西中医,2008,29(1): 12-13.
[47] 张泽渊,陈永坤,张寿. 放疗配合中药七子免疫汤治疗老年晚期食管癌[J]. 北京中医,2007,26(6): 355-356.
[48] 丁兆军,迟玉华,刘海荣. 中药安替可配合放射治疗食管癌的近期疗效观察[J]. 世界医学杂志,2000,4(11): 90-91.
[49] 周建华. 滋阴养胃法对食道癌放疗的抗放射损害研究[J]. 实用中医药杂志,1995,11(3): 28-29.
[50] 贾振和. 六味地黄丸预防食道癌放疗中外周血象降低 54 例[J]. 中医杂志,2001,42(7): 402.
[51] 刘太永. 抗癌扶正糖浆及丹参注射液对食管癌放疗增敏和减轻不良反应观察[J]. 中国中西医结合杂志,1996,16(11): 681-682.
[52] 严卿莹,张恺,阮善明,等. 中医药治疗中晚期食管癌疗效的 Meta 分析[J]. 浙江中医药大学学报,2015,39(1): 43-50.
[53] 周雪林. 仙朴消噎饮联合化疗治疗中晚期食道癌 159 例临床观察[J]. 世界中西医结合杂志,2009,4(6): 432-434.
[54] 王玉华. NF 与 NF 联合中药方案治疗中晚期食管癌 48 例[J]. 光明中医,2008,23(8): 1151-1152.
[55] 张卫东,赵华勇. 中药治疗食管癌防化疗反应的临床观察[J]. 药物与临床,2008,5(1): 134-135.
[56] 赵国华,张新,戴卫东. 半夏泻心汤在食管癌化疗中减毒作用的临床观察[J]. 中医研究,1996,9(2): 40-41.
[57] 葛阳. 中西医结合治疗贲门癌 200 例远期疗效观察[J]. 实用中西医结合杂志,1998,11(11): 1033-1034.
[58] 温瑞书. 中西医结合治疗晚期食道癌 24 例临床观察[J]. 实用中西医结合杂志,1996,9(1): 12.
[59] 盛军. 中药配合化疗治疗中晚期食管癌 30 例[J]. 四川中医,2001,19(3): 33-34.
[60] 张秀丽,袁长瑞,付显成. 益气活血方在晚期食管癌综合治疗中的作用[J]. 中国中西医结合外科杂志,1999,5(6): 338-341.
[61] 张闽光,耿坚,丁乃时. 中医药介入疗法在恶性肿瘤治疗中的应用[J]. 中医杂志,2001,42(11): 694-695.
[62] 王永生,山广志. 中医药配合金属内支架置入术治疗晚期食管癌经验[J]. 甘肃中医学院学报,2009,26(4): 1-2.
[63] 蒋梅,罗琦. 健脾化痰法联合食管覆膜支架置入治疗老年食管癌 18 例疗效观察[J]. 新中医,2012,44(3): 76-77.
[64] 周军丽,王耀芝. 中药加微波及局部化疗治疗食道癌[J]. 河南中医,1996,16(6): 365.
[65] 王明智,哈继忠,刘文强. 食管通合剂辅助放化疗治疗中晚期食管癌与贲门癌 52 例疗效观察[J]. 安徽中医临床杂志,1996,8(2): 60-61.
[66] 吴本端. 复方壁虎粉配合放疗治疗中晚期食管癌观察[J]. 实用中医药杂志,1999,15(10): 16-17.
[67] 崔珍,柳雯,殷红梅,等. 清肺祛瘀汤预防食管癌同步放化疗致放射性肺炎的疗效观察[J]. 中国中西医结合杂志,2016,36(3): 317-321.
[68] 濮娟. 参麦注射液联合同步放化疗治疗中晚期食管癌的临床观察[J]. 湖南中医药大学学报,2011,31(8): 30-34.
[69] 陈东基,李小军,付国翠,等. 同期放化疗联合扶正固本颗粒治疗中晚期食管癌临床观察[J]. 中成

药,2012,34(3):406 - 409.
[70] 陆拯.毒证论[M].北京:人民卫生出版社,1997.
[71] 柴可群.培本化痰解郁治法理念在恶性肿瘤临床中的应用探讨[J].浙江中医杂志,2014,48(11):785 - 787.
[72] 陈永灿.明摄生治未病论[J].浙江中医杂志,2007,42(12):683 - 686.
[73] 方鸣.王士荣学术思想及临床经验[J].中医药临床杂志,2008,20(6):558.

第三章　胃癌的中西医结合诊治

第一节　西医对胃癌的诊治

胃癌系源于胃黏膜上皮的恶性肿瘤，是消化系统最常见的恶性肿瘤之一。据统计，世界范围内最常见的恶性肿瘤中胃癌排名第5[1]。美国2016年胃癌的新发病例估计超过26 370例，因胃癌死亡的人数约10 730例[2]。我国是胃癌的高发区，2015年胃癌的新发病例估计超过679 100例，因胃癌死亡的人数约498 000例，占所有恶性肿瘤死亡的17.69%。据我国肿瘤监测数据，胃癌居我国肿瘤发病谱、死因谱前4位。胃癌的发病率有明显的地域差异，我国胃癌高发区以西北地区和东南沿海较为集中，男性发病率和病死率约为女性的2倍，农村比城市高出60%～70%，以40～60岁多见，病死率随年龄增长而增加[3]。

目前胃癌的分期方法主要有两种。一种是国际抗癌联盟(UICC)和美国癌症联合会(AJCC)联合制定的UICC/AJCC分期法，另一种是日本胃癌协会制定的胃癌日本分期法，该分期方法最为精细，根据胃癌侵犯的精确解剖学范围尤其是淋巴结分站而制定。随着影像技术的发展，胃癌分期也更加准确，胃癌的早期发现、早期诊断及早期治疗是降低病死率及提高生存率的主要策略。日本早期胃癌的比例高达50%以上，早期胃癌手术治疗效果非常好，治愈率达90%以上。但是目前我国早期胃癌的诊治率为10%左右，远远低于日本。因此，在胃癌高危人群中进行筛查和内镜早诊早治，是改变我国胃癌诊治严峻形势的高效可行途径。目前随着诊断技术的发展应用及生活水平和健康意识的提高，胃癌的早期诊断率近年来有了明显提高。然而，由于经济发展水平较低及医疗资源有限，我国部分欠发达地区居民较难从新技术的应用中获益。所以胃癌仍是危害我国居民健康的重大疾病之一，是迫切需要解决的重大公共卫生问题。

一、术语和定义

1. *胃癌*　胃癌是指发生于胃黏膜上皮组织的恶性肿瘤，组织学上以腺癌(包括乳头状腺癌、管状腺癌、黏液腺癌和印戒细胞癌等类型)最多见，也包括腺鳞癌、鳞癌、未分化癌及类癌等少见的组织类型。

2. 早期胃癌　早期胃癌指癌细胞仅限于黏膜层及黏膜下层，而不论是否存在浸润范围和远处转移。仅限于胃黏膜内为黏膜内癌，浸润至黏膜下层为黏膜下癌。在肉眼下大体类型可分为Ⅰ型(隆起型)、Ⅱ型(浅表型)、Ⅲ型(凹陷型)。

3. 进展期胃癌　进展期胃癌指癌细胞突破黏膜下层浸润肌层或浆膜层，此时肿瘤不仅可发生直接浸润性扩散，且多伴有淋巴、腹膜、血行转移。目前国际上广泛采用Borrmann分型法，将进展期胃癌分为Borrmann Ⅰ型(结节蕈伞型)，Borrmann Ⅱ型(局限溃疡型)，Borrmann Ⅲ型(浸润溃疡型)，Borrmann Ⅳ型(弥漫浸润型)。

4. 癌前状态　癌前状态是指有发生胃癌倾向的胃部疾病，如慢性萎缩性胃炎、胃溃疡、胃息肉、残胃、恶性贫血、遗传性非息肉性结直肠癌、胃巨皱襞症。

5. 癌前病变　已证实与胃癌发生密切相关的病理变化，如胃黏膜不典型增生、肠上皮化生等，这些病理变化为癌前病变。

二、致病因素与发病机制

胃癌的病因迄今尚未完全阐明，但多种因素会影响胃癌的发生。其发生是多因素参与、多步骤演变的复杂病理过程，是微生物因素、生活饮食因素、遗传基因等协同作用的结果。

(一) 微生物因素

1. 幽门螺杆菌　幽门螺杆菌(Helicobacter pylori，Hp)是一种微需氧革兰阴性菌，可以定植在胃黏膜起致病作用，感染Hp是胃癌发生的主要因素。我国幅员辽阔、人口众多，成人幽门螺杆菌感染率为40%～60%[4]。但并非所有Hp感染者都导致胃癌，其中仅有一小部分会出现严重的临床后果[5]。全球Hp感染率高达20亿人，但不到0.5%发生胃癌。研究发现，Hp致病力的强弱与其菌体内及分泌的各种毒力因子有关。其中胃癌相关的Hp分泌型毒力因子主要包括细胞毒素相关蛋白A(cytotoxin associated antigen A，CagA)、空泡毒素A(vacuolating cytotoxin A，VacA)、硫氧还蛋白(thioredoxin，Trx)等，这些因子的致病机制是目前研究Hp的热点。对Hp毒力因子及其作用机制的研究可能为Hp感染预后的判断以及胃黏膜相关疾病尤其是胃癌的临床治疗提供新的有意义的指标。

2. 真菌　通过多次对胃癌高发区调查研究发现，真菌对胃癌的发生起一定的作用。胃癌高发的农村地区经常食用陈旧性粮食，该粮食由于保存时间过长，或保存不当易受真菌污染或霉变产生黄曲霉素，此类物质对身体也有着极大的危害。

3. 病毒　近年来，越来越多的学者把研究的重点转移到EB病毒感染与胃癌发病的关系上来。然而，目前并不明确EB病毒感染与胃癌之间是否存在病因学关系。

(二) 生活饮食因素

1. 不良饮食行为　可能导致胃癌的不良饮食：进食过热、质硬粗糙、盐腌、烟熏、油炸食物等。这些饮食习惯导致损伤上消化道内壁黏膜的频率增加，长期作用引起慢性胃炎和不典型增生，是引发癌变的重要因素。分析不良的饮食习惯导致胃癌机制大概为，胃黏膜反复损伤修复，降低胃黏膜的保护作用，长期作用可引发癌变。例如过热饮食，其作用机制可能是由于高温对胃黏膜会造成物理性直接损害，使胃黏膜发生弥漫性充血、水肿、糜烂等一系列病理改变，久之导致慢性胃病的发生，进而导致癌变的发生。

2. 高盐饮食　高盐饮食是胃癌发生的危险因素，在日本、韩国和中国尤其明显。国内实验研究证实高浓度盐刺激胃黏膜，可能导致壁细胞脱落，从而破坏胃黏膜屏障，引起胃炎的发生，使 DNA 的合成和细胞增殖增加，最终导致胃癌的发生。高盐食物还能使胃酸分泌减少，抑制前列腺素 E 的合成。前列腺素 E 具有提高胃黏膜抵抗力的作用，如果其合成减少，就使胃黏膜易受各种攻击因子攻击而损伤，发生胃部病变。同样高盐及盐渍食物中还含有大量的硝酸盐，它在胃内被还原菌转变为亚硝酸盐，然后与食物中的胺结合成亚硝酸胺，具有极强的致癌性。日本一项随访研究发现每日摄盐超过 10 g 明显增加胃癌发病率，且伴感染的萎缩性胃炎患者与胃癌联系更明显[6]。

3. 吸烟与饮酒　吸烟是胃癌发生的危险因素之一。最近一项回顾性队列研究，699 例患者中有 59%现在吸烟或既往吸烟，吸烟与胃癌的复发和死亡增长 43%相关，进一步证实吸烟是胃癌复发和生存期的独立、有统计学意义的高危因素[7]。烟草的烟雾和焦油中含有多环芳烃、苯丙芘、亚硝基化合物、环氧化物、尼古丁等多种致癌物，能直接刺激胃黏膜，长期的刺激最终导致胃癌的发生。饮酒对胃癌的发生影响相对较小，且与酒的类别、饮用量及时长相关，也有研究认为饮酒不是胃癌的危险因素。最近一项 Meta 分析表明，34 500 例胃癌患者中，与非饮酒者相比，饮酒的胃癌 RR 值（相对危险度）为 1.07，而重度饮酒者（>4 次/d）为 1.2[8]。目前饮酒与胃癌的相关性需进一步的研究。

（三）遗传因素

胃癌家族史是胃癌发生的危险因素之一，A 型血者胃癌发病率比其他人群高 15%～20%，均提示胃癌发病与遗传因素有关。一般说来，胃癌患者家庭成员比非胃癌患者家庭成员患胃癌的危险要高 2～3 倍。遗传性弥漫性胃癌（占胃癌总数的 1%～3%）是由编码上皮钙黏蛋白（E-cadherin）的 *CDH1* 基因突变引起，种系突变携带者一生中有 80%的概率发生遗传性浸润性胃癌[9]。遗传性非息肉病性结直肠癌（HNPCC）、家族性腺瘤性息肉病（FAP）以及 *BRCA2* 基因突变不仅与结肠癌有关，还与胃癌有关。

（四）其他因素

地质、饮用水等环境因素可能通过与遗传背景 Hp 感染、宿主免疫等交互作用影响胃癌的发生。精神心理社会因素（如精神刺激或抑郁）、免疫因素等可能与胃癌发生有一定关联，是否为确证的危险因素还需进一步研究。

（五）保护因素

研究显示，大量食用新鲜蔬菜和水果可降低胃癌发生的危险性[10]。一项大规模前瞻性研究发现，相比每日水果蔬菜低摄入组，高摄入组的胃癌发生风险降低 44%。新鲜蔬菜水果含有多酚类、黄酮及类酮、花生四烯酸等致癌物的阻断剂和抑制剂，其对胃癌的保护作用已经得到多数学者的认可。2013 年 Zhang 等荟萃分析 21 项研究 580 064 例受试者，结果发现，摄入膳食纤维与胃癌风险呈负相关；最低摄入组相比，最高膳食纤维摄入组患胃癌的 OR 值为 0.58；剂量—效应分析，每日摄入 10 g 纤维可明显减低胃癌风险（44%）[11]。因此适量的蔬菜和水果的摄入与胃癌低风险密切相关。

三、诊断

（一）高危因素

胃癌高发区，年龄在 40 岁以上，有肿瘤家族史或者有胃癌的癌前状态或癌前病变者是胃癌的高危人群。

（二）症状

1. 胃癌的早期症状　早期胃癌常无症状，随着病情的进展，可有如下表现。其首发症状，可为上腹不适（包括上腹痛），性质多为隐痛或胀痛，多偶发，可自行缓解和复发。易被误认为慢性胃溃疡或慢性胃炎。

剑突下胀满疼痛较多见，疼痛性质呈烧灼或轻度痉挛性痛，饱食后多见，可自行缓解。食欲减退，稍食即饱。患者表现为不欲进食，或进少量食物后就有饱胀感，感早饱，恶心，呕吐，腹泻。患者原有长期消化不良病史，致发生胃癌时虽亦出现某些症状，但易被忽略。

2. 胃癌晚期症状　全身症状表现较为明显，如明显的消瘦、贫血、乏力；上腹部可及明显肿块，伴有明显的上腹持续的疼痛；有癌细胞转移的淋巴结增大融合压迫大血管致肢体水肿、心包积液等症状，转移至肝脏时可出现肝肿大及黄疸，甚至出现腹水，侵犯门静脉时有脾脏增大等。

（三）体征

早期胃癌可无任何体征。进展期胃癌以上腹压痛最常见，1/3 患者可扪及结节状肿块。伴幽门梗阻时上腹部可见胃形。胃癌发生肝转移时，有时能在肿大的肝脏中触及结节状肿块。胃癌发生腹膜广泛种植时，可出现腹水，肛门指诊在直肠膀胱陷凹可摸到肿块。

（四）辅助检查

1. 内镜检查

（1）胃镜检查：胃镜的发展经历了硬式胃镜、纤维胃镜、电子胃镜三个阶段。目前胃镜已经成为确诊胃癌的最重要手段，不仅可以直接观察病变的位置和形态，而且可获得组织标本以行病理检查，定性诊断准确率极高。对拟行手术治疗的患者为必需的常规检查项目。电子胃镜最大的特点是在纤维胃镜的头端安装了微型摄像头，可更清楚观察消化道黏膜的隐窝、腺管开口形态、黏膜下血管的分布，对早期黏膜病变的诊断优于普通内镜，从而提高早期胃癌及癌前病变的诊断准确率。

（2）超声内镜检查：可直接观察病变本身，还可通过超声探头探测肿瘤浸润深度及胃周肿大淋巴结，是一种较为可靠的胃癌术前分期方法，有助于胃癌的诊断、临床分期及制订手术方案。对拟施行内镜下黏膜切除（EMR）、内镜下黏膜下层切除（ESD）等微创手术者必须进行此项检查。

（3）腹腔镜检查：对怀疑腹膜转移或腹腔内播散者，可考虑腹腔镜检查。

2. 组织病理学、细胞学检查　组织病理学诊断是胃癌确诊和治疗的依据。如因活检取材受限，活检病理不能确定浸润的深度，报告为癌前病变或可疑性浸润者，建议重复活检或结合影像学检查结果，进一步确诊后选择治疗方案。内镜细胞学检查，在纤维镜直视下，用冲洗、擦刷及印片3种方法取细胞，其阳性率较高；或插入胃管用缓冲液反复冲洗胃壁，再收集缓冲液，沉渣后做涂片进行细胞学检查，两种细胞学检查阳性率均可达90%以上。腹水细胞学或术中腹腔冲洗或灌洗细胞学检查，可明确是否存在腹腔游离癌细胞（FCC），对指导临床分期具有重要意义。穿刺细胞学检查，明确诊断锁骨上淋巴结有无转移。

3. 实验室检查

（1）血液检测：包括血常规，血生化，凝血功能，肿瘤标志物检查。胃癌患者常见贫血，约50%为缺铁性贫血，是长期失血所致；或由营养缺乏导致恶性贫血，则见巨幼细胞贫血。目前临床所用胃癌标志物主要有CEA、CA19－9等，但特异性均不强，联合检测可增加其灵敏性及特异性。

（2）尿便检测：大便常规、大便隐血试验及尿常规检查等，检测方便，可辅助诊断。

4. 影像学检查

（1）CT检查：CT平扫及增强对进展期胃癌定位及定性有较高的诊断价值，有助于观察胃部肿瘤对胃壁的浸润深度、与周围脏器的关系、有无淋巴结转移和远处转移。对于无CT造影剂过敏的患者，均应行增强CT扫描，有助于检出微小转移灶。对早期胃癌也有一定价值。

（2）MRI检查：受设备、扫描技术及检查费用等因素影响，MRI检查目前尚不能作为胃癌患者的常规检查。但鉴于近年来MRI成像速度加快，图像采集率及分辨率的明显提高及各种序列的开发应用，前处置的规范化及MRI固有的高软组织分辨率的优势，推荐用于对CT造影剂过敏者或其他影像学检查怀疑转移的患者，MRI有助于明确诊断。

（3）上消化道造影检查：作为胃癌诊断常规检查，行气钡双重对比造影有助于观察肿瘤在胃腔内浸润范围、肿块部位及胃腔狭窄程度、有无幽门梗阻等，并可通过观察胃黏膜的形态、胃壁的柔软程度等，与胃炎性病变、胃壁性病变及胃淋巴瘤等相鉴别。

（4）胸部X射线检查：必须同时拍胸部正位和侧位片，排除有无肺转移和其他明显的肺部病变，侧位相有助于发现心影后病变。

（5）超声检查：超声检查简单易行、价格便宜，可作为胃癌患者的常规检查。主要用于发现腹盆腔重要器官及淋巴结有无转移，也可用于锁骨上、颈部淋巴结检查。对于有条件的医院还可开展超声引导下行肝脏、淋巴结穿刺活检，有助于肿瘤诊断及分期。

(6) PET-CT 检查：不推荐常规使用，对常规影像学检查无法明确的转移病灶，可酌情使用。可以对胃癌原发病灶、淋巴结转移、远处组织和器官转移做出判断。

(7) 骨扫描：不推荐常规使用。对怀疑有骨转移的胃癌患者，可考虑骨扫描检查。

(五) 胃癌的分类和分期

1. 胃癌的分类

(1) 早期胃癌：Ⅰ，隆起型；Ⅱa，表面隆起型；Ⅱb，平坦型；Ⅱc，表面凹陷性；Ⅲ，凹陷型。

(2) 进展期胃癌：隆起型，肿瘤的主体向胃腔内突出；溃疡型，肿瘤深达或贯穿基层合并溃疡；浸润型，肿瘤向胃壁各层弥漫浸润，使局部胃壁增厚，但表面无明显溃疡或隆起。

2. 胃癌的临床分期(AJCC 第 7 版 TNM 分期)　胃癌 TNM 分期中 T、N、M 的定义(表 3-1)。

表 3-1　胃癌 TNM 分期

分　期	T	N	M
0 期	T_{is}	N_0	M_0
Ⅰa 期	T_1	N_0	M_0
Ⅰb 期	T_2	N_0	M_0
	T_1	N_1	M_0
Ⅱa 期	T_3	N_0	M_0
	T_2	N_1	M_0
	T_1	N_2	M_0
Ⅱb 期	T_{4a}	N_0	M_0
	T_3	N_1	M_0
	T_2	N_2	M_0
	T_1	N_3	M_0
Ⅲa 期	T_{4a}	N_1	M_0
	T_3	N_2	M_0
	T_2	N_3	M_0
Ⅲb 期	T_{4b}	N_0	M_0
	T_{4b}	N_1	M_0
	T_{4a}	N_2	M_0
	T_3	N_3	M_0
Ⅲc 期	T_{4b}	N_2	M_0
	T_{4b}	N_3	M_0
	T_{4a}	N_3	M_0
Ⅳ期	任何 T	任何 N	M_1

(1) T 分期标准：原发肿瘤。

T_x：肿瘤无法评估。

T_0：无胃癌证据。

T_{is}：黏膜内癌，上皮内肿瘤未侵及黏膜固有层。

T_{1a}：肿瘤侵及黏膜固有层或黏膜肌层。

T_{1b}：肿瘤侵及黏膜下层。

T_2：肿瘤侵及肌层。

T_3：肿瘤穿透浆膜下结缔组织，而未侵及脏腹膜或邻近结构。

T_{4a}：肿瘤穿透浆膜(脏腹膜)。

T_{4b}：肿瘤直接侵犯邻近结构。

(2) N 分期标准：区域淋巴结。

N_x：区域淋巴结无法评估。

N_0：区域淋巴结无转移。

N_1：1～2 枚区域淋巴结转移。

N_2：3～6 枚区域淋巴结转移。

N_3：7 个或 7 枚以上区域淋巴结转移。

N_{3a}：7～15 个区域淋巴结转移。

N_{3b}：16 个或 16 个以上区域淋巴结转移。

(3) M 分期标准：远处转移。

M_0：没有转移。

M_1：远处转移。

（六）诊断方法

诊断主要依赖 X 线钡餐检查及内镜检查加活检，尤其是后者。

1. X 线钡餐检查　是胃癌检测的一项重要手段，可以获得 90%的诊断准确率。常采用气钡双重对比法、压迫法和低张造影技术，可更清楚显示病灶，提高诊断准确率。胃癌主要表现为充盈缺损、边缘欠规则或腔内龛影和胃壁僵直失去蠕动等。对部分充盈缺损型病变，需与良性息肉鉴别；对恶性特征欠明显的溃疡，需与良性溃疡鉴别，这在很大程度上依赖组织病理学检查。因此 X 线钡餐检查对胃癌尤其是早期胃癌诊断的正确性远不如内镜检查加活检。

2. 胃镜检查　目前胃镜已经成为确诊胃癌的最重要手段，不仅可以直接观察病变的位置和形态，而且可获得组织标本以行病理检查，定性诊断准确率高。但仍有少部分胃癌特别是小胃癌或微小胃癌可能被漏诊。因此需注意以下几点：检查前口服消泡祛黏液剂，充分暴露胃黏膜；仔细观察，做到无盲区；可疑病灶应多点活检；对小病灶，胃镜下黏膜染色观察有助于指导活检；对可疑病灶加强随访。

四、鉴别诊断

1. *浅表性胃炎* 胃脘部疼痛，常伴有食欲不振，或胀满，恶心呕吐，吞酸嘈杂；发病多与情志，饮食不节，劳累及受寒等因素有关；常反复发作，不伴极度消瘦、神疲乏力等恶病质征象。行胃镜检查很容易与胃癌相区分。

2. *功能性消化不良* 以饭后上腹饱满、嗳气、反酸、恶心、食欲不振等症状为主症，胃镜等检查可以明确诊断。

3. *胃溃疡* 胃癌无特征性的症状和体征，特别是青年人胃癌常被误诊为胃溃疡或慢性胃炎。胃溃疡常见上腹部隐痛、反酸、烧心等症状与早期胃癌一致，很难从症状上作出鉴别。溃疡型早期胃癌的内镜和X线表现也易与胃溃疡混淆。原则上，内镜检查发现的胃溃疡应取活检，并尽可能内镜复查证实溃疡完全愈合，以排除恶性。另外，质子泵抑制剂等强力抗酸药物治疗后溃疡缩小或部分愈合不能作为判断良、恶性溃疡的可靠依据。胃镜活检可明确诊断。

4. *胃息肉* 是指突向胃腔的黏膜隆起，为形态学描述。病理组织学上常分为：炎性息肉、增生性息肉和腺瘤性息肉。较小的腺瘤可无任何症状，较大者可引起上腹部饱胀不适、隐痛、恶心。腺瘤表面黏膜糜烂、溃疡出血而引起黑便，临床表现疑似胃癌。胃腺瘤常与隆起型早起胃癌相混淆。所有胃息肉均应常规活检予以确诊。

5. *胃巨大皱襞症* 与浸润型胃癌相似，好发于胃上部大小弯处。良性巨大皱襞X线检查可见胃黏膜呈环状或弯曲改变，而浸润型胃癌黏膜多为直线形增粗。另外，巨大皱襞症常伴有低蛋白血症，而浸润型胃癌可见恶病质。

6. *胃间质瘤* 多为良性或交界性，恶性者较少见。发病年龄低于胃癌，以男性居多。多见于近端胃，生长缓慢，瘤体大者直径可达 10 cm 以上。按生长方式不同可分为腔内型、腔外型和哑铃状。较小的胃间质瘤常无症状，随着肿瘤长大临床可表现为上腹部疼痛、不适、恶心、呕吐、胃纳减退、消瘦、发热、上消化道出血等。瘤体较大者可在腹部可扪及肿物。胃镜检查时腔内型间质瘤表现为凸入胃腔的球型或半球型黏膜下肿块，大小不一，有时可见中央溃疡或伴出血。胃镜下活检有助于鉴别诊断，另外 EUS 及 CT 检查也有较大的诊断价值。

7. *胃原发性恶性淋巴瘤* 占胃部恶性肿瘤的 5%。发病年龄相对较轻，病程相对较长，症状出现较晚。病变源于黏膜下层的淋巴组织可向周围扩展而累及胃壁全层，病灶部浆膜或黏膜常完整。随着病灶浸润黏膜可发生大小不等、深浅不一的溃疡。临床表现有上腹部饱胀、疼痛、恶心、呕吐、黑便、胃纳减退、消瘦、乏力、贫血等非特异性症状。乙醇常可诱发胃淋巴瘤患者腹痛的发生，少许患者伴有全身皮肤瘙痒症。X线检查显示胃壁病变相当广泛，但胃仍能扩张，这是淋巴瘤的重要特征。特征性改变为弥漫性胃黏膜皱襞不规则增厚，有不规则地图形多发性溃疡，溃疡边缘黏膜隆起增厚形成大皱襞；单发或多发的圆形充盈缺损，呈“鹅卵石样”改变。

胃镜多处活检及深部活检有助于鉴别诊断。

五、治疗方法

应当采取综合治疗的原则，即根据肿瘤病理学类型及临床分期，结合患者一般状况和器官功能状态，采取多学科综合治疗(multidisciplinary team, MDT)模式，有计划、合理地应用手术、化疗、放疗和生物靶向等治疗手段，达到根治或最大程度地控制肿瘤、延长患者生存期、改善生活质量的目的。

早期胃癌且无淋巴结转移证据，可根据肿瘤侵犯深度，考虑内镜下治疗或手术治疗，术后无需辅助放疗或化疗。

局部进展期胃癌或伴有淋巴结转移的早期胃癌，应当采取以手术为主的综合治疗。根据肿瘤侵犯深度及是否伴有淋巴结转移，可考虑直接行根治性手术或术前先行新辅助化疗，再考虑根治性手术。成功实施根治性手术的局部进展期胃癌，需根据术后病理分期决定辅助治疗方案(辅助化疗，必要时考虑辅助化放疗)。

复发或转移性胃癌应当采取以药物治疗为主的综合治疗手段，在恰当的时机给予姑息性手术、放射治疗、介入治疗、射频治疗等局部治疗，同时也应当积极给予止痛、支架置入、营养支持等最佳支持治疗。胃癌的治疗主要分为手术治疗、放射治疗和化学治疗等。

(一) 手术治疗

手术切除是胃癌的主要治疗手段，也是目前能治愈胃癌的唯一方法。胃癌手术分为根治性手术和姑息性手术。根治性手术主要包括内镜下黏膜切除术(EMR)、内镜下黏膜剥离术(ESD)、D_0切除术和D_1切除术等，部分进展期胃癌的(D_2)术及扩大手术(D_{2+})。姑息性手术包括胃癌姑息性切除术、胃空肠吻合术、空肠营养管植入术等。

1. *手术治疗原则*　手术前应使用CT(胸部、腹部和盆腔)进行临床分期以评估病变范围，可联合或不联合EUS。手术的主要目的是达到切缘阴性的完全切除(R_0切除)，R_1指显微镜下肿瘤残留(切缘阳性)；R_2是指有肉眼肿瘤残留(切缘阳性)但无远处病灶。远端胃癌首选胃次全切除，这种手术治疗预后与全胃切除术相似，但并发症显著减少。近端胃癌对于近端胃切除术和全胃切除术均适用，但术后通常发生营养障碍。对T_{1b}～T_3肿瘤切除足够的胃(远端、次全切或全切)以获得显微镜下阴性切缘(肿瘤组织4 cm或以上)。T_4肿瘤要求整块切除肿瘤侵犯的结构。T_{is}或T_{1b}可考虑在富有经验的中心行EMR。应尽量避免进行常规或预防性脾切除。对术后将行放化疗的患者可考虑放置空肠营养管。如果有腹膜受累(含腹膜细胞学阳性)、远处转移或局部晚期(影像学高度怀疑N_3或N_4或有组织学确认，肿瘤侵犯或包绕除脾血管外的大血管)的证据，则肿瘤不可切除。仅为缓解出血症状而对不能切除的肿瘤行部分胃切除，即使切缘阳性，也可以接受。姑息性胃切除术不应进行，除非患者存在症状并且不需要清扫淋巴结。如果患者可耐受手术，连接近端胃的胃空肠吻合旁路手术对缓解梗阻症状可能有效。这种情况淋巴结清扫并不要求。可考虑胃造口术(开放手术)和(或)放置空肠营养管。

2. 无法手术切除的标准　局部晚期影像学检查高度怀疑或经活检证实的 N_3（肝十二指肠韧带或肠系膜根部）或 N_4（腹主动脉旁）淋巴结转移肿瘤侵犯或包绕主要大血管（脾血管除外）。远处转移或腹膜种植（包括腹水细胞学检查阳性）。

3. 可切除的肿瘤　T_{is}或局限于黏膜层（T_{1a}）的 T_1 期肿瘤可以考虑内镜下黏膜切除术（在有经验的治疗中心进行）。T_{1b}～T_3：应切除足够的胃，以保证显微镜下切缘阴性（一般距肿瘤边缘≥4 cm）。T_4期肿瘤需要将累及组织整块切除。胃切除术需包括区域淋巴结清扫：胃周淋巴结（D_1）和伴随腹腔干具名血管的淋巴结（D_2），目标是至少检查 15 个或更多淋巴结。常规或预防性脾切除并无必要。当脾脏或脾门处受累时可以考虑脾切除术。部分患者可以考虑放置空肠营养管（尤其是进行术后放化疗时）。

4. 姑息治疗　不可切除病灶的患者，为了缓解症状应该行姑息性胃切除手术（如梗阻或不可控制的出血），不需进行淋巴结清扫。对于有症状的患者，若适合手术并且预后尚可（复发征象发生率较低），采用连接近端胃的胃空肠吻合旁路手术（开腹或腹腔镜）代替金属扩张支架，可考虑胃造口术和（或）放置空肠营养管。

5. 手术禁忌证　全身状况恶化无法耐受手术；局部浸润过于广泛无法切除；有远处转移的确切证据，包括多发淋巴结转移、腹膜广泛播散和肝脏多灶性转移等；心、肺、肝、肾等重要脏器功能有明显缺陷，严重的低蛋白血症和贫血、营养不良不能耐受手术者。

（二）放射治疗

放射治疗不作为胃癌根治的首选方法，一般情况下，放射治疗常主要用于胃癌术后的辅助治疗，不可手术局部晚期胃癌的同步放化疗，以及晚期转移性胃癌的姑息减症治疗。

1. 治疗原则　治疗前采用 EUS、上消化道内镜和 CT 评估肿瘤和淋巴结情况。淋巴结转移风险取决于肿瘤原发部位和胃壁浸润的范围。使用 3DCRT 和非常规照射野照射可以精确地对高危靶区进行照射，且剂量分布更佳。在放疗期间，对患者应密切监测，并予以积极支持治疗。为避免中断治疗或降低放疗剂量，患者发生急性毒性反应时应予处理，适当时预防性给予止吐药，必要时可给予抑酸剂和止泻剂。如果热量摄入不足，应该考虑给予肠外或肠内营养。在放化疗和早期恢复期间，口服和（或）静脉水化是非常必要的。术后应密切监测维生素 B_{12}、铁和钙缺乏情况，建议口服补充以维持足够的浓度。

（1）术前放疗：适用于一般情况良好的进展期胃癌，病变直径≤6 cm，病变位于胃窦部、幽门部和胃体部，对于低分化腺癌或未分化癌，术前化疗可使肿瘤明显缩小。通过放射治疗肿瘤缩小，病灶周围纤维化，癌细胞活力降低，杀灭或抑制周围浸润的微小病灶和区域淋巴结的转移灶，提高手术的切除率。

（2）术中放疗：借助于手术充分暴露肿瘤，或外科切除病灶后直视下对准瘤床或残存病变置入限光筒，周围正常组织移至照射以外或用铅块保护，给予患者一次性大剂量照射。有效避免和减少肿瘤附近重要脏器和组织的照射，最大限度地保护了正常组织，从而提高局部控制率，延长生命。适用于进展期胃癌，经评估可手术切除，而无远处转移者。

（3）术后放疗：常用于胃癌姑息切除后，有局限性病灶或转移淋巴结残留或术后切缘有癌残留者，皆宜行术后放疗。

(4) 单纯放射治疗：适用于局部晚期、无穿孔、无转移及一般情况较好的胃癌患者，不适宜手术治疗者，可给予根治性放疗。若已有远处转移或患者一般情况较差者，仅给予姑息性放疗，以缓解症状，解除痛苦。

2. *适应证* ① 胃癌 D_0～D_1根治性切除术后病理分期为 T_3、T_4或 N_+但无远处转移的病例应给予术后同步放化疗；标准 D_2根治术后病理分期为 T_3、T_4或区域淋巴结转移较多的建议行术后同步放化疗。② 非根治性切除局部有肿瘤残存病例(R_1或 R_2)，只要没有远处转移均应考虑给予术后局部区域同步放化疗。③ 局部晚期不可手术切除的胃癌($T_4N_XM_0$)，如果患者一般情况允许，可考虑术前同步放化疗，无法再次手术，之前未曾行放疗，身体状况允许，治疗后重新评估，争取行根治性手术。如无法手术，建议局部提高剂量放疗并配合辅助化疗。④ 局部区域复发的胃癌，建议放疗或放化疗。⑤ 病变范围相对局限、骨转移引起的疼痛和脑转移等转移性胃癌，考虑肿瘤转移灶或原发病灶的姑息减症放疗。

(三) 化学治疗

胃癌化疗分为新辅助化疗、术后辅助化疗和姑息性化疗。对于根治术后病理分期为Ⅱ期和Ⅲ期及部分Ⅰb期的患者，建议术后采用顺铂和氟尿嘧啶为主的方案行辅助化疗。对于术后复发或局部晚期不可切除或转移性胃癌患者，采用以全身姑息性化疗为主的综合治疗。化疗应当充分考虑患者病情分期、体力状况、不良反应、生活质量及意愿，避免治疗过度或治疗不足。

1. *化学治疗原则* ① 掌握临床适应证。② 强调治疗方案的规范化和个体化。③ 所选方案及使用药物可参照规范，并根据当地医院具体医疗条件实施。

2. *疗效评价* 化学治疗的疗效评价参照 WHO 实体瘤疗效评价标准或 RECIST 疗效评价标准。

3. *新辅助化疗、术后辅助化疗和姑息性化疗*

(1) 新辅助化疗：可以在最早期杀灭或抑制肿瘤细胞的扩散，降低肿瘤分期，从而增加完全切除的概率，改善预后、延长生存期，对无远处转移的局部进展期胃癌，推荐新辅助化疗，应当采用两药或三药联合方案，不宜单药应用。胃癌的新辅助化疗推荐 ECF 及改良方案。新辅助化疗的时限一般不超过 3 个月，应及时评估疗效，避免肿瘤进展无法手术切除，并注意判断不良反应，避免增加手术并发症。

(2) 辅助性化疗：对象为根治术后病理分期为Ⅱ期和Ⅲ期及部分Ⅰb期的患者。Ⅰb期分为 $T_2N_0M_0$和 $T_1N_1M_0$。$T_1N_1M_0$患者及具有高危因素(如肿瘤低分化、印戒细胞癌、脉管瘤栓以及年龄小于 50 岁等)或者手术清扫不够(D_0或 D_1术式)的 $T_2N_0M_0$患者建议行术后辅助化疗。Ⅱ期和Ⅲ期患者均应行术后辅助化疗。辅助化疗始于患者术后体力状况基本恢复正常，一般术后 3～4 周开始，联合化疗在 6 个月内完成，单药化疗不宜超过 1 年。辅助化疗方案推荐氟尿嘧啶类药物联合铂类的两药联合方案。对临床病理分期为Ⅰb期、体力状况差、高龄、不耐受两药联合方案者，考虑采用口服氟尿嘧啶类药物的单药化疗。

（3）姑息性化疗：目的是缓解肿瘤导致的临床症状，改善生活质量及延长生存期。适用于全身症状良好，主要脏器功能基本正常、无法切除、复发或姑息性切除术后的患者。常用的系统化疗药物包括：氟尿嘧啶、卡培他滨（capecitabine）、替吉奥（S-1）、顺铂（DDP）、表柔比星（EPI）、多西他赛（docetaxel）、紫杉醇（paclitaxel）、奥沙利铂（LOHP）、伊立替康（irinotecan）等。化疗方案包括两药联合或三药联合方案，两药方案包括：卡培他滨＋DDP、替吉奥＋DDP、卡培他滨＋奥沙利铂（XELOX）、FOLFOX、卡培他滨＋紫杉醇、FOLFIRI等。三药方案适用于体力状况良好的晚期胃癌患者，常用者包括：ECF及衍生方案（EOX、ECX、EOF）、DCF及其改良方案。对体力状况差、高龄患者考虑采用口服氟尿嘧啶类药物或紫杉醇药物的单药化疗。对HER-2表达呈阳性的晚期胃癌患者，可考虑在化疗的基础上，联合使用分子靶向治疗药物曲妥珠单抗。

（4）辅助性放化疗：对于术后有复发高危因素或未能完全切除的胃癌患者，术后辅助放化疗能消灭已知的肿瘤病灶，提高局部控制率，延长生存期。有些药物如氟尿嘧啶、DDP等本身为放射增敏剂，可增加放疗的局部作用。

4. *常用药物和方案*　氟尿嘧啶、卡培他滨、替吉奥、DDP、依托泊苷、阿霉素、EPI、紫杉醇、多西他赛、奥沙利铂、伊立替康等。

联合化疗方案如下。

（1）术前新辅助化疗：包括ECF（EPI＋DDP＋氟尿嘧啶）、mECF（EPI＋ LOHP＋氟尿嘧啶）、ECF（EPI＋DDP＋卡培他滨）、EOX、DDP＋氟尿嘧啶方案（表3-2～表3-6）。

表3-2　ECF（EPI＋DDP＋氟尿嘧啶）方案

药　物	剂　量	用　法	周　期
EPI	50 mg/m^2	静脉注射	d1
DDP	60 mg/m^2	静脉注射	d1
氟尿嘧啶	200 mg/m^2	24 h连续静脉注射（每日）	d1～d21

注：每3周重复。

表3-3　mECF（EPI＋ LOHP＋氟尿嘧啶）方案

药　物	剂　量	用　法	周　期
EPI	50 mg/m^2	静脉注射	d1
LOHP	130 mg/m^2	静脉注射	d1
氟尿嘧啶	200 mg/m^2	24 h连续静脉注射（每日）	d1～d21

注：每3周重复。

表 3-4　ECF(EPI+DDP+卡培他滨)方案

药　物	剂　量	用　法	周　期
EPI	50 mg/m^2	静脉注射	d1
DDP	60 mg/m^2	静脉注射	d1
卡培他滨	625 mg/m^2	口服,每日 2 次	d1～d21

注：每 3 周重复。

表 3-5　EOX 方案

药　物	剂　量	用　法	周　期
EPI	50 mg/m^2	静脉注射	d1
LOHP	130 mg/m^2	静脉注射	d1
卡培他滨	625 mg/m^2	口服,每日 2 次	d1～d21

注：每 3 周重复。

表 3-6　DDP+氟尿嘧啶方案

药　物	剂　量	用　法	周　期
DDP	75～100 mg/m^2	静脉注射	d1
氟尿嘧啶	750～1 000 mg/(m^2 · d)	24 h 连续静脉注射	d1～d4 和 d29～d32

注：每 35 d 重复。

(2) 术后辅助化疗：包括 S-1 与 XELOX 方案(表 3-7、表 3-8)。

表 3-7　S-1 方案

药　物	剂　量	用　法	周　期
S-1	体表面积(m^2)：＜1. 25,80 mg/m^2； 1. 25～1. 5,100 mg/m^2； ≥1. 5,120 mg/m^2	口服,每日 2 次	d1～d28

注：每 6 周重复,共治疗 12 个月。

表 3-8　XELOX 方案

药　物	剂　量	用　法	周　期
LOHP	130 mg/m^2	静脉注射	d1
卡培他滨	1 000 mg/m^2	口服,每日 2 次	d1～d14

注：每 3 周重复,共治疗 8 周期。

(3) 转移性或局部晚期：包括赫赛汀＋化疗方案、DCF 方案、mDCF 方案、ECF(EPI＋ DDP＋氟尿嘧啶)方案、mECF(EPI＋LOHP＋氟尿嘧啶)方案、ECF(EPI＋DDP＋卡培他滨)方案、DDP＋氟尿嘧啶方案、DDP＋氟尿嘧啶方案、DDP＋ 卡培他滨方案、氟尿嘧啶＋LOHP 方案、氟尿嘧啶＋LOHP 方案、氟尿嘧啶＋伊立替康方案、氟尿嘧啶＋伊立替康方案、紫杉醇＋DDP 方案、紫杉醇＋DDP 方案、紫杉醇＋卡铂方案、紫杉醇＋DDP 方案(表 3－9～表 3－25)。

表 3－9　赫赛汀＋化疗方案(用于 HER－2 表达阳性胃癌)

药　物	剂量、用法
赫赛汀	8 mg/kg 静脉注射，d1 首次用药剂量(第 1 周期，第 1 日)； 赫赛汀 6 mg/kg，静脉注射 d21

注：每 3 周重复，避免与含蒽环类药物方案联合应用。

表 3－10　DCF 方案

药　物	剂　量	用　法	周　期
多西他赛	75 mg/m^2	静脉注射	d1
DDP	75 mg/m^2	静脉注射	d1
氟尿嘧啶	1 000 mg/m^2	24 h 连续静脉注射(每日)	d1～d5

注：每 4 周重复。

表 3－11　mDCF 方案

药　物	剂　量	用　法	周　期
多西他赛	75 mg/m^2	静脉注射	d1
LOHP	85 mg/m^2	静脉注射	d1
氟尿嘧啶	1 200 mg/m^2	24 h 连续静脉注射(每日)	d1～d2

注：每 2 周重复。

表 3－12　ECF(EPI＋DDP＋氟尿嘧啶)方案

药　物	剂　量	用　法	周　期
EPI	50 mg/m^2	静脉注射	d1
DDP	60 mg/m^2	静脉注射	d1
氟尿嘧啶	200 mg/m^2	24 h 连续静脉注射(每日)	d1～d21

注：每 3 周重复。

表 3-13　mECF(EPI＋LOHP＋氟尿嘧啶)方案

药　物	剂　量	用　法	周　期
EPI	50 mg/m^2	静脉注射	d1
LOHP	130 mg/m^2	静脉注射	d1
氟尿嘧啶	200 mg/m^2	24 h 连续静脉注射(每日)	d1～d21

注：每 3 周重复。

表 3-14　ECF(EPI＋DDP＋卡培他滨)方案

药　物	剂　量	用　法	周　期
EPI	50 mg/m^2	静脉注射	d1
DDP	60 mg/m^2	静脉注射	d1
卡培他滨	625 mg/m^2	口服，每日 2 次	d1～d21

注：每 3 周重复。

表 3-15　DDP＋氟尿嘧啶方案

药　物	剂　量	用　法	周　期
DDP	75～100 mg/m^2	静脉注射	d1
氟尿嘧啶	750～1 000 mg/(m^2・d)	24 h 连续静脉注射	d1～d4

注：每 28 d 重复。

表 3-16　DDP＋氟尿嘧啶方案

药　物	剂　量	用　法	周　期
DDP	50 mg/m^2	静脉注射	d1
亚叶酸钙	200 mg/m^2	静脉注射	d1
氟尿嘧啶	2 000 mg/(m^2・d)	24 h 连续静脉注射	d1

注：每 14 d 重复。

表 3-17　DDP＋卡培他滨方案

药　物	剂　量	用　法	周　期
DDP	80 mg/m^2	静脉注射	d1
卡培他滨	1 000 mg/m^2	口服，每日 2 次	d1～d14

注：每 3 周重复。

表 3-18 氟尿嘧啶+LOHP 方案

药物	剂量	用法	周期
LOHP	85 mg/m^2	静脉注射	d1
亚叶酸钙	200 mg/m^2	静脉注射	d1
氟尿嘧啶	400 mg/m^2	静脉注射	d1
氟尿嘧啶	1 200 mg/(m^2 · d)	24 h 连续静脉注射(每日)	d1～d2

注：每 2 周重复。

表 3-19 氟尿嘧啶+LOHP 方案

药物	剂量	用法	周期
LOHP	85 mg/m^2	静脉注射	d1
亚叶酸钙	200 mg/m^2	静脉注射	d1
氟尿嘧啶	2 600 mg/(m^2 · d)	24 h 连续静脉注射(每日)	d1～d2

注：每 2 周重复。

表 3-20 氟尿嘧啶+伊立替康方案

药物	剂量	用法	周期
伊立替康	80 mg/m^2	静脉注射	d1
亚叶酸钙	500 mg/m^2	静脉注射	d1
氟尿嘧啶	2 000 mg/(m^2 · d)	24 h 连续静脉注射(每日)	d1～d2

注：每周 1 次，连用 6 周，每 8 周重复。

表 3-21 氟尿嘧啶+伊立替康方案

药物	剂量	用法	周期
伊立替康	80 mg/m^2	静脉注射	d1
亚叶酸钙	400 mg/m^2	静脉注射	d1
氟尿嘧啶	400 mg/m^2	静脉注射	d1
氟尿嘧啶	1 200 mg/(m^2 · d)	24 h 连续静脉注射(每日)	d1～d2

注：每 2 周重复。

表 3-22 紫杉醇+DDP 方案

药物	剂量	用法	周期
紫杉醇	135 mg/m^2	静脉注射	d1
DDP	75 mg/m^2	静脉注射	d1

注：每 3 周重复。

表 3-23　紫杉醇+DDP 方案

药　物	剂　量	用　法	周　期
紫杉醇	90 mg/m²	静脉注射	d1
DDP	50 mg/m²	静脉注射	d1

注：每 2 周重复。

表 3-24　紫杉醇+卡铂方案

药　物	剂　量	用　法	周　期
紫杉醇	200 mg/m²	静脉注射	d1
卡铂	AUC5	静脉注射	d1

注：每 2 周重复。

表 3-25　紫杉醇+DDP 方案

药　物	剂　量	用　法	周　期
紫杉醇	70～85 mg/m²	静脉注射	d1
DDP	70～75 mg/m²	静脉注射	d1

注：每 3 周重复。

目前胃癌没有标准治疗方案。以上联合化疗方案为文献记录的原方案。临床应用时，在剂量方面应酌情考虑，不可盲目照搬[12]。

（四）腹腔热灌注化疗

腹腔热灌注化疗（hyperthermic intraperitoneal chemotherapy，HIPEC）是指将含化疗药物的灌注液精准恒温、循环灌注、充盈腹腔并维持一定时间，预防和治疗腹膜的种植转移的一种治疗手段。HIPEC 在预防与治疗胃癌的腹膜种植转移及其并发的恶性腹水方面具有独特的疗效。目前 HIPEC 已经成为成熟的临床技术。目前胃癌腹膜转移的具体药物选择：紫杉醇、泰素帝、奥沙利铂、DDP 和 EPI。灌注液主要以生理盐水为主，HIPEC 的容量为 3 000～5 000 ml。常用灌注流量为 300～600 ml/min，灌注时间 1 h。需要注意的是，奥沙利铂和国产卡铂与生理盐水稀释溶解在一起会引起药效不稳定，这两种药物的灌注溶液需用 5%葡萄糖，术中可引起血糖升高，需作相应的处理，对合并糖尿病的患者尤其注意。禁忌证：① 各种原因所致腹腔内广泛粘连。② 吻合口存在水肿、缺血、张力等愈合不良因素者。③ 肠梗阻患者。④ 有明显肝肾功能不全者。⑤ 严重心血管系统病变。⑥ 患者的生命体征不稳定。⑦ 恶病质患者[13，14]。

（五）分子靶向治疗和抗血管生成治疗

分子靶向治疗和抗血管生成治疗在胃癌治疗中的作用目前在进行探索中。对于胃癌患者,过度表达 EGFR、VEGF 和 HER-2 是不良的预后因素。目前进行的多项临床研究,都提示曲妥珠单抗(抗 HER-2 抗体)、贝伐珠单抗(抗 VEGF 抗体)以及西妥昔单抗(抗 EGFR 抗体)联合化疗对选择性的晚期胃癌和胃食管结合部腺癌有一定的疗效。其中我国拥有自主知识产权,对 VEGFR-2 具有高选择抑制活性和强效抗血管生成作用的阿帕替尼在晚期胃癌显示出了良好的疗效。在Ⅲ期临床试验中阿帕替尼对二线治疗失败后的晚期胃癌患者,使用阿帕替尼的中位总生存时间为 7.6 个月,较对照组延长 2.6 个月,死亡风险下降近 40%。而且阿帕替尼的不良反应多为可预期、可耐受和可控制[15]。在晚期胃癌的二三线治疗上有一定的应用价值。目前上述这些药物大多为Ⅱ期临床研究,需要Ⅲ、Ⅳ期临床研究进一步验证。

(六) 支持治疗

目的是为了缓解症状、减轻痛苦、改善生活质量,应当在选择治疗方案、判断疗效时统筹考虑,包括纠正贫血、改善营养状况、改善食欲、缓解梗阻、镇痛、心理治疗等。具体措施包括支架置入、肠内外营养支持、控制腹水等。

六、预后与随访

预后:早期胃癌预后佳,术后 5 年生存率可达 90%~95%;5 年生存率随着胃癌分期的升高逐渐降低,晚期胃癌 5 年生存率接近于 0。

随访:胃癌术后 1~2 年每 3~6 个月 1 次,术后 3~5 年每 6~12 个月 1 次,5 年后每年 1 次。视情况进行血常规、生化检查,视临床需要行放射影像学或内镜检查。对手术切除的患者监测营养缺乏情况(如维生素 B_{12} 及铁元素),如有指征,应予治疗。

第二节　中医对胃癌的诊治

在中医古籍中,并无胃癌这个病名。但据其临床表现,胃癌可纳入中医胃脘痛、心腹痞、反胃、伏梁、噎膈、癥瘕、积聚等范畴。如张仲景《金匮要略·呕吐哕下利病脉证治》:“朝食暮吐,暮食朝吐,宿谷不化,名曰胃反。”这和胃癌晚期幽门梗阻的症状较为相似。再如严用和《济生方》:“伏梁之状,起于脐下,其大如臂,上至心下,犹梁之横架于胸膈者,是为心积……其病腹热而赤,甚则吐血,令人食少饥瘦。”这和胃癌中晚期出现的胃痛、食少、呕血、消瘦以及癌肿(脐至心下)的症状较为相似。

除上之外,自《灵枢》始,历代医书方书中大都提及噎膈翻胃,但受当时诊治水平的局限,所收病例基本相当于胃癌的中晚期,故属重症死症。现代医疗水平日益增高,凭借相关技术,结合中医临床的辨证论治,可以对胃癌早期实现根治,对中晚期胃癌的治疗其效果也较为可观。

一、病因病机

本病的病因多因脾胃损伤、饮食失节、忧思过度、血瘀痰凝。明代张景岳指出其病机为“阳虚”和“气结”，认为脾胃虚寒，气血不运，瘀滞于中而为病。清《医宗金鉴》则认为三阳热结，三门干枯，水谷出入之道不得流通。总而言之，胃癌的病机基本围绕脾胃阳虚、气结、血瘀痰湿、气血亏虚、热结、食积等。

（一）病因

1. 脾胃损伤　脾胃乃后天之本，居中焦，化生气血，以灌四傍。若先天禀赋不足，或素体脾胃虚弱，或外感寒邪，食寒饮冷，或劳倦伤阳，皆可导致中阳不足，枢纽不利，升降失司，影响水谷腐熟，令其壅滞中焦，食入返出，而成反胃。如金代李东垣《脾胃论》中指出“内伤脾胃，乃伤其气”。明代张景岳《医述》中提到：“反胃者，食犹能入，入而反出，以阳虚不能化也，可温可补。”可见古人早就认识到脾胃阳气受损常为多种内科疾病发生之根本。而年老体虚及其他疾病久治不愈，损伤脾胃之气亦是胃癌发病的原因。

2. 饮食失节　脾主长夏，贯连夏秋，阳气升降，脾胃攸关。饮食失节，必损脾胃。或过食生冷，寒积中宫，凝滞气血，胃脘冷痛；或恣食肥甘，饮酒无度，湿热蕴生，耗伤津液，痰气互结，渐成痞块。明代张景岳《景岳全书》提到“酷饮无度，伤于酒湿，或以纵食生冷，败其真阳”而致反胃。清代喻嘉言《医门法律》指出“过饮滚酒，多成膈症”。脾伤而不磨，升清受遏，胃伤而不降，传导失司，枢纽不利，痞块终成。

3. 忧思过度　脾在志为思，过思则伤脾。《内经》云：思则气结。忧思过度，阻滞气机，聚湿生痰，瘀血内留，郁而化热；损伤脾胃，运化失常，食积化热，耗伤胃阴；久则损伤脾阳，甚则累及肾阳，而生噎膈反胃之证。《灵枢·本脏》云：“志意者，所以御精神，收魂魄，适寒温，和喜怒者也……志意和则精神专直，魂魄不散，悔怒不起，五脏不受邪也。”可见七情五志在维持人体正常生理功能方面是无可替代的。明代李中梓《医宗必读》提到“大抵气血亏损，复因悲思忧恚，则脾胃皆伤。血液渐耗，郁气而生痰……噎塞所由成也”“境缘不偶，所求未遂，深情牵挂，良药难医”。忧思过度是气机郁滞的一个重要原因，气滞又更加重了癌肿的病变。故保持良好的心态有利于胃癌的康复。

4. 血瘀痰凝　气结则多瘀多痰，痰瘀有形，癌肿亦为有实之物。痰凝饮停，其位不定，生性游走，流动不居。元代朱丹溪《丹溪心法》记载“凡人身上、中、下有块者，多是痰”，又言“痰之为物，流动不测，故其为害，上至巅顶，下至涌泉，随气升降，周身内外皆到，五脏六腑皆有”，似与现代肿瘤致病范围广泛及其转移有关。脾胃不和，中焦气结，日久则瘀，凝聚而成肿块。如明代龚信《古今医鉴》提到的“肚腹结块，必有形之血”。

（二）病机

1. 病位　本病病位在胃，但与肝、脾、肾等脏密切相关，因三脏经络均循行于胃。足太阴脾经：入腹，属脾，络胃，上膈，挟咽。足厥阴肝经：挟胃，属肝，络胆，上贯膈，布胁肋。足少阴肾经：从肾，上贯肝膈，入肺中，循喉咙。胃与脾相表里，脾虚则蕴湿生痰，阻于胃腑；胃之通降缘于肝之条达，木郁则土壅，导致气结痰凝血瘀，日久成积；脾胃之温养赖于充足的肾阴肾阳，若肾阴不足，则胃失濡润而致胃癌，或肾阳不足，则脾胃虚寒内生，而丛生气滞、痰阻、瘀血等变证。

2. *病理性质* 本病初期以标实为主，痰气交阻、痰湿凝滞于胃，致脾胃升降失常，枢纽不利，影响四傍，故初期临床表现多样，较难察觉。久病则以正虚为主，阴液不足，或气结痰凝血瘀，郁而化热，而致胃阴亏虚；或因久病耗气伤阳，而致脾胃虚寒、气血两虚。虚者更易痰瘀互结，故临床以虚实夹杂为多见。

3. *预后和转归* 本病病变停留在初期，以邪实为主，正气尚存，预后尚好；若病情继续发展，耗伤中焦脾胃之气，甚则累及元阴、元阳，加之邪实侵犯更甚，或流走不居，预后不良。

二、诊查要点

（一）诊断依据

1. *病史* 有脾胃损伤或正气不足、饮食失节、忧思过度等情况。

2. *临床表现* 本病以脘部饱胀或疼痛、纳呆、消瘦、黑便、脘部积块为主要证候。本病发病一般较缓，患者早期可无任何症状，或以胃脘痛、腹胀纳呆、嗳气、黑便等为首发症状。晚期可扪及脘部积块，疼痛拒按，质硬且边缘不齐。其居于贲门可有吞咽困难或呃逆；居于幽门可致反胃；痰瘀流注于左颈窝或左腋，可出现质硬压痛、如栗子或花生米大小的痰核；痰饮流走则临床可见肝肿大、黄疸、腹水、前列腺上部坚硬肿块、卵巢肿大等症状。

（二）病证鉴别

1. *胃痛* 常有饮食不节、七情内伤、受寒、劳倦等病史，常伴纳差痞满、恶心呕吐、吞酸嘈杂等临床症状，痛势较缓，易反复发作，预后良好。胃癌多虚多瘀，正虚邪盛则痛势渐增，可出现呕血黑便、神疲乏力、极度消瘦等恶病质征象，预后不良。由于两者早期症状较为相像，且胃痛可为胃癌的主症，故经严格内科治疗而症状仍无好转的胃痛，考虑做纤维胃镜及病理组织学检查等以排除癌变的可能。

2. *痞满* 病史常与饮食、情志、起居、寒温等诱因有关，起病多缓，反复发作。常以胃脘部痞塞、满闷不舒的自觉症状为主症。相较于脘部积块，其按之柔软，压之不痛，望尤胀形，预后良好。由于胃癌可以痞满为主症，故可考虑用上消化道X线检查、胃液分析、纤维胃镜等检查以明确诊断。

3. *便血* 久病瘀血离经，脾气统摄不足，则血随大便而下。胃癌常伴胃脘部饱胀或疼痛、纳呆、消瘦、脘部积块等主症，甚则吐血，瘀虚则大便稍黯或紫黯，夹有邪毒则大便呈柏油样，反复不断，徒用止血常无效，病情较重，预后不良。若需明确诊断，可借助消化道X线检查、胃液分析、纤维胃镜等检查。

三、辨证论治

（一）病期虚实

胃癌早期可出现胃脘痛、腹胀纳呆、嗳气、黑便，全身症状不明显，病性多实，或实多虚少。后期上述症状可呈进行性加重，患者极度消瘦乏力，全身症状明显，可扪及脘部积块，据其部位可相应出现吞咽困难或呃逆、反胃、痰核、黄疸等症状，病性多虚，或虚实夹杂。

（二）标本主次

本病以标实为主，辨痰气交阻、痰湿凝结、痰瘀互结；若以本虚为主，辨脾胃虚寒、气血两虚、胃阴亏虚。临床上多病情复杂，虚实互见。

（三）基本治法

唐代孙思邈《备急千金要方・反胃》相关方剂16首多为健脾理气剂。宋代陈无择《三因极一病证方论》中治心积的伏梁圆、脾积的痞气圆、六聚的散聚汤、五噎五膈的五噎散等也多用扶正理气之法。张锡纯《医学衷中参西录》中亦提到“当以大补中气为主”。张从正《儒门事亲・斥十膈五噎浪分支派疏》主张用攻伐之法治疗部分噎膈，云：“人之溢食……虽曰和胃，胃本不寒；虽曰补胃，胃本不虚。设如伤饮，止可逐饮；设如伤食，止可逐食。”叶天士《临证指南医案・胃脘痛》中提出“久有胃痛，更加劳力，致络中血瘀，经气逆。其患总在络脉中痹窒耳……形瘦清减，用缓逐其瘀一法”。《杂病源流犀烛・噎膈反胃关格源流》中提到“治法始终养血润燥为主，而辛香燥热之品，概勿轻下”。综合上述医家论述，本病的基本治法主要是理气益气、燥湿化痰、活血化瘀、滋阴润燥。另初期以标实为主，治以祛邪，采用理气活血、燥湿化痰、清热降火等法，用药稍佐益气养血、滋阴润燥之品。后期正虚为主，理应扶正，采用益气温阳、养血滋阴，用药稍佐理气化痰、活血化瘀之品。需注意，在治疗中应始终顾护脾胃之气，如《中藏经・论胃虚实寒热生死逆顺》云“胃者，人之根本也。胃气壮，五脏六腑皆壮……胃气绝，则五日死”。只有胃气得充，脾气得健，才能使气血生化有源，也才能助药以祛邪。故治标时，理气化痰消瘀不可过用辛香燥热之品，以免损伤津液；而治本时，用药也不可过于滋腻，以免呆滞脾胃。

（四）证治分类

浙江省立同德医院肿瘤科把胃癌作为中医药优势病种，分为肝胃不和型、痰湿（瘀）结聚型、脾胃虚弱型、气血亏虚型四种证型。分型符合临床实际，治法用药规范平妥。分述如下。

1. 肝胃不和证　症状：胃脘胀痛，窜及两胁，嗳气陈腐或呕吐反胃，饮食减少，进行性消瘦，口苦心烦，大便干结，舌质暗红，苔薄白或薄黄，脉弦细。

辨证分析：多因忧郁气结或恼怒伤肝致肝郁气滞，肝气犯胃。肝失疏泄，胃失和降则见胃脘胀满，甚则疼痛，窜至两胁，或嗳气泛酸；幽门开合失司，食滞胃中，动扰胃气，食随气逆则见反胃，呃逆；气郁上逆阻塞食管则噎膈；舌红，苔薄黄，脉弦为肝气郁滞之像，舌暗为气滞血瘀之候。

证机概要：郁怒伤肝，木失条达，肝气横逆，疏泄无权，气机阻滞不畅。

治法：疏肝理气，和胃降逆。

代表方：柴胡疏肝散加减。本方具有疏肝理气、和胃降逆之效，适用于郁怒伤肝、木失条达、肝气横逆、疏泄无权、气机阻滞不畅之证。常用药：柴胡、枳壳、郁金、姜半夏、丹参、陈皮、川芎、白芍、竹茹、肿节风、白花蛇舌草、白术、茯苓、焦三仙、制大黄、炙甘草。

方中以四逆散气血双调，使肝体得养，肝用自如，气血调畅，再加川芎调血中之气，香附理气中之血，青皮、陈皮调肝气，从而达到调和肝脾、消胀止痛之效。还可加郁金以疏肝解郁。或加白术、茯苓、焦三仙健脾消食。若疼痛严重时，宜加延胡索、川楝子以理气和血止痛。根据病情可加丹参、肿节风活血；白芍柔肝缓急；竹茹、白花蛇舌草、制大黄清热解毒通便。

2. 痰湿(瘀)结聚证　症状：胸膈满闷，食欲不振，腹部作胀，吞咽困难，泛吐黏痰，呕吐宿食，大便溏薄，舌黯苔白腻，脉弦滑。或胃脘胀痛，固定不移，或有肿块，按之坚硬，或有呕血便血；或厌恶肉食，频频嗳腐，呕吐痰食。

辨证分析：悲思忧恚，或饮食不当，脾胃受伤，水液运化失司，聚湿生痰；气郁则血液不能畅行，积而为瘀；痰湿积聚，中焦气机不畅则胸膈满闷；脾失健运则食欲不振；痰气交阻，痰则塞而不通，气则上而不下，妨碍道路，饮食难进则吞咽困难；脾胃损伤，运化失职，不能腐熟五谷，变化精微则频频嗳腐、呕吐宿食；痰、食、瘀互结于内则成有形之肿块，按之坚硬；气郁过久，则可化火伤阴，损及脉络，见呕血便血。苔白腻，脉弦滑为痰湿内停之象。

证机概要：脾伤则运化功能失常，致津液不得运化输布之证。此即《内经》“诸湿肿满，皆属于脾”的病机。

治法：理气化痰，祛瘀散结。

代表方：

(1) 偏痰湿：导痰汤加减。本方具有理气化痰，祛瘀散结之效。适用于脾的运化功能失常，致津液运化输布异常之证。常用药：枳实、制南星、制半夏、陈皮、茯苓、贝母、生山楂、海藻、昆布、干姜、苍术、草豆蔻。

方中半夏、胆南星燥湿化痰；陈皮理气燥湿，和中化痰；茯苓渗湿；枳实下气降逆。根据病情可加贝母、生山楂、海藻、昆布祛瘀散结；加草豆蔻、干姜燥湿行气，温中止呕。

(2) 偏痰瘀：香砂枳术丸加味。本方具有健脾开胃，行气散瘀之效。适用于素有脾胃虚弱，或病后中气不足，以致脾失健运、胃失受纳之证。常用药：木香、枳实、白术、香附、半夏、五灵脂、莪术、延胡索、陈皮、生山楂、麦芽、砂仁、赤芍、神曲、甘草。

方中木香、枳实、白术、香附、砂仁行气健脾消痞；半夏、陈皮燥湿化痰；五灵脂、莪术、延胡索、赤芍行气活血散瘀；根据病情可加生山楂、麦芽、神曲消食和胃。

3. 脾胃虚弱证　症状：胃脘隐痛，得食稍安，或喜按就温，或朝食暮吐，或暮食朝吐，宿谷不化，泛吐清水，面色萎黄，纳呆气短，大便溏薄，神疲肢冷，舌质淡，舌边有齿印，苔薄白，脉象沉缓或细弱。

辨证分析：素体虚弱，或病程日久，真阳不足，火不生土，脾胃虚寒。脾脏阳气虚衰，运化失健，则腹胀纳少；阳虚阴盛，寒从中生，寒凝气滞，故腹痛喜温喜按；水寒之气内盛，水湿不化，流注肠中则大便溏薄；四肢禀气于脾胃，脾阳虚不能外温四末，则四肢不温。舌质淡，舌边有齿印，苔薄白，脉象沉缓或细弱，皆为阳虚、水寒之气内盛之征。

证机概要：胃病日久，饮食生冷肥甘，或过用寒凉药物及年高体弱或病后失养，脾阳不足，运化无权之证。

治法：健脾和胃；或温中散寒，健脾暖胃。

代表方：六君子汤合黄芪建中汤加减。本方具有健脾和胃之效。适用于脾气虚弱，运化无权之证。常用药：黄芪、炒党参、炒白术、茯苓、姜半夏、木香、砂仁、甘草、桂枝。

方中黄芪、炒党参、炒白术、茯苓补中益气，桂枝温阳气，祛寒邪，白芍养营阴，缓急止痛；生姜温胃散寒，甘草益气和中。根据病情可加木香、砂仁、姜半夏理气燥湿化痰。

偏阳虚，理中丸加减。本方具有温中散寒，健脾暖胃之效。适用于胃病日久，累及脾阳，脾阳不足，运化无权之证。常用药：党参、白术、干姜、淡附子、肉桂、半夏、肿节风、吴茱萸、肉豆蔻、陈皮、甘草。

方中干姜、淡附子、肉桂、吴茱萸、肉豆蔻温中散寒；党参、白术健脾和中；半夏、陈皮燥湿化痰；甘草益气和中。

4. 气血亏虚证　症状：面色苍白，颜面虚肿，畏寒身冷，神疲乏力，心悸气短，头晕目眩，心下痞块，纳少自汗，骨瘦如柴。舌质淡嫩，苔少，脉象细弱无力。

辨证分析：久病不愈，脾胃受损，气血无以化生，气虚不能生血，血虚无以化气，导致气血两亏，不得外养肌肉则骨瘦如柴；血不养心则心悸；气血不得上荣于面、舌则面色苍白，舌质淡嫩，头晕目眩。

证机概要：久病不愈，脾胃受损，气血无以化生，气虚不能生血，血虚无以化气之证。

治法：补气养血，健脾补肾。

代表方：八珍汤加减。本方具有补气养血，健脾补肾之效。适用于久病不愈，脾胃受损，气血无以化生，气虚不能生血，血虚无以化气之证。常用药：黄芪、太子参、茯苓、白术、甘草、当归、白芍、熟地、黄精、女贞子、枸杞子、何首乌、陈皮、麦芽、神曲、红枣。

方中太子参、茯苓、白术、甘草、熟地、当归、白芍益气养血；黄精、女贞子、枸杞子、何首乌、红枣滋阴养血；陈皮理气健脾；麦芽、神曲消食和胃；甘草益气和中。

四、名家经验

（一）钱伯文灵活变通，知常达变

钱伯文认为气机失调是诱发胃癌的重要原因，故把理气作为治疗胃癌的治本之法，同时强调扶助正气以增强患者体质，延长生存期。钱伯文在临床善用枳、术，枳实为行气药，白术为益气药。《金匮要略》枳实两倍于白术，此为枳术汤，以消为主，消中寓补，治疗气滞水停之水饮证；《脾胃论》白术两倍于枳壳此为枳术丸，以补为主，补中寓消，治疗脾虚食滞之纳差、腹胀证。钱伯文灵活运用二方于胃癌的治疗配伍中，并根据胃癌的病机特点，辨证施治，临证获得了很好的效果。若脾胃气虚，健脾益气，则重白术而轻枳壳，使气旺而不壅滞。胃癌患者多数属脾胃虚弱，遣方中可选党参、黄芪、白术、茯苓、白扁豆、山药、炙甘草配合枳壳、八月札、佛手等理气药。益气健脾白术用量一般为 15 g，若患者无舌燥、口干，则可增至 24 g，而枳壳最多不超过 6 g，以白术等配合少量枳壳疏导气机，补中寓通，动静结合，从而促进胃癌患者胃肠功能的恢复；若脾胃气滞，宽中理气，重枳壳而轻白术，使气畅而不耗气。气滞在中焦，则宜宽中理气。枳壳专入中焦，其性和缓，不偏寒热，善宽中理气、消胀除满，为气滞作胀之要药，白术为益气佳品，善固中土而具走散之性，得辛香之品则散中有守，守而不碍散，使之理气而不伤气，故在临证组方中加入枳壳、白术，且以枳壳为主而组方，同时根据病变的部位随症加减。如胀在胸膈，以枳壳配瓜蒌皮；胀在胃脘，配佛手、香橼、八月札；胀在两胁，配合欢皮、香附、柴胡；胀在小腹，配大腹皮、炒莱菔子；食后胀甚或胀由食滞，配焦楂曲、鸡内金、炒麦芽；胀由痰阻，配半夏、陈皮、茯苓；胀由肿瘤进展所致，配莪术、昆布、海藻、天龙；胀兼痛者，配广木香、延胡索、川楝子；胀而泄泻者，配煨木香、白扁豆；组方配伍中枳壳用量为 15～24 g，白术为 6 g 左右。若湿浊中阻，祛湿运脾，枳壳、白术并重，使湿化而中健；枳壳辛散理气，调气机而助三焦气化功能，白术甘苦温，归脾胃经，善燥湿而健脾助运，二者配伍是祛湿的良好药对，对胃癌症见湿阻、脾困者，具有重要作用。外湿困脾者配藿香、佩兰、苍术、土茯苓、砂仁、厚朴，少佐桂枝以通阳气；脾虚湿阻者配薏苡仁、党参、茯苓、苍术、厚朴、佛手、大腹皮、陈皮、制半夏；至若病情发展，内湿、外湿不明显，湿阻、脾困并重，则多为白术、枳壳、苍术、厚朴、生熟薏苡仁、制半夏、白扁豆、炒莱菔子、佛手、大腹皮、陈皮、茯苓、藿香、佩兰等；枳壳、白术用量一般 15～24 g。若胃津不足，益胃生津，枳壳、白术皆轻，使纳开而食化；胃癌见胃津不足者，治宜益胃生津，用沙参麦冬汤、养胃汤配少量枳壳、白术以理气健脾，调理中气，即可改善食欲，促进胃纳，又能助化源，使胃津滋生。习用南沙参、北沙参、天花粉、石斛、玉竹、太子参、芦根、麦冬、生地等甘寒之品配白芍以酸甘化阴，再兼枳壳、白术使补而不滞、滋而不腻，枳、术用量一般为 6 g 左右。阴津不足兼有虚火者，枳、术宜易为焦山楂、焦神曲、炒谷芽、炒麦芽，此为胃癌阴虚变证的另一种用药方法[16]。

（二）赵树珍通达腑气，温肾厚土

浙江省立同德医院全国名老中医药专家赵树珍认为通达腑气是治疗胃癌之先导，温肾厚土是康复之关键。胃部肿瘤多由饮食不节，忧思郁怒，气机不畅，毒邪侵入，痰水胶结，气滞血瘀，凝聚成积。故腑气通达，脾生胃降，腐熟运化，受盛传导正常，乃胃部肿瘤治疗之先导，胃气不和，腑气不通，必先通之与和之。若中焦阻滞，肠胃气滞，可用木香、香附、枳壳、厚朴、槟榔、大腹皮、香橼皮利气通腑；胃气上逆，选用半夏、竹茹、代赭石、刀豆和胃降逆；食积停滞，药用山楂、神曲、莱菔子、鸡内金、麦芽消食导滞。胃部肿瘤早期表现以实证为主，治疗以攻伐为先，但要顾及腑气；中晚期及久治不愈者正气不足，虚证为多，常见脾气虚与脾肾两虚，故康复期以温肾厚土为宜。若表现为食欲不振、胃胀、倦怠乏力、大便溏薄等脾胃虚损征象者，药用党参、黄芪、白术、薏苡仁、茯苓、陈皮健脾益气；若久病及肾，出现乏力神疲、水肿、夜尿频多、四肢不温、舌淡脉弱等脾肾阳虚征象者，加用仙茅、淫羊藿、补骨脂、鹿角片健脾温肾；若腰酸腰痛、腿膝酸软并见，加用杜仲、川续断、狗脊、牛膝补肾强腰；夹有虚证者，加用附子、干姜。据赵氏经验，胃部肿瘤采用健脾温肾之法最有效验，既缓解症状，又具有提高疗效、延长生命、减轻放化疗副反应的作用。此外除临床药物治疗外，赵树珍认为应以中医理论为指导，合理地应用饮食疗法，辨证施治，发挥食物的治疗作用，从而达到调脏腑、扶正气、祛病邪的目的。

（三）陈慈煦通降解毒治胃癌

陈慈煦认为胃癌多由饮食不节、情志不遂、正气内虚等多种因素综合作用而成。盖饮食不节则极热消阴，络伤气滞，津液变痰，痰郁化热；情志不遂则肝郁气滞，疏泄失职，脾胃纳运不健则津液不能输布，气血生化不足反致酿湿生痰，痰滞经络，气滞血瘀，痰、气、瘀血交阻，蓄而化热，聚成癌毒，停积于胃脘，久之正气消蚀，津气日亏，加以脾胃受纳运化不健，化源日少，正气祛邪无力，邪毒日盛。邪毒日甚，气滞更深，痰郁日益胶着，胃纳日少，甚至几于断谷，生化之源日益匮乏，又致正气日益亏虚，终成“虚、痰、毒、瘀”互为恶果，恶性发展的病理过程。此外，胃之通降失常在胃癌发病中也有着十分重要的意义。盖胃为太仓，主受纳水谷和传化糟粕。胃为六腑之一，以降为顺，以通为用。由于气滞、痰阻、血瘀、毒热等阻滞于胃脘，中焦痞塞不通，势必导致胃腑通降失司，六腑之虚实更替失常，上不能受纳水谷，下不能传化糟粕。因水谷受纳受阻，则化源无继，气血无以化生，从而加重正气之虚。传化之道不利，糟粕难以下行，邪毒难以假谷道排出体外，愈聚愈深愈甚。正气愈虚，祛邪无力；邪毒愈甚，精气愈亏，故而气虚则气更滞，血燥津枯瘀尤深；痰瘀胶结气更滞，邪毒积聚正愈虚，从而促进胃癌的恶性发展。

因此在胃癌的治疗上，针对气滞、痰凝、血瘀、邪毒胶结，阻滞胃脘这一环节，施以“通降”之法，再结合“解毒”之法以抗癌解毒。基本方药：代赭石、法半夏、云茯苓、火麻仁各15 g，旋覆花(包)、陈皮、瓜蒌皮、薤白、丹参、桃仁、红花、重楼各10 g，蜈蚣(研吞)3条，天龙(研吞)5 g，白花蛇舌草、半枝莲各20 g；呕吐噎膈，进食受阻：加丁香3 g，柿蒂9 g，刀豆10 g；大便燥结，腹胀不舒：加芒硝5 g，肉苁蓉15 g；神疲乏力，精神委顿：加太子参20 g，党参、黄芪各15 g；潮热盗汗，口燥咽干：加沙参15 g，麦冬、生地、玄参各15 g，银柴胡10 g；胃脘隐痛，喜温喜按，朝食暮吐，暮食朝吐，泛吐清水，面色微黄，大便溏薄：加丁香3 g，干姜、吴茱萸、附子片各6 g，高良姜10 g，党参15 g。还可视患者情况酌情加软坚散结之海藻、昆布，抗癌解毒之八月札、蜣螂虫、三棱、莪术、三七、木馒头、藤梨根、嫩核桃枝，消导药神曲、麦芽、山楂、鸡内金等[18]。

（四）吴良村谨守病机，各司其属

吴良村认为胃癌者首责于脾胃，其病位在脾胃，根本病机在于正虚邪积，治疗上主张以扶正祛邪为本，并根据疾病的发展分阶段治疗。因此吴良村将胃癌以人体正气盛衰的不同分为脾胃气虚型、胃热瘀毒型、气阴两虚型，相当于胃癌发生发展的三个阶段。

1. 脾胃气虚型　主要症状为神疲乏力、纳呆腹胀、便溏、精神萎靡、舌淡苔白或腻、边有齿痕、脉弱。临床治疗贯彻健脾益气之法，方药中常以四君、六君为基础。若中焦湿浊，常加茯苓、猪苓、车前子等以淡渗健脾利湿，苍术、白术、藿香、佩兰等芳香燥湿，制半夏、陈皮等苦温燥湿；若饮食不节，食滞中焦，常加六神曲、鸡内金、炒山楂、莱菔子等消食导滞，炒谷芽、麦芽等健脾助运，紫苏梗、砂仁等宽中行气；土虚木乘伴见胸胁胀闷疼痛者，常加柴胡、生麦芽、绿萼梅、八月札等疏肝利胆。

2. 胃热瘀毒型　主要症状为口苦、口干、口臭、渴喜冷饮、消谷善饥、胃脘灼热、大便秘结、舌红有瘀点、苔黄、脉数。方药中常以白虎汤、清胃散为基础，并以大剂量的石膏、知母、黄连清泻胃热为主，红豆杉、重楼、蒲公英等清热解毒，三棱、莪术、枸骨等活血化瘀。若胃热伤阴口干，加石斛、北沙参、麦冬、生地等养阴止渴；若胃热壅盛，胃火上炎致口舌生疮，加重白虎汤清胃之力，并在方中加人中白咸寒泻火，水牛角、紫草、牡丹皮清热凉血；若肝火犯胃，泛酸口苦，加左金丸、青蒿、黄芩、无花果等疏肝和胃。

3. 气阴两虚型　主要症状为倦怠乏力、潮热盗汗、五心烦热、口干、形体消瘦、舌红少苔脉细数，方药中常以沙参麦冬汤、玉女煎为基础。胃癌患者因手术、放化疗等耗竭人体气血津液，加之脾胃虚弱，无以运化散布水谷精微，故临床常选用沙参、麦冬、玉竹等养阴清热、生津止渴、甘凉平补之品与车前草、绵萆薢等渗湿药结合使体内阴液流动，有进有出，清阳上升，浊阴下流。若乏力明显者，加黄芪、太子参等补气，并加入陈皮、香橼使补中有疏；若阴虚盗汗明显者常加麻黄根、淮小麦以收汗。

吴良村在临证时常酌情加入具有抗癌、抗病毒、控制和缩小癌肿的药物，如具有化痰散结的猫爪草、蛇六谷、制半夏、夏枯草等，具有活血化瘀的功劳叶、莪术、温郁金等，具有理气行滞的绿萼梅、陈皮、木香、香附等，具有清热解毒的蒲公英、半枝莲、白花蛇舌草、重楼、金银花、红豆杉等，若有骨转移痛者加用蜈蚣、全蝎、徐长卿等以通络止痛。

吴良村用药常以养阴为本，其认为胃癌发展过程缓慢，暗耗气血津液，加之脾胃虚弱，气血生化乏源，或伴热毒伤津，或放化疗的热毒损伤，临床上以阴虚者为常见，故但凡舌苔不厚腻者均可采用养阴之法。因紫河车、阿胶、鹿角胶等血肉有情之品虽养阴养血，但性偏温且滋腻碍胃，故而较少使用[19]。

（五）凌耀星局部为实，整体为虚

凌耀星推崇以《内经》为代表的中医典籍指导临床，认为中医治癌当奉《内经》为圭臬，《灵枢·百病始生》明确指出难治之积的元凶是虚邪，虚邪袭虚方得为病，癌症的共性在于“局部为虚，整体为实”。《灵枢·百病始生》中道“厥气生足挽，挽生胫寒，胫寒则血脉凝涩，血脉凝涩则寒气上入于肠胃，入于肠胃则䐜胀，䐜胀则肠外之汁沫迫聚不得散，日以成积”，此于目前认为肿瘤乃气滞、血瘀、痰湿与邪毒胶结而成的病机是一致的，因此说“局部为实”。《内经》云“正气存内，邪不可干”“邪之所凑，其气必虚”，癌症的发生发展是一个正虚邪实的过程，正气虚损是肿瘤发生发展的根本原因，胃癌亦是如此，因此强调整体治疗——攻、补、调、导。

攻，即是攻局部之实。针对“虚处受邪，其病则实”的特点，采用利气、祛瘀、涤痰、化痰、软坚散结、温阳、清热解毒等方法，并根据不同的证型选用不同的方药，如清热解毒类：白花蛇舌草、半枝莲、天葵子、土茯苓、石见穿、藤梨根等；化痰软坚类：夏枯草、生牡蛎、海藻、昆布、山慈菇、胆南星、白芥子、蛇六谷等；活血化瘀类：桃仁、红花、苏木、急性子、露蜂房、五灵脂、丹参、八月札等；利湿类：苍术、白术、薏苡仁、猪苓、茯苓、泽泻等。

补，即是补整体之虚。补不外乎气血阴阳，着重先后天脾肾两脏，《素问·平人气象论》说“人以水谷为本，故人绝水谷则死”，在治疗中应首先益气健脾补肾。临床常用党参、黄芪、白术益气健脾，尤其是病情已被控制，进行巩固治疗的患者，此三味药物更是必用。若脾胃虚寒症状明显、大便不成形者，加煨肉豆蔻加强温中之效；脾胃虚弱，不思饮食者，加炒楂曲、炒谷芽以消食化积、生发脾土之气；化疗患者常用仙鹤草、制黄精以培补脾肾。

调，即是调全身阴阳。中医讲究阴阳平衡，即注重生理功能的平衡，参照“高者仰之，下者举之，有余折之，不足补之，佐以所利，和以所宜……燥者濡之，举者缓之，散者收之，损者温之，逸者行之，惊者平之”综合治疗，以期“平治于权衡”。

导，即是情志疏导。精神因素对癌症患者的利与害影响极大，《灵枢·本脏》有道“志意和则精神专直，魂魄不散，悔怒不起，五脏不受邪矣”，《素问·宝命全形论》中指出“一曰治神，二曰知养生……必先治神”，在诊治疾病过程中，从医理上分析患者的有利条件，以鼓励患者的信心，增强其生存的意志，从而调动机体内部的积极因素，提高治疗效果。因此，“攻、补、调、导”四方面不可分割，相辅相成，是整体治疗的要旨所在[20]。

（六）刘沈林扶正祛邪，温阳健脾

刘沈林认为胃癌患者病起于外邪侵入，正气不足，邪气留滞，正虚为本，邪实为标，本虚标实是肿瘤的根本病机，正虚邪实是肿瘤发生的重要因素。由于手术失血伤气、放疗耗伤气阴、化疗药毒克伐及中药攻邪对气血的耗损，胃癌的病机特点始终以正虚邪实为主。因此刘沈林治疗胃癌时，首重健脾益气，扶正祛邪，临床常用香砂六君汤为基础方加减化裁，方药甘补温运，强健脾胃，补而不滞，崇土以助中运，常加薏苡仁、怀山药等扶土运脾，调补中虚。脾运失健者，多有湿滞内阻，治疗时加厚朴、苍术等药物兼顾燥脾湿；若气虚及阴、脾阴胃阴俱虚者，则酌加沙参、麦冬、川石斛、乌梅等药以益气养阴；若阴虚有郁热者，可酌加黄芩、蒲公英、石见穿、仙鹤草等；若伴全身气血虚衰，神疲乏力，脉沉弱而虚者，则加黄芪、女贞子、淫羊藿、肉苁蓉。因肿瘤患者脾虚食滞，消化道症状十分突出，故早、中、晚期都应加消导药。刘氏认为应药重平和，和顺为上，在整体调理上，兼顾局部病灶，使癌瘤渐消缓散是中医的长处。手术后或中晚期患者，机体处于气血亏虚状态，病变器官组织功能缺失或不调，且癌毒浸淫扩散，专用峻猛、攻伐之剂或苦寒之品，盲目以毒攻毒，活血化瘀，软坚散结，常使患者正气益虚，甚至促进病情的恶化。此时应用中药来调理脾胃，补养气血，协调脏腑，扶助正气，能增强机体的免疫功能。临床中选药平和，勿伤脾阳，勿损脾阴，同时既要重视甘温补脾，又要常合酸温益脾，使阴阳互根，以平为期。喜用参苓白术散调治脾胃虚弱的患者，滋养脾阴多选太子参、怀山药，辅以白芍、甘草，佐以神曲、谷芽，取甘凉为主，甘平为辅。对于脾胃阴虚消运不力兼气滞者，则佐以理气而不耗阴之品，如佛手、绿萼梅、陈皮等。

刘沈林临床观察中认识到，在肿瘤的发生、发展及转变过程中，阳虚既是发病的内在条件，又是疾病过程中的一种病理表现，贯穿恶性肿瘤病变的始终。热毒只是肿瘤发展到一定阶段的病理表现，即使有应用清热解毒法的指征，也应考虑到温振阳气这一法则。临床中常将温阳法分为两类。① 建中补虚。常以黄芪建中汤为主方，用于治疗中晚期胃癌或手术后表现有中焦虚寒者，患者胃脘部隐痛或痞塞不舒，得食则缓。药用炙黄芪、桂枝、白芍、吴茱萸、陈皮、法半夏、木香、延胡索、生薏苡仁、炒谷芽、炒麦芽、茯苓等。② 温阳运脾。常以附子理中汤、四神丸为主方，用于治疗中晚期大肠癌手术或化疗之后表现为脾阳不振或脾肾阳虚而运化失司者。药用炒党参、炒白术、炮姜炭、茯苓、煨木香、肉豆蔻等。③ 慎用寒凉，顾护胃气。中医认为脾胃虚弱为病机之本，清热解毒药不可能从根本上消除其癌肿，减缓肿瘤，生长的效果也不明显，而且长期使用苦寒药反而伤阳气，伤胃气，使病情转向恶化，尤其是长期使用放疗、化疗的晚期患者，多为气血两虚或阴阳俱虚，采用清热解毒法，予大剂苦寒清泄之品，则势必犯虚虚之戒而损伤脾胃，导致“苦寒败胃”而加重症状。所以在诊治中需顾护胃气，慎用寒凉之品。临床上确需以苦寒为主时，亦须配以甘温之剂以顾护脾胃[21]。

（七）李建生辨证分型，分而治之

李建生从临床观察中将胃癌病理分为三个阶段：初期多由情志不遂，肝气不舒或饮食不节，损伤脾胃致肝胃不和，脾胃气滞，这一阶段病情较轻；继则肝郁气滞，气机失宜，阻于血络，气滞血瘀，日渐成积，此为第 2 阶段，在此阶段如果失治误治，病情迁延，日久耗伤气血，脾胃受损，气血生化无源，可致气血双亏，“新血不生，恶血不去”，久则癥瘕形成，病情加重。来诊患者多属第 3 阶段，患者机体既有气滞、血瘀等邪实的一面，又有正气不足、脾胃虚弱的一面，属于本虚标实之证候。治以攻补兼施，以补为主，重在补养气血，健脾和胃；以攻为辅，重在疏肝理气，活血化瘀，软坚散结。根据胃癌的病因病机和临床表现，辨证分为六型，以基本方随证加减。其基本方为人参、生黄芪、白术、茯苓、半夏、灵芝、天龙、露蜂房、藤梨根、白花蛇舌草、半枝莲、生麦芽、鸡内金、枸杞子、女贞子、菟丝子、甘草。肝胃不和型加陈皮、柴胡、白芍、枳壳等；脾胃虚寒型加制附片、肉桂、干姜、吴茱萸等；瘀毒内阻型加三棱、莪术、水蛭、䗪虫、炮穿山甲、金荞麦等；胃热伤阴型加天花粉、冬凌草、黄连、竹茹、石斛、玄参、麦冬等；痰湿凝结型加瓜蒌、陈皮、黄药子、山慈菇、苍术、生薏苡仁、黄柏等；气血双亏型加鹿角片、紫河车、黄精、阿胶、当归、熟地等；此外，胃脘痛常选加延胡索、白芍、生蒲黄、川楝子、九香虫、白芷、蜈蚣等；呕吐常选加淡竹茹、佩兰、生姜、柿蒂、旋覆花、代赭石等；腹水常选加猪苓、泽泻、车前子、大腹皮等；出血常选加血余炭、白及、三七、茜草、仙鹤草等[22]。

（八）孙桂芝重视辨治，善用异功散

孙桂芝提出胃癌复发与转移的内因是正气亏虚，虚则致积，积而易虚，病理基础是气滞血瘀痰凝的观点，胃癌属本虚标实之证，以气滞、血瘀、痰凝为标，脾、胃、肾虚为本。临床上多用异功散合当归补血汤加味治疗胃癌，药物：党参 12 g，炒白术、茯苓、炒陈皮、生黄芪、当归、血余炭、白芷各 10 g，半枝莲、白花蛇舌草各 15 g，炒露蜂房 6 g，其中血余炭、白芷、露蜂房为孙氏的抗癌复发转移的经验用药。对肝胃不和者，加白芍、柴胡、佛手、香橼、八月札、绿萼梅、炒枳壳；胃热伤阴者，加麦冬、石斛、天花粉、生石膏、知母；痰湿凝结者，加生半夏、竹茹、枳实、石菖蒲、藿香、砂仁、薏苡仁、白豆蔻；脾胃虚寒者，加人参、干姜、桂枝、小茴香、炙甘草等；气阴两虚者，加黄芪至 30 g 及肉桂、白芍、熟地、枸杞子、女贞子、山药、山茱萸、阿胶；有骨转移者，加透骨草、鹿衔草、骨碎补、鸡血藤等[23]。

（九）孙秉严创新诊法，主张攻下

孙秉严创"三印两触一点"诊法，为传统四诊增添了新的内容。"三印"属于望诊的范围，包括望舌齿印、腮齿印、指甲印，用以辨寒热虚实；"两触"属于触诊的范畴，包括触按胃、脐和触摸耳壳增生物，用以辨体内瘀滞之有无；"一点"即皮肤白点。为了便于记忆，孙秉严把印法编成口诀如下："印法三型九分类，各类标志需辨清；大寒全无指甲印，舌腮齿印深为证；寒型仅见两拇指，舌腮齿印亦显明；偏寒甲印小不全，舌腮或有或不清；大热与热甲印全，特大较大有不同；偏热小指甲微印，舌腮有无均可通；还有寒热交错型，寒热多少前后中；十指大甲见溶合，舌腮配合辨分明。"舌腮印的主病意义是阳虚寒湿内停，其敏感度远大于甲印，尤其腮齿印更突出。两触系触摸耳壳有无增厚结节出现，胃脘部和脐左旁 2 寸处有无板滞感和压痛。耳壳反应物是脏腑经络中气血运行障碍发展到壅滞蓄积不去的表现，凡见到耳壳出现反应物的患者，基本上都有明显的唇舌青紫、舌质紫暗瘀斑、舌下静脉怒张的表现。胃脘部触痛是肝木横土、胃气不降、停食停积的标志，脐部触痛是肝郁气滞的明显标志，这两点是行气破瘀攻下的依据。皮肤白点是体内癌毒存在的外表信息，与体内脏腑经络气血的运行有关。根据"三印两触一点"的诊法辨寒热虚实，孙秉严认为肿瘤的发生是因病致弱，故攻下法是祛除邪气的有效方法之一。胃癌的临床证候以脾肾阳虚、寒痰瘀毒结聚症为多见，阳气虚则津液精血运行迟缓而停滞，反过来容易遭受寒邪的侵犯，故治疗应在活血化瘀、消食化痰中加入温热回阳药，临床上喜用清代王清任创制的急救回阳汤（党参、附子、干姜、白术、甘草、桃仁、红花）加减[24]。

（十）王晞星立足于本，攻补兼施

王晞星治疗胃癌多从脾胃虚弱或脾胃失调而论。胃癌是全身性疾病的局部表现，病变部位在胃，与脾密切相关，正气不足，脾胃虚弱为发病的前提。胃癌既成，反过来又极易影响脾胃之功能，胃癌本质是脾胃虚弱，脾虚贯穿于胃癌病程的始终，强调脾胃虚弱在胃癌发生发展、预后转归中的重要地位。胃癌患者常发生出血、疼痛、呕吐、反流等症状，王氏总结出以下经验：① 贲门癌术后，或以反流症状为主。治法：健脾和胃降逆。方药：六君子汤合四逆散加减。党参、半夏、陈皮、柴胡、砂仁各 10 g，白术、茯苓、枳壳、郁金各 15 g，白芍 18 g，莪术、浙贝母、海螵蛸各 30 g，甘草 6 g。② 以呕吐为主。治法：和胃降逆止呕。方药：温胆汤合旋覆代赭汤加减。竹茹、枳实、半夏、陈皮、砂仁、神曲各 10 g，茯苓、谷芽、麦芽各 15 g，旋覆花 12 g，代赭石 30 g，甘草 6 g。阴虚加麦冬、石斛各 15 g；幽门梗阻加葶苈子 30 g，大黄 6～10 g，防己、川花椒各 10 g；吻合口狭窄加郁金、枳实各 15 g，瓦楞子 30 g，柴胡 10 g，白芍 18 g。③ 以呕血为主。治法：清热和胃，降逆止血。方药：半夏泻心汤加减。黄连 6～10 g，半夏、黄芩炭、炮姜各 10 g，地榆、白及各 30 g，茜草 15 g，仙鹤草 15～30 g，三七参(冲)、大黄炭各 10 g，血余炭 30 g，甘草 6 g。④ 以疼痛为主。治法：活血理气止痛。方药：逍遥散加减。当归、柴胡、半夏、陈皮、川楝子、砂仁各 10 g，白芍 18 g，白术、茯苓、百合、乌药、延胡索、砂仁、五灵脂各 15 g，莪术、八月札各 30 g，甘草 6 g。肝转移疼痛，重用延胡索 30～60 g，加郁金 15 g，片姜黄 30 g。顽固性疼痛酌用虫类药，如蜈蚣 1～2 条，䗪虫 10 g，僵蚕 15～30 g，露蜂房 6～10 g。制酸止痛用海螵蛸、浙贝母、瓦楞子各 30 g。

用药特点：① 首重健脾。正虚是胃癌发病的基础，脾胃气虚、脾胃不调贯穿于胃癌各个阶段，早期实证为主，气虚气滞并重；中晚期虚证为多，气虚重于气滞。“善为医者，必责其本”，故治疗胃癌宜从健脾益气、调理脾胃入手，尤以健运脾胃为要，常以四君子汤作为治疗胃癌的基本方，正所谓“养正则积自消”。健运脾胃可恢复和重建脾运胃纳功能，提高抗病能力，增进食欲，改善临床症状，减轻痛苦，提高生存质量，延长生存期。另外，根据胃的生理特点，在强调补脾益胃的同时，应遵循“通补兼顾不宜滞”的理论，注意调节脾胃的升降功能，主张平补、运补，勿使中焦壅塞。② 顾护胃气。胃癌的病理特点决定了脾虚胃败，不耐受纳。早期，手术或多程放化疗均可伤及脾胃；晚期，癌毒弥漫，邪盛正衰，脏腑气血戕害，全身状况很差，进食量少或不能进食，呈恶病质状态。“四时百病，胃气为本”“胃气一败，百药难施”，因此处方中适当加以健脾益胃之品，以维持脾胃协调升降的正常功能。制方选药宜平和轻灵，少用味厚燥烈之属，禁忌苦寒滋腻之品，切忌“除恶务尽”，猛浪攻伐，反败其胃，加速病情。③ 善用古方。王晞星临证善于准确辨识主症，灵活运用古方。首推四君子汤及其类方为治疗胃癌的基本方，其他核心处方有四逆散、参苓白术散、升阳益胃汤、温胆汤、一贯煎、半夏泻心汤等。脾运失健、湿滞内阻者，六君子汤合参苓白术散健脾利湿；脾虚肝胃不和者，四君子汤合四逆散健脾疏肝和胃；肝郁脾虚、脾胃气滞者，宜疏肝理脾、调畅气机，可用逍遥散；脾虚食滞者，宜开胃消导，可用香砂六君子汤合保和丸。化疗期间，以健脾和胃为主，胃气上逆者，宜和胃降逆，四逆散为主；如呕吐酸水苦水，属胃热者，合橘皮竹茹汤；如呕吐清水凉水，属胃寒者，合丁香柿蒂散、旋覆代赭汤；化痰散结，宜小陷胸汤。若胃阴亏损，则予一贯煎、沙参麦冬汤、益胃汤。骨髓抑制，以健脾补肾为主，如当归补血汤、二至丸等。④ 择药有度。其治疗胃癌的用药原则是辨证论治为基础，现代研究融其中。在辨证基础上，结合现代中药药理研究成果辨病用药，多选用菝葜、藤梨根、野葡萄藤、壁虎、山慈菇、白花蛇舌草、莪术等。辨病用药一定要符合辨证规律，做到辨病与辨证相统一，如湿热中阻，选用菝葜、藤梨根、野葡萄藤；瘀毒互结，选用蜈蚣、莪术；肿块结节、吞咽梗阻，选用山慈菇、威灵仙；热毒内盛选用白花蛇舌草。对于胃癌转移，择药亦有规律可循，如淋巴结转移，多用山慈菇、猫爪草、夏枯草、浙贝母；骨转移，多用骨碎补、补骨脂、淫羊藿、肉苁蓉；肝转移，多用八月札、蜈蚣、山慈菇、片姜黄；腹水，多用猪苓、薏苡仁、大腹皮、车前子[25]。

五、验案赏析

柴可群验案　例一：沈某，男，56岁。2015年3月因“胃癌术后”就诊，辅助化疗期间，症见口干，腰酸，乏力，便溏，舌暗苔黄腻，脉弱。以益气养血、理气和胃为治。处方：太子参、红枣、无花果各30 g，白术、当归、赤芍、川芎、熟地、枳壳、厚朴、玉竹、神曲各12 g，茯苓、紫苏梗各15 g，甘草3 g。服药7剂后返诊，患者自诉胃纳可、二便通调、轻度乏力不适，后续服中医药直至辅助化疗结束，身心安和。

评析：辨治化疗者，一则提倡中医药与化疗同步进行，二则注重补养气血，固护脾胃，以资消耗。故选方者，往往以四君子汤、八珍汤为主，此时再用如六味地黄丸者，反而滋腻有碍脾胃，故虽说阴者乃一身之本，虽有耗之但不宜滥补。和胃者，和胃之脏，和胃之气，故选用大枣者以补其脏腑，选用厚朴、紫苏梗二者以理其气，再添一味神曲，即有和胃之意，此即中医配伍之思想。玉竹一味，用以养阴增液，故和者，仍不可忘养阴，但有剂量、配比之分。玉竹之义，既增液又兼顾养阴，增健脾补肾之力。

例二：张某，男，76岁。2015年1月27日因“胃癌术后化疗后”就诊，时症见乏力、便溏、腹胀，舌暗苔黄腻，脉弱。以益气、养阴、化痰为治。处方：太子参、薏苡仁、山药各30 g，当归、川芎、白术、生地、白芍、半夏、桂枝各12 g，仙鹤草、茯苓、枸杞子、佛手各15 g，甘草3 g。服药14剂后返诊，患者自诉乏力缓解，排便好转，腹胀改善，后续服中医药，胃纳转佳，生活质量可。

评析：胃癌术后脾胃虚弱者多以八珍汤立方，气血双补以促恢复。术后乏力明显者，往往需先以平补为治，即予以仙鹤草、红景天之类。若径直投以仙茅、淫羊藿温肾，或予以阿胶、鹿茸血肉有情之品一类，因其力峻猛，往往人、证、药不相应，难以起效。补虚者，投以枸杞子、女贞子、五味子诸味，实则补肝、肾、心脏，此类脏器多赖后天所充养，既病防变，预后防复。

刘嘉湘验案　李某，男，68岁。患者于2002年2月出现吞咽梗阻感，伴呕吐胃内容物及白色黏液痰涎，经某医院X线钡餐、胃镜检查，确诊为贲门腺癌。因拒绝手术，于2002年3月起服用中药治疗。2002年9月起，进食梗阻及呕吐症状严重，胃镜复查提示：贲门处可见一结节隆起，约3 cm，周围黏膜浸润。B超检查提示：肝内多发性转移灶。2002年10月就诊时饮食难下，仅能缓慢进食流质，呕吐黏液频繁，大便干结，舌淡红，苔薄腻，脉濡滑。辨证属脾气亏虚，痰阻气逆。治法以健脾理气降逆，化痰解毒散结。药用代赭石(先煎)、生半夏、八月札、菝葜、野葡萄藤、藤梨根、半枝莲、香橼、瓦楞子、全瓜蒌、地龙各30 g，茯苓、川石斛、制川大黄、太子参各15 g，旋覆花、枳实各12 g，天龙6 g，生马钱子(打碎)3 g。

二诊：服药1周后，进食梗阻症状改善，可进食半流质，未呕吐胃内容物。服药两周后，能进软食，晨起泛吐少量黏液，大便转顺畅，自觉咽中干燥，脉濡滑，苔根白腻，舌质黯淡。方改生半夏为 50 g，加水蛭 6 g。

三诊：又服上方 14 剂，呕吐少量黏液，体重有增，原方进退，续服上方加减 4 个月，病情稳定[26]。

评析：此因脾胃虚弱、痰气交阻、胃气上逆，患者年事已高，脾胃虚弱，水湿运化无力，津凝为痰，浊邪留滞，阻于中焦，阻碍胃气运行，致使胃气上逆，出现饮食难下及呕吐。病机符合旋覆代赭汤主治之胃虚气逆证，故在此方基础上以扶本为主，酌情选用清热解毒、化痰散结、理气化瘀之品，形成治疗该病的经验方。方中太子参、茯苓益气健脾补中，使胃气复；旋覆花、代赭石降逆下气化痰，使气逆平；八月札、香橼理气；枳实、全瓜蒌、制大黄通腑泄浊，腑通气降则呕吐止；菝葜、野葡萄藤、藤梨根、半枝莲清热解毒；生半夏、马钱子以毒攻毒、祛邪存正；天龙、地龙、瓦楞子祛痰散结；川石斛养胃阴而不碍湿。二诊时痰浊渐消，胃气渐复，遂加强攻邪之势，方中加水蛭，生半夏加量至 50 g，以进一步消痰浊、破瘀滞，乘胜追击，邪退正复，故病情稳定。

古铭三验案　门某，男，64 岁。患者于 1987 年 9 月因萎缩性胃炎、肠上皮化生癌变行胃癌大部切除术。术后胃纳欠佳，每日最多进食 300 g 左右，胃脘部隐痛，便溏，粪水经常不自觉地从肛门流出。后因化疗，血象下降，周身乏力加重，大便失禁逐渐加重，经各种方法治疗均不见好转，来诊时，患者表现气短乏力，纳呆，视物模糊，舌质紫润，无苔，脉沉细弱，投以益气健脾补血之剂。处方：党参、白术、当归、茯苓、阿胶(烊化)、天冬各 15 g，黄芪 50 g，鸡血藤 25 g，穿山甲 7 g，鱼腥草 30 g，白及粉、甘草各 10 g。并用药渣煎汤熏洗肛门，每日 1 次，洗至水凉为止。服上方 12 剂后，患者气虚症状有所减轻。效不更方，按上方加减共服 112 剂，自觉体力明显增加，纳佳，便调，大便失禁消失。以十全大补丸合山楂丸善其后[27]。

评析：本例属胃癌术后脾失运化，导致气血亏虚，中气下陷。中气不升则大便失禁，故用四君子合补血汤益气健脾，以助升清之功，则肛门舒缩功能得以恢复，痼疾痊愈。

凌耀星验案　熊某，男，62 岁。1996 年 12 月 13 日初诊。患者因上腹部胀满疼痛，纳食受阻，泛吐黑色酸水，于 1996 年 8 月 29 日某医院行纤维胃镜检查，在距门齿40 cm处见菜花样新生物突入腔内，表面高低不平伴有溃疡渗血，贲门扩张受限，纤维胃镜通过受阻，触之易出血，9 月 8 日做剖腹探查，见贲门、大弯、小弯侧巨大癌肿，约占胃 80%，与胰腺紧密粘连，肿块无法切除，止血缝合，遂住院治疗。初诊时，患者面色黯淡，近 3 d 说话神志不清，目光呆滞，进食少量即感上腹胀满，大便 1～2 d 一行，偏干，头晕耳鸣，脉沉细，舌质淡，边有齿印。巨大癥积阻塞胃内，进食困难，生化乏源濒于竭绝，邪盛正虚，治宜和胃降逆，健脾养血，消瘤散结，在下列药物中选用：① 和胃降逆：川黄连、淡吴茱萸、炮姜(腹泻用)各 6 g，旋覆花 9～12 g，代赭石 20 g，煅瓦楞子 30 g，陈皮、姜半夏、竹茹各9 g，生姜(呕用)3～5 片。② 健脾养血：党参 15～20 g，黄芪 15～30 g，炒白术、制何首乌各 12 g，熟地 20 g，当归 9～12 g，白及末(用于止血，每次服药后 0.5 h 取 1.5 g 放茶匙内，加少量温开水调成糊状，吞服）6 g。③ 消瘤散结：天龙 2 条，干蟾皮、泽漆各 9 g，生牡蛎、生熟薏苡仁各 30 g，威灵仙 15 g，瓜蒌（大便不通用瓜蒌仁，大便稀用瓜蒌皮）12 g、莪术9～12 g，三七末 4 g（与白及末和匀吞服）。④ 抗癌抑癌药：龙葵、铁树叶、白花蛇舌草、石见穿、石上柏、仙鹤草、败酱草各 30 g，每次选 5 味，煎汤代水煎上药。服药 21 剂后说话清楚，目光正常，每日能进食一两半，做介入治疗 1 次，介入后胃脘疼痛，左上腹压痛，食欲无，大便频，呈水样，患者不愿再做介入，服用中药治疗将近 1 年。经 B 超检查，发现胃部病灶无增大，亦无扩散转移，中药疗效可以肯定[28]。

评析：本案居瘤盘踞胃内，饮食难进，生命化源阻绝，气血耗损无援，抗邪之本匮乏，癌毒瘀结，邪贼之势嚣张，巨块癌肿既伴溃疡又自渗血，胀满难消，呕逆难止，邪实正虚，矛盾重重，生命垂危，然瘀结不祛不化，癌肿不抗不消，逆不调不顺，调补攻三者不可偏废。方中莪术破血祛瘀、消积散结，为防出血加仙鹤草，既能抗癌又能加速凝血，三七化瘀止血，白及末吞服，保护破损处而止血。

陈永灿验案　吴某，男，77 岁。2014 年 8 月 23 日初诊。患者胃癌术后 3 个月，经化疗 3 次。近来神疲力乏，气怯懒言，面色萎黄，纳食呆滞，口干夜甚，大便如常，舌质黯红，苔光剥，脉细偏弱。实验室检查：白细胞计数 4×10^9/L，血红蛋白 87 g/L，血小板60×10^9/L，CA125 117 μ/ml，铁蛋白 317.65 μg/L。此为气阴亏虚、脾失健运、胃津不足所致，治拟益气滋阴、助运消积为主。处方：太子参、生黄芪、百合、白英、炒白术、炒谷芽、炒麦芽、奎红枣各 30 g，台乌药、猪苓各 10 g，川石斛、炒麦冬、蓬莪术、北沙参各 15 g，炒当归 12 g，炒鸡内金 20 g。每日 1 剂。水煎温服。上方略作增损，服药后 1 个月，自觉精神转振，胃纳亦开，苔中薄腻，脉仍偏弱，近夜尿较频。实验室复查示：血象及肿瘤指标均转为正常范围。胃镜检查：胃大部分切除术后毕 1 式，吻合口炎。处方：太子参、百合、怀山药、仙鹤草、炒山楂、炒薏苡仁、奎红枣各 30 g，台乌药、三叶青、炙甘草各 10 g，桑螵蛸 6 g，益智仁、炒鸡内金各 20 g，云茯苓、北沙参各 15 g。14 剂。之后纳食正常，偶有胃脘胀闷不适等，均服中药转瘥。至今能操持家务，健康生活。

评析：本案患者年事较高，加上手术、化疗，气阴不足明显，而致神疲懒言，面黄纳呆，苔剥脉细，治疗应以补气养阴为主，兼顾助运苏胃，故用四君子汤、百合汤、当归补血汤、益胃汤加减，佐以消食和中，果收良效。

张梦侬验案　邵某，女，46 岁。1968 年 8 月 12 日初诊。患者原有胃病 10 多年，经常食欲不振，精神疲乏，食后脘中胀闷，嗳气泛饱，甚则呕逆，自觉胃中有块，逐渐增大。于 1968 年 7 月 19 日，先觉胃脘作痛呕血，后则剧痛难忍，当地医院按急腹症处理无效，当天转某院住院治疗，经内外科会诊，疑为胃穿孔或肠梗阻，即行剖腹探查，发现为胃小弯近窦部癌肿穿孔，已有小网膜粘连覆盖，大网膜（近横结肠肝侧）有质硬肿块，为肿瘤转移病变，胃后部与胰腺粘连成硬块状一片，无法切除，只将充血之阑尾切除，在网膜孔处放卷烟引流。据此诊断为胃癌晚期转移，病情危重，术后患者胃脘仍阵发剧痛，日夜不止，唯用各种镇痛剂以图缓解。患者于 1968 年 8 月 12 日初诊时，自诉终日痛发难过，后事已备，不求病愈，只求减轻痛苦，视其面色呈重病容，痛发则呻吟不觉，脉缓而濡，舌苔白润，神倦纳差，创口上起剑突，下至小腹，脘中肿块明显高突，约大如儿头，手不可近，拟定下方，以观其效。方药：赭石粉、制鳖甲、昆布、海藻各 15 g，旋覆花（布包）、赤芍、煨莪术、煨三棱各 10 g，夏枯草 60 g，白茅根 30 g，白花蛇舌草 12 g，用法：加水 2 700 ml，熬制 900 ml，滤去渣，再加入蜂蜜 60 g 入药汁中，熬和，分 2 d 或 3 d 10 次服完，连续服 1 个月再议。又单方：白鹅血，趁热服，5～7 d 服 1 次。

二诊（9 月 11 日）：自服中药及白鹅血后至今近 1 个月病减大半，肿块亦平，饮食增加，精神较好，能扶杖行走，唯有口中发酸。原方加盐水炒陈皮 10 g，连服 1 个月，白鹅血照法续服。

三诊（11 月 8 日）：自初诊至今 2 个月，共服中药 25 剂，饮白鹅血 9 次，腹痛早除，饮食二便正常，精神体力渐复，今日步行 2.5 km 仍不觉累，脘中肿块全消，腹部平坦柔软，重按不觉有块，亦不作痛。再原方加南沙参 15 g，嘱照前法，续服 10 剂，以冀巩固疗效。还须注意禁忌，继续观察百日后来复查。

四诊（1969 年 1 月 10 日）：近来右侧季肋时作刺痛，疑为癌肿转移，病又复发，为之复诊，脘腹柔软与三诊无疑，痛处正当章门穴处，按之无包块，重按反不痛，不热、不肿、不红，诊脉弦缓，舌苔白厚，舌质正常，臆断为血滞络虚，气机不畅，不是癌转移复发。拟通络补虚法。方药：鹿角霜 15 g，当归须、柏子仁、炒白芍、炙甘草、旋覆花（布包）、桃仁泥、降香、九香虫各 10 g（焙焦研细分冲），桂枝尖 5 g，鳖甲 15 g，生姜 3 片，大枣 3 枚，葱叶 9 枝，5 剂。用法：水煎，每剂分 3 次服，每日 1 剂。

患者于 1970 年 10 月到某医院检查，未发现问题，亦不觉有不适。1973 年 10 月书信随访，一切安好[29]。

评析：本病经剖腹探查诊断为胃癌穿孔，并已转移，更与邻近脏器相粘连，实为“不治之症”。今勉为其难，重用能治癌症之白花蛇舌草为主药；佐以能治贼风、蛊毒、邪气，养阴血，除血痹，健脾，止反胃之代赭石；消坚软痞散结，治噫气不除、呕逆不下食之旋覆花；消瘿瘤结核坚聚，化宿食，治五膈之海藻、昆布；能散血瘀气结，老块坚积，痃痹奔豚，开胃，化食，解毒，治心腹诸痛，治血消肿之三棱、莪术；解内热，散结气，消瘿瘤湿痹，气禀纯阳之夏枯草；散痈肿，治腹痛坚积、血痹疝瘕，行血中瘀滞之赤芍；治心腹癥瘕，坚积，寒热，去痞疾息肉，清热滋阴之鳖甲；除血痹瘀血，热哕，反胃，上气，劳伤虚羸，补中益气之白茅根；解毒止痛之蜂蜜等为剂。

王沛验案 李某，男，46 岁。2006 年 6 月 6 日初诊。患者 2006 年 3 月，因柏油便行胃镜检查，诊为胃小弯侧胃癌，2006 年 3 月 15 日行“胃癌根治术”。病理示：低分化腺癌，淋巴结转移 3/20，术后辅助化疗 6 周期，化疗中腹泻明显。2006 年 6 月 6 日初诊时患者在化疗中，乏力，腹泻，每日 3～10 次不等，服泻痢固肠丸可止泻，进食尚可，白细胞轻度下降，舌质淡暗，苔白，脉濡。处方：生黄芪、炒薏苡仁各 30 g，当归、鸡血藤、紫草、牡丹皮、九香虫、生半夏（先煎 20 min）各 10 g，生何首乌、炒白术、茯苓、猪苓、土贝母、女贞子各

15 g,每日 1 剂,水煎服。

二诊(2007 年 1 月 31 日):化疗结束后,自服冬虫夏草,一般情况可,无明显不适,舌淡暗,苔薄白,脉缓。处方:生黄芪 30 g,当归、鸡血藤、紫草各 12 g,女贞子、生何首乌、玄参、土贝母、半枝莲各 15 g,生半夏(先煎 20 min)、厚朴、生甘草、牡丹皮各 10 g。

三诊(2007 年 8 月 3 日):锁骨上淋巴结转移化疗中,面色黄,乏力明显,进食可,便溏,锁骨上淋巴结直径约 1 cm,2 枚,舌淡暗,苔白,脉濡。处方:生黄芪、瓦楞子、炒薏苡仁各 30 g,紫草 12 g,白芥子、生半夏(先煎 20 min)各 10 g,炒白术、女贞子、生牡蛎、夏枯草、茯苓、猪苓、土贝母、生何首乌各 15 g。

四诊(2008 年 10 月 7 日):一般情况良好,已上班工作,易饥,进食量多,大便每日 2~3 次,量多,复查病情稳定,舌淡红,苔白,脉濡。处方:桂枝、山茱萸肉、厚朴各 10 g,怀山药、杭白芍、半枝莲、瓦楞子、补骨脂、女贞子、猪苓、茯苓、焦三仙、生黄芪各 15 g,生半夏(先煎 20 min)12 g。

五诊(2010 年 6 月):复查一切正常,已停服口服化疗药,仅服中药治疗,生活规律,正常工作,易饥,无其他不适,舌淡红,苔白,脉濡。处方:生黄芪、半枝莲、猪苓、茯苓、生半夏(先煎 30 min)、补骨脂、石斛、生何首乌各 15 g,当归、桂枝、厚朴、枳壳、焦三仙各 10 g,山茱萸 12 g。以上方服用,随访 2 年,复查一切正常[30]。

评析:该患者治疗上中西结合,中医以补肾健脾为主要原则,且补脾重于补肾,配加夏枯草、瓦楞子、生牡蛎、生薏苡仁、半枝莲、生半夏等化痰散结抗肿瘤。由于患者口服抗肿瘤化疗药,故中药以扶正为主,祛邪为辅,配合化疗酌加牡丹皮、紫草、玄参等以解血分之毒,使化疗持续较长时间,且不良反应轻微。

第三节 中西医结合治疗方法

中医药因其能有效缓解胃癌的临床症状,减轻放、化疗的毒副反应,提高治疗率,延长生存时间,目前已被广泛关注。从中医病因病机看,胃癌是由饮食失节,忧思过度,脾胃受损,运化失常,气结痰凝,气、痰、瘀、毒互结而成。中医的特色与优势就是在辨证论治的基础上进行组方。从现代药理来看,中药抗肿瘤又具有多靶点、不良反应小、不易产生耐药性等优点,但如何合理利用中药抗肿瘤的这些优势,开发出特色有效的抗肿瘤药物是中医学研究的重点。

一、中西医结合治疗胃癌进展

(一) 中医药结合手术

术前应用中药扶正祛邪,可抑制肿瘤发展,提高手术耐受性;术后中药调理脾胃,可增进食欲,促进身体全面恢复。胃癌患者脾胃素虚,经手术之后,脾胃之气和元气亏虚更甚,更容易出现胃肠道不适。廖成文等[31]选用四磨汤合香砂养胃汤联合针灸(选用足三里、中脘、胃俞、脾俞、上脘、下脘等穴位)治疗胃癌术后胃瘫36例,36例患者均痊愈,其中7~14 d痊愈11例,15~22 d痊愈14例,23~30 d痊愈8例,31~37 d痊愈3例。中西医结合治疗胃癌术后胃瘫综合征取得较好疗效。舒鹏[32]以乌梅丸加减(乌梅、细辛、附子、桂枝、人参、黄柏、黄连、干姜、当归、椒目等),治疗胃癌术后反流征患者,在辨证的基础上,通过加减,灵活化裁,临床治疗胃癌术后反流征有明显的疗效。夏绍军[33]以四君子汤加减,药用党参15 g,茯苓12 g,白术、代赭石、旋覆花(包煎)各10 g,炙甘草6 g,治疗胃癌术后反流性胃炎患者12例,在辨证的基础上,随症加减,取得较好疗效。张坚等[34]以奠土汤治疗胃癌术后倾倒综合征17例,其中,治愈10例,好转4例,总有效率为82.3%。这对改善患者消化吸收功能,提高免疫力,促进身体全面恢复具有重要作用。

(二)中医药结合化疗

现代中医认为,化疗在杀死肿瘤细胞的同时,严重损害人体正气。化疗主要损伤气血,使肝肾亏损,脾胃失调,累及骨髓。治疗应以补益气血、健脾和胃、滋补肝肾为先。中医药结合化疗治疗胃癌,既具有增效作用,亦可缓解毒副反应,增强患者免疫力,延长生存期的作用。张春杰[35]运用健脾益气中药(党参、白术、茯苓各15 g,陈皮、枳壳、干姜、炙甘草各5 g,莪术、半夏、鸡内金、吴茱萸各10 g,黄芪、白扁豆、藤梨根、野葡萄根各30 g)联合化疗对比单纯化疗治疗胃癌术后患者122例,结果显示:联合治疗组24个月生存率为83.6%,显著高于单纯化疗组67.2%,差异有统计学意义($P<0.05$)。两组患者主要不良反应为消化道反应(恶心呕吐、腹泻),骨髓抑制(血小板减少、粒细胞减少及贫血)。单纯化疗组和联合治疗组不良反应发生率分别为41.0%(25/61)、19.7%(12/61),差异有统计学意义($P<0.05$)。李政等[36]运用葶苈甘遂逐水饮(葶苈子、车前子各20 g,甘遂1.5 g,大枣、泽兰各10 g,茯苓50 g,泽泻、干姜、生姜各15 g,石韦25 g)联合化疗对比单纯化疗治疗晚期胃癌合并恶性腹水62例,结果显示:葶苈甘遂逐水饮联合化疗治疗晚期胃癌合并恶性腹水方面疗效可靠,减轻患者化疗不良反应,改善中医证候,提高患者免疫功能,提升生活质量。卫蓉等[37]运用养阴散结方(莪术10 g,醋鳖甲、冬凌草、猫爪草、北沙参、天冬、麦冬、百合、薏苡仁各20 g,五味子6 g等)、化痰祛瘀方(莪术、法半夏各10 g,醋鳖甲、冬凌草、猫爪草、瓜蒌皮、百合、桃仁各20 g,黄连片6 g等),辅助化疗,分别治疗阴虚证、痰瘀互结证胃癌各30例,研究结果显示,两组胃癌患者治疗后在临床疗效、体重疗效、T细胞亚群、NK细胞的变化等方面得到有效改善。尹军平等[38]将胃癌术后198例患者分为两组,对照组82例采用化疗和西医常规处理,治疗组116例在对照组基础上,于化疗期间加用中药黄芪注射液,化疗间歇期加用香砂六君子汤加减治疗。结果显示:胃癌术后早期化疗期间加用中药黄芪注射液,化疗间歇期加用香砂六君子汤加减治疗,可减轻化疗药物的白细胞的抑制,减轻胃肠道不良反应的程度,减少复发和转移,改善患者生活质量。郝淑兰等[39]将67例中晚期胃癌患者随机分为两组,其中治疗组(在DOF方案的基础上加用生脉注射液40 ml)33例,对照组(单纯DOF方案)34例,21 d为1个周期,共

进行 2 个周期。结果显示治疗 2 个周期后比较瘤体大小，治疗组有效率为 66.67%，优于对照组的 41.18%，治疗组化疗完成率 96.97%，高于对照组的 76.47%，差异均有统计学意义，说明生脉注射液与化疗联合有减毒增效作用。何肇晴等[40]进行了中医防治化疗引起晚期胃癌患者骨髓抑制研究，将 96 例晚期胃癌患者用复方皂矾丸（西洋参、海马、皂矾）＋ FOLFOX4 化疗方案治疗，结果提示复方皂矾丸能保护晚期胃癌患者的骨髓免受化疗损伤，提高患者对化疗的耐受性，具有较好的应用前景。张海鸥等[41]运用补肾健脾消癥方联合化疗对比单纯化疗治疗胃癌术后患者，结果显示：中药联合化疗组 NK 细胞活性、$CD8^+$ 均值优于单纯化疗组（$P<0.05$），在 $CD3^+$、$CD4^+$、$CD4^+/CD8^+$ 均值比较上差异更为明显（$P<0.01$），中药联合化疗组 Karnofky 评分明显高于单纯化疗组（$P<0.01$），提示补肾健脾消癥方可显著提高胃癌术后患者化疗过程中的细胞免疫功能和生存质量。

（三）中医药结合分子靶向治疗

靶向治疗可能在传统化疗基础上进一步提高晚期胃癌的疗效，目前国际上唯一批准用于晚期胃癌靶向治疗的是作用于 HER－2 靶点的曲妥珠单抗，其不良反应较细胞毒化疗药物轻，无明显胃肠道及骨髓毒性，但可出现过敏反应及心脏毒性，过敏反应主要表现为发热、寒战、头痛、皮疹等。许多医家都在探索如何在分子靶向治疗肿瘤时，适时切入中医药，结合辨证组方以减轻毒不良反应，如尤建良[42]总结多年临床经验报道：皮疹和皮肤干痒者，可外用炉甘石洗剂，也可用药液（龙胆草、苦参等）热敷；若患者痒甚可加入凉血祛风之赤芍、地肤子等；腹泻者，采用保留灌肠法（白及、五倍子等），能使药物直达病所，亦可用锡类散。

（四）中医外治疗法结合西医治疗

中医药在肿瘤治疗过程中，与现代医学有机结合，合理地应用现有各种治疗手段，最大限度地发挥中医整体治疗优势，扬长避短，在增效减毒、预防术后复发转移、延长带瘤生存时间、改善患者临床症状、提高生存质量等方面都取得了良好的临床疗效。

张晓羽[43]总结前人经验，指出中医脐疗就是选用适当的药物，制成一定剂型（粉、糊、丸、膏、饼等）敷贴脐部，通过对其施以物理刺激，如艾灸、热熨、拔罐、推拿、针刺等，以达到治疗疾病的一种方法；将中药敷脐疗法运用于肿瘤患者，能够增强脾胃功能，补益脾肾精气，激发三焦的气化功能，收敛人体的精、气、神，调节脏腑阴阳平衡，增强人体免疫力，在防治化放疗不良反应、治疗癌性腹水等方面疗效显著。向德尚[44]将胃癌术后患者 69 例，随机分为对照组 34 例和观察组 35 例。对照组给予常规治疗，观察组在对照组的基础上加用参黄散（生晒参、丹参、生大黄、厚朴等）贴敷神阙穴治疗。结果显示参黄散贴敷神阙穴可以有效促进胃癌术后患者的胃肠功能恢复，表明中药贴敷神阙穴可以通过经脉气血，输布五脏六腑、四肢九窍，发挥经络系统整体调节作用，以调和阴阳、扶正祛邪，从而有效促进胃癌术后患者的胃肠功能恢复。

孙龙等[45]选择 60 例择期行胃癌根治术的患者，随机分为对照组（30 例）和观察组（30

例），对照组行禁食、胃肠减压、营养支持等常规治疗，观察组在常规治疗的基础上行耳穴贴压，结果显示观察组患者术后肠鸣音恢复时间、首次肛门排气或排便时间明显少于对照组，差异有统计学意义（$P<0.05$）；术后早期观察组恶心呕吐、腹胀发生率低于对照组，差异有统计学意义（$P<0.05$）。表明耳穴贴压可促进胃癌术后胃肠功能恢复，并有效预防术后并发症。

陈仲杰等[46]以痛为腧针刺治疗癌性疼痛，将 66 例晚期癌症且伴有疼痛的患者，根据疼痛的轻、中、重不同程度分为 3 层，将每一层患者随机分成两组，针刺组采用以痛为腧治疗，在疼痛部位找 3～5 个（胃癌通常在胃脘部或相应的背俞穴上）最明显的压痛点作为针刺点；药物组按 WHO 三阶梯给药原则给口服药，以数字分级法评定疼痛缓解的临床疗效。结果显示针刺组和药物组均可有效控制癌痛，但针刺组作用明显优于药物组，针刺组总有效率为 94.1%，药物组为 87.5%，两组疗效有显著性差异（$P<0.05$）。

二、中西医结合治疗胃癌体会

（一）中西医结合治疗策略选择

胃癌的治疗手段常见的有手术、化疗、放疗、免疫治疗、中医中药等。但是大部分均应将手术治疗作为首选，同时根据患者自身的情况进行合理的配合，综合治疗，多管齐下，才能起到治疗胃癌的良好效果。无论是辅助还是姑息治疗，中医药始终参与其中。

只要患者自身情况许可，有手术指征，均应及早手术。视情况分别采用根治手术、姑息性手术等治疗方法。石海澄[47]根据经验，将术前术后分阶段中医治疗。手术治疗前以健脾和胃、理气降浊解毒为主，常用白术、黄芪、党参、佛手、薏苡仁、半边莲、半枝莲、鸡内金之类。手术后 1 周内以理气降浊为主，常用陈皮、枳实、白术、厚朴、半夏、香附、木香，以促进胃肠蠕动恢复。手术 1 周后至 1 个月内以健脾益气、和胃消食为主，常用黄芪、党参、陈皮、枳壳、鸡内金、茯苓、山楂、谷芽、麦芽、白术、半枝莲、半边莲，以促进体质恢复。1 个月后以扶正解毒抗癌为主，常用黄芪、白术、太子参、黄精、陈皮、半枝莲、半边莲、白花蛇舌草、三棱、莪术、肿节风、冬虫夏草、女贞子之类。

由于放疗对胃癌的敏感性低、疗效差，加之胃部周围重要脏器多，放射治疗常伤及机体的正常细胞和组织，故一般较少采用。因此化疗是除了手术之外的常见治疗方法，其优点是能对患者进行全身治疗，不管对原发的、残留的、扩散的或转移的，对癌细胞都有较强的杀伤力，其缺点是毒不良反应大，使全身遭受到某种程度的损害。许多患者因其毒副反应过大，未能坚持完成化疗，使得病情进展；或者毒副症状明显，生活质量不高。

中药配合化疗治疗能明显减轻化疗症状，提高化疗疗效。同样根据化疗前、化疗中、化疗间隔、化疗后分四个阶段治疗：化疗前按中医辨证施治原则，以改善病情与体质，为化疗创造条件。化疗过程中，中药以控制、预防化疗的毒副反应为主，贵在健脾和胃，益气养阴。常用石斛、玉竹、沙参、牡丹皮、赤芍、半夏、黄芪、白术、枳实、柿蒂、白扁豆、芡实、莲子肉、丹参。化疗疗程间隔期，则益气补血为主，以促进体质恢复，常用黄芪、白术、茵陈、当归、川芎、鸡血藤、白芍、黄精、补骨脂、女贞子之类。化疗结束后当扶正祛邪，防止复发，常用黄芪、茯苓、白术、当归、半枝莲、半边莲、夏枯草、干蟾皮、龙葵、白花蛇舌草、冬虫夏草。

（二）关于胃癌的中医治法探讨

1. 健脾和胃，顾护胃气　胃癌的病理特点决定了脾虚胃败，不耐受纳。早期，手术切除或放化疗损伤脾胃；晚期癌毒弥散，邪盛正衰，加之进食量少而呈恶病质。四时百病，胃气为本，胃气一败，百药难施。同时，脾胃虚弱，则饮食难化，药物不易吸收，纵有良药亦难奏效。但留一分胃气，便有一分生机。危重之患，如胃尚能纳，则犹有生机；若谢谷不纳，胃气败绝，势必不救。临证中常见纳呆腹胀、食后胀甚、倦怠乏力、少气懒言、形体羸瘦、舌淡苔薄白边有齿痕、脉细弱等一派脾胃虚弱之象。胃癌早期以邪实为主，治疗以攻为主，即祛邪亦是扶正之义，重在理气降浊、解毒散结，中期正虚但尚耐攻伐，治疗应攻补兼施，重在健脾益胃、化瘀降浊、解毒散结，后期以正虚为主，治疗以扶正为主，即扶正除积之义，重在补肾健脾和胃，补气解毒化瘀。因此在胃癌的各个阶段，均应以健脾和胃、顾护胃气为首务，遣方用药应平和轻灵，少用味厚燥烈、苦寒滋腻之品，以缓图之。处方用药以六君为基础，随证加减，脾虚失运，酿生湿浊者，加猪苓、薏苡仁、车前子等健脾利湿；食滞胃脘者，加神曲、鸡内金、炒山楂、炒谷芽、炒麦芽等消食导滞；肝气犯胃、胸胁胀痛者，加柴胡、郁金、玫瑰花、绿萼梅等疏肝和胃。

症见胃脘胀满，时时作痛，累及两胁，口苦心烦，嗳气陈腐，食少或呕吐反胃，舌苔薄白或薄黄，脉弦。治宜健脾和胃，理气降浊。药用柴胡、郁金、枳壳、白术、茯苓、黄药子、半枝莲、代赭石、白芍、山楂、鸡内金、白屈菜、玫瑰花。

症见胃脘胀痛、喜按，呕吐，面色无华，肢冷神疲，大便溏，舌淡胖，苔白腻，脉沉细缓或细滑。治宜健脾和胃，温中散结，化痰降浊。药用人参、白术、茯苓、半夏、黄药子、荜茇、厚朴、高良姜、娑罗子、黄芪、白豆蔻。

症见胃脘灼热刺痛、拒按、食后痛剧，呕吐，心下痞块，或呕血、便血，口干，肌肤甲错，舌暗或有瘀点、瘀斑，脉弦数。治宜清热解毒，化瘀降浊。药用半边莲、白屈菜、蒲黄、五灵脂、延胡索、玉竹、藕节、鸡内金、八月札、香附、夏枯草、茯苓、莪术、干蟾皮、白花蛇舌草。

症见面色苍白无华，面目水肿，畏寒肢冷，神疲乏力，少气懒言，心悸气短，头晕目眩，自汗盗汗，纳少乏味，形体消瘦，心下痞块，舌淡苔白，脉细无力。治宜补益气血，化浊解毒。药用黄芪、人参、茯苓、当归、白芍、熟地、川芎、鸡血藤、薏苡仁、白花蛇舌草、半枝莲、半边莲、荜茇、山楂、鸡内金、谷芽、麦芽。

2. 化痰祛瘀，解毒抗癌　中医学认为胃癌的发生与癌毒的滋生与留著于胃有关。癌毒一旦留结，阻碍经络气机运行，津液不能正常输布则留结为痰，血液不能正常运行则停留为瘀，癌毒与痰瘀搏结，形成肿块。瘤体一成，则狂夺精微以自养，机体失养，诸症迭起。《临证指南医案》有云："胃痛久而屡发，必有凝痰聚瘀。"《证治汇补》有云："饮食不下，心胃作痛，此痰凝血瘀。"《杂病源流犀烛》也云："食积、痰饮、瘀血皆贮于胃中者，故其为病而痛，为胃脘痛也。”临证常见：上腹肿块、脘部疼痛、呕血黑便、体倦乏力、恶心纳呆、肌肤甲错、舌紫暗苔白腻或黄腻、脉涩等。故治疗以解毒抗癌配合化痰祛瘀、软坚散结为主。本病的解毒抗癌类药主要有：漏芦、石见穿、丹参、牡蛎、莪术、海藻、夏枯草、白花蛇舌草、鬼箭羽、山慈菇、猫爪草、僵蚕、八月札、皂角刺、䗪虫、天南星等，其中莪术、石见穿、丹参等尤擅活血消瘀软坚；而夏枯草、海藻、山慈菇、猫爪草、僵蚕、八月札、天南星等则侧重化痰散结。现代药理亦证实化痰祛瘀类药物具有抗癌解毒，缩小肿瘤大小，抑制肿瘤转移等作用。

3. 调补脾肾，扶正除积 肿瘤的发病机制与中医正邪理论密切相关，主要是正气虚损，而后邪毒入侵，如《内经》所云：“正气存内，邪不可干。”“邪之所凑，其气必虚。”中医整体观认为，肿瘤是全身性疾病的局部表现，脾虚及肾是本虚，胃内有积是标实，总属本虚标实之证。正如临床所见，恶性肿瘤，尤其是晚期患者，常有脾肾两虚之象，临证常见神疲倦怠、头晕耳鸣、纳呆腹胀、动则气促、腰膝酸软、夜尿频多、大便溏泻或干结难排、舌淡、脉沉弱等。因肾为先天之本，主纳气，为气之根本；脾为后天之本，气血生化之源，张景岳曾云“壮人无积，虚人则有之”“养正积自除”。因此调补脾肾，不仅健脾益气，同时温补肾阳、滋阴填精，助脾脏升发之气，以达事半功倍之效。临证常用黄芪、白术、茯苓、大枣等健脾益气，女贞子、枸杞子、菟丝子、山茱萸等补肾填精，共奏健脾益气、滋阴补肾、扶正固本之效。现代药理也证实，健脾补肾之中药有提高机体免疫功能的作用，对晚期胃癌患者能改善生存质量，延长生存时间；而对胃癌根治术后患者，能提高机体免疫力，抑制癌症复发及转移。

参考文献

[1] ANTONI S, SOERJOMATARAM I, MOLLER B, et al. An assessment of GLOBOCAN methods for deriving national estimates of cancer incidence [J]. Bull World Health Organ, 2016,94(3): 174 - 184.

[2] SIEGEL R L, MILLER K D, JEMAL A. Cancer statistics, 2016 [J]. CA Cancer J Clin, 2016,66(1): 7 - 30.

[3] CHEN W, ZHENG R, BAADE P D, et al. Cancer statistics in China, 2015 [J]. CA Cancer J Clin, 2016,66(2): 115 - 132.

[4] 张万岱，胡伏莲，萧树东，等. 中国自然人群幽门螺杆菌感染的流行病学调查[J]. 现代消化及介入诊疗，2010,15(5): 265 - 270.

[5] PRINZ C, SCHWENDY S, VOLAND P. H pylori and gastric cancer: shifting the global burden [J]. World J Gastroenterol, 2006,12(34): 5458 - 5464.

[6] PLUMMER M, VIVAS J, LOPEZ G, et al. Chemoprevention of precancerous gastric lesions with antioxidant vitamin supplementation: a randomized trial in a high-risk population [J]. J Natl Cancer Inst, 2007,99(2): 137 - 146.

[7] SMYTH E C, CAPANU M, JANJIGIAN Y Y, et al. Tobacco use is associated with increased

recurrence and death from gastric cancer [J]. Ann Surg Oncol, 2012,19(7): 2088 - 2094.
[8] TRAMACERE I, NEGRI E, PELUCCHI C, et al. A meta-analysis on alcohol drinking and gastric cancer risk [J]. Ann Oncol, 2012,23(1): 28 - 36.
[9] KLUIJT I, SIJMONS R H, HOOGERBRUGGE N, et al. Familial gastric cancer: guidelines for diagnosis, treatment and periodic surveillance [J]. Fam Cancer, 2012,11(3): 363 - 369.
[10] 邹小农,孙喜斌,陈万青,等. 2003—2007 年中国胃癌发病与死亡情况分析[J]. 肿瘤,2012,32(2): 109 - 114.
[11] ZHANG Z, XU G, MA M, et al. Dietary fiber intake reduces risk for gastric cancer: a meta-analysis [J]. Gastroenterology, 2013,145(1): 113 - 120.
[12] 石远凯,孙燕. 临床肿瘤内科手册[M]. 北京: 人民卫生出版社,2015.
[13] 腹腔热灌注化疗技术临床应用专家协作组. 腹腔热灌注化疗技术临床应用专家共识(2016 版)[J]. 中华胃肠外科杂志,2016,19(2): 121 - 125.
[14] SESHADRI R A, GLEHEN O. Cytoreductive surgery and hyperthermic intraperitoneal chemotherapy in gastric cancer [J]. World J Gastroenterol, 2016,22(3): 1114 - 1130.
[15] LI J, QIN S, XU J. Randomized, double-blind, placebo-controlled phase Ⅲ trial of apatinib in patients with chemotherapy-refractory advanced or metastatic adenocarcinoma of the stomach or gastroesophageal junction [J]. J Clin Oncol, 2016,34(13): 1448 - 1454.
[16] 齐元富. 钱伯文治疗胃癌运用枳壳白术的经验[J]. 中医杂志,1993,34(5): 267 - 268.
[17] 裘维焰,孙大兴. 赵树珍调治胃肠道肿瘤经验[J]. 浙江中医杂志,1998,33(9): 387 - 388.
[18] 陈继婷,翟信长,易玉斌. 陈慈煦教授用通降解毒法治疗食道癌、胃癌临床经验浅析[J]. 贵阳中医学院学报,1995,17(3): 17 - 18.
[19] 宋巧玲,沈敏鹤,阮善明,等. 吴良村治疗胃癌经验撷菁[J]. 世界中医药,2009,4(6): 315 - 316.
[20] 凌耀星. 中医治癌秘诀[M]. 上海: 文汇出版社,1995.
[21] 徐艺. 刘沈林辨治胃肠肿瘤经验[J]. 湖南中医杂志,2006,22(6): 35 - 41.
[22] 崔永玲. 李建生治疗胃癌的经验[J]. 北京中医,2005,24(6): 339 - 340.
[23] 贾立群,朱世杰. 现代名中医——肿瘤科绝技[M]. 上海: 上海科学技术文献出版社,2002.
[24] 孙秉严. 孙秉严治疗肿瘤临床经验[M]. 北京: 科学出版社,1992.
[25] 李宜放,郝淑兰. 王晞星教授治疗胃癌经验[J]. 中国民间疗法,2011,19(2): 15 - 17.
[26] 李和根. 刘嘉湘治疗胃癌经验述要[J]. 辽宁中医杂志,2005,32(7): 642.
[27] 谷言芳,张天文,牛煜,等. 谷铭三治疗肿瘤经验集[M]. 上海: 上海科学技术出版社,2002.
[28] 凌耀星. 中医治疗疑难病症 130 例纪实[M]. 上海: 上海三联书店,2001.
[29] 卢祥之,张年顺. 著名中医治疗癌症方药及实例[M]. 重庆: 科学技术文献出版社重庆分社,1990.
[30] 何秀兰,胡凯文. 王沛肿瘤治验[M]. 北京: 北京科学技术出版社,2012.
[31] 廖成文,杨先玉,幸程涛,等. 中西医结合治疗胃癌术后胃瘫综合征的疗效分析[J]. 江西医药,2013(12): 1099 - 1100.
[32] 马梦妍,舒鹏. 舒鹏教授运用乌梅丸加减治疗胃癌术后反流征经验[J]. 中医药学报,2015,43(5): 85 - 87.
[33] 夏绍军. 四君子汤加减治疗胃癌术后反流性胃炎[J]. 光明中医,2013,28(11): 2300 - 2301.

[34] 张坚，张家驹. 奠土汤治疗胃癌术后倾倒综合征 17 例[J]. 中医杂志，2002，43(12)：928－929.
[35] 张春杰. 中医药联合化疗治疗胃癌术后的疗效评价[J]. 中华中医药学刊，2013，31(6)：1419－1420.
[36] 李政，李康，王巍. 葶苈甘遂逐水饮联合化疗治疗晚期胃癌合并恶性腹水临床观察[J]. 辽宁中医药大学学报，2016(2)：146－148.
[37] 卫蓉，杨柱，刘华蓉，等. 养阴散结法和化痰祛瘀法辅助化疗治疗胃癌 60 例临床观察[J]. 中医杂志，2014，55(21)：1849－1852.
[38] 尹军平，吕桂泉. 胃癌术后早期化疗结合中医辅助治疗的临床观察[J]. 中华中医药学刊，2013，31(12)：2830－2832.
[39] 郝淑兰，刘丽坤，王晞星，等. 生脉注射液联合化疗治疗中晚期胃癌 33 例临床研究[J]. 山西中医，2013，29(2)：9－11.
[40] 何肇晴，程冬英，龚皓，等. 复方皂矾丸对抗胃癌化疗骨髓抑制的临床研究[J]. 现代肿瘤医学，2008，16(4)：616－617.
[41] 张海鸥，林平，黄铭涵，等. 补肾健脾消癥方联合化疗治疗胃癌术后患者疗效观察[J]. 中华中医药学刊，2010，28(8)：1781－1783.
[42] 尤建良. 晚期肺癌靶向治疗时中医药的切入[J]. 辽宁中医杂志，2006，33(10)：1227－1229.
[43] 张晓羽. 中药敷脐疗法在肿瘤治疗中的应用[J]. 中医外治杂志，2008，17(4)：49－51.
[44] 向德尚. 参黄散贴敷神阙穴对胃癌术后胃肠功能恢复的影响[J]. 河南中医，2015，35(12)：3177－3178.
[45] 孙龙，段培蓓，黄为君，等. 耳穴贴压促进胃癌术后胃肠功能恢复的研究[J]. 中国中西医结合消化杂志，2014，22(5)：239－241.
[46] 陈仲杰，郭宇鹏，吴中朝. 以痛为腧针刺治疗癌性疼痛疗效观察[J]. 中国针灸，2008，28(4)：251－253.
[47] 石海澄，黄笃高. 运用中西医结合治疗胃癌的体会[J]. 中医药导报，2007，13(12)：49－63.

第四章　原发性肝癌的中西医结合诊治

第一节　西医对原发性肝癌的诊治

原发性肝癌(简称肝癌)属于肝脏上皮性恶性肿瘤中的一类，按组织学类型可分为肝细胞癌、胆管细胞癌、混合细胞癌三种。在我国，90%以上的原发性肝癌为肝细胞癌(HCC)，胆管细胞癌及混合细胞癌各占不到5%。GLOBOCAN估计2012年世界肝癌发病约为78.2万例，占同期世界癌症发病总数的5.6%，世界标化发病率(ASR－W)为10.1/10万，分别居同期世界男、女性发病的第5位和第9位。2012年中国肝癌发病约39.5万例，占同期中国癌症发病总数的12.9%，ASR－W为22.3/10万，分别居同期中国男、女性发病顺位的第2位和第5位；中国肝癌发病率分别是世界、发达地区和亚洲的2.21倍、4.13倍和1.68倍。根据2010年全国肿瘤登记中心资料，我国肝癌男性发病数约为女性的2.98倍，死亡数约为女性的2.88倍[1]。我国肝癌的高发地区为东南沿海地区，如江苏、浙江、福建、山东等省份。肝癌是我国常见的恶性肿瘤，多年来随着居民饮食习惯的改变以及对新生儿进行乙型病毒性肝炎疫苗接种等危险因素暴露减少，标化发病率呈下降趋势，但由于中国人口基数大，老龄化问题严重，肝癌发病率仍呈上升趋势[2]。

肝癌的病因尚未十分明确，且不同国家和地区发病因素也不尽相同。我国肝癌的主要病因为病毒性肝炎、黄曲霉素、饮水污染，其他因素如嗜酒、肝吸虫、遗传、吸烟、性激素等也可能与肝癌的发病有关。研究表明，肝炎病毒尤其是乙型肝炎病毒(HBV)与肝癌的关系甚为密切，HBV与肝癌流行的全球地理分布接近，HBV高发流行区同样是肝癌的高发区，如非洲、东南亚、日本和我国是HBV的中、高发感染区。

目前常用的肝癌分期主要有国际抗癌联盟(UICC)推荐的TNM分期标准及巴塞罗那临床肝癌分期(BCLC)。原发性肝癌的早期诊断至关重要，从20世纪70至80年代起，由于血清AFP、实时超声显像和CT的逐步普及和广泛应用，大大促进了原发性肝癌的早期诊断。由于早期诊断率明显提高，手术切除率也随之提高，预后亦获得明显改善。目前肝癌治疗以手术为主的综合治疗，近年来，肝动脉介入治疗、局部消融治疗、化学治疗、分子靶向治疗、中西医结合综合疗法等丰富了肝癌的治疗手段，对延长患者生存期、改善生活质量起到了一定的作用。

一、术语和定义

1. 肝细胞癌　最多见，起源于肝细胞，在我国约占原发性肝癌的90%以上，呈多角形排列成巢状或索状，在巢或索间有丰富的血窦，无间质成分。

2. 胆管细胞癌　起源于肝内胆管上皮细胞，在我国约占原发性肝癌的3%，呈立方或柱状，排列成腺样，纤维组织较多、血窦较少。

3. 肝胆管混合细胞癌　此类较为少见，包含肝细胞癌和胆管细胞癌两种结构，或呈过渡状态。

4. 小肝癌　单个癌结节直径在3 cm以下或两个癌结节的直径总和≤3 cm，边界清楚者。早期的小肝癌多膨胀性生长，包膜完整，分化良好。

二、致病因素与发病机制

目前原发性肝癌的病因与发病机制仍不明确，不同国家地区的发病因素也不同。我国主要病因包括病毒性肝炎、长期摄入黄曲霉素、饮水污染、酒精性肝硬化等。

（一）病毒性肝炎

研究表明，HBV感染与肝细胞癌（HCC）发生之间存在密切的关系。我国原发性肝癌患者中约90%有HBV感染背景，近年来我国丙型肝炎病毒（HCV）背景肝癌有上升趋势。肝癌患者血液中多可测出HBV或HCV标记。我国肝癌患者HBV标记阳性率达90%左右，HCV抗体阳性率为10%左右。有研究认为，HBV致癌的机制可能是通过HBV-DNA整合到肝细胞中，致使*p53*基因发生等位基因的缺失和（或）点突变，表达出结构异常的p53蛋白，此异常蛋白与乙型病毒性肝炎X抗原（HBxAg）构成稳定复合物，通过相互的协同作用致使肝细胞发生转化，最后导致肝癌发生[3]。尽管近年来针对病毒性肝炎与肝癌之间的相互关系做了大量的研究，但不少资料提示，单一的病毒性肝炎仍难以解析整个肝癌病因学。

（二）黄曲霉素

在黄曲霉素中，黄曲霉素B_1（AFB_1）毒性较大，致癌性较强。AFB_1是1960年英国发生10万只火鸡因食用含发霉花生粉死亡事故中被发现的，世界卫生组织国际癌症研究所（IARC）认为黄曲霉素尤其是AFB_1是人类致癌剂。目前，动物实验研究已经证实，黄曲霉素可诱发肝癌。陆培新等[4]对江苏省启东市23年来HBV感染者AF暴露的结果表明，AF暴露与否与肝癌以外的恶性肿瘤发生率无明显关系，但AF暴露人群的肝癌发病率却极显著高于非暴露人群。HBV感染后使肝细胞受到了一定程度的损害，受损的肝细胞改变了AF代谢途径或速度，延缓了AF及其衍生物在肝内的潴留时间，而这种状况又进一步促使肝细胞受损，使肝脏病变进一步发展，导致了AF与HBV对肝细胞损害的协同作用。

（三）饮水污染

我国流行病学资料显示，肝癌高发与饮水污染有密切关系。饮用污染严重的池塘水或宅沟水者肝癌病死率较高，而饮用深井水者肝癌病死率较低。沟塘水的检测中证实其含有较多的致突变、致癌、促癌物。近年发现，池塘水或宅沟水中的水藻毒素是一种强的促癌因素，其中微囊藻毒素和节球藻毒素与人类关系最为密切。

（四）其他因素与综合作用

1. 肝硬化　原发性肝癌合并肝硬化的发生率各地报道为50%～90%。在我国，原发性肝癌主要在病毒性肝炎后肝硬化基础上发生；在欧美国家，肝癌常在酒精性肝硬化的基础上发生。

2. 遗传因素　不同种族人群肝癌发病率不同。在同一种族中，肝癌的发病率也存在着很大的差别，常有家族聚集现象，但是否与遗传有关，还待进一步研究。

3. 生活习惯　据研究发现，吸烟明显增加丙型肝炎患者的肝癌危险性，吸烟伴 HCV 抗体阳性者肝癌死亡可能性远远高于吸烟伴 HCV 抗体阴性者。

三、诊断

（一）诊断依据

1. 高危因素　居住于肝癌高发区（我国东南沿海地区），男性，年龄≥35 岁，病毒性肝炎感染病史，黄曲霉毒素暴露史，肝癌家族史，肝硬化病史，生活习惯不良者为肝癌的高危人群。

2. 症状

（1）肝区疼痛：是肝癌最常见的症状，半数以上患者有肝区疼痛，多呈间歇性或持续性隐痛、钝痛或胀痛等，是因肿瘤生长过快，肝包膜张力增加，导致的牵拉痛，也可因肿瘤坏死组织刺激肝包膜所致。肿瘤生长的部位不同，引起疼痛也有不同。如病变侵犯膈肌，疼痛可牵涉右肩或右背部；如肿瘤位于肝左叶，常引起中上腹疼痛；如肿瘤位于肝右叶，则右季肋部疼痛。当肝表面的癌结节破裂，可突然引起剧烈腹痛，从肝区开始迅速延至全腹，产生急腹症的表现，如出血量大时可导致休克。

（2）消化道症状：肝癌患者常有食欲减退、腹胀、消化不良、恶心呕吐、腹泻等症状，可由肿瘤压迫、腹水、胃肠道瘀血及肝功能损害而引起。

（3）消瘦、乏力：可能由于消化功能紊乱、营养吸收障碍导致能量不足，肝功能受损，一部分代谢产物不能排出所致，严重者可出现恶病质。

（4）发热：肝癌发热多为癌性热，多数为中低度发热，为肿瘤组织坏死后释放致热原进入血液循环所致，发热前无寒战，抗生素治疗无效。有时可因癌肿压迫或侵犯胆管而致胆管炎，或因抵抗力减低合并其他感染而发热，需与癌性热相鉴别。

（5）肝外转移灶症状：如肺部转移可以引起咳嗽、咯血；胸膜转移可以引起胸痛和血性胸腔积液；骨转移可以引起骨痛或病理性骨折等。

（6）伴癌综合征：指机体在肝癌组织自身所产生的异位激素或某些活性物质影响下而出现的一组特殊证候群，可与临床表现同时存在，也可先于肝癌症状。临床表现多样且缺乏特异性，常见的有自发性低血糖症，红细胞增多症；其他有高脂血症、高钙血症、性早熟、促性腺激素分泌综合征、皮肤卟啉症、异常纤维蛋白原血症和类癌综合征等，但临床较少见。

3. 体征　早期肝癌患者多数无明显的相关阳性体征，少数有基础肝病史的可表现为肝大、黄疸、皮肤瘙痒等；中晚期肝癌常表现为肝大（质地坚硬、表面凹平、血管杂音）、黄疸、腹腔积液等。如原有肝硬化病史的患者，常有门脉高压征象，表现为腹壁静脉曲张、脾大等。

（1）肝脏肿大：约 90%的患者因扪及上腹部肿块就诊。往往呈进行性肿大，质地坚硬、表面凹凸不平，有大小不等的结节甚至巨块，边缘清楚，常有程度不等的触压痛。左叶肝癌表现为剑突下包块。肝右叶膈面肿瘤可使右侧膈肌明显抬高，肿块不易扪及。如肿瘤位于肝实质内，肝表面可光滑，伴或不伴明显压痛。

（2）腹腔积液：一般为渗出液，为草黄色或血性，多数是在肝硬化的基础上合并门静脉或肝静脉癌栓所致。肝癌浸润腹膜也是腹水的常见原因。

（3）黄疸：多为晚期征象，表现为皮肤巩膜黄染，多为阻塞性黄疸，少数为肝细胞性黄疸。前者常因癌肿压迫或侵犯胆管或肝门转移性淋巴结肿大而压迫胆管造成阻塞所致；后者可由于癌组织肝内广泛浸润或合并肝硬化、慢性肝炎引起。

（4）血管杂音：由于肿瘤本身血管丰富，当癌肿压迫肝动脉及腹主动脉，故可在相应部位闻及吹风样血管杂音；此体征具有重要的诊断价值，但对早期诊断意义不大。

4. 浸润和转移

（1）肝内转移：肝癌最初多为肝内播散转移，易侵犯门静脉及分支并形成瘤栓，脱落后在肝内形成多发性转移灶。如果门静脉干支瘤栓阻塞，往往会引起或加重原有的门静脉高压。

（2）肝外转移：血行转移，以肺转移最为多见，还可转移至胸膜、肾上腺、肾脏、骨骼等部位。淋巴转移，以肝门淋巴结转移最常见，也可转移至胰、脾和主动脉旁淋巴结，偶尔累及锁骨上淋巴结。种植转移，比较少见，偶可种植在腹膜、横膈及胸腔等处，引起血性的腹腔积液、胸腔积液。女性可发生卵巢转移，形成较大肿块。

5. 常见并发症

（1）上消化道出血：肝癌常有肝炎、肝硬化背景伴有门静脉高压，而门静脉和肝静脉癌栓可以进一步加重门脉高压，故常引起食管中下段或胃底静脉曲张破裂出血。若癌细胞侵犯胆管可致胆道出血，呕血和黑便。有的患者可因胃肠黏膜糜烂，溃疡和凝血功能障碍而广泛出血，大出血可以导致休克和肝昏迷。

（2）肝病性肾病和肝性脑病（肝昏迷）：肝癌晚期尤其弥漫性肝癌，可以发生肝功能不全甚至衰竭，引起肝肾综合征(hepatorenal syndrome，HRS)，即功能性急性肾功能衰竭(functional acute renal failure，FARF)，主要表现为显著少尿，血压降低，伴有低钠血症、低血钾和氮质血症，往往呈进行性发展。肝性脑病(hepatic encephalopathy，HE)即肝昏迷，往往是肝癌终末期的表现，常因消化道出血、大量利尿剂、电解质紊乱以及继发感染等诱发。

(3) 肝癌结节破裂出血：为肝癌最紧急而严重的并发症。癌灶晚期坏死液化可以发生自发破裂，也可因外力而破裂，故临床体检触诊时宜手法轻柔，切不可用力触压。癌结节破裂可以局限于肝包膜下，引起急骤疼痛，肝脏迅速增大，局部可触及软包块，若破溃入腹腔则引起急性腹痛和腹膜刺激征。少量出血可表现为血性腹腔积液，大量出血则可导致休克甚至迅速死亡。

(4) 继发感染：肝癌患者因长期消耗及卧床，抵抗力减弱，尤其在化疗或放疗之后白细胞降低时容易并发多种感染，如肺炎、肠道感染、真菌感染和败血症等。

6. 辅助检查　有实验室、影像学等检查。

(1) 实验室检查：AFP现已广泛用于原发性肝癌的普查、早期诊断、判断治疗效果及预测复发。如果未发现肝脏局部病灶而仅有AFP增高时，应对患者进行每3个月1次的随访；若AFP≥400 μg/L超过1个月，或≥200 μg/L持续2个月，排除妊娠、生殖腺胚胎癌和活动性肝病，应该高度怀疑肝癌。AFP对肝癌诊断的阳性率为60%～70%，仅靠AFP不能诊断所有的肝癌，需动态观察，并借助影像学检查或穿刺活检后的病理结果来明确诊断。近年来为了提高肝细胞癌诊断的灵敏性和特异性，PIVKA-Ⅱ联合AFP指标应运而生。PIVKA-Ⅱ表示维生素K缺乏(或拮抗剂)Ⅱ而诱导的蛋白质，又称作异常凝血酶原(DCP)。正常肝脏在维生素K作用下会产生凝血酶原，但是在维生素K缺乏或者肝细胞癌患者中产生DCP。亚太肝病学会、日本肝病学会均已将PIVKA-Ⅱ写入指南中，推荐用于高危人群的筛查、肝癌的辅助诊断、监测治疗效果，并作为预后和复发的预测工具。肝癌诊断标志物ARCHTECT PIVKA-Ⅱ也在我国上市，一项关于中国人群ARCHTECT PIVKA-Ⅱ多中心研究也将启动。

肝癌辅助诊断的标志物还有很多，但对原发性肝癌的定性诊断都缺乏特异性，包括DCP、γ-谷氨酰转肽酶(GGT)及其同工酶、糖类抗原(CA19-9)、CEA等。

我国原发性肝癌患者中，约90%有HBV感染背景，10%～30%有HCV感染背景，如检测到肝功能异常、HBV或HCV感染，则提示有肝癌的肝病基础，对协助诊断有一定帮助。

(2) 影像学检查：包括超声、CT、MRI、肝动脉血管造影、PET-CT等。

1) 超声显像：B超是目前肝癌筛查的首选检查方法。优点为方便易行、价格低廉、操作简单及无创等。B超联合AFP检查，可作为肝癌的初筛诊断手段；能确定肝内有无占位性病变，特别是鉴别液性或实质性占位；有助于了解门静脉、肝静脉和下腔静脉内有无癌栓，彩色多普勒超声更有助于了解占位性病变的血供情况，对肝癌的鉴别诊断有重要帮助；可在超声引导下进行经皮肝穿刺活检、瘤内药物注射和局部消融治疗等。

2）多层螺旋CT：CT分辨率高，图像清晰而稳定，已成为肝癌定位和定性诊断中最重要的常规检查项目。CT有助于提供较全面的信息，如肿瘤的大小、部位、数目、血供情况等，有助于提示病变性质。对判断门静脉、肝静脉及下腔静脉是否存在癌栓、肝门和腹腔淋巴结是否存在转移、肝癌是否已侵犯邻近组织器官都具有重要价值。动脉期癌灶一般强化显著，单支动脉供血为主的小病灶可均匀强化；静脉期肝癌由于缺乏门静脉血供，可呈低灌注改变，典型者呈“快进快出”的强化方式。但也有部分病灶造影剂廓清较慢，所以在门静脉期仍呈相对高密度；延迟期以稍低密度为主要表现。碘油CT即经导管于肝动脉注入少量碘油与阿霉素混悬液，术后1～2周行CT检查的方法。因肝癌内缺乏库普弗细胞，不能有效清除碘油，碘油能长时间选择性聚集于肝癌组织中从而显影，此方法可有效提高1 cm以下小肝癌的检出率。

3）磁共振成像(MRI)：MRI具有无放射性辐射，组织分辨率高，可以多序列、多方位成像等特点。对于肝脏占位病变，MRI是敏感性和特异性均很高的检查方法，尤其是肝细胞癌与肝硬化背景上各种结节的鉴别。对软组织的分辨率较好，对肝血管瘤的鉴别优于CT。MRI的功能成像技术(如弥散加权成像、灌注加权成像和波谱分析)以及肝细胞特异性对比剂的应用，均有助于进一步提高肝癌的检出率和定性准确率以及全面准确地评估多种局部治疗的疗效。

4）选择性肝动脉造影(DSA)：DSA是一种侵入性创伤性检查，目前多采用数字减影血管造影，可以明确显示肝脏小病灶及其血供情况，同时可进行化疗和碘油栓塞等治疗。DSA不仅可以用于诊断和鉴别诊断，评估病变范围，也可为血管解剖变异和重要血管的解剖关系以及门静脉浸润提供正确客观的信息，对于判断手术切除的可能性和彻底性以及决定合理的治疗方案有重要价值。肝癌在DSA的主要表现为：肝内动脉移位、变形、扭曲；肝动脉增多、新生血管形成；瘤(直径小于＜3 cm的肿瘤)内毛细血管充盈增多；肝内动脉受肝瘤侵犯可呈锯齿状、串珠状或僵硬状态；动静脉瘘；“池状”或“湖状”造影剂充盈区等。

5）正电子发射计算机断层成像(PET-CT)：PET-CT是将PET与CT融为一体而成的功能分子影像成像系统，即可利用^{11}C、^{15}O、^{13}N、^{18}F等放射性核素标记的配体与相应特异性受体结合，通过功能显像反映肝脏占位的生化代谢信息，又可通过CT形态显像进行病灶的精确解剖定位，并且同时全身扫描对评估转移、监测肿瘤的进展及选择治疗方案具有重要指导意义。但是，PET-CT肝癌临床诊断的敏感性和特异性还需进一步提高，且费用高，在我国大多数医院尚未普及应用，不推荐其作为肝癌诊断的常规检查方法。

6）发射单光子计算机断层扫描仪(ECT)：ECT全身骨显像有助于肝癌骨转移的诊断。

(3) 病理检查：在超声、CT引导下经皮肝穿刺空芯针活检或细针穿刺，进行组织学或细胞学送检，获得病理学报告及免疫组化情况，对于明确诊断、病理类型、判断病情、指导治疗以及评估预后都非常重要。但穿刺活检也存在一定的局限性和危险性，有明显出血倾向或患有严重心、肺、脑、肾疾患和全身衰竭的患者应当禁止。

（二）原发性肝癌的分型和分期

1. 原发性肝癌的分型　包括组织学分型和病理学分型。

（1）组织学分型：可以分为肝细胞型、胆管细胞型、混合型。原发性肝癌中还有些特殊类型肝癌，比较罕见，如透明细胞型、巨细胞型、硬化型和肝纤维板层癌等。纤维板层癌是肝细胞癌的一种特殊类型，常见于青少年，多不伴肝硬化，生长缓慢，预后较好。表4-1为肝和肝内胆管肿瘤组织学分类。

表4-1　肝和肝内胆管肿瘤组织学分类(WHO 2005)

上皮性肿瘤	良性	肝细胞腺瘤 局灶性结节状增生 肝内胆管腺瘤 肝内胆管囊腺瘤 胆道乳头状瘤病
	恶性	肝细胞性肝癌(肝细胞癌) 肝内胆管细胞癌(周围性胆管癌) 胆管囊腺癌 混合型肝细胞癌和胆管细胞癌 肝母细胞瘤 未分化癌
非上皮性肿瘤	良性	血管平滑肌脂肪瘤 淋巴管瘤和淋巴管瘤病 血管瘤 婴儿型血管内皮瘤
	恶性	上皮样血管内皮瘤 血管肉瘤 胚胎性肉瘤(未分化肉瘤) 横纹肌肉瘤
杂类		孤立性纤维性肿瘤 畸胎瘤 卵黄囊瘤(内胚窦瘤) 癌肉瘤 Kaposi 肉瘤 横纹肌样瘤
其他		造血和淋巴样肿瘤 继发性肿瘤 上皮异常改变 肝细胞不典型增生(肝细胞改变)：大细胞型(大细胞改变)、小细胞型(小细胞改变) 不典型增生结节(腺瘤样增生)：低级别、高级别(非典型腺瘤样增生) 胆管异常增生(胆管上皮和胆管周围腺体)：不典型增生(胆管上皮和胆管周围腺体)、上皮内癌(原位癌) 杂类病变：间叶错构瘤、结节性改变(结节性再生性增生)、炎性假瘤

(2) 病理学分型：参考《原发性肝癌诊疗规范》(2011 年版)，肝细胞癌可分为结节型、巨块型和弥漫型。对瘤体直径<1 cm 称为微小癌，1～3 cm 称为小肝癌，3～5 cm 称为中肝癌，5～10 cm 称为大肝癌，>10 cm 称为巨块型肝癌，而全肝散在分布小癌灶称为弥漫型肝癌。目前，我国的小肝癌标准是单个癌结节最大直径≤3 cm，多个癌结节数目不超过 2 个，其最大直径总和≤3 cm。

肝内胆管细胞癌大体类型可分为结节型、管周浸润型、结节浸润型和管内生长型。

2. *原发性肝癌的分期* 目前常用的肝癌分期主要有 UICC 推荐的 TNM 分期系统及 BCLC 分期(巴塞罗那临床肝癌分期)。

(1) TNM 分期(UICC/AJCC，2010 年)

1) T：原发病灶

T_x：原发肿瘤不能测定。

T_0：无原发肿瘤的证据。

T_1：孤立肿瘤没有血管受侵。

T_2：孤立肿瘤，有血管受侵或多发肿瘤直径≤5 cm。

T_{3a}：多发肿瘤直径>5 cm。

T_{3b}：孤立肿瘤或多发肿瘤侵及门静脉或肝静脉主要分支。

T_4：肿瘤直接侵及周围组织，或致胆囊或脏器穿孔。

2) N：区域淋巴结

N_x：区域内淋巴结不能测定。

N_0：无淋巴结转移。

N_1：区域淋巴结转移。

3) M：远处转移

M_x：远处转移不能测定。

M_0：无远处转移。

M_1：有远处转移。

4) 分期

Ⅰ期：$T_1N_0M_0$。

Ⅱ期：$T_2N_0M_0$。

Ⅲa 期：$T_{3a}N_0M_0$。

Ⅲb 期：$T_{3b}N_0M_0$。

Ⅲc 期：$T_4N_0M_0$。

Ⅳa 期：任何 T，N_1M_0。

Ⅳb 期：任何 T，任何 N，M_1。

(2) BCLC 分期(巴塞罗那临床肝癌分期，2010 年)：如表 4-2。

表 4-2　BCLC 分期

期　别	PS 评分	肿　瘤　状　态		肝功能状态
		肿瘤数目	肿瘤大小	
0 期：极早期	0	单个	<2 cm	没有门脉高压
A 期：早期	0	单个	任何	Child-Pugh A～B
		3 个以内	<3 cm	Child-Pugh A～B
B 期：中期	0	多结节肿瘤	任何	Child-Pugh A～B
C 期：进展期	1～2	门脉侵犯或 N_1、M_1	任何	Child-Pugh A～B
D 期：终末期	3～4	任何	任何	Child-Pugh C

Child 根据肝硬化患者的 3 项临床指标（腹水、神经精神症状和营养状态）及 2 项肝功能指标测定（血清胆红素和血清白蛋白），由于该方法中营养状态无明确标准，1973 年 Pugh 在 Child 的基础上创造了 Child-Pugh 改良计分法，去除营养状态，而加入了凝血酶原时间延长程度一项，按肝功能损害程度的不同分 A、B、C 三级（5～6 分为 A 级，7～9 分为 B 级，10～15 分为 C 级），是临床上曾广泛应用的经典分级法。见表 4-3。

表 4-3　肝功能 Child-Pugh 分级

指　标	评　分		
	1	2	3
总胆红素（μmol/L）	<34	34～51	>51
血清白蛋白（g/L）	>35	28～35	<28
凝血酶原时间延长	1～3 s	4～6 s	>6 s
腹水	无	轻度	中等量
肝性脑病（级）	无	1～2	3～4

PS 评分：即功能状态评分（performance status，PS）标准。如下所述。

0 分：正常活动。

1 分：症状轻，生活自在，能从事轻体力活动。

2 分：能耐受肿瘤的症状，生活自理，但白天卧床时间不超过 50%。

3 分：肿瘤症状严重，白天卧床时间超过 50%，但还能起床站立，部分生活自理。

4 分：病重卧床不起。

5 分：死亡。

（三）诊断方法

1. 临床诊断标准　2011 年中国抗癌协会临床肿瘤学协作专业委员会制定了新的原发性肝癌临床诊断标准。

在所有的实体瘤中，只有肝癌可采用临床诊断标准，要求在同时满足以下条件中的

(1)、(2)①两项或者(1)、(2)②、(3)三项时,可以确立肝癌的临床诊断。

(1) 感染:具有肝硬化以及 HBV 和(或)HCV 感染[HBV 和(或)HCV 抗原阳性]的证据。

(2) 典型的肝细胞癌影像学特征:同期多排 CT 扫描和(或)动态对比增强 MRI 检查显示肝脏占位在动脉期快速不均质血管强化,而静脉期或延迟期快速洗脱。① 如果肝脏占位直径≥2 cm,CT 和 MRI 两项影像学检查中有一项显示肝脏占位具有上述肝癌的特征,即可诊断为肝细胞癌。② 如果肝脏占位直径为 1~2 cm,则需要 CT 和 MRI 两项影像学检查都显示肝脏占位具有上述肝癌的特征,方可诊断肝细胞癌,以加强诊断的特异性。

(3) AFP 值:血清 AFP≥400 μg/L 持续 1 个月或≥200 μg/L 持续 2 个月,并能排除妊娠、生殖系胚胎源性肿瘤、活动性肝病及继发性肝癌等原因引起的 AFP 升高。

2. 病理学诊断标准　肝脏占位病灶或者肝外转移灶活检或手术切除组织标本,经病理组织学和(或)细胞学检查诊断为肝细胞癌,此为金标准。

四、鉴别诊断

(一) 血清 AFP 阳性肝癌的鉴别诊断

1. 肝硬化及活动性肝炎　原发性肝癌多发生在肝硬化基础上,故两者有时在影像学上不易与肝硬化结节相鉴别。肝硬化结节在影像学检查上呈肝癌特征性增强剂“快进快出”表现。少数活动性肝炎 AFP 也升高,但通常是一过性,且往往伴有氨基转移酶显著升高。而肝癌患者 AFP 持续升高,与氨基转移酶曲线呈分离现象,甲胎蛋白异质体 AFP-L3 升高。

2. 妊娠、生殖系胚胎源性肿瘤　鉴别主要通过临床表现、体征、腹盆腔 B 超和 CT 检查。

3. 消化系统肿瘤　某些发生于胃肠以及胰腺的腺癌也可引起血清 AFP 升高,称为肝样腺癌,根据病史、体检和影像学检查应该不难鉴别,且测定血清 AFP 异质体有助于鉴别肿瘤的来源。

(二) 血清 AFP 阴性肝癌的鉴别诊断

1. 继发性肝癌　继发性肝癌常有原发癌肿病史,以消化系统恶性肿瘤最常见,其次为呼吸道、泌尿生殖系、乳腺等处的癌肿。患者可以无肝病背景,了解病史可能有便血、饱胀不适、贫血及体重下降等消化系统肿瘤表现,血清 AFP 正常,而 CEA、CA19-9、CA50、CA724 以及 CA242 等消化系统肿瘤标志物可能升高。继发性肝癌多为多发病灶,可遍布全肝。此外,多数富血供的转移灶在门静脉期扫描时仍可见到强化表现,即其强化持续时间较肝细胞癌长,且始终不完全填充,多表现为环形强化,即“牛眼征”。

2. 肝内胆管细胞癌　是原发性肝癌的一种少见的病理类型,好发于 30~50 岁,患者多无肝病背景,AFP 不高,而 CEA 和 CA19-9 等肿瘤标志物可能升高。影像学检查 CT

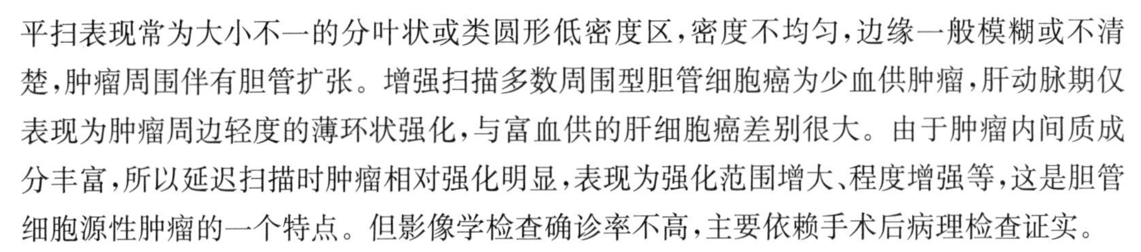

平扫表现常为大小不一的分叶状或类圆形低密度区，密度不均匀，边缘一般模糊或不清楚，肿瘤周围伴有胆管扩张。增强扫描多数周围型胆管细胞癌为少血供肿瘤，肝动脉期仅表现为肿瘤周边轻度的薄环状强化，与富血供的肝细胞癌差别很大。由于肿瘤内间质成分丰富，所以延迟扫描时肿瘤相对强化明显，表现为强化范围增大、程度增强等，这是胆管细胞源性肿瘤的一个特点。但影像学检查确诊率不高，主要依赖手术后病理检查证实。

3. *肝脏良性病变*　AFP 阴性肝癌需与肝血管瘤、肝包虫病、肝腺瘤、肝脓肿等肝脏良性病变相鉴别，主要依赖于影像学检查，分述如下。

(1) 肝腺瘤：常无肝病背景，好发于女性，部分有明确的口服避孕药史。CT 扫描动脉期腺瘤多明显强化，其强化程度介于肝细胞癌和肝局灶性结节性增生之间，门脉期及平衡期呈等密度。MRI 检查腺瘤多表现为 T1 加权上呈等-低信号，T2 加权上呈高信号。肝腺瘤与高分化的肝细胞癌不易鉴别，对鉴别较有意义的检查是^{99m}Tc 核素扫描，肝腺瘤能摄取核素，且延迟相表现为强阳性显像。

(2) 肝血管瘤：是肝脏最常见的良性肿瘤，常无肝病背景，女性多。血管瘤在超声检查时以均匀强回声为主，肝细胞癌则以低回声为主，合并出血坏死者呈混杂回声。CT 对其有重要诊断价值，平扫时显示密度均匀一致的软组织肿块，增强扫描时病灶呈"快进慢出"强化表现。

(3) 肝脓肿：常有痢疾或化脓性疾病史而无肝病史，急性细菌性肝脓肿较易与肝癌鉴别，慢性肝脓肿吸收机化后有时不易与肝癌鉴别，肝脓肿患者多有或曾经有感染表现，有发热、外周血白细胞和中性粒细胞增多等，脓肿相应部位的胸壁常有局限性水肿，压痛及右上腹肌紧张等改变，必要时在超声引导下诊断性穿刺。B 超检查在未液化或脓稠时常与肝癌混淆，在液化后则呈液性暗区，应与肝癌的中央坏死鉴别；CT 平扫呈混杂低密度，近似软组织而明显高于水，边界较模糊，增强扫描可见病灶内多发小脓腔，由于分隔较多且厚而不规则，表现为"簇样征"；DSA 造影无肿瘤血管与染色。慢性肝脓肿经抗感染治疗多可逐渐吸收变小。

(4) 肝棘球蚴病：有流行牧区居住史及与狗、羊接触史，病程较长，进展较缓慢，肝脏进行性肿大，质地坚硬和结节感、晚期肝脏大部分被破坏，临床表现可极似肝癌；叩诊有震颤即"棘球蚴囊震颤"是特征性表现，棘球蚴皮内试验为特异性试验，阳性率达 90%～95%，B 超检查在囊性占位腔内可发现漂浮子囊的强回声，CT 有时可见囊壁钙化的头结。由于可诱发严重的过敏反应，不宜行穿刺活检。

五、治疗方法

早期有效治疗、综合治疗、反复治疗是肝癌治疗的三个重要原则。① 早期有效治疗：肿瘤越早期治疗效果越好，小肝癌手术切除后 5 年生存期为 50%～60%，有效治疗要求尽可能采取最佳的治疗手段作为首次治疗。② 综合治疗：目前最好的手术切除也未达到满意的治疗结果，根据病情及患者经济的不同灵活采取治疗方案，以达到最大限度消灭或控制肿瘤，延长生存期，改善生活质量。③ 反复治疗：有时肝癌的一次治疗不能达到理想的效果，常需要进行多次、再次反复治疗，如多次经皮肝动脉化疗栓塞术、多次瘤内无水酒精注射术、术后复发的再次手术切除等[5]。

（一）手术治疗

肝癌的手术治疗主要包括癌肿的切除和不能切除的其他手术治疗。

1. 肝切除术　肝切除术的基本原则包括彻底性和安全性。彻底性指完整切除肿瘤，切缘无残留肿瘤。安全性指最大限度保留正常肝组织，降低手术死亡率及手术并发症发生率。中晚期肝细胞癌多为直径>10 cm 的单发肿瘤、多发肿瘤，伴门静脉或肝静脉癌栓或伴胆管癌栓，术前的选择和评估、手术细节的改进及术后复发转移的防治等是中晚期肝癌手术治疗的关键点。在术前应对肝功能储备进行评价，通常采用 Child - Pugh 分级和吲哚氰绿（ICG）清除试验等综合评价肝实质功能，采用 CT 和（或）MRI 计算余肝体积。肝脏体积可作为反映肝脏储备功能的一项重要指标，能够客观反映肝脏的大小和肝实质的容量，间接反映肝脏的血流灌注和代谢能力，客观评估患者肝脏对手术的承受能力，有助于指导选择合适的手术方式。对于肿瘤直径>3 cm 的肝癌，可以采用 CT 和（或）MRI 扫描，计算预期切除后剩余肝脏的体积。标准残肝体积则是评估肝切除术患者肝脏储备功能的有效且简便的方法，对预测患者术后发生肝功能损害的程度及避免患者术后发生肝功能衰竭有重要的临床指导作用。

如患者一般情况良好，无明显心、肺、肾等重要脏器器质性病变；肝功能正常或仅有轻度损害（Child - Pugh A 级），或肝功能分级属 B 级，经短期护肝治疗后恢复到 A 级；肝储备功能[如吲哚氰绿 15 min 潴留率（ICG - R15）]基本在正常范围以内；无不可切除的肝外转移性肿瘤，可考虑行肝切除术。

肝切除术包括根治性切除和姑息性切除。肝癌根治性切除根据手术完善程度分为 3 级。Ⅰ级标准为完善切除肉眼所见肿瘤，切缘无残癌。Ⅱ级标准为在Ⅰ级标准基础上增加 4 项条件：肿瘤数目≤2 个；无门脉主干及一级分支、总肝管及一级分支、肝静脉主干及下腔静脉癌栓；无肝门淋巴结转移；无肝外转移。Ⅲ级标准为在Ⅱ级基础上增加术后随访结果的阴性条件，即术前血清 AFP 增高者，术后 2 个月内 AFP 应降至正常和影像学检查未见肿瘤残存。

根治性肝切除的局部病变，必须满足下列条件：单发肝癌，表面较光滑，周围界限较清楚或有假包膜形成，受肿瘤破坏的肝组织<30%；或受肿瘤破坏的肝组织>30%，但是无瘤侧肝脏明显代偿性增大，达到标准肝体积的 50%以上；多发性肿瘤，结节<3 个，且局限在肝脏的一段或一叶内。对于多发性肝癌，相关研究均显示，在满足手术条件下，肿瘤数目<3 个的多发性肝癌患者可从手术显著获益；若肿瘤数目>3 个，即使已手术切除，其疗效也并不优于肝动脉介入栓塞等非手术治疗。腹腔镜肝切除术主要适应证为：孤立性癌灶，<5 cm，位于 2～6 肝段；具有创伤小、失血量和手术死亡率低的优点。故有学者认为对于位置较好的肝癌，尤其是早期肝癌者，腹腔镜肝切除术效果较好。

姑息性肝切除的局部病变，必须符合下列条件：3～5 个多发性肿瘤，超越半肝范围者，行多处局限性切除；肿瘤局限于相邻的 2～3 个肝段或半肝内，无瘤肝组织明显代偿性增大，达到标准肝体积的 50%以上；肝中央区（中叶或Ⅳ、Ⅴ、Ⅷ段）肝癌，无瘤肝组织明显代偿性增大，达到标准肝体积的 50%以上；肝门部有淋巴结转移者，切除肿瘤的同时行淋巴结清扫或术后治疗；周围脏器受侵犯者一并切除。

部分微小病灶经影像学检查或术中探查都不能被发现，致使肝切除后的复发率升高。如果怀疑切除不彻底，那么术后采用肝动脉化疗栓塞（TACE）是理想的选择，因除了治疗的意义外，还有检查残留癌灶的意义。如有残留癌灶，应及时采取补救措施。此外，术后病例应进行肝炎病毒载量（HBV－DNA 或 HCV－RNA）检查，如有指征，应进行抗病毒治疗，以减少肝癌再发的可能。

近年来对不能切除的大肝癌经各种方法治疗肿瘤缩小后行二期切除，为部分不能切除的大肝癌提供治疗的可能。常用的方法有肝动脉结扎或术前行选择性肝动脉插管栓塞化疗或其他方法，以阻断肿瘤的动脉供血，从而达到缓解临床症状、缩小肿瘤的目的，为二期切除做准备。

2. *肝移植术*　相对于肝切除术而言，肝脏移植的优势在于能替换病变的肝脏，消除肝脏基础病变对肝癌患者的影响，但由于经济费用巨大、供体来源有限，难以推广。目前，在我国对于肝癌进行肝移植手术多是作为补充治疗，用于无法手术切除、不能进行或微波消融和 TACE 治疗以及肝功能不能耐受的患者。选择合适的适应证是提高肝癌肝移植疗效，保证极为宝贵的供肝资源得到公平有效利用的关键。关于肝移植适应证，国际上主要采用米兰（Milan）标准，还有美国加州大学旧金山分校（UCSF）标准和匹兹堡（Pittsburgh）改良 TNM 标准，1998 年美国器官分配网（UNOS）开始采用 Milan 标准（加 MELD/PELD 评分，又称 UNOS 标准）作为筛选肝癌肝转移受体的主要依据，所以 Milan 标准逐渐成为世界上应用最广泛的肝癌肝转移筛选标准。我国国内标准尚未统一，已有多家单位提出了不同标准，主要有上海复旦标准、杭州标准及成都标准等。这些标准对于无大血管侵犯、淋巴结转移及肝外转移的要求比较一致，但对肿瘤的大小和数目的要求不尽相同。我国的标准扩大了肝癌肝移植的适应证范围，能使更多的肝癌患者因手术受益，可能更为符合我国国情和患者的实际情况，但有待于依据高水平的循证医学证据而形成相对统一的中国标准。

外科治疗手段主要是肝切除和肝移植手术，应该如何选择，目前尚无统一的标准。一般认为，对于局限性肝癌，如果患者不伴有肝硬化则应首选肝切除术；如果合并肝硬化，肝功能失代偿（Child－Pugh C 级），且符合移植条件，应该首选肝移植术。但是，对于可切除的局限性肝癌且肝功能代偿良好（Child－Pugh A 级），是否进行肝移植，目前争议较大。此外，对于可切除的肝癌，即使影像学表现为局限性可切除肝癌，也应进行术前血管造影，因其可发现其他影像学手段无法发现的病灶，还可明确有无血管侵犯。

（二）局部治疗

大部分中晚期肝癌患者已丧失手术机会，局部治疗成为有效的姑息治疗方式之一。局部治疗包括肝动脉介入治疗和局部消融治疗。

1. 肝动脉介入治疗　肝动脉介入治疗的基本原则，要求在数字减影血管造影机下进行；必须严格掌握临床适应证；必须强调治疗的规范化和个体化。适用于以下人群：不能手术切除的中晚期原发性肝癌患者；可以手术切除，但由于其他原因（如高龄、严重肝硬化等）不能或不愿接受手术的患者。对于上述患者，介入治疗可以作为非手术治疗中的首选方法。介入治疗包括介入性肝动脉栓塞（TAE）和介入性肝动脉插管化疗（TAI），临床上多采用肝动脉化疗、栓塞合并（TACE），可以发挥局部化疗及栓塞的双重作用。

（1）肝动脉灌注化疗（TAI）：适用于失去手术机会的原发性或继发性肝癌；肝功能较差或难以超选择性插管者；肝癌手术后复发或术后预防性肝动脉灌注化疗者。仔细分析造影表现，明确肿瘤的部位、大小、数目以及供血动脉后，超选择插管至肿瘤供血动脉内给予灌注化疗，常用化疗药物有多柔比星（ADM）或表柔比星（EPI）、顺铂（DDP）、氟尿嘧啶、羟喜树碱（HCPT）以及丝裂霉素（MMC）等。

（2）肝动脉栓塞（TAE）：临床上常用适用于肝肿瘤切除术前，可使肿瘤缩小，利于切除，同时能明确病灶数目，控制转移；无肝肾功能严重障碍、门静脉主干完全阻塞、肿瘤占据率小于70%；外科手术失败或切除术后复发者；控制疼痛、出血及动静脉瘘；肝癌切除术后的预防性肝动脉化疗栓塞；肝癌肝移植术后复发者。应尽可能采取超选择插管，并且注意选择合适的栓塞剂。一般采用超液化乙碘油与化疗药物充分混合成乳剂，碘油用量应根据肿瘤的大小、血供情况、肿瘤供血动脉的多寡酌情掌握，也可以选用其他栓塞剂，如明胶海绵、永久性颗粒和微球等。对于肝癌合并动静脉瘘者，应该注意首先要有效地栓堵动静脉瘘，再进行针对肿瘤的TAE，以防止引起肺栓塞等严重并发症和保证抗肿瘤TAE的效果；对于重度动静脉瘘者，一般主张仅采取TAI治疗。

（3）肝动脉栓塞化疗（TACE）：为提高疗效，可同时进行肝动脉灌注化疗（TAI）和肝动脉栓塞（TAE）治疗。TACE治疗肝细胞癌主要是基于肝癌和正常肝组织血供的差异，即95%～99%的肝癌血供来自肝动脉，而正常肝组织血供的70%～75%来自门静脉，肝动脉血供仅占20%～25%。TACE能有效阻断肝癌的动脉供血，同时持续释放高浓度的化疗药物打击肿瘤，使其缺血坏死并缩小，而对正常肝组织影响较小。循证医学证据业已表明TACE能有效控制肝癌生长，明显延长患者生存期，使肝癌患者获益，已成为不能手术切除的中晚期肝癌首选和最有效的治疗方法。在最近的一项Ⅱ期临床试验中，TACE采用了含有多柔比星的缓释颗粒（又称载药微球），使接受治疗的HCC患者可以获得63%的疾病控制率。由于该缓释颗粒能使药物在1周内缓慢释放，因此该研究中大剂量（150 mg）多柔比星的不良反应并不明显。这一项结果为进一步开展Ⅲ期临床试验评价TACE治疗后HCC患者的生存时间奠定了基础[6]。

TACE的主要适应证为不能手术切除的中晚期肝细胞癌，无肝肾功能严重障碍，包括巨块型肝癌，肿瘤占整个肝脏的比例<70%；多发结节型肝癌；门静脉主干未完全阻塞，或虽完全阻塞但肝动脉与门静脉间代偿性侧支血管形成；外科手术失败或术后复发者；肝功能分级(Child - Pugh)A 或 B 级，ECOG 评分 0～2 分；肝肿瘤破裂出血及肝动脉—门脉静分流造成门静脉高压出血者。

影响 TACE 远期疗效的主要因素包括肝硬化程度、肝功能状态和肿瘤情况(大小、分级、病理类型、门静脉癌栓以及动静脉瘘等)。尽管 TACE 治疗不可切除肝癌取得了一定疗效，但由于癌肿周边部血供往往来自门静脉、存在动静脉瘘，以及邻近脏器形成侧支循环且肝动脉栓塞后门静脉对癌肿供血代偿性增加和对主灶周围子灶的供血小动脉不易阻断等特点致肝动脉栓塞后并不能使肿瘤完全坏死，肿瘤周围仍可见大量残留癌细胞，成为肝癌复发的主要原因。TACE 治疗后由于肿瘤组织缺血和缺氧，残存肿瘤的缺氧诱导因子(HIF)水平升高，从而使 VEGF 高表达，也可导致肝内肿瘤复发和远处转移。

TACE 治疗后最常见不良反应为栓塞后综合征，主要表现为发热、肝区疼痛、恶心和呕吐等。发热、疼痛的发生原因是肝动脉被栓塞后引起局部组织缺血、坏死，而恶心、呕吐主要为化疗药物引起的胃肠道反应。此外，还有穿刺部位出血、白细胞下降、一过性肝功能异常、肾功能损害以及排尿困难等其他常见不良反应。一般来说，介入治疗术后的不良反应会持续 5～7 d，经对症治疗后大多数患者可以完全恢复。

2. *局部消融治疗*　局部消融治疗是借助医学影像技术的引导对肿瘤靶向定位，局部采用物理或化学的方法直接杀灭肿瘤组织一类治疗手段。主要包括射频消融(RFA)、微波消融(MWA)、冷冻治疗(cryoablation)、高强度聚焦超声(HIFU)以及无水乙醇注射治疗(PEI)等，具有微创、安全、简便、易于多次施行及成本费用相对低廉的特点。而影像引导技术包括 US、CT 及 MR，而治疗途径有经皮、经腹腔镜手术和经开腹手术三种。常见消融手段包括：

(1) 射频消融(radio frequency ablation，RFA)：射频消融是在超声或 CT 引导下将射频电极插入肿瘤组织，射频电极发出 400 kHz 的频率波，肿瘤组织中的极性分子和离子以与射频电流频率相同的速率高速运动震荡产生摩擦热，并传导至邻近组织，使得肿瘤组织内部升温，细胞内外水分蒸发、干燥、固缩，以致无菌性坏死，从而杀灭肿瘤细胞，以达到治疗目的。其优点是操作方便，可以避免开腹手术，住院时间短，疗效确切，花费相对较低。对于小肝癌(单发肿瘤直径≤3 cm)患者，RFA 的远期疗效与肝移植和肝切除相似，且优于单纯的 TAE/TACE 治疗。与无水乙醇注射相比，RFA 对 3～5 cm 的肿瘤具有根治率高、所需治疗次数少和远期生存率高的显著优势。对直径≤5 cm 的单发肿瘤或最大直径≤3 cm 的 3 个以内多发结节，无血管、胆管侵犯或远处转移，肝功能 Child - Pugh A 或 B 级的早期肝癌患者，射频消融是外科手术以外的最好选择。

(2) 微波消融(microwave ablation，MWA)：热消融作为局部治疗模式，在肝恶性肿瘤的治疗中取得了确切的疗效，具有创伤小、费用低、可重复实施的优势。微波消融作为近年来新兴的热消融手段，在原发性肝癌的治疗中已经取得了和射频消融相似的效果。现在的 MWA 技术也能一次性灭活肿瘤。血供丰富的肿瘤，可先凝固阻断肿瘤主要滋养血管，再灭活肿瘤，可以提高疗效。建立温度监控系统可以调控有效热场范围，保证凝固效果。

(3) 高强度聚焦超声(HIFU)：是将体外低能量的超声波汇聚于体内肿瘤靶区，通过高温效应、空化效应和机械效应，使肿瘤组织产生凝固性坏死，从而达到治疗肿瘤的目的。但 HIFU 存在以下缺陷：聚焦区域小，常需反复多次进行；通过超声探测肿瘤存在盲区；治疗中存在照射通道易被肋骨遮挡；受呼吸运动的影响，准确定位存在一定的难度。目前认为，HIFU 还不能作为原发性肝癌的单独治疗模式，可以考虑在 TACE 后作为补充治疗，或作为姑息治疗手段。

(4) 无水乙醇注射(percutaneous ethanol injection，PEI)：无水乙醇注射术也叫化学消融术，是在 B 超或 CT 引导下直接将乙醇注入肿瘤中央，使肿瘤细胞及附近血管内皮细胞迅速脱水，蛋白质变性凝固，导致肿瘤细胞缺血坏死。适用于直径≤3 cm 以内的小肝癌及复发小肝癌的治疗。对>3 cm 以上不适合手术的肝癌或复发灶，也可起到姑息治疗的作用。临床上，有的癌灶贴近肝门、胆囊及胃肠道组织，热消融治疗(RFA 和 MWA)可能容易造成损伤；此时，可以考虑采用 PEI 或 PEI 与热消融并用，以防止并发症发生。

(5) 冷冻治疗(cryoablation)：氩氦消融为冷消融，原理是高压氩气或氦气通过传输管进入针杆，高速通过进流管，从节流喷嘴释放，进入容积相对较大的膨胀空间，高压急剧降至常压，从而产生急速降温或升温的气体节流效应。这样做能让肿瘤细胞由于冷冻或缺血而坏死，并且能最大限度保护正常组织，并全程有影像学指导，不会造成其他器官组织受到误伤。此外，肿瘤细胞反复冻融后，细胞破裂、细胞膜溶解，促使细胞内和处于遮蔽状态的抗原释放，刺激机体产生抗体，提高免疫能力。冷冻疗法已成为治疗不能手术切除的肝癌的重要手段。小肝癌合并严重肝硬化，不能耐受切除者；不能切除的较大肝癌，冷冻可作为综合治疗的主要手段之一。

(三) 放射治疗

放疗是恶性肿瘤的基本治疗手段之一，但因 20 世纪 90 年代前放疗对肝脏损伤较大、疗效较差，所以对肝癌患者很少进行放疗。20 世纪 90 年代中期之后，现代精确放疗技术发展迅速，包括三维适形放射治疗(3-dimensional conformal radiation therapy, 3DCRT)、调强适形放射治疗(intensity modulated radiation therapy, IMRT)和立体定向放疗(stereotactic radiotherapy, SBRT)等日益成熟和广泛应用。质子束治疗(proton beam therapy，PBT)作为一种新兴放疗技术，是利用带正电荷原子的粒子对靶区进行适形外照射放疗的治疗手段。剂量沉积，可给目标区域输送预定的放射剂量，即在一个非常狭窄的既定的组织范围内迅速产生一个高强度的剂量分布，形成布拉格峰，之后能量迅速衰减并透射人体而逸出，在目标外组织无明显的放射剂量沉积。PBT 适用于光子束放疗无法保护周围正常组织不受照射的情况。2014 年 9 月，PBT 治疗肝癌的一期临床试验完成[7]。剂量学比较的结果显示，与 3DCRT 比较，IMRT 放疗的靶区剂量适形性更好，且正常肝脏的受照剂量减小。因此一般先用 3DCRT 技术；如果达不到剂量学的要求，则用 IMRT 技术。IMRT 更适用于肝癌体积较大以致正常肝受到较大剂量照射时，或患者的肝硬化严重,不能耐受大剂量照射时。

放疗的适应证:肿瘤局限、因肝功能不佳不能进行手术切除、肿瘤位于重要解剖位置导致无法切除、患者拒绝手术且一般情况良好者;术后残留病灶;需要局部处理的肿瘤,如门脉癌栓;远处转移灶,如淋巴结转移、肾上腺转移以及骨转移,放疗可减轻患者症状、改善生活质量。

为了提高肝癌大体肿瘤范围(GTV)勾画的准确性,建议使用CT和MRI图像的融合技术。在靶区定位时,确定肝癌GTV要留有充分的余地,因为许多患者的肿瘤在CT和MRI图像上边界并不十分清楚。临床肿瘤体积(CTV)为GTV外加4 mm;计划放疗靶区(PTV)在CTV的基础上再外扩5～10 mm(根据不同医院的情况决定);所以,从GTV到PTV,要外扩10～15 mm。当然,如果肝脏的放射剂量超过了耐受范围,为了使放疗能够进行,可以考虑减少外扩的距离。PTV在使用主动呼吸控制调节器(ABC)装置条件下为CTV外加6 mm。在没有使用ABC时更要根据患者的呼吸来确定。

已有临床经验表明,大分割照射,如每次5 Gy左右,每日1次,每周照射3次,总剂量50 Gy左右,对肿瘤的杀灭效应强,但是对正常肝脏的放射损伤也大。常规分割放射,如2 Gy/次,每日1次,每周照射5次,总剂量50～62 Gy,对肿瘤有明显的抑制作用,正常肝脏的耐受性也较好。如果采用4～8 Gy/次的低分割适形放疗,一旦发生放射性肝损伤,70%以上的患者将在短期内死于肝衰竭。然而,究竟哪种分割方法更好,还需进一步的临床研究来证明。

短时照射的外放疗只能对部分肿瘤细胞作用,照射间歇期其他细胞能很快恢复增殖能力,而且这样可致更多的静止期细胞转化为活跃期细胞,且使细胞倍增时间缩短,严重影响治疗效果。放射性粒子(^{125}I粒子)植入体内后可以持续发出低能量的γ射线(即体内伽玛刀),使乏氧细胞再氧化,增加肿瘤细胞对放射线的敏感性,同时低剂量照射可以抑制肿瘤细胞有丝分裂,使肿瘤细胞因辐射效应受到最大程度的杀伤,从而达到治愈的目的。^{125}I粒子植入术具有创伤小、操作简单、效果好等优点,尤其适用于身体状况差、不能耐受手术的中晚期肝癌患者。

(四) 分子靶向药物治疗

原发性肝癌的发病机制十分复杂,其发生、发展和转移与多种基因的突变、细胞信号传导通路和新生血管增生异常等密切相关,包括:慢性HBV/HCV感染或环境毒素引发肝硬化并诱导肝细胞基因水平的病变;信号传导途径异常导致细胞异常增生及存活,例如生长因子异常激活(TGF-β、EGFR)、细胞分裂信号途径持续活化(Raf/MEK/ERK、PI3K/AKT、Wnt)、抗细胞凋亡信号途径失调(p53、PTEN);新生血管异常增生(如VEGF途径)促进肿瘤生长及进展。上述信号途径的异常为HCC的分子靶向治疗提供了潜在的分子靶点。

索拉非尼(多吉美)是全球首个通过FDA批准的HCC靶向治疗药物,是一种口服的多靶点、多激酶抑制剂,既可通过抑制血管内皮生长因子受体(VEGFR)和血小板源性生长因子受体(PDGFR)阻断肿瘤血管生成,又可通过阻断 Raf/MEK/ERK 信号传导通路抑制肿瘤细胞增殖,从而发挥双重抑制、多靶点阻断的抗 HCC 作用,用于治疗不能手术切除和远处转移的 HCC,其常规用法为 400 mg,口服,每日 2 次。一项全球多中心、随机双盲对照的Ⅲ期临床试验(SHARP)将 602 例晚期肝癌患者(ECOG 0～2 分、Child - Pugh A 级、未接受过全身化疗)随机分为 2 组,一组给予索拉非尼(400 mg,每日 2 次)+最佳支持治疗(BSC),一组给予安慰剂+BSC,结果显示索拉非尼的总生存期(OS)比安慰剂提高 44%。另一项亚太地区的Ⅲ期临床试验(oriental)将 226 例晚期肝癌患者[ECOG 0～2 分、Child - Pugh A 级、门脉侵犯和(或)肝外转移]随机分为 2 组,分别予索拉非尼(400 mg,每日 2 次)和安慰剂,结果索拉非尼的 OS 比安慰剂提高 47%。基于这两项大型循证医学研究成果,索拉非尼已成为晚期 HCC 治疗的标准药物。另有报道显示,TACE 联合索拉非尼治疗原发性肝癌在提高患者临床疗效及改善近期生存率方面明显优越于单独应用 TACE[8]。

索拉非尼的不良反应可分为致死性与非致死性,其中致死性不良反应包括充血性心力衰竭、脑梗死、出血、肝衰竭、肠穿孔、心肌梗死、呼吸衰竭、肺梗死、脓毒血症和猝死等,其发生率很低,美国研究报道的发生率为 0.3%;非致死性不良反应包括皮肤反应(手足皮肤反应、皮疹、口腔炎和皮肤红斑出血)、消化道反应(腹泻、恶心、呕吐、腹痛、腹胀)、心血管系统反应(高血压、心脏毒性)、全身反应(疲乏、血细胞减少、体重减轻、头痛、肌肉酸痛和声音嘶哑等流感样症状)、肝功能损害(肝硬化、慢性肝炎、肝功能不全)等。临床应用索拉非尼发生 1 级不良反应时可继续使用,并给予对症支持治疗;发生 2 级不良反应若在 1 周内症状反复出现,应中断治疗,经对症治疗症状缓解后可先予减量(每日 400 mg 或隔 1 次),若能耐受可考虑恢复原剂量治疗;一旦出现 3 级不良反应应暂停索拉非尼,并给予积极对症治疗,直至症状缓解后,再予减量治疗,若反复发生 3 级不良反应,应中断治疗[9]。

舒尼替尼(索坦)是一种口服的小分子多靶点受体酪氨酸激酶抑制剂(receptor tyrosine kinase inhibitor, rTKI),具有抑制肿瘤血管生成和抗肿瘤细胞生长的多重作用。较索拉非尼而言,舒尼替尼生存期更短及不良反应更大,Ⅲ期临床试验已被关闭。

贝伐珠单抗(bevacizumab,avastin)是第 1 个抑制 VEGF 的人源化单克隆抗体,封闭 VEGF 阻断其活化而产生抗肿瘤作用,并可使肿瘤血管正常化,减轻肿瘤局部的间质压力,化疗药物更容易到达瘤床。2009 年 Thomas 等一项Ⅱ期临床研究显示贝伐珠单抗联合厄洛替尼(erlotinib)治疗晚期 HCC 的生存期和有效率等指标均明显优于索拉非尼治疗,中位 OS 长达 15.5 个月,且安全性良好。

纳武单抗(nivolumab)为 PD - 1 的抑制剂。2015 年有研究发现了纳武单抗治疗 HCC 的前景。研究中纳武单抗治疗后接近 20%的肿瘤缩小,2 例肿瘤完全消失,治疗反应持续 9 个月或更长时间,1 年时 62%患者存活,与历史对照相比,索拉非尼治疗反应率 2%～3%,1 年生存率 30%。这说明免疫治疗可能对某些进展期肝癌有效,目前有试验拟入组 400 例肝癌患者做进一步研究,预计在 2018 年完成。

(五) 全身化疗

在20世纪50年代起,系统化疗就开始用于治疗肝癌,是临床常用的姑息性治疗手段。多数传统的细胞毒性药物,包括ADM/EPI、氟尿嘧啶、DDP和MMC等,都曾试用于肝癌,但单药有效率都比较低(一般<10%),缺乏高级别的循证医学证据表明具有生存获益。所以至今为止,原发性肝癌的系统性化疗还没有所谓的标准药物或方案可言。

1. 亚砷酸注射液　三氧化二砷(As_2O_3,亚砷酸)是中药砒霜的主要成分,我国学者首创应用其注射液治疗早幼粒细胞白血病,取得了重大突破。2004年,国内多中心协作临床研究的结果表明采用亚砷酸注射液治疗中晚期原发性肝癌具有一定的姑息治疗作用,可以控制病情进展,改善患者生活质量、减轻癌痛和延长生存期,同时不良反应较轻,患者的耐受性较好;因此,亚砷酸注射液已经获得国家食品药品监督管理局(SFDA)批准增加晚期肝癌的适应证,成为第1个通过多中心临床研究证明有效而获得批准治疗肝癌的系统化疗药物。亚砷酸通过肝动脉化疗栓塞(TACE)或经导管栓塞术(TE)也获得了较好的效果。诱导细胞凋亡可能为亚砷酸抗肿瘤的主要途径之一,机制为下调Bcl-2,增加Bax的表达记忆改变两者之间的比例来实现。在临床应用时,应注意选择适当的患者,注意积极防治不良反应,特别是肝肾毒性。

2. 蒽环类抗肿瘤药　ADM等蒽环类药物属于抗生素类药物,其细胞毒性作用是直接嵌入DNA的碱基对之间,引起DNA双链的解离,阻碍DNA和RNA的合成,从而抑制肿瘤细胞的生长。EPI是ADM为的同分异构体,其心脏毒性比后者轻。脂质体ADM是一种聚乙二醇脂质体包裹的ADM,具有高效、低毒、靶向、抗耐药性等特点,脂质体ADM比ADM更容易被肿瘤组织吸收,并可以在肿瘤组织中缓慢释放其中所包裹的ADM,因此更有利于发挥ADM抗肿瘤作用。其治疗肝癌的效果要远远优于游离ADM和游离ADM加空白脂质体混合物[10]。

3. FOLFOX方案　氟尿嘧啶类药物是消化系统恶性肿瘤的基本药物,是第1个用于原发性肝癌的系统性化疗药物,但早期氟尿嘧啶单药治疗的疗效差。加用亚叶酸钙(CF)可增加细胞内四氢叶酸水平,后者与氟尿嘧啶活性代谢产物FdUMP和胸苷酸合成酶(TS)形成的三联复合物会更多且稳定,可增强氟尿嘧啶疗效。奥沙利铂(OXA/LOHP)是第3代铂类,已在胃癌、食管癌等消化道肿瘤中显示较DDP有更好的疗效,且毒副反应较少。国内外已进行了一系列的临床观察和Ⅱ期研究均提示含OXA的方案治疗肝癌有效,客观有效率有所提高,能够控制病情发展,减轻症状,可能延长生存,因而广受重视。2010年FOLFOX 4方案与单药ADM对照用于不适于手术或局部治疗的晚期肝癌患者姑息性化疗的国际多中心Ⅲ期临床研究(EACH研究)结果已经公布,已证明含OXA的联合化疗可以为晚期HCC患者带来较好的客观疗效、控制病情和生存获益,且安全性好。该项研究得到了国际国内学术界的高度重视,改变了晚期HCC系统化疗长期缺乏标准方案的现状,引起肝癌治疗观念的重大变革。

4. 其他药物　由于多项国际随机临床研究(RCT)都没有证明具有生存获益,不推荐应用三苯氧胺、抗雄性激素药物或奥曲肽作为抗肝癌的系统治疗。但是，奥曲肽可用于控制肝癌合并消化道出血和缓解肠梗阻。

（六）多学科综合治疗模式

由于 HCC 的特殊性，多发生在有慢性肝病或者肝硬化疾病的基础上，高度恶性和复杂难治，特别强调多学科规范化的综合治疗，并且在此基础上，提倡针对不同的患者或者同一患者的不同阶段实施个体化治疗。国内有学者提出，可以依据肝癌患者的体力状况和美国东部肿瘤协作组(ECOG)评分系统，将 ECOG 分为 0～2 分和 3～4 分两大类，采取不同的治疗策略。

对于 ECOG 3～4 分的患者，由于一般健康状况太差，往往无法承受强烈的抗肿瘤治疗，主要是给予支持对症治疗和中医药治疗。

对于 ECOG 0～2 分的患者，则可以依据 Child - Pugh 评分系统，分为 Child - Pugh A/B 和 Child - Pugh C 两组：Child - Pugh C 患者的治疗基本同上。对于其中由于终末期肝病致肝功能失代偿的患者，如果符合肝癌肝移植适应证标准，建议进行肝移植治疗。推荐肝移植的适应证标准为 UCSF 标准，即单个肿瘤直径≤6.5 cm，或多发肿瘤数目≤3 个且每个肿瘤直径均≤4.5 cm、所有肿瘤直径总和≤8 cm。

对于 Child - Pugh A 或 B 患者，依据 UICC - TNM 评分系统，分为无肝外转移(包括远处及淋巴结转移)的患者(N_0M_0)和有肝外转移的患者(N_1 或 M_1)。对于无肝外转移的患者，再以血管受侵情况分为伴有门脉主要分支癌栓或下腔静脉癌栓和无大血管侵犯两组。门脉主要分支定义为门脉主干和 1、2 级分支，一般为影像学可见的癌栓；此处未采用微血管癌栓作为区分指标，一则由于门脉肉眼可见癌栓可用于术前治疗决策的制定，另一方面，门脉肉眼可见癌栓对患者预后的影响强于微血管癌栓。对于已有肝外转移的患者，建议采用系统治疗为主，包括分子靶向药物治疗(索拉非尼)、系统化疗(FOLFOX4 方案或亚砷酸注射液)、生物治疗和中医药等；可同时酌情采用姑息性放疗(控制骨转移疼痛)等。

对于伴有门脉主要分支癌栓(门脉主干和 1/2 级分支)，如果预计无法完整切除肿瘤及肉眼癌栓，建议进行放疗和(或)门脉支架植入和 TACE；当肿瘤和癌栓可被整块切除的患者，建议“肝癌手术切除、门静脉取栓、化疗泵植入＋术后门静脉肝素冲洗、持续灌注化疗＋TACE”等以外科为主的综合治疗，可以明显提高肝癌合并门静脉癌栓患者的生存率，降低术后转移复发率。对于下腔静脉癌栓患者，如果是肿瘤增大压迫引起，且患者无症状，可以不放支架，仅采用 TACE 治疗，并观察肿瘤能否缩小。如果癌栓是肿瘤侵犯下腔静脉引起，建议在 TACE 的同时放置下腔静脉支架或先放支架，并可联合放射治疗。这些患者，若能耐受，均建议联合或序贯应用系统治疗(如索拉非尼、FOLFOX 4 方案化疗、应用亚砷酸注射液和中医药等)。

对于无血管受侵的患者，再依据肿瘤数目、肿瘤最大直径(均依据术前影像学结果判断)进一步分层。对于肿瘤数目 4 个以上的患者，建议 TACE 控制肝脏肿瘤，一般不宜首先考虑手术切除治疗。上述治疗也可与消融治疗联合应用。

对于肿瘤数目 2～3 个，肿瘤最大直径>3 cm 或单个肿瘤>5 cm 的患者，手术切除的生存率高于 TACE，但应注意到部分患者因为肝功能储备问题或包膜不完整而不能手术切除，建议对于这部分患者可以采用 TACE。需要从肝切除技术和肝功能储备两方面判断是否选择手术。一般认为，手术切除的患者 Child - Pugh 分级的分值应≤7 分。对于不能耐受或不适宜其他抗癌治疗措施的患者，若符合 UCSF 标准，也可以考虑肝移植治疗。迄今为止，没有 TACE 能减少术后复发、延长生存时间的证据，且 TACE 可能带来并发症：如严重粘连、胆囊坏疽、胆管坏死以及肝脓肿等，会增加肝切除术的难度；因此，对可手术切除的肝癌，原则上术前不主张进行 TACE。

对于单个肿瘤直径<5 cm 或肿瘤数目 2～3 个、肿瘤最大直径≤3 cm 的患者，首先建议手术切除治疗。依据现有的循证医学证据，对于其中肿瘤最大直径≤3 cm 的患者，也可考虑消融治疗。手术切除的优势是转移复发率低、无瘤生存率高；而经皮消融并发症发生率低、恢复快和住院时间短。对于拒绝手术的患者，或伴发心脏、肺等重要脏器疾病或麻醉禁忌证等不适合手术的患者也可考虑进行放射治疗。对于不能耐受或不适宜其他抗癌治疗措施的患者，若符合 UCSF 标准，则可考虑进行肝移植治疗。

六、诊治流程

原发性肝癌诊断与治疗的一般流程，见图 4 - 1 和图 4 - 2。

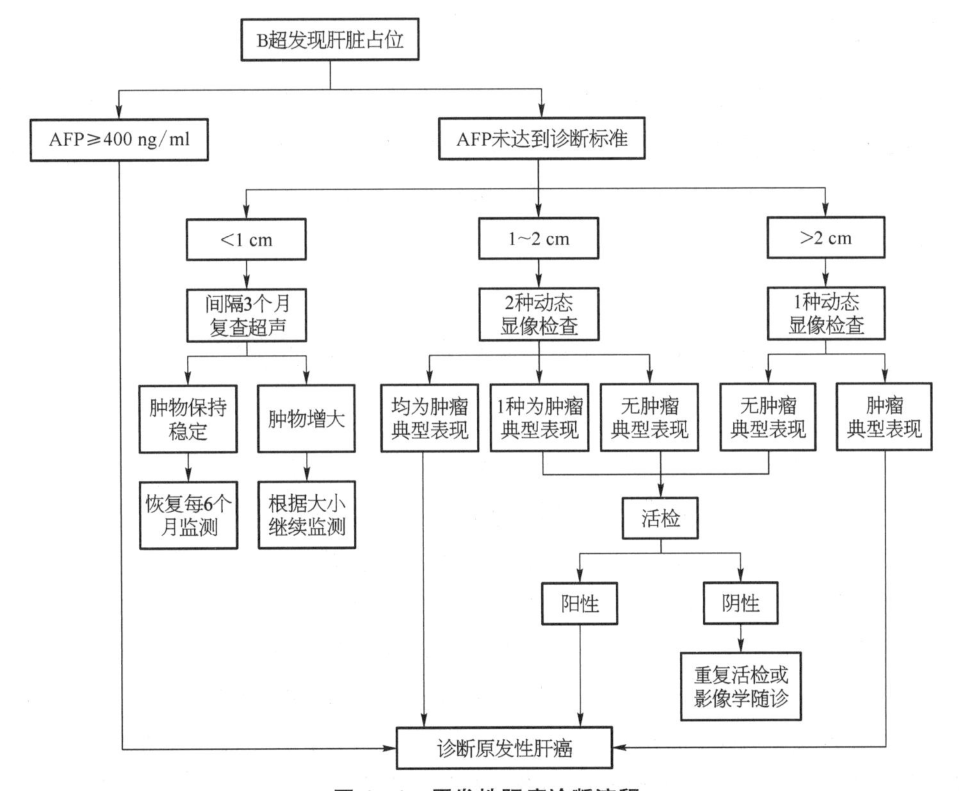

图 4 - 1　原发性肝癌诊断流程

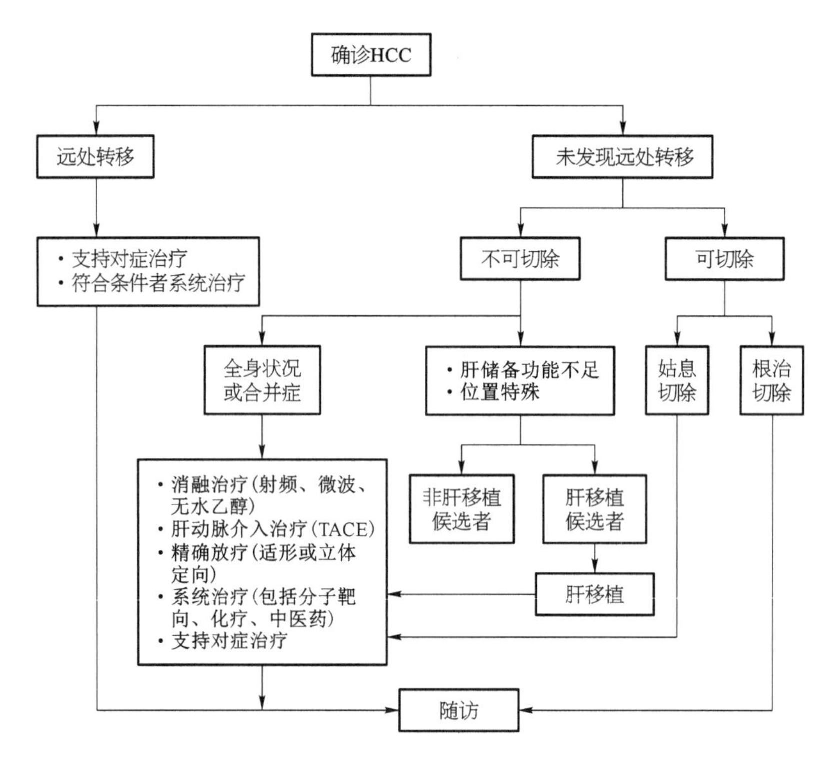

图4-2 原发性肝癌治疗流程

七、预后与随访

对于肝癌患者,强调通过动态观察患者的症状、体征和辅助检查(主要是血清AFP和影像学检查)进行定期随访,应当监测疾病发展、复发或治疗相关不良反应。一般认为,随访频率在治疗后3年内应该每3～4个月1次;3～5年期间,每4～6个月1次;5年后依然正常,可以改为6～12个月1次。

第二节 中医对原发性肝癌的诊治

中医学文献中类似于原发性肝癌的症状、体征(如痛在胁下、痞块、黄疸、纳差、消瘦等)记载较多,属于中医学的“黄疸”“臌胀”“胁痛”“积聚”“癥瘕”等范畴。《素问·腹中论》谓“有病心腹满,旦食则不能暮食,此为何病?对曰:名为臌胀”。《灵枢·水胀》谓“腹胀身皆大,大与肤胀等也,色苍黄,腹筋起,此其候也”。《圣济总录》谓黄疸若“积气在腹中,久不瘥,牢固推之不移者,癥也。饮食不节,致脏腑气虚弱,饮食不消,按之其状如杯盘牢结,久不已,令人身瘦而腹大,至死不消”。隋代巢元方《诸病源候论》谓“诊得肝积,脉弦而细,两胁下痛,邪走心下,足胫寒,胁痛引小腹……身无膏泽,喜转筋,爪甲枯黑,春瘥秋剧,色青也”。又谓“水饮停滞,积聚成癖,因热气相搏,则郁蒸不散,故胁下满痛,而身发黄,名为癖黄”。

一、病因病机

原发性肝癌病变在肝，肝为刚脏，肝气主升，肝主疏泄，喜条达而恶抑郁；肝藏血，其生理特点为体阴用阳，肝病时疏泄无权，肝气郁结，肝血失养，多见肝火及肝风等阳亢征象，导致伤元气，耗肝阴；当肝气郁结犯脾，则脾气虚；肝阴耗损及肾，则肾水亏。中医学认为，肝癌是由于七情内伤、饮食劳倦或外感邪毒内侵，致脏腑气血亏虚，脾虚不运，气滞、血瘀、湿热痰毒等互结于肝所致。

（一）病因

1. 外感时邪　时邪外感，侵袭于内，脾阳不运，湿痰内聚，阻滞气机，气血瘀滞，积聚乃成。黄疸则多由于夏秋季节，暑湿当令，或因湿热偏盛，由表入里，内蕴中焦，湿郁热蒸，不得泄越，而致发病。湿热之邪外袭，郁结少阳，枢机不利，肝胆经气失于疏泄，则可以导致胁痛。如《素问·缪刺论》中言“邪客于足少阳之络，令人胁痛不得息”。

2. 七情内伤　肝乃将军之官，性喜条达，主调畅气机。情志抑郁，肝气不舒，脏腑失和，脉络受阻，血行不畅，气滞血瘀，日积月累，可形成积聚。如《金匮翼·积聚统论》说：“凡忧思郁怒，久不得解者，多成此疾。”又如《金匮翼·胁痛统论》云：“肝郁胁痛者，悲哀恼怒，郁伤肝气。”可见情志对于本病的发生具有重要意义。

3. 饮食劳倦　酒食不节，饥饱失宜，或恣食肥厚生冷，脾胃受损，运化失健，水谷精微不布，食滞湿浊凝聚成痰，或食滞、虫积与痰气交阻，气机壅结，则成聚证。如痰浊气血搏结，气滞血阻，脉络瘀塞，日久则可形成积证。久病或劳累之后，脾气虚弱，营血运行涩滞，可导致积聚形成。如《景岳全书·痢疾论》说：“饮食之滞，留蓄于中，或结聚成块，或胀满硬痛，不化不行，有所阻隔者，乃为之积。”

4. 正气亏虚　先天不足，禀赋薄弱，或后天失养，正气亏虚，不能抵御外邪侵袭；或他病日久，耗伤正气，致阴阳失调，气血逆乱，脏腑功能紊乱，瘀血留滞不去，而成积聚。唐代王焘《外台秘要》云：“病源积聚者，由阴阳不和，脏腑虚弱，受于风邪，搏于脏腑之气所为也。”

（二）病机

1. 病位　本病病位在肝胆。黄疸的发病，多是由脾胃累及肝胆。《金匮要略·黄疸病脉证并治》有“黄家所得，从湿得之”。黄疸的发病是由于内外之湿阻滞于脾胃肝胆，导致脾胃运化功能失常，肝失疏泄，或结石、积块瘀阻胆道，胆液不循常道，随血泛溢而成。胁痛主要责之于肝胆，且与脾、胃、肾相关。臌胀的病变部位在肝、脾、肾，三脏功能失调，气滞、血瘀、水停于腹中。总之，肝癌病位在肝，但因肝与胆相表里，肝与脾有密切的五行生克制化关系，脾与胃相表里，肝肾同源，故与胆、脾胃、肾密切相关。

2. 病理性质　黄疸的病理属性与脾胃阳气盛衰有关，中阳偏盛，湿从热化，则致湿热为患，发为阳黄；中阳不足，湿从寒化，则致寒湿为患，发为阴黄。至于急黄则为湿热夹时邪疫毒所致，也与脾胃阳气盛衰相关。而胁痛既可由实转虚，又可由虚转实，而成虚实并见之证；既可气滞及血，又可血瘀阻气，以致气血同病。总之，肝癌病性早期以气滞、血瘀、湿热等邪实为主，日久则兼见气血亏虚，阴阳两虚，而成为本虚标实、虚实夹杂之证。

3. 预后与转归　本病早期临床表现不明显，一旦发病，病情复杂，发展迅速，病机转化急剧，预后较差。初起病机多以气郁脾虚湿阻为主，进一步可致湿热毒瘀互结，耗伤阴血，终致正衰邪实，病情恶化，甚则阴阳离决。

二、诊查要点

（一）诊断依据

1. 轻症　原发性肝癌起病隐匿，早期肝癌称为亚临床肝癌，可无任何临床症状与体征，或仅出现肝病所致的临床表现，如胁痛、纳呆、消瘦等。多由肝失疏泄、肝盛脾虚所导致的情志不畅、烦躁易怒、口苦咽干、疲倦纳呆等症状。

2. 重症　中晚期肝癌以肝区疼痛为主，间歇性或持续性，钝痛或胀痛，有时可痛引右侧肩背、右腰，可伴有腹胀、呃逆、发热、腹泻、消瘦、呕血、皮下瘀斑等。肝大（质地坚硬，边缘不规则，伴或不伴结节，压痛明显）、腹水、黄疸、脾肿大为肝癌的常见体征。肝癌发生转移的患者，出现相应的转移灶的症状和体征。

（二）病证鉴别

结合症状体征，现代学者认为原发性肝癌属于中医学的“黄疸”“臌胀”“胁痛”“积聚”“癥瘕”等范畴。

1. 黄疸与萎黄　黄疸发病与感受外邪、饮食劳倦或病后有关，其病机为湿滞脾胃，肝胆失疏，胆汁外溢，其主症为目黄、身黄、小便黄。萎黄之病因与饥饱劳倦、食滞虫积或病后失血有关，其病机为脾胃虚弱，气血不足，肌肤失养，其主症为肌肤萎黄不泽，目睛及小便不黄，常伴头昏倦怠、心悸少寐、纳少便溏等症状。

2. 臌胀与水肿　臌胀主要为肝、脾、肾受损，气、血、水互结于腹中，以腹部胀大为主，四肢肿不明显。晚期方伴肢体水肿，每兼见面色青晦，面颈部有血痣赤缕，胁下癥积坚硬，腹皮青筋显露等。水肿主要为肺、脾、肾功能失调，水湿泛滥肌肤，其水肿多从眼睑开始，继则延及头面及肢体，或下肢先肿，后及全身，每见面色㿠白、腰酸倦怠等，水肿较甚者亦可伴见腹水。

3. 胁痛与悬饮　胁痛是以一侧或两侧胁肋部疼痛为主要表现，其病机关键或在气，或在血，或气血同病。悬饮亦可见胁肋疼痛，但其表现为饮留胁下，胸胁胀痛，持续不已，伴见咳嗽、咳痰，咳嗽咳痰时疼痛加重，常喜向病侧睡卧，患侧肋间饱满，叩呈浊音，或兼见发热。

4. 积聚与痞满　积聚是腹内结块，或痛或胀，不仅有自觉症状，而且有结块可扪及。痞满是指脘腹部痞塞胀满，乃自觉症状，而无块状物可扪及。

5. 癥积与瘕聚　癥就是积，癥积指腹内结块有形可征，固定不移，痛有定处，病属血分，多为脏病，形成的时间较长，病情一般较重。瘕即是聚，瘕聚是指腹内结块聚散无常，痛无定处，病在气分，多为腑病，病史较短，病情一般较轻。

三、辨证论治

（一）病期虚实

肝癌发病之初多为肝郁脾虚，气滞血瘀；日久则气郁化火，湿热内生，瘀毒互结；晚期由于邪毒耗气伤阴，正气大损，致肝肾阴虚。

（二）标本主次

肝癌属本虚标实之证，本虚即脾气不足，正气亏损；标实即指邪毒内蕴，气血瘀滞，痰湿蕴结。

（三）基本治法

针对肝癌患者以气血亏虚为本，湿热瘀毒互结为标的虚实错杂的病机特点，扶正祛邪，标本兼治，以恢复肝主疏泄之功能，则气血运行流畅，湿热瘀毒之邪有出路，从而减轻和缓解病情。治标之法常用疏肝理气、活血化瘀、清热利湿、泻火解毒、消积散结等法，尤其重视疏肝理气的合理运用；治本之法常用健脾益气、养血柔肝、滋补阴液等法。要注意结合病程、患者的全身状况处理好“正”与“邪”，“攻”与“补”的关系，攻补适宜，治实勿忘其虚，补虚勿忘其实。还当注意攻伐之药不宜太过，否则虽可图一时之快，但耗气伤正，最终易致正虚邪盛，加重病情。在辨证论治的基础上应选加具有一定抗肝癌作用的中草药，以加强治疗的针对性。

（四）证治分类

《中医肿瘤学》将本病证型分为肝热血瘀证、肝盛脾虚证、肝肾阴虚证三种证型[11]。分述如下。

1. 肝热血瘀证　症状：上腹部肿块质硬如石，疼痛拒按，或胸胁掣痛不适，烦热口干，或烦躁口苦喜饮，大便干结，尿黄或短赤，甚则肌肤甲错，舌质红或暗红，边尖有瘀点瘀斑，舌苔白厚或黄，脉弦数或弦滑有力。

辨证分析：肝气郁结，气滞血瘀，瘀血结于腹中而见上腹部肿块质硬如石，疼痛拒按。肝热内盛，经气不利，以致胸胁掣痛不适，肝气郁结，日久化火，火热燔灼，故见烦热口干，口苦喜饮，大便干结，尿短黄赤。瘀血内阻，气血运行不利，肌肤失养，则皮肤粗糙如鳞甲。舌质红或暗红，边尖有瘀点瘀斑，苔白厚或黄，脉弦数或弦滑有力为肝热血瘀之象。

证机概要：肝胆湿热，瘀血内结，气血运行不畅。

治法：清肝解毒，祛瘀消癥。

代表方：龙胆泻肝汤合下瘀血汤去当归、木通、车前子加重楼、半枝莲。本方有清肝胆热、祛肝胆实火、化癥消瘀之功效，常用药：龙胆草、栀子、黄芩、䗪虫、桃仁、柴胡、大黄等，加用重楼、半枝莲等清热解毒之品。

方中龙胆草大苦大寒，能泻肝胆实火，为方中君药；栀子、黄芩苦寒泻火解毒，归经肝胆三焦，加用重楼、半枝莲清热解毒，而皆为臣药；䗪虫、桃仁、大黄祛瘀消癥，加生地养阴，使祛邪不伤正，得柴胡畅达肝气而归于肝胆，皆为佐药；甘草为使药，一可缓苦寒之品防其伤胃，二可调和诸药。

临证备要：发病之初多为肝郁脾虚，气滞血瘀。若腹部疼痛或胸胁掣痛甚者，可酌加徐长卿、蒲黄、五灵脂；大便干结可加知母、大黄。

2. 肝盛脾虚证　症状：上腹肿块胀顶不适，消瘦乏力，倦怠短气，腹胀纳少，进食后胀甚，眠差转侧，口干，大便溏薄，尿短黄，甚则出现腹水、黄疸、下肢水肿，舌质胖，舌苔白，脉弦细。

辨证分析：脾气亏虚，水湿内停，聚而成痰，痰邪内阻于中焦，则见上腹肿块胀顶不适。肝气郁结，木盛乘土，致脾气亏虚，健运失常，饮食不为所化，故见消瘦乏力，倦怠少气。脾虚不运，故腹胀纳少，进食后胀甚。火热内扰，神魂不安，故眠差转侧。津为火热所灼，故口干，小便黄短。脾虚不能运化水湿，肝气疏泄失常，故见大便溏薄，腹水、尿少、下肢水肿。舌质胖，舌苔白，脉弦细为肝郁脾虚之象。

证机概要：肝盛乘脾，脾虚不运，水湿内停。

治法：健脾益气，泻肝消癥。

方药：六君子汤合茵陈蒿汤加干蟾皮、重楼、半枝莲。本方补气健脾，清胆祛湿退黄。常用药：党参、白术、茯苓、陈皮、半夏、茵陈、栀子、大黄等，加用干蟾皮、重楼、半枝莲以清热解毒泻肝。

方中党参大补脾气为君药，白术苦温健脾燥湿，茯苓甘淡健脾渗湿，共为臣药；陈皮、半夏理气和胃，茵陈、栀子、大黄清热利胆退黄，半枝莲、重楼、干蟾皮清热解毒泻肝而为佐药；炙甘草甘温，益气和中，调和诸药，为使药。

临证备要：多见于肝癌中期，久病则气郁化火，湿热内生，瘀毒互结，临床见积块、黄疸、臌胀、疼痛等症。短气乏力甚用生晒参易党参，腹胀顶甚加槟榔、木香，有腹水、黄疸酌加蒲公英、徐长卿、泽泻。

3. 肝肾阴虚证　症状：臌胀肢肿，蛙腹青筋，四肢柴瘦，唇红口燥，短气喘促，纳呆畏食，烦躁不眠，小便短少，上下血溢，甚则神昏摸床，舌质红绛，舌光无苔，脉细数无力，或脉如雀啄。

辨证分析：肝肾阴虚，津液不能输布，水液停聚，血瘀不行，故臌胀肢肿，蛙腹青筋。肝火内灼，病久致肝肾阴液亏虚，形体不充，故见四肢柴瘦。阴虚津液不能上承，故唇红口燥。阴虚不能敛阳，故见短气喘促。胃液干涸，故见纳呆畏食。内扰心神，见烦躁不眠。阴虚阳微，气化不利则尿短。阴虚火旺，迫血妄行，可见上下血溢。阴虚风动，气血逆乱，以致神昏摸床。舌质红绛，舌光红无苔，脉细数无力，或脉如雀啄，为肝肾阴液枯竭、阴虚火旺之象。

证机概要：久病伤阴，阴虚火旺，灼伤阴液。

治法：滋阴柔肝，凉血软坚。

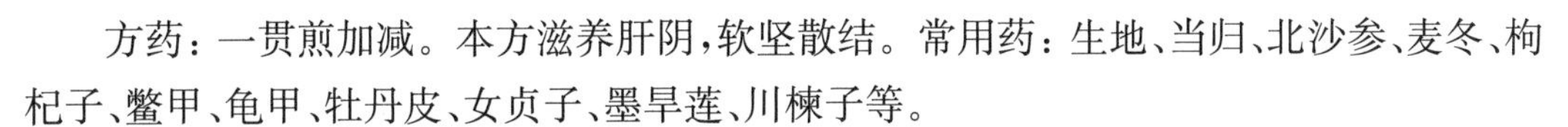

方药：一贯煎加减。本方滋养肝阴，软坚散结。常用药：生地、当归、北沙参、麦冬、枸杞子、鳖甲、龟甲、牡丹皮、女贞子、墨旱莲、川楝子等。

方中以生地为君药，滋阴养血，补益肝肾；当归、北沙参、麦冬、枸杞子养血滋阴为臣药，配合君药以养血柔肝，育阴涵阳；鳖甲、龟甲软坚散结，牡丹皮、女贞子、墨旱莲凉血养肝软坚共为佐药；川楝子疏肝理气为使药。

临证备要：多见于肝癌晚期或中末期。晚期由于邪毒耗气伤阴，正气大损，致肝肾阴虚，气虚不摄，血动窍闭，常可出现血证、神昏等危象。如腹水胀顶酌加木香；肝性脑病神昏加羚羊角送服安宫牛黄丸；上下血溢加鲜墨旱莲、鲜藕汁、水牛角。

四、名家经验

（一）吴良村注重疏肝，不忘养阴

吴良村治疗肝癌以疏肝健脾为核心，兼以养阴清热、解毒散结。癌肿本身易耗伤阴津，加之化放疗毒盛，炼津损液，故在遣方选药上，其喜用北沙参、大麦冬、枸杞子、川石斛等养阴药。北沙参、大麦冬能滋养肺胃，养阴生津，意在养金以制木，土旺则不受木侮；川石斛、枸杞子养肾阴，以滋水涵木，蕴一贯煎之意。肝主疏泄，喜条达而恶抑郁，疏肝之品首选八月札、绿萼梅、郁金等。绿萼梅性凉，味酸涩，功在理气生津开胃、疏肝健脾；八月札微寒，疏肝并能活血；郁金性寒，能行气解郁、活血止痛。上三味疏肝气且均无木香、陈皮之燥，也无香附辛窜耗气之弊。加入茯苓、薏苡仁、白术等健脾渗湿药物，及鸡内金、麦芽等健脾助运、资生化源之品，不但合“四季土旺不受邪”之意，且能防养阴药滋腻碍胃之弊。在疏肝健脾扶正的同时，加用解毒散结类的蛇莓、猫爪草、白花蛇舌草等。癌肿为热毒日久凝结而成，故三叶青、金银花、炒黄芩等清热解毒药物常临证配伍[12]。

（二）花宝金强调疏肝，调畅气机

花宝金认为肝癌的治则应顺应脏腑特性，调理全身气机的平衡为首要目的，治法以疏肝健脾为主，注重“左升右降”理论在防治肿瘤转移的应用（包括肝癌肺转移、肺癌肝转移等），截断或者逆转津液代谢失常导致的痰、瘀、毒等病理产物，使其归于津液代谢的正常化。升之不及主要以疏肝理气为主，升之太过则应以平肝降肝为主，依据“见肝之病，知肝传脾，当先实脾”的理论，治法上应佐以调理脾胃，以防止其他脏腑受邪；依据“左升右降”制方理论，注重左升与右降的平衡，兼顾调理右降气机的通畅性。依据肝肾同源理论，治法上常疏肝与补肾兼顾。

花宝金运用柴胡剂治疗肿瘤，并不是认为肿瘤病局限在半表半里证，而主要通过柴胡剂进行调畅气机。肝胆肿瘤主要是由于气机郁滞，导致血瘀、痰凝、毒结，其临床常见症状为胁满、呕吐、腹痛、低热等。小柴胡汤乃和剂之祖，既和解半表半里气机，又可调和肝胆气机，小柴胡汤方中柴芩清泻半表，疏利气机；半夏辛、温，归脾、胃、肺经，燥湿化痰，降逆止呕；人参、甘草、姜、枣培中补土，既可向外以解表，又能向上以升阳，还可疏泄肝胆。肝胆疏则气行有序，升降出入协调平衡。临床上常在此基础上进行辨证使用，如表证未去的柴胡桂枝汤；心下痞硬兼有呕吐下利的大柴胡汤；头汗出、心烦的柴胡桂枝干姜汤，常加用龙骨、牡蛎、鳖甲、穿山甲等药物软坚散结，从现代药理研究分析，柴胡剂具有直接抗肿瘤、免疫调节、诱导分化、诱导细胞凋亡以及抗血管生成等作用，也为临床用药提供了理论基础[13]。

（三）孙桂芝注重补虚，扶正培本

孙桂芝治疗肝癌，基于其邪盛正衰的基本病机，认为培正扶本法应该贯穿于肝癌的治疗全程。黄芪、莪术、桃仁、九香虫为其临床治疗肝癌常用中药，因黄芪补气托痈、莪术消积破癥、九香虫健脾益肾、桃仁活血化瘀，均有良好的抗肿瘤和抗肝纤维化疗效。孙桂芝认为，黄芪为补气诸药之最，善壮后天脾胃，为扶正培本不可多得的一味好药。另外肝癌组织生长迅速，容易形成化脓、坏死，属于中医学的"痈疽"的范畴，黄芪熟用正可内托疮痈、生血生肌，从而促进肿瘤细胞凋亡、修复癌灶局部组织以达到抗癌的目的。补脾胃与托痈排脓二者兼之，黄芪为治疗肝癌最为理想的药物之一。莪术能破癥消积，抗癌消瘤，且通肝经聚血，尤善消肝脏肿瘤。肝为血海，藏血主疏泄，故肝癌最易发生血行转移，因此在运用活血化瘀法破瘀消积治疗肝癌的同时，应该防范肿瘤转移。现代研究表明莪术溶栓作用不显著，不易造成癌栓脱落引发的血行转移，因此孙桂芝在肝癌的治疗过程中喜用莪术，但强调用量不可过大。肾为先天之本，内寓真阴真阳，为五脏之根；脾为后天之本，主运化，为气血生化之源。脾肾虚损终致五脏亏损，邪气壅盛，尤其中晚期肿瘤患者脾肾两虚突出。九香虫咸能入肾，温可壮阳，气香归脾，故为脾肾之药，善治"脾肾亏损，壮元阳"，同补先后天之本；同时孙氏认为九香虫可以阻断肿瘤微小血管的生成，从而切断癌灶营养供应，抑制肿瘤生长，达到抗肿瘤的目的。而桃仁主攻瘀血为肝药，尤善治疗肝癌患者之血液高凝状态，在治疗肝癌时，适量地运用桃仁活血化瘀，一方面可以防止癌细胞着床，以降低转移或者复发的风险；另一方面可以消癥瘕邪气，缩小癌灶体积，从而达到抗肝癌之目的[14]。

（四）周岱翰据方选药，病证兼顾

周岱翰诊治肝癌强调辨病治疗与辨证论治应当结合起来，坚持中医传统理论不偏离，再用现代药理研究相印证；有针对性地选用具有确实抗癌作用的中药，并根据脏腑病机辨证使用。如肝癌的治疗中清肝解毒用半枝莲、白花蛇舌草、重楼、栀子、大黄、羚羊角、牛黄等；祛瘀消瘤用䗪虫、桃仁、莪术、丹参、蜈蚣、全蝎等。以上药物均有一定程度直接或间接抑杀肿瘤细胞的作用。健脾益气常选党参、生晒参、白术、茯苓、薏苡仁等；滋养肝肾，常选女贞子、山茱萸、墨旱莲、生地、白芍、西洋参、麦冬等。以上扶正中药具有提高机体细胞和体液免疫功能、诱生多种细胞因子的作用，从而抑制肿瘤生长。

肝癌临床见症多端，常见四大主症为上腹肿块、右胁疼痛、食欲不振、全身消瘦，并可出现黄疸、腹水、呕血、便血等多种变证。上腹肿块以下瘀血汤加味，常用䗪虫、桃仁、莪术、蜈蚣、全蝎、大黄等祛瘀解毒消瘤。胁痛实证多见于新病年壮者，症见痛而胀闭、拒按喜寒、脉实气粗，属气滞血瘀、不通则痛，用下瘀血汤加田三七、桃仁、徐长卿、延胡索、五灵脂、蒲黄等。虚证则常见于久病年衰者，症见不胀不闭、喜按爱热、脉虚气少，属体质虚衰、气血不荣，用黄芪桂枝五物汤加四物汤、田三七、丹参等。对于腹水的治疗，周岱翰对白芍情有独钟，早在《本经》就有芍药"利小便"的记载。常用辨病药为大腹皮、泽泻、白茅根、徐长卿、白芍。黄疸当辨阴阳，阳黄治宜清热利湿、祛瘀解毒，茵陈蒿汤合甘露消毒丹为主；阴黄治宜健脾渗湿、化瘀消癥，茵陈五苓散合下瘀血汤加减。辨病治疗常用茵陈、栀子、大黄、溪黄草、田基黄、蒲公英、车前草等[15]。

（五）林丽珠重视病机，疏肝健脾

林丽珠认为肝癌的主要病机为肝郁脾虚，治疗主张以疏肝健脾为主，根据肝癌传变规律辅以清肝泻火、疏利三焦、滋肾养阴之法，临床中多以小柴胡汤加减治疗。小柴胡汤组方严谨，配伍精妙，升降并用，攻补兼施，切中肝癌的病机。林丽珠根据肝癌发病之气滞、血瘀、毒聚的病理特点，将肝癌分为肝胆湿热、肝热血瘀、肝盛脾虚、肝肾阴虚 4 型。肝胆湿热型，有湿亦有热，常因三焦不利、水湿内停、郁而化热而成，予小柴胡汤加绵茵陈、徐长卿、虎杖、半枝莲、白花蛇舌草等以加强清热利湿之功。肝热血瘀型，常火和瘀兼而有之，偏于血瘀者，常见面色晦暗、胁下刺痛，予小柴胡汤加桃仁、莪术、红花、三七以活血通络，祛瘀止痛；偏于血热者，常因热入血分，破血妄行，予小柴胡汤加茜草根、墨旱莲、仙鹤草、赤芍等以凉血止血。肝盛脾虚型，常因肝郁乘脾，或肝气疏泄太过，横逆犯脾所致，与小柴胡汤证之病机最为契合，常见呕恶、纳呆、疲倦等中焦不和之证，予小柴胡汤加郁金、白术、茯苓、当归等药以疏肝健脾益气。肝肾阴虚型，常因肝火伤阴、肝肾同源、久病及肾所致，多见于疾病末期，予小柴胡汤加知母、黄柏、牡丹皮、生地、女贞子等，或以知柏地黄丸合小柴胡汤治疗以滋水涵木，养阴清热。加减化裁皆以病机为据，临床应用显示出良好的效果[16]。

（六）刘嘉湘注重扶正，顾护脾胃

刘嘉湘认为肝癌发生之实质在于肝之阴阳失去平衡，或肝气郁滞，化火伤阴，或气滞血瘀，瘀毒蕴结，或气郁湿阻，湿毒内蕴，著而不去，日久导致肝癌的形成。因此，肝癌的基本病理特点在于肝之体用失调，以及瘀、湿、邪毒的蕴结。根据肝癌的病理特点，刘嘉湘在原发性肝癌的治疗中，将其主要治则可归纳为如下三条：疏通气血，条达为要；体用结合，补泻适宜；明辨标本，缓急有度。刘嘉湘在治疗肝癌时，无论病处什么阶段，始终贯彻疏通气血的基本法则，选方用药喜用柴胡、青皮、八月札、绿萼梅之类。刘嘉湘认为，在原发性肝癌发病过程中，肝体不足，主要表现为肝气虚衰、脾失健运和肝阴不足、肝肾阴虚。因此在临床上补肝体常用二法：一为补肝益气、健脾理气法；二为养阴柔肝法。刘嘉湘临证辨治肝癌，依据肝脏的生理、病理特点，根据不同阶段的病情表现，抓住疾病的主要病机变化，丝丝入扣，施以相应的药物，而取效良好[17]。

（七）范忠泽提倡扶正，善用理气

范忠泽主张肝癌的治疗当以扶助正气为本，贯穿治疗始终，通过增加机体抗病能力，有效地遏制邪毒侵袭，从而达到抗癌祛邪之目的，临证选用肉苁蓉、淫羊藿、北黄芪、菟丝

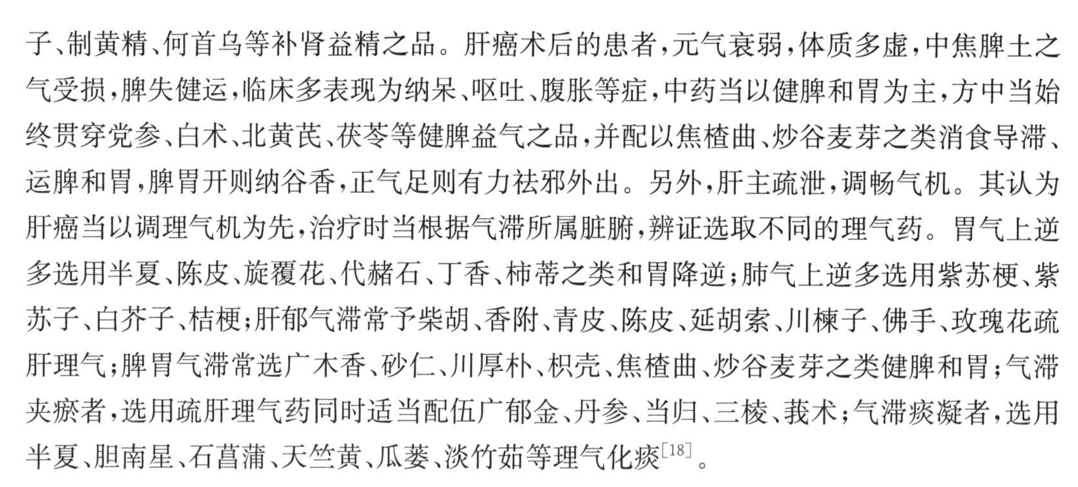
子、制黄精、何首乌等补肾益精之品。肝癌术后的患者，元气衰弱，体质多虚，中焦脾土之气受损，脾失健运，临床多表现为纳呆、呕吐、腹胀等症，中药当以健脾和胃为主，方中当始终贯穿党参、白术、北黄芪、茯苓等健脾益气之品，并配以焦楂曲、炒谷麦芽之类消食导滞、运脾和胃，脾胃开则纳谷香，正气足则有力祛邪外出。另外，肝主疏泄，调畅气机。其认为肝癌当以调理气机为先，治疗时当根据气滞所属脏腑，辨证选取不同的理气药。胃气上逆多选用半夏、陈皮、旋覆花、代赭石、丁香、柿蒂之类和胃降逆；肺气上逆多选用紫苏梗、紫苏子、白芥子、桔梗；肝郁气滞常予柴胡、香附、青皮、陈皮、延胡索、川楝子、佛手、玫瑰花疏肝理气；脾胃气滞常选广木香、砂仁、川厚朴、枳壳、焦楂曲、炒谷麦芽之类健脾和胃；气滞夹瘀者，选用疏肝理气药同时适当配伍广郁金、丹参、当归、三棱、莪术；气滞痰凝者，选用半夏、胆南星、石菖蒲、天竺黄、瓜蒌、淡竹茹等理气化痰[18]。

（八）齐元富早期疏肝，重视健脾

齐元富认为肝郁气滞多见于早、中期肝癌患者，治以疏肝解郁，畅达气机。药用柴胡、香附、厚朴、郁金、佛手、香橼、青皮、陈皮、大腹皮、合欢皮、玫瑰花、枳壳等。方用柴胡疏肝散或逍遥散加减。若气郁化火引起急躁易怒、口干口苦等，需清肝泄火，在疏肝解郁基础上加用牡丹皮、栀子、青黛等。正虚邪实是肝癌的主要病理特点，而正虚又以脾虚为主，脾虚存在于肝癌发生发展整个过程中，在治肝的同时，要重视健脾开胃之法。治以健脾开胃，益气扶正。常用药物如黄芪、党参、薏苡仁、茯苓、砂仁、白术、芡实、山药、炒麦芽、神曲、炙甘草、陈皮、大枣等，方用六君子汤、参苓白术散加减。若患者服药见效且长期应用无明显不适，可适当加大黄芪、党参、茯苓、薏苡仁用量，以期进一步提高疗效。此法临床中多与疏肝解郁法配合使用，并贯穿肝癌治疗始终[19]。

（九）叶永安详审病机，重视舌脉

叶永安认为，肝体阴而用阳，故肝阳易亢，肝血肝阴易亏，肝本身喜条达、主疏泄，是人体气机之枢纽，最恶气机郁滞。肝癌首先易致肝气郁结，进而木郁伐土出现脾虚症状，形成肝郁脾虚证候，而肝肾同源，故病久亦会出现肝肾阴虚证候。其在临床中发现，肝癌患者舌象多表现为舌质淡胖舌色较红，认为这是邪伏血分的表现，故处方时重视以舌脉辨证，并针对肝炎病毒善用祛邪之品清血分之毒，如板蓝根、大青叶、白花蛇舌草、龙葵、白英、重楼、半枝莲、土茯苓等。湿气较重舌苔厚腻者加强化湿药力量，如佩兰、藿香、苍术之类；腹胀时多加大腹皮、枳壳、紫苏梗等宽胸理气之品；舌质红苔不厚腻且患者口干明显的要适量加沙参、乌梅、生百合之类。并在每方前必用柴胡、白芍、赤芍、郁金、炙黄芪疏肝健脾，保驾护航，疏通中焦壅滞，这样既能扶正，又能防止祛邪伤正[20]。

（十）闫绍华注重思辨，补偏救弊

闫绍华根据“其病位在肝，其本在肾，其标在瘀”的原则，创制“和肝饮”，处方：黄芪、人参、当归、白芍、生地、川芎、鳖甲、生牡蛎、香附、郁金、山茱萸、柴胡，随症加减，有黄疸者可合茵陈蒿汤，有腹水、水肿者可合五苓散，出血倾向者可酌加白茅根、藕节等。闫氏根据多年的临床体会，认为对于原发性肝癌的治疗应强调辨证施治多途径、多靶点、全方位的整体调解。中药的作用是呈调整性的，具有双向性的特点，即所谓“补偏救弊”，而不要过分强调单纯对靶器官病理改变的纠正逆转。保护正气，调节患者自身免疫功能，调动其自身的抗病能力，至为重要，而最忌长期滥用峻猛之剂，诛伐无过。原发性肝癌发病并非一朝一夕所致，是一个慢性渐变的过程，其病理表现就是正气溃决、邪气内陷，这是一个重要的临床特点。根据闫绍华的临床体会，急速扶正，调解免疫功能是当务之急。如再有拖延则正脱。所谓邪陷于内、正脱于外，阴阳离绝、精气乃绝，这便是肝癌一旦发病，病程短而进展速的道理[21]。

五、验案赏析

何任验案　患者，男，69 岁。2005 年 11 月 7 日初诊。患者 2002 年 11 月体检发现肿瘤指标异常(CEA 56.6 ng/L)，同年 12 月 ECT 示肝脏恶性病灶，临床诊断为肝转移癌，间断行多次介入化疗，诺力刀治疗，口服化疗药及其他相应对症治疗。2005 年 10 月 ECT 检查示肝脏、肺多处恶性病灶，肿瘤标志物异常(AFP 23.42 ng/L，CEA 791.88 ng/L，CA19－9 220.30U/ml)。患者一直没有明显不适，来诊时精神萎靡，面色灰暗，语声低微，形体瘦削，舌裂苔薄，脉濡，辨证属癥积病正虚邪实证，以自拟参芪苓蛇汤加味，并以薏苡仁单独煎煮当早饭空腹服用来治疗。药物组成：生晒参 6 g，焦麦芽、焦山楂、焦神曲、干蟾皮各 10 g，女贞子 15 g，枸杞子、绞股蓝各 20 g，黄芪、猪苓、茯苓、猫人参、白花蛇舌草各 30 g，薏苡仁(包煎)60 g。7 剂，水煎，每日 1 剂。分上、下午两次温服。复诊：服药 7 剂后，精神、舌裂较前好转，苔薄脉濡。效不更方，原方略性加减。此后不间断服药，病情稳定[22]。

评析：本证乃癌毒久羁，热毒内蕴，气阴两伤之证。因此治宜扶正祛邪，标本同治。方中生晒参、黄芪、枸杞子、女贞子健脾补肾，益气养阴为君药；茯苓、猪苓、薏苡仁健脾祛湿、助气化源为臣药；白花蛇舌草、干蟾皮、绞股蓝、猫人参清热解毒、散结抗癌为佐药；焦山楂、焦麦芽、焦神曲消导和中，顾护胃气为使药。诸药合用，共奏益气养阴，清热解毒，散结抗癌之功。

凌昌全验案　李某，男，73 岁。2005 年 8 月 16 日初诊。患者于 2005 年 6 月 10 日因“右上腹疼痛 2 月余”在安徽阜阳肿瘤医院行 CT 检查示：肝癌伴瘤体破裂可能；少量腹水。后至蚌埠医学院附属医院查 CT 示：肝硬化伴少量腹水；肝右叶巨块型肝癌伴门脉右支癌栓形成。化验检查：ALT 73 U/L，AST 63 U/L。2005 年 6 月 17 日于上海东方肝胆医院就诊，B 超确诊为：肝癌，肝硬化，腹水；MRI 提示：肝右叶 11 cm×15 cm×16 cm 病灶。诊断为原发性肝癌。右上腹部时有疼痛，纳眠尚可，二便调，舌边紫暗、苔白腻，脉弦滑。中医诊断：肝癌(血瘀湿滞)。治拟化瘀除湿，杀毒抗癌。处方：夏枯草 10 g，泽泻、山药、鸡内金、焦麦芽、焦山楂、焦神曲各 12 g，牡丹皮、茯苓皮、干蟾皮各 15 g，赤芍 20 g，生地、石见穿、猫人参、薏苡仁各 30 g，常法煎服。同时服用天龙末(1 条匙/次，约 5 g)及保肝中成药益肝灵片。此后复诊随证加减，患者采用中医中药治疗 3 年余，复查见病灶缩小,精神体力可,能下地劳动,终获较满意的疗效[23]。

评析:此患者正气尚未大衰,辨证属血瘀湿滞,其治疗当以“癌毒”为着眼点,以解毒方配合“以毒攻毒”的中药天龙遏止癌毒肆虐,同时使用芳香化湿的藿香、佩兰,清热活血的赤芍、牡丹皮,共同抗击内炽之“癌毒”。鸡内金、焦三仙呵护胃气,祛邪不忘扶正,从而达到提高生活质量、延长生存期之目的。

刘嘉湘验案 苏某,男,54岁。2005年1月12日初诊。患者于2003年体检时发现肝左叶肿块,2003年11月手术切除,诊为原发性肝癌,病检示:胆管细胞癌。2004年7月复发,行介入治疗。2005年1月4日PET-CT示左肺下叶斑片影,FDG代谢增高,转移不除外,于某院行γ刀治疗。刻诊:畏寒,消瘦,腹胀气,大便不实,神惫乏力,舌质淡红、苔薄白,脉细弦。证属脾虚气滞,邪毒内结。治拟健脾理气解毒法。药用:炒白术、茯苓、陈皮、半夏、煨木香、枳实、焦山楂、焦神曲各9g,太子参、补骨脂、鸡内金各12g,八月札、菟丝子、大血藤各15g,怀山药、石见穿、白花蛇舌草各30g。每日1剂,水煎分2次服。服药15剂后畏寒消失,大便正常,仍有腹胀,纳少,肝区痛,脉弦细,舌质红、苔薄白。证属肝阴亏虚。治拟养阴柔肝,益气健脾。四君子汤合一贯煎加减。炒白术、生山楂、青皮、陈皮各9g,夏枯草、海藻、太子参、枳实、鸡内金各12g,茯苓、北沙参、天冬、枸杞子、大腹皮、八月札各15g,石见穿、半枝莲、白花蛇舌草、生牡蛎、谷麦芽各30g。该方随证加减服药至今,病情稳定。2009年3月CT复查未见复发和转移征象[24]。

评析:该患者病机为肝郁气滞,久而化火生毒致瘀,气瘀毒互结而成肝癌。用太子参、白术、茯苓、怀山药益气补脾;八月札、陈皮、木香、枳实疏肝理气;大血藤、石见穿、白花蛇舌草清热解毒;菟丝子、补骨脂补肝肾;焦楂曲、鸡内金消食和胃;复诊加北沙参、天冬、枸杞子滋阴生津,取滋水涵木之意;加夏枯草、海藻、生牡蛎软坚散结;诸药相合,切中病机,既能祛邪,又不伤正气,故邪去正安,疗效明显。

李培生验案 潘某,男,53岁。2003年1月就诊。患者诉肝区疼痛4个月。患者20年前患过乙型病毒性肝炎大三阳。乙型肝炎表面抗原(HBsAg)长期为阳性。症见:消瘦,面色暗青,小便黄赤,大便结,舌绛,边有瘀斑,脉弦细。查体右胁下可触及一肿块,质硬。血检:HBsAg(+),抗-HBs(+),HBeAg(-),抗-HBe(+),抗-HBc(+),抗HBcIgM(+),HBsAgPHSA-Re(+),HBV-DNA(-),AFP 13 380 g/L,ALT 175 U/L,AST 200 U/L。CT增强示:肝右叶有一6 cm的阴影,且血供异常增多。西医诊断为:原发性肝癌。中医诊断:肝癌(火毒内盛,瘀血内停型)。拟扶正祛邪,清热解毒,活血化瘀为法。处方:当归、赤芍、桃仁、红花、炮甲珠、川楝子、延胡索、三七粉(冲服)各10g,生黄芪、太子参、半枝莲、夏枯草各20g,茵陈、白花蛇舌草各30g。7剂,每日1剂,水煎服。1周之后患者仍肝区疼痛,但主要为隐痛,较前为轻,纳食好转,面色暗青,小便黄,大便软,右胁下包块同前大,质硬,色质绛,边有瘀斑,脉弦细,前方加三棱、莪术各10g,继用1周[25]。

评析:李培生治疗原发性肝癌以正虚是其本,热毒、瘀血等为其标这一基本病机为出发点，遣方用药，全方用药量大而猛，方中重用血肉有情、破血之品炮甲珠，其一取其养血软坚，血活积消；其二动物类药可搜剔经络、破积散结，否则顽血难消。同时益气健脾等扶正药物在肝癌患者的治疗中不可小视，这与肝癌患者大多表现为正虚邪实有关，尤其对中晚期患者更有必要。益气药能扶助正气，对有出血倾向者能起到益气化瘀止血之功用。

周岱翰验案　张某，男，52岁。患者因“消瘦半年，黄疸2月余”就诊。外院B超及CT提示：肝右叶占位(2.6 cm×2.3 cm)，AFP 1 580 ng/mL，诊断为原发性肝癌，并行肝右叶切除术。术后3个月来我院就诊，症见消瘦倦怠，身目发黄，口干纳呆，大便干结，尿短黄，舌红苔黄稍腻，脉弦数。证属湿热蕴结，六经辨证为阳明、太阴合病。治宜清肝祛湿，利胆退黄。方用茵陈蒿汤合五苓散加减。处方：大黄(后下)12 g，栀子、茯苓、猪苓、泽泻、白术各15 g，绵茵陈20 g，半枝莲、白花蛇舌草各30 g。水煎服，每日1剂。

半月后二诊：诉倦怠减轻，胃纳稍增，尿色转淡，右胁胀痛，大便溏，烦躁口苦，眠差，舌苔薄黄，脉弦数。证属湿热互结，肝郁气滞。六经辨证为少阳、阳明、太阴合病。治宜清肝解郁，祛湿利胆。方用小柴胡汤合茵陈蒿汤加减。处方：大黄6 g，黄芩、栀子、柴胡、白芍、法半夏各15 g，绵茵陈20 g，半枝莲、党参、白花蛇舌草各30 g。煎服法同前。

1个月后三诊：AFP下降至530 ng/mL，体重较前增加2.5 kg。现症见口苦，尿黄，纳眠佳，眼圈黧黑，大便略干，舌红绛苔少，脉弦滑略数。证属湿热未除，肝热血瘀，六经辨属阳明、太阴合病。治宜清肝化瘀，利胆退黄。方用茵陈蒿汤合下瘀血汤加减。处方：田三七(冲服)3 g，䗪虫5 g，大黄6 g，莪术10 g，桃仁、栀子各15 g，绵茵陈20 g，半枝莲、田基黄各30 g。

四诊：诉复查AFP 106 ng/mL，身体稍虚。嘱继续中药辨证治疗，随访10年，患者仍健在[26]。

评析：周岱翰六经辨治肝癌有其独特的理论见解。肝为乙木，胆为甲木，周岱翰认为肝癌多涉及少阳、厥阴病，其演变过程中易旁涉诸多脏腑，变证丛生，其病机特点和临床表现与太阳、阳明、太阴、少阴病有颇多吻合之处。本病辨证为少阳病、阳明变证湿热发黄，用药以和解少阳、清利湿热为法加减。

林丽珠验案　邓某，男，50岁。患者2008年10月体检时B超发现肝脏占位。胸片示：左上肺结节(约1.5 cm×1.5 cm)，考虑转移瘤。11月18日至外院行肝肿物切除术，术后病理：肝细胞性肝癌n级(梁索型)。2008年12月23日查AFP 3.85 ng/ml，肝功能：AST 89 U/L，ALT 78 U/L。初诊时症见：患者疲倦乏力，时有上腹部不适，纳眠差，夜寐时盗汗明显，汗出湿衣，口干明显，晨起口苦，偶咳无痰，小便黄，大便正常。舌暗红苔白，脉弦细。中医诊断：肝癌病，肝热血瘀证。治疗以清肝解毒、祛癖消瘤为法。处方：䗪虫、甘草各6 g，苦参、桔梗、浙贝母、桃仁、北杏仁各10 g，糯稻根、山慈菇、半枝莲各15 g，生牡蛎、龙骨(先煎)各30 g。水煎服，每日1剂，并以槐耳颗粒配合口服。

二诊：服药10 d后患者盗汗较前明显好转，仍口干，咽中有痰难咯，舌红苔少，脉细弦。考虑肝热化火，火热播灼，日久伤阴，予上方去龙骨、牡蛎、北杏仁，加蒲公英30 g清肝泻热，天花粉、麦冬各 15 g 滋阴柔肝。

三诊：患者稍觉口干，无口苦，无肝区疼痛等不适，舌淡胖苔白，脉细弦。继续以清肝泻热，祛瘀消癥为法。处方：䗪虫、甘草各 6 g，浙贝母、桃仁、苦参、桔梗各 10 g，牡丹皮、天花粉、山慈菇、半枝莲各 15 g，葛根、蒲公英 30 g，继续以槐耳颗粒口服。

四诊：患者仍口干，余无明显不适，舌红，苔薄白，脉弦滑。以疏肝泻热，养阴柔肝，祛瘀消癥为法。处方：天龙、甘草各 6 g，桃仁、红花、桔梗各 10 g，柴胡、白芍、山慈菇、八月札各 15 g，女贞子、墨旱莲各 20 g。水煎服，每日 1 剂，并槐耳颗粒口服。患者每半个月前来门诊复诊，予上方加减口服。多次复查未见肿瘤复发或转移。2010 年 1 月 20 日至外院行 CT 复查示：肝癌术后改变，未见明显复发征象。肿瘤标志物正常。门诊就诊 16 个月，生活如常人[27]。

评析：林丽珠认为原发性肝癌的病因分内、外两方面，外因以湿热郁蒸与肝病关系最大，内因首责七情内伤，肝气郁结，疏泄无权，加之邪热湿毒，最易造成肝热化火。因此，肝癌病机首要由肝火燔灼，日久则劫血烁阴，肝不藏血，致肝肾阴亏。本例患者四次就诊，辨证符合肝热血瘀—肝热伤阴—肝肾阴亏的演变规律，初诊时口干口苦，夜晚盗汗，小便偏黄，肝热血瘀症状明显，故治疗以清肝泻热，祛瘀消癥，佐以敛阴止汗之品；至二三诊，患者肝热燔灼，日久伤阴，肝阴亏虚，故处方以清肝泻热、滋阴柔肝并重；四诊时辨证以肝肾阴虚为主，故处方以滋肝肾阴为主，祛瘀消癥为辅。

第三节　中西医结合治疗方法

目前，治疗原发性肝癌的西医手段，如手术、放疗、介入治疗等，其特点在于对局部的控制，在于“局控率”的提高，但尚未能解决复发、转移等问题。中医对消除局部癌肿的作用不如西医，但在抗复发转移和增效减毒、改善患者的预后和生活质量等方面却有独特之处。取中西医治疗之长，合理地将中医药与西医药手段综合运用，整体调整结合局部的中西医结合治疗是肝癌非手术治疗的方向。

一、中西医结合治疗原发性肝癌进展

（一）中医药结合手术

陈红云等回顾性地将 209 例患者按选择与排除标准分为华蟾素治疗组 127 例和西医治疗组 82 例，西医治疗组患者肝癌切除术后行 1～2 次 TACE 预防复发，华蟾素治疗组患者术后 1 个月起每隔 3～6 个月行 1 次华蟾素注射液静滴预防复发，10～15 d 为 1 个疗程。结果显示在Ⅰ期和Ⅱ期肝癌中，华蟾素治疗组患者的无瘤生存时间较西医治疗组延长[28]。苏小康等收集 1995—1999 年肝癌切除术后 164 例患者，分为健脾化瘀组（治疗组）和单纯手术组（对照组），采用配对分组观察。治疗组术后第 7 日开始口服健脾化瘀中

药(甘草 6 g,三棱、山慈菇、莪术各 10 g,白术、茯苓、丹参各 15 g,党参、鳖甲各 20 g,白花蛇舌草、鬼针草各 30 g),水煎早晚分服,术后口服中药治疗 2 年,合并黄疸加茵陈 25 g,虎杖、柴胡 15 g;合并腹水加泽泻、牛膝各 15 g,车前草 20 g,随访 5 年,结果显示治疗组 5 年生存率明显优于对照组[29]。

(二) 中医药结合放疗

赵增虎等[30]随机将 83 例巨块型原发性肝癌患者分为两组,甲组 42 例(治疗组),乙组 41 例(对照组),两组均先采用肝脏灌注栓塞化疗(TACE)治疗 1~2 次,4~6 周后再行三维适形放疗,甲组患者在放疗期间及放疗后 2 个月口服益气活血中药(甘草 6 g,红花、川芎、杏仁各 10 g,当归、百部各 12 g,瓜蒌 15 g,沙参、女贞子、香附、生地各 20 g,黄芪 30 g,每日 1 剂),乙组患者不服用中药,其余治疗与甲组基本相同,放疗前及放疗后 2 个月均查吲哚菁绿 15 min 潴留率(简称 ICGR15)。结果放疗前 ICGR15 在两组间比较差异无统计学意义,放疗后 ICGR15 在两组均有不同程度升高,乙组升高更明显,组间比较差异有统计学意义。庞军等[31]将 100 例符合入选条件的原发性大肝癌患者随机分为治疗组(48 例)和对照组(52 例)。治疗组予体部伽玛刀加中药治疗。采用超级伽玛刀(SGS-Ⅰ型)立体定向放射治疗,根据肿瘤的位置、临床靶体积和患者的身体状况与治疗目的,制定放射治疗计划及调整剂量分布。中药治疗采用中药协定 1 号处方和 2 号处方加减,1 号处方(党参、葛根、白术、黄芩等 21 味)用于伽玛刀治疗中和治疗后半月内,以健脾和胃、清热理气为主,辅以化瘀、补肾等;2 号方(党参、葛根、白术、柴胡等 21 味)在伽玛刀治疗后半月开始,至少服用 2~3 个月,以健脾和胃、疏肝理气为主,辅以化瘀、抗癌等。对照组予体部伽玛刀治疗,方法同前。结果显示两组患者治疗后 2~3 个月行 CT 或 MRI 复查,肿瘤控制总有效率分别为 95.83%和 94.23%,6 个月和 1 年生存率分别为 75.00%、71.15%和 60.42%、57.69%。差异均无统计学意义($P>0.05$)。在提高患者生活质量、减轻临床症状和改善肝功能方面差异有统计学意义($P<0.05$)。可见全身伽玛刀立体定向放射治疗原发性大肝癌临床疗效确切,毒副反应较轻。联合中药治疗可以提高患者生活质量、减轻放疗不良反应。李永安等[32]对 21 例中晚期肝癌给予放疗联合中医中药治疗,2.2~3.0 Gy/次,5 次/周,20~30 次,总剂量 60~68 Gy。放疗中、放疗后根据患者症状辨证论治,给予中药(焦白术、柴胡、赤芍、白芍、枳壳、鸡内金、谷麦芽、佛手、香橼皮各 10 g,茯苓 15 g,太子参、半枝莲、重楼、白花蛇舌草各 30 g,薏苡仁 40 g)口服。结果肿瘤客观疗效评价完全缓解(CR)4 例,部分缓解(PR)10 例,稳定(SD)4 例,恶化(PD)3 例,总有效率 66.67%,生存率 6 个月 16 例,1 年 12 例,2 年 7 例,临床主要症状改善总有效率为 80.95%,卡氏评分及体重较治疗前均增加。

(三) 中医药结合介入治疗

张海等[33]发现,原发性肝癌患者行常规介入治疗前,服用疏肝健脾中药,每日 1 剂,煎剂浓缩为 100 ml 分早晚两次服用,至少服用 9 周。基本方:炙甘草 8 g,柴胡 10 g,女贞子、莪术、白术各 15 g,八月札、当归、党参各 20 g,白芍、茯苓、黄芪、鸡内金各 30 g。腹痛者加川楝子、郁金、延胡索各15 g；发热者加生石膏、寒水石各30 g，柴胡改为15 g；黄疸者加茵陈30 g，生大黄8～12 g，栀子10 g；恶心呕吐者加半夏、陈皮各15 g，代赭石30 g；腹胀（或有腹水）者加大腹皮30 g，猪苓15 g。其生存率高于单纯运用介入治疗患者，不仅提高了疗效，而且改善了患者的生活质量，提高了机体免疫力，减轻栓塞的毒不良反应。充分说明疏肝健脾中药配合介入治疗能延长中晚期肝癌的带瘤生存期，也证实了疏肝健脾中药的临床应用价值，为其临床扩大应用提供了依据。王斌等[34]将77例原发性肝癌住院患者按随机数字表法分为中药治疗组（40例）与西药对照组（37例）。两组均采用Seldinger's技术分别行肝动脉鸦胆子油乳及化疗药介入治疗，中药治疗组同时加用中药肝积方汤剂口服治疗。两组治疗后卡氏评分变化比较差异有统计学意义，中药治疗组优于西药对照组（$P<0.05$）；中药治疗组治疗后躯体功能改善，症状减轻，总的生活质量较治疗前提高；西药对照组治疗后其不良反应较明显，总的生活质量降低。中药治疗组治疗后躯体功能、症状、总的生活质量改善程度较西药对照组佳，差异有统计学意义（$P<0.05$）。肝积方以扶正祛邪为治则，其组方核心是柴芍四君子汤加活血破瘀药组成，兼具疏肝健脾化湿功效于一身。既往研究提示肝积方能够抑制肝癌HePG2细胞增殖，升高CD4/CD8值，对机体免疫功能有改善作用。介入治疗可以造成肝功能的损害，诱发或加重肝硬化，并随治疗次数增加，肝功能损害更明显，由此而影响肝癌的治疗和预后。张海等[35]将103例原发性肝癌患者随机分为两组：综合治疗组（A组）52例，对照组（B组）51例。A组患者在介入前7 d服用疏肝健脾中药（炙甘草8 g，柴胡10 g，女贞子、莪术、白术各15 g，八月札、当归、党参各20 g，白芍、茯苓、黄芪、鸡内金各30 g，腹痛者加川楝子、郁金、延胡索各15 g；发热者加生石膏、寒水石各30 g，柴胡改为15 g；黄疸者加茵陈30 g，生大黄8～12 g，栀子10 g；恶心呕吐者加半夏、陈皮各15 g，代赭石30 g；腹胀或有腹水者加大腹皮30 g，猪苓15 g），B组患者行单纯介入治疗。研究结果显示，疏肝健脾中药配合介入治疗中晚期肝癌不仅提高了疗效，而且改善了患者的生活质量，提高了机体免疫力，减轻栓塞的毒不良反应，且1年、3年、5年生存率明显高于单纯介入组，充分说明疏肝健脾中药配合介入治疗能延长中晚期肝癌的带瘤生存期，也证实了疏肝健脾中药的临床应用价值，为其临床扩大应用提供了依据。韩克起等[36]将93例原发性肝癌患者作为研究对象，经TACE后随机分为治疗组和对照组，对照组TACE后不服任何中药；治疗组TACE后3～7 d开始服用中药扶正解毒方，方药如下：生黄芪15～30 g，炒白术15～30 g，陈皮10～15 g，鸡内金6～10 g，炒谷芽6～9 g，生山楂15～30 g，石见穿15～30 g，石上柏15～30 g，石见穿（又名紫参）15～30 g；猫人参15～30 g。疼痛选加水红花子9～15 g，全蝎3～6 g；腹胀选加合欢皮9～15 g，大腹皮15～30 g；大便干结选加大黄6～15 g，火麻仁15～30 g；低热选加知母10～30 g，银柴胡10～30 g；黄疸选加茵陈15～30 g，平地木15～30 g；腹水、水肿者选加白茅根15～30 g，炒牵牛子6～9 g。每日1剂，水煎服，连服用4周。结果显示治疗组与对照组的中位生存期分别为17个月（95%CI：11～24个月）、11个月（95%CI：9～14个月）；治疗组1年生存率为57.4%，对照组1年28.3%。中药联合

TACE 较单纯 TACE 能明显延长患者疾病进展时间与 1 年生存期。

(四) 中西医综合治疗

吴鹤等[37]选取在医院进行放疗的原发性肝癌患者 41 例作为研究对象，随机分为观察组和对照组，对照组 20 例给予西医对症治疗(手术、放疗、化疗、介入治疗等)，观察组 21 例在对照组基础上给予中药治疗，药方：甘草 6 g，柴胡 9 g，木香、砂仁、枳壳、竹茹、白术、郁金各 12 g，黄芪、茯苓、白芍、焦三仙 15 g，党参 20 g。该药方具有和胃、健脾、理气、疏肝的作用。观察分析两组患者治疗前及治疗后 7 d、14 d、28 d、90 d 的外周血 T 淋巴细胞和 NK 细胞形成率、感染率等指标。观察组在放、化疗结束后进行中药汤剂治疗，药方含甘草、柴胡、木香、砂仁、枳壳、竹茹、白术、郁金、黄芪、茯苓、白芍、焦三仙、党参等中药材，具有和胃、健脾、理气、疏肝的作用，可以调节放、化疗后出现的肝脾不和和食欲减退，调节机体免疫功能。结果显示：中药辅助对肝癌放疗患者机体免疫力恢复有促进作用，提高免疫力，降低继发感染。朱应来等[38]外用中药贴敷治疗肝癌，结合西药保肝、抗感染等，对缓解病情，稳定病情效果较好。治疗方法：方用甘遂、甘草、炮穿山甲、大黄、细辛等量，为细末用醋调敷脐部及包块部位，每日调敷时间不得低于 8 h，同时给患者以能量、支链氨基酸静脉滴入，以调整患者的正气，用青霉素抗感染。腹水重者用呋塞米 60 mg 加 50%葡萄糖静脉推注，每日 1 次，用 3 d 后停用。发热出血，大便干结者外用药加重大黄用量，上述治疗 15 d 为 1 个疗程。治疗效果：31 例患者均坚持治疗 2～2.5 个月。经 1 个疗程的治疗后，患者主观症状均有不同的改善。腹水、腹胀、肝区痛减轻，纳食好转，大便干结缓解。常中飞等[39]回顾性分析了解放军总医院介入放射科于 2008 年 8 月至 2012 年 1 月的 115 例巨大肝癌的患者，分为单纯 TACE 组 72 例，TACE 联合治疗组(门脉癌栓放射治疗者 9 例，射频消融治疗者 21 例，索拉非尼治疗者 13 例)43 例，术后 4～6 周行影像检查评估疗效，中位随访 24 个月。TACE 组患者的中位生存时间为 11 个月，1 年、2 年、3 年生存率分别为 60.4%、23.3%、9.8%，综合治疗组患者的中位生存时间为 39 个月，1 年、2 年、3 年生存率分别为 78.1%、43.3%和 36.8%。

二、中西医结合治疗原发性肝癌体会

(一) 中西医结合治疗策略选择

目前，原发性肝癌的西医治疗方法主要有手术治疗及局部介入治疗。由于肝癌早期并无明显症状，绝大多数患者在就诊时已属中晚期，单纯通过手术治疗已不能达到理想的效果。而且由于患者本身肝功能状态及肿瘤情况不同，局部介入治疗的效果仍然不甚满意。在手术、介入治疗、放疗及化疗等西医治疗手段治疗肝癌的同时辅以中医药治疗是提高肝癌疗效的重要途径。

中医治疗肿瘤的优势并不仅仅局限于中晚期的姑息治疗，而是全程参与癌症治疗的各个阶段中。如结合手术治疗。手术前后根据患者的症状、体征进行辨证治疗，可提高患者的手术耐受性，促进术后身体状况的恢复。术前中药宜以扶正为主，佐以调理之剂，不可攻伐太过；术后虽邪毒已去大半，但元气大伤，脏腑气血功能虚弱，治疗应以扶正为主，先宜辨证调理，再宜健脾理气和胃以扶正抗复发。钟崇等[40]将120例患者随机分为两组，每组各60例，治疗组采用手术并健脾化瘀法（人参20 g，白术、茯苓、柴胡、丹参各15 g，山药12 g，牡丹皮、郁金、莪术各10 g，甘草6 g，并随临床症状变化加减）治疗，对照组采用手术治疗，观察治疗周期为1年，至随访结束，复发率治疗组为80.0%，对照组为93.3%，差异有显著性意义（$P<0.05$）。患者1年、3年、5年生存率及中位生存期治疗组分别是96.7%、64.4%、40.1%和49个月；对照组分别是93.3%、62.9%、31.9%和44个月，2组比较，差异均有显著性意义（$P<0.05$）。如结合介入治疗。曾普华[41]将介入治疗所用药物及栓塞剂归属中医学“药毒”范畴，认为“药毒”通过血管介入直达病所，不仅对局部癌毒肿块实施“以毒攻毒”治疗，而且该“药毒”在局部长期留滞，导致肝胆气机受阻，气滞血瘀；肝胆疏泄不利，则湿浊内停、湿热内蕴；肝病及脾，肝脾不调，脾失健运，加重湿困，亦可致胃失和降；肝体阴用阳，郁久化火，或药毒化热，耗气伤阴。“毒”“瘀”“虚”互结为原发性肝癌介入术后的主要病机特点。于洋[42]利用所构建的肝癌中医临床数据库，检索出第二军医大学附属长海医院2002年1月至2007年12月期间收治的165例不能切除肝癌患者的临床资料，其中80例接受TACE联合解毒方治疗，85例接受单用TACE治疗，采用回顾性队列研究方法比较两组疗效。治疗组和对照组中位生存时间分别为9.2个月（95%CI，6.94～11.46）和5.87个月（95%CI，4.21～7.52）。治疗组与对照组的1年、2年、3年生存率比较（分别为41.2% vs 26.9%、18.4% vs 12.6%和9.6% vs 2.4%），差异有统计学意义（$P<0.01$）。由此可见，TACE联合解毒方与单用TACE治疗相比可以延长不能切除肝癌患者的生存期。中晚期肝癌经肝动脉灌注化疗或栓塞治疗后常见发热、恶心呕吐、头身困重、腹胀纳呆等，多是由于局部化疗损伤肝脾与肠胃功能所致，以至于脾虚气滞，湿热毒邪内生，秽浊不去，蕴于胃肠，此时可补气健脾、祛湿解毒为法以减轻治疗反应。刘文导等[43]将103例原发性肝癌化疗栓塞术后患者随机分为2组，治疗组52例，对照组51例，治疗组术后第2日开始服用健脾补肾的中药煎剂，对照组术后仅予西医学对症治疗（解热镇痛、止吐等），观察2组患者化疗栓塞术后综合征的症状持续时间、肝功能、中医证候疗效、KPS评分情况等，结果显示健脾补肾法对减轻肝癌化疗栓塞术后综合征有较好的临床疗效。单纯化疗对肝癌疗效极差，尤其是有肝硬化病史的患者，对化疗的耐受量小，疗效难以提高。在化疗时联合使用中药辨证治疗，可提高疗效，减轻化疗毒副反应，提高免疫功能，协助抑杀肿瘤细胞的作用。具有扶正抗癌作用的中药，辨证地与放疗同时应用，有协同抗癌作用，可增进疗效，如具有健脾理气作用的中药，六君子汤、香砂六君子汤等；具有行气活血作用的中药，大黄䗪虫丸、血府逐瘀汤等。因此，临床对肝癌放射治疗时，中药治疗应作为综合治疗的主要手段之一[44]。

西医在杀灭肿瘤方面有优势，但整体观略欠；中医杀灭肿瘤力量不如西医，但调变肿瘤和机体有优势，中西医结合治疗肿瘤或许为一条出路。汤钊猷[45]认为中西医结合治疗肝癌的模式有：中医为主要疗法；中医作为手术、放疗、化疗、介入等治疗方法的辅助疗法;中医作为晚期患者的姑息性疗法。中医作为主要疗法,可能适用于小肝癌伴 Child C 级肝硬化,不能耐受手术、介入疗法,不愿做肝移植者;肝癌有多个结节,化疗栓塞(TACE)失败而局部消融又难实施者;大肝癌伴 Child B～Child C 级肝硬化,而无法手术、TACE、放疗者。作为手术、放疗、化疗、局部、靶向治疗的辅助疗法,达到促进治疗后的恢复,改善症状,降低治疗引起的免疫抑制,减少治后复发转移,延长生存期。作为晚期患者的姑息性治疗,以改善生活质量,延长生存时间。

（二）抑木扶土,顾护脾胃

在五行中,肝属木,脾属土,两者为相克的关系。肝为将军之官,易克脾土,肝脏的病变必然会影响到脾胃的功能。正如《金匮要略》所云“见肝之病,知肝传脾,当先实脾”。脾气的升降依赖肝气的疏泄正常,肝气不舒,则脾失健运,清阳不升,浊阴不降;若肝气疏泄太过则横逆犯脾,故肝病最易犯脾,肝积患者每多出现纳呆、疲倦等脾虚症状,因而治疗应时时注意疏肝气而益脾气。在肝癌的发展过程中,腹水是其最常见的并发症之一。西医认为由于肿瘤压迫或侵犯致淋巴或门静脉回流障碍以及癌细胞侵犯或种植于腹膜等处,形成恶性腹水。中医认为腹水的形成主要是因为脾胃为后天之本,主运化水谷精微,肝主疏泄,调畅气机,机体内水液运化输布均依赖气机的推动,气机不畅,则水液运化输布失常,水液停滞,积于腹腔,发为腹水。脾胃功能失调,体内水液、精微物质运化失司,输布不利,不仅会进一步加重腹水的产生,同时会影响到肝癌患者机体抵御邪气的功能,加重患者的病情。而对于肝癌腹水,西医治疗只能起到对症治疗的作用。利尿药的使用对腹水有一定的效果,但长期应用,可能导致电解质紊乱。因此,采取休息、低盐饮食以及中医药辨证施治,同时配合利尿药的使用,可以收到较好的效果。

肝硬化腹水的中医诊疗规范将其分为气滞水停证、脾虚水停证、湿热水停证、血瘀水停证、脾肾阳虚水停证、肝肾阴虚水停证六种证型。临床上常用化湿药：藿香、佩兰、厚朴、砂仁、白豆蔻;清热燥湿药：黄连、黄芩、黄柏、苦参;利水渗湿药：茯苓、薏苡仁、泽泻、车前子、冬瓜皮、大腹皮;利湿退黄药：茵陈、金钱草、虎杖、垂盆草;清热解毒药：金银花、连翘、蒲公英、野菊花、土茯苓、半边莲、苦味叶下珠;理气药：柴胡、陈皮、青皮、沉香、枳壳、枳实、木香、香附、乌药、大腹皮、佛手、香橼;活血药：当归、川芎、延胡索、郁金、姜黄、赤芍、泽兰、丹参、红花、桃仁、莪术、三棱;健脾益气药：党参、黄芪、太子参、白术、山药、白扁豆、大枣、莲子肉;补肾药：熟地、淫羊藿、杜仲、菟丝子、山茱萸、桑寄生、川续断、枸杞子;温里药：附子、干姜、肉桂、吴茱萸;化痰药：清半夏、瓜蒌、贝母;柔肝药：白芍、木瓜、乌梅;逐水药：甘遂、牵牛子[46]。中药腹腔灌注治疗对腹水控制也有一定疗效。附舰等[47]将 92 例患者随机分为 2 组,A 组(治疗组,鸦胆子油乳联合顺铂组,腹腔热灌注术循环时腹腔注入顺铂 40 mg,术毕给予腹腔注入鸦胆子油乳注射液 30 ml)46 例,B 组(对照组,腹腔热灌注术循环时腹腔注入顺铂 40 mg)46 例,隔日 1 次,连续 3 次为 1 个周期,连续做 2 个周期,结论示：鸦胆子油乳联合顺铂腹腔热灌注治疗肝癌恶性腹腔积液可提高临床有效率(86.96%,$P<0.01$),并改善患者生活质量(52.17%,$P<0.01$)。

（三）饮食调补，辨证施食

全国老中医药专家赵树珍主任中医师认为，肝癌的发病是一个漫长的过程，日久则体虚，出现胃纳不振、消化不良，且经手术、放化疗的损伤，脾胃功能受损更甚。因此临床除药物治疗外，还应以中医理论为指导，合理地应用饮食疗法，辨证施食，充分发挥食物的治疗作用，调脏腑、扶正气、祛病邪，从而达到营养滋补、保健强身、促进康复之目的[48]。如脘胀纳差者，可用薏苡仁、山楂煮粥；腹胀便溏者，可用白扁豆、山药、莲子肉煮粥；化疗后白细胞减少，乏力神疲，气血亏虚，则可用薏苡仁、大枣、赤小豆、桂圆、枸杞子等煮食，或用甲鱼、香菇、黑木耳、黄花菜等做菜佐餐，以补气养血。运用食疗应注意食物性味与疾病性质、脏腑特性协调一致，即辨证施食，以利于发挥食物的治疗作用。如牛奶、鸡蛋偏于甘温，阴虚火旺之体不宜多食；荸荠、梨子甘寒生冷，脾胃虚寒者应慎用。赵氏善用食疗，亦强调适当忌口，认为应忌食不利于疾病治疗或可能促进疾病发展的食物，如黏腻厚味，滞气生痰，辛辣香燥，耗阴助火；荤腥发物，有可能加剧病情，均应适当注意。但忌口范围不宜太宽，食谱不宜太窄，以免造成营养不良，影响康复。辨证地合理地应用五谷杂粮、水果蔬菜、蛋肉牛奶等食品，不碍胃，不壅邪，易消化，富营养是食疗的基本要求。此外，肝癌的发生与许多不良的生活和饮食习惯密切相关，因此，要从一定程度上预防肝癌的发生发展，就必须保持健康的生活方式。如注意改善饮水状况，避免饮用被污染的水；妥善储存食物，尤其是粮食及坚果类，若食物变质，需及时处理，避免食用；及时接种乙肝疫苗，防止感染乙肝病毒；注意休息，适量运动，避免过度劳累等。

参考文献

[1] 魏矿荣，彭侠彪，梁智恒，等. 全球肝癌流行概况[J]. 中国肿瘤，2015，24(8)：621－630.

[2] 左婷婷，郑荣寿，曾红梅，等. 中国肝癌发病状况与趋势分析[J]. 中华肿瘤杂志，2015，37(9)：691－696.

[3] 陈益，汤钊猷，李君，等. 慢性乙型肝炎病毒感染与肝细胞性肝癌中突变型 p53 蛋白的表达[J]. 中华肿瘤杂志，1994，16(3)：184－186.

[4] 陆培新，王金兵，张启南，等. HBsAg 携带者黄曲霉毒素暴露与肝癌发生相关性分析[J]. 中华肿瘤防治杂志，2012，19(5)：324－327.

[5] 中国抗癌协会肝癌专业委员会(CSLC)，中国抗癌协会临床肿瘤学协作专业委员会(CSCO)，中华医学会肝病分会肝癌学组. 原发性肝癌规范化诊治的专家共识[J]. 中华肝脏病杂志，2009，17(6)：403－410.

[6] 陈世晞. 中国原发性肝癌介入治疗的现状与展望[J]. 中华肿瘤杂志，2015，37(9)：653－656.

[7] 刘连新，李轲宇. 2015 年肝脏肿瘤 NCCN 临床实践指南更新与解读[J]. 中国实用外科杂志，2015，35(3)：283－286.

[8] 王卫东，黄巧胜，倪嘉延，等. TACE 与索拉菲尼联合治疗中晚期肝癌临床研究的 Meta 分析[J]. 临床放射学杂志，2015，34(11)：1816－1821.

[9] 王俊珊，卢洁，周莹群，等. 索拉菲尼及几种靶向药物的肝癌治疗评价[J]. 医药专论，2015，36(6)：

361－365.
[10] 贾晋斌，韦青燕. 阿霉素脂质体的研究进展[J]. 中国肿瘤，2011，20(5)：372－377.
[11] 周岱翰. 中医肿瘤学[M]. 广州：广东高等教育出版社，2007.
[12] 徐春波，阮善明，沈敏鹤，等. 吴良村治疗原发性肝癌临证经验[J]. 上海中医药杂志，2013，47(8)：23－24.
[13] 刘瑞，花宝金. 花宝金运用气机升降理论治疗肝癌经验[J]. 辽宁中医杂志，2014，41(12)：2552－2553.
[14] 李川，吕文良，何立丽，等. 孙桂芝教授治疗肝癌常用中药探析[J]. 吉林中医药，2013，33(6)：569－572.
[15] 陶志广. 周岱翰教授治疗肝癌临证经验[J]. 天津中医药，2004，21(3)：182－184.
[16] 郑心婷. 林丽珠教授治疗原发性肝癌经验介绍[J]. 新中医，2009，41(2)：11－12.
[17] 高虹. 刘嘉湘教授辨治肝癌经验[J]. 辽宁中医杂志，1997，24(6)：248－249.
[18] 余文燕，许建华，王国娟，等. 范忠泽教授诊治肝癌临证思路及临床经验[J]. 中国中西医结合消化杂志，2013，21(2)：93－95.
[19] 张暖，李慧杰. 齐元富治疗肝癌经验[J]. 河南中医，2013，33(10)：1688－1689.
[20] 杨昆蓉，叶永安. 叶永安治疗肝癌经验[J]. 中国中医基础医学杂志，2013，19(10)：1145.
[21] 李研，张明香，闫绍华，等. 闫绍华老中医治疗原发性肝癌经验[J]. 中国医学创新，2013，10(7)：118－119.
[22] 高尚社. 国医大师何任教授治疗原发性肝癌验案赏析[J]. 中国中医药现代远程教育，2011，9(20)：2－4.
[23] 孙振，岳小强，刘龙. 凌昌全运用解毒方治疗恶性肿瘤验案举隅[J]. 江苏中医药，2010，42(10)：55－57.
[24] 李朝军. 刘嘉湘教授治疗肝癌经验[J]. 山西中医，2009，25(12)：9－10.
[25] 罗秀丽，龚红卫，李金彩. 李培生治疗原发性肝癌验案一则[J]. 中西医结合肝病杂志，2004，14(4)：224.
[26] 陈燕，周蓓. 周岱翰教授经方辨治肝癌的经验[J]. 国医论坛，2012，27(4)：11－12.
[27] 肖志伟. 经方在中医肿瘤临床的运用及典型案例分析[D]. 广州：广州中医药大学，2010：41－42.
[28] 陈红云，岳小强，郎庆波，等. 中医治疗方案在肝癌患者术后应用的初步分析[J]. 世界中西医结合杂志，2012，7(6)：484－486.
[29] 苏小康，叶小卫，林谋清，等. 健脾化瘀法抗肝癌术后复发 82 例临床研究[J]. 中医杂志，2006，47(9)：673－675.
[30] 赵增虎，朱秋社，张海，等. 益气活血中药防治原发性肝癌患者三维适形放疗对肝储备功能损害的临床研究[J]. 中西医结合肝病杂志，2013，23(5)：271－272.
[31] 庞军，陈浩涛，陈燕，等. 立体定向放射治疗联合中药治疗原发性大肝癌的临床研究[J]. 中国癌症防治杂志，2012，4(2)：158－162.
[32] 李永安，魏子祥，王利，等. 三维适形放疗联合中药治疗肝癌的疗效观察[J]. 北京中医药大学学报，2004，11(3)：18－20.
[33] 张海，刘秀芳，赵增虎，等. 疏肝健脾中药配合介入疗法治疗中晚期肝癌的临床研究[J]. 中西医结合

肝病杂志,2009,19(1): 16-18.

[34] 王斌,田华琴,梁贵文,等.肝积方联合鸦胆子油乳介入治疗对中晚期原发性肝癌患者生活质量的影响[J].中国中西医结合杂志,2009,29(3): 257-260.

[35] 张海,刘秀芳,赵增虎,等.疏肝健脾中药配合介入疗法治疗中晚期肝癌的临床研究[J].中西医结合肝病杂志,2009,19(1): 16-18.

[36] 韩克起,谢国群,陈洁,等.中药联合肝动脉栓塞化疗术治疗中晚期肝癌临床疗效观察[J].中国中西医结合消化杂志,2013,21(2): 57-60.

[37] 吴鹤,吕素珍,应晓珍,等.中药辅助对肝癌放疗患者机体免疫力恢复的影响[J].中华中医药学刊,2015,33(8): 1997-1999.

[38] 朱应来,柳庆明.中药外用治疗晚期肝癌31例[J].实用中医药杂志,2001,17(2): 36.

[39] 常中飞,王茂强,刘凤永,等.综合治疗巨大肝癌的临床疗效及预后因素分析[J].中华肿瘤杂志,2014,36(1): 59-62.

[40] 钟崇,李惠东,陈智远,等.健脾化瘀中药治疗肝癌临床研究[J].新中医,2013,45(12): 129-132.

[41] 曾普华.原发性肝癌围血管介入期中医证候演变规律初探[J].湖南中医药大学学报,2008,28(3): 54-56.

[42] 于洋.肝癌中医临床信息数据库系统的构建及应用[D].上海: 第二军医大学,2009: 73-79.

[43] 刘文导,钟亮环,梁晓聪,等.健脾补肾法治疗原发性肝癌化疗栓塞术后综合征的疗效观察[J].新中医,2010,42(7): 58-60.

[44] 刘伟胜,徐凯.肿瘤科专病[M].北京: 人民卫生出版社,2001.

[45] 汤钊猷.中西医结合治疗肝癌的思考[J].中西医结合肝病杂志,2011,21(3): 129-130.

[46] 中华中医药学会脾胃病分会.肝硬化腹水中医诊疗规范专家共识意见(2011年,海南)[J].中国中西医结合杂志,2012,32(12): 1692-1696.

[47] 附舰,闵婕,康艳霞,等.鸦胆子油乳联合顺铂治疗肝癌腹水的疗效观察[J].陕西中医,2016,37(2): 131-133.

[48] 裘维焰,孙大兴.赵树珍调治胃肠道肿瘤经验[J].浙江中医杂志,1998,33(9): 387-388.

第五章　胆囊癌的中西医结合诊治

第一节　西医对胆囊癌的诊治

胆囊癌是指发生于胆囊(包括胆囊底部、体部、颈部以及胆囊管)的癌肿,是胆管系统最常见的恶性肿瘤。我国胆囊癌发病率占同期胆道疾病的 0.4%~3.8%,位列消化系统恶性肿瘤发病率第 6 位,恶性程度高,患者 5 年生存率仅为 5%,总体中位生存时间为 8~10 个月。男女之比为 1∶3,发病随年龄的增加而增加,多数发病于 40 岁以上,70 岁左右达到高峰[1-4]。胆囊癌起病隐匿,早期胆囊癌常无特异性的临床表现,与胆囊结石、胆囊炎症状相似,大部分患者发现胆囊癌时已是典型进展期。胆囊癌最常见的病理学类型为腺癌,少数为腺鳞癌、鳞癌、未分化癌、神经内分泌来源肿瘤及间叶组织来源肿瘤等。多发生在胆囊底和体部,早期多表现为黏膜粗糙、隆起、息肉样改变,晚期以局部浸润和淋巴结转移为主,可累及胆囊周围、肝脏、十二指肠和胃等其他邻近器官。虽然部分肿瘤属良性病变,但其生物学行为介于良性和恶性之间,术后需密切监测随访。

流行病学研究显示,胆石症是胆囊癌最主要的危险因素,约 85%的患者合并胆囊结石,胆囊结石患者患胆囊癌的风险是无胆囊结石人群的 13.7 倍,在胆囊结石患者中,单个结石直径>3 cm 者患胆囊癌的风险是直径<1 cm 者的 10 倍[3]。遗传因素是胆囊癌的常见危险因素,有胆囊癌家族史者,其发病风险增加[5]。

胆囊癌的分期采用国际抗癌联盟(UICC)和美国癌症联合会(AJCC)联合发布的 TNM 分期。胆囊癌疗效的提高主要取决于对其主要高危因素的认识,准确的临床分期和根治性手术切除方法的应用。基于循证医学原则,我国医务工作者正在深入论证并制订符合我国国情的诊断和治疗规范[6]。目前,胆囊癌的主要治疗手段是手术切除,但绝大多数患者在手术时发现癌肿已不可能被切除,故仅能做一些姑息性治疗,放化疗的疗效不理想。古代中医文献中并未明确提出“胆囊癌”的病名,但一些相关描述与胆囊癌的病因证治相类似,如“胁痛”“积聚”“黄疸”等,并据此予以中药施治。

一、术语和定义

1. 胆囊癌　胆囊癌是来源于胆囊上皮的恶性肿瘤，是胆道系统中最常见的恶性肿瘤。

2. 陶瓷样胆囊　陶瓷样胆囊指胆囊壁的广泛钙化，也称钙化性胆囊、瓷瓶样胆囊、瓷胆囊，是一种少见病[1]。陶瓷样胆囊分两类：一类为整个胆道壁的完全透壁性钙化，也称"真性"陶瓷样胆囊、完全钙化性胆囊；另一类为胆囊壁的部分钙化，表现为胆囊壁黏膜层的灶状钙化，也称非完全性钙化、选择性钙化或非真性陶瓷样钙化。

3. 隐匿性胆囊癌　隐匿性胆囊癌指术前诊断为胆囊良性病变而行胆囊切除术，在术中或术后经病理检查确诊为胆囊癌，又称为意外胆囊癌。

4. 胰胆管汇合异常　胰胆管汇合异常是一种先天性畸形，胰管在十二指肠壁外汇合入胆总管，丧失奥迪括约肌控制功能，胰液逆流入胆囊，引起黏膜恶变，在组织学上多表现为乳头状癌。约10%的胆囊癌患者合并胰胆管汇合异常[7,8]。

5. 胆囊癌癌前病变　胆囊黏膜的不典型增生和胆囊腺瘤是目前公认的胆囊癌癌前病变。而部分胆囊炎、胆囊结石、胆囊息肉样病变以及先天性胰胆管汇合异常等胆囊良性疾病也可能通过一定的病理生理过程逐渐演变为胆囊癌癌前病变，进而发展成胆囊癌。

二、致病因素与发病机制

胆囊癌的病因、发病机制目前尚不十分清楚，总结其主要流行病学危险因素及病因如下。

（一）胆囊结石

约85%的胆囊癌患者合并胆囊结石。由于结石的慢性刺激会导致胆囊黏膜反复损伤修复发生炎性增生、不典型增生到原位癌的演变。胆囊黏膜上皮的不典型增生是重要的胆囊癌癌前病变。同时成石胆汁中具有致癌作用的石胆酸浓度增高亦是慢性结石性胆囊炎转变为胆囊癌的因素之一[5]。

（二）胆囊慢性炎症

胆囊组织慢性炎症与胆囊肿瘤关系密切。胆囊慢性炎症伴有黏膜腺体内的不均匀钙化、点状钙化或多个细小钙化，被认为是癌前病变。胆囊壁因钙化形成质硬、易碎和呈淡蓝色的瓷性胆囊，约25%瓷性胆囊与胆囊癌高度相关。

（三）胆囊息肉

近5%的成年人患有胆囊息肉样病变，但多数为假性息肉，无癌变可能。胆囊息肉具有恶变倾向的特征如下：① 息肉直径≥10 mm(约1/4发生恶变)。② 息肉直径<10 mm合并胆囊结石、胆囊炎。③ 单发息肉或无蒂息肉，且迅速增大者(增长速度>3 mm/6个月)。年龄>50岁胆囊息肉患者，恶变倾向增高，需动态观察[7,9]。

（四）胰胆管汇合异常

胰胆管汇合异常是一种先天畸形，胰管在十二指肠壁外汇合入胆总管，丧失奥迪括约肌控制功能，胰液逆流入胆囊，引起黏膜恶变，在组织学上多表现为乳头状癌。约 10％的胆囊癌患者合并胰胆管汇合异常。

（五）胆道系统感染

慢性细菌性胆管炎明显增加了胆管黏膜上皮组织恶变的风险。常见的致病菌是沙门菌（如伤寒沙门菌、副伤寒沙门菌）和幽门螺杆菌，伤寒带菌者中胆囊癌患病率可增加 12 倍；幽门螺杆菌携带者的胆囊癌患病率增加 6 倍。其发病机制可能与细菌诱导胆汁酸降解有关[5]。

（六）遗传因素

遗传因素是胆囊癌的常见危险因素，有胆囊癌家族史者，其发病风险增加。基因遗传背景占胆囊结石总发病风险的 5％～25％，有胆囊结石家族史者，胆囊癌发病风险亦增加。

（七）肥胖症与糖尿病

肥胖症者[体重指数（BMI）＞30 kg/m^2]可明显增加胆囊癌发病率，其 BMI 每增加 5 kg/m^2，女性患胆囊癌风险增加 1.59 倍，男性增加 1.09 倍。肥胖症引起的代谢综合征可增加患胆囊癌的风险，如糖尿病是形成结石的危险因素，糖尿病与结石协同作用促进胆囊癌的发生[1]。

（八）年龄与性别

胆囊癌发病率随年龄增加而呈上升趋势，20～49 岁发病率为 0.16/10 万；50～64 岁为 1.47/10 万；65～74 岁为 4.91/10 万；＞75 岁为 8.69/10 万。此外，女性发病率较男性高 2～6 倍[1]。

三、诊断

（一）诊断依据

1. 高危因素　胆石症是胆囊癌最主要的危险因素。胆石症发生胆囊癌的高危因素包括：① 年龄＞60 岁，尤其女性。② 胆石症病史 10 年以上。③ 结石直径＞2.0 cm 或多发结石，充满型结石者。④ 胆囊颈部结石嵌顿或 Mirizzi 综合征者。⑤ B 超提示胆囊壁有局限性增厚。⑥ 胆囊结石疼痛由间断性转变为持续性。⑦ 合并胆囊息肉样病变。⑧ 胆囊无功能、瓷性胆囊。⑨ 萎缩性胆囊炎或胆囊壁钙化[4]。

2. 症状　早期胆囊癌没有特异性临床表现，常与胆囊结石、胆囊炎症状相似，表现为右上腹隐痛不适、食欲不振、恶心等；晚期患者因胆管侵犯或肝十二指肠韧带的转移可出现黄疸、乏力和消瘦等全身症状。出现腹痛、黄疸、腹部肿块等明显临床症状时大多已经属于中晚期。

（1）右上腹疼痛：右上腹疼痛是胆囊癌最常见的症状。约 80％的胆囊癌患者以右上腹部疼痛为首发症状，多为钝痛，高脂肪饮食后加重，往往逐渐加重。由于部分患者合并有胆囊结石或因右上腹疼痛就诊时B超提示为胆囊结石，该症状易被忽视。

(2) 右上腹肿块：当胆囊癌或合并的胆囊结石阻塞胆囊管时，右上腹可触及肿大的胆囊并伴急性胆囊炎征象。当右上腹出现质硬、固定和表面高低不平的肿块时，往往表明胆囊癌已属晚期。

(3) 黄疸：当癌肿侵犯肝门或肿大的转移性淋巴结压迫肝外胆管时，癌肿组织坏死脱落进入胆总管时均可引起阻塞性黄疸，同时也可伴有胆绞痛。胆囊癌患者出现黄疸是病程已属晚期的征象之一。

(4) 食欲减退、体重减轻：多数胆囊癌患者确诊时已属晚期，可见恶心呕吐、食欲减退、消瘦乏力等肿瘤恶病质表现。

(5) 消化道出血、腹水：晚期患者可因门静脉受压而出现门脉高压表现，如消化道出血、腹水等。腹水也可能为腹膜广泛转移所致。

3. 体征　大多数胆囊癌患者无明显相关阳性体征。临床诊断为胆囊癌的患者，出现右上腹不规则肿块、黄疸、腹水及消瘦等，则提示疾病病程已属晚期或广泛转移的可能。

4. 辅助检查

(1) 实验室检查：迄今尚未发现胆囊癌的特异性肿瘤标志物。研究表明CEA、CA19-9、CA50、CA125、DR-70等可作为胆囊癌早期诊断的一项辅助指标。合并肝门部胆管侵犯、梗阻性黄疸时，CA19-9诊断特异性低，胆管引流减黄后CA19-9仍维持较高水平提示胆囊癌可能。最近研究表明CA242在胆囊癌特异性肿瘤标志物中诊断价值较高，诊断灵敏度84%，明显优于CEA、CA19-9、CA125[4]。

(2) 影像学检查：包括超声、CT和MRI、PET-CT、经内镜胰胆管造影等相关检查。

1) 超声：目前临床诊断和筛查胆管疾病首选影像学方法。B超对胆囊隆起样病变的动态观察具有独特的优越性；彩色多普勒超声可以了解肿块血供、门静脉及肝动脉有无受到侵犯等；超声内镜(EUS)检查经十二指肠球部和降部直接扫描胆囊，可精确显示胆囊腔内乳头状高回声或低回声团块及其浸润囊壁结构和深度，以及肝脏、胆囊受侵犯的情况，对临床分期具有指导意义；超声造影对良恶性胆囊病变的诊断率可达70%～90%。

2) CT和MRI：作为胆囊癌影像诊断和分期的重要手段，可了解肿瘤位置、大小、单发或多发、是否合并胆管扩张和血管侵犯，以及有无腹腔淋巴结及远处器官转移等，对于胆囊癌的定性优于B超，对胆囊癌确诊率高于B超，但在发现胆囊癌的小隆起病变方面不如B超敏感。多层螺旋CT对胆囊内直径小于1 cm的良、恶性息肉的鉴别具有较高的诊断价值，其诊断敏感度及特异度分别为88%和87%。磁共振血管成像(magnetic resonance angiography，MRA)也可用于胆囊癌的诊断，MRI和MRA联合可以显示血管浸润(敏感度100%，特异度87%)、胆管浸润(敏感度100%，特异度89%)、肝脏浸润(敏感度67%，特异度89%)、淋巴结转移(敏感度56%，特异度89%)；磁共振胰胆管造影(MRCP)在胆胰管梗阻时有很高的诊断价值，特别是可以显示胆胰管汇合异常，早期发现胆囊癌高危因素。

3) PET－CT：PET－CT 检查对胆囊癌灵敏度高，可发现胆囊癌早期病变，并可检出直径≤1.0 cm 的转移淋巴结和转移病灶。不推荐作为常规检查方法，可作为补充诊断手段，有助于判断局部和全身转移病灶。

4) 经内镜胰胆管造影(ERCP)：经内镜胰胆管造影不作为胆囊癌诊断的首选，伴有胆管梗阻时作用较大。内镜可以观察病灶并取材活检，为有创检查，技术要求高，很难普及。

(3) 腹腔镜检查：术中检查随着现代外科技术的不断进步，特别是腹腔镜广泛运用和胆囊切除术的广泛开展，越来越多的胆囊癌在手术中被意外发现。对于术中切除的胆囊应触摸其有无局限性增厚、硬结和肿块，并常规剖开检查，对可疑病灶应行冰冻切片检查，以期术中能早期发现胆囊癌。

经十二指肠乳头胆囊穿刺活检：据报道成功率可达 88.9%，胆囊癌诊断准确率可达 100%，但实际上此操作复杂，难度较大，在实际临床工作中较难开展。

(二) 胆囊癌的分期

胆囊癌有多个分期系统，常用的有 Nevin 分期、日本胆管外科协会(the Japanese Biliary Surgical Society，JBSS)分期和 TNM(tumor-node-metastasis)分期，各分期系统各具特色和优缺点。TNM 分期由 UICC 和 AJCC 联合发布，主要根据肿瘤侵犯胆囊壁的深度(T)、淋巴结转移的远近(N)及远处转移(M)分为 4 期，是目前最常用分期方法，具体如下。

1. 原发肿瘤(T)　T_x：原发肿瘤无法判断。

T_0：无原发肿瘤证据。

T_{is}：原位癌。

T_1：肿瘤侵犯固有层或肌层。

T_{1a}：肿瘤侵犯固有层。

T_{1b}：肿瘤侵犯肌层。

T_2：肿瘤侵犯肌层周围结缔组织，尚未侵及浆膜或肝脏。

T_3：肿瘤侵透浆膜层和(或)直接侵犯肝脏和(或)一个邻近器官或组织。

T_4：肿瘤直接侵犯门静脉或肝动脉主干或侵犯 2 个或更多的肝外器官或组织。

2. 区域淋巴结(N)

N_x：区域淋巴结转移无法评估。

N_0：无区域淋巴结转移。

N_1：胆囊管、胆总管、肝动脉和(或)门静脉淋巴结转移。

N_2：腹主动脉、下腔静脉、肠系膜上动脉和(或)腹腔干旁淋巴结转移。

3. 远处转移(M)

M_x：远处转移无法评估。

M_0：无远处转移。

M_1：有远处转移。

胆囊癌 TNM 分期见表 5－1。

表 5-1 胆囊癌 TNM 分期

分 期	T	N	M
0	is(高级别不典型增生)	0	0
Ⅰa	1	0	0
Ⅰb	2	0	0
Ⅱ	3	0	0
Ⅲa	3	0	0
Ⅲb	1～3	1	0
Ⅳa	4	0～1	0
Ⅳb	任何	2	0
	任何	任何	1

(三) 诊断方法

除了临床表现(如右季肋区疼痛、包块、黄疸等)和实验室检查以外,胆囊癌临床诊断主要依赖于影像学检查。

1. 临床诊断 早期胆囊癌没有特异性临床表现,常与胆囊结石、胆囊炎症状相似,表现为右上腹隐痛不适、食欲不振、恶心等;晚期患者因胆管侵犯或肝十二指肠韧带的转移可出现黄疸、乏力和消瘦等全身症状。出现腹痛、黄疸、腹部肿块等明显临床症状时大多已经属于中晚期[4]。

2. 实验室检查 研究表明 CEA、CA19-9、CA50、CA125、DR-70 等可作为胆囊癌早期诊断的一项辅助指标。合并肝门部胆管侵犯、梗阻性黄疸时,CA19-9 诊断特异性低,胆管引流减黄后 CA19-9 仍维持较高水平提示胆囊癌可能。

3. 影像学检查 彩色多普勒超声检查是筛查胆囊癌最常用方法,其表现为:① 息肉型。② 肿块型。③ 厚壁型。④ 弥漫型。MSCT 和(或)MRI、EUS 检查可进一步判断肿瘤浸润程度和肝脏、血管受累情况,以及是否有淋巴结转移及远处转移。PET 检查不推荐作为常规检查方法,可作为补充诊断手段,有助于判断局部和全身转移病灶[6]。

四、鉴别诊断

临床诊断胆囊癌时,应与下列疾病相鉴别,以提高诊治水平[10]。

1. 慢性胆囊炎 早期和进展期胆囊癌的临床表现与慢性胆囊炎基本相同,而且胆囊癌往往伴有慢性胆囊炎。B 超和 CT 等影像学检查可提供鉴别诊断的依据。术中胆囊壁触及局部增厚、肿块、硬节的胆囊标本,特别是高危人群,应重视术中冰冻病理学检查,以及时发现 T_2 期及以上的胆囊癌。晚期胆囊癌患者可出现右上腹疼痛、黄疸及肿块等临床表现,与慢性胆囊炎容易鉴别。

2. 黄色肉芽肿性胆囊炎 最易与胆囊癌混淆,其临床表现常与早期胆囊癌相似,CT 表现为胆囊壁极度增厚、外壁不规则、内壁光整,局部肝实质呈不规则低密度影,增强不明显。术中可见胆囊壁增厚,与大网膜、结肠肝曲、十二指肠粘连紧密。鉴别要点在于该病在胆囊床边缘处胆囊挛缩,而胆囊癌则表现为向肝内的灰白色肿瘤浸润。

3. 胆囊息肉样病变　泛指胆囊壁向腔内呈息肉状生长的所有非结石性病变的总称,从病理角度来看,包括腺瘤样息肉、胆固醇息肉、增生和炎症性息肉、胆囊腺肌病。多数学者认为腺瘤是胆囊癌的癌前病变,腺瘤直径＜1.0 cm 恶变率较低,当腺瘤＞1.5 cm 恶变率明显升高。胆固醇性息肉在B超影像上与胆囊腺瘤的声像区别不大,故术前从声像上不易将其分辨清楚,鉴别要点是胆固醇性息肉常为多发性,很少超过1 cm,多在0.5 cm 左右。胆囊腺肌病是由黏膜上皮细胞与肌纤维增生所致。增生性息肉常无蒂、表面光滑,多发或单发,临床症状较轻,常伴有胆囊结石,病理组织检查以黏液腺化生的上皮细胞增生为主,一般无上皮细胞异型性。对于上述病变的诊断来说,B超检查示首选的方法,可配合其他影像学检查,但诊断良性还是恶性胆囊占位性病变尚缺乏特异性检查方法,应加强随访。

4. 胆管癌　早期亦缺乏特异性临床表现,右上腹隐痛、腹胀、食欲减退、消瘦、乏力是常见的症状,后期可出现黄疸。B超检查可显示扩张的胆管,梗阻的部位,甚至肿瘤。CT表现为胆管癌近端胆管明显扩张,肿瘤多数是沿胆管壁浸润性生长,胆管壁增厚,边缘欠清晰,增强扫描时可被强化而易显示。该病与胆囊癌起病症状相类似,仅凭症状难以互相鉴别,需结合影像学检查以明确诊断。

5. 原发性肝癌　和胆囊癌症状类似,但其常有慢性肝炎、肝硬化病史,AFP可升高,可对部分患者明确区分,由于很多胆囊癌患者就诊时已有肝转移或局部肝脏侵犯,因此需要鉴别肝内病灶是原发或继发,CT、B超、MRI的联合应用及血清学检查有助于明确诊断。

五、治疗方法

胆囊癌应采取以手术为主的综合疗法[11,12]。根治性手术治疗是目前胆囊癌的首选治疗方法。胆囊癌的临床分期是决定胆囊癌手术切除方式的重要因素及判断预后的关键。

(一) 一般治疗

包括全身支持、补充营养、供给足够的能量。贫血患者适当予以输注红细胞和血浆,纠正贫血,低蛋白血症者可予输注人体白蛋白。止痛剂应用与其他腹部疾病相同,如疼痛不易缓解时,可适当应用吗啡类药物。

(二) 手术治疗

手术治疗是目前治疗胆囊癌的首选方法。随着手术技术的提高和手术器械的更新,加上外科医师们更为积极的治疗态度,胆囊癌的手术治疗已取得了令人瞩目的进展。

具体手术方案的选择依赖于胆囊癌的临床分期:TNM Ⅰ期行单纯胆囊切除术;Ⅱ～Ⅲ期行胆囊癌根治性切除术。部分Ⅳ期的胆囊癌患者可行扩大根治性切除术[6]。

1. 早期胆囊癌　T_{1a}期胆囊癌常在腹腔镜胆囊切除术病理活组织检查后意外发现,该期患者很少发生淋巴结转移,如果胆囊切除切缘阴性者5年生存率可高达85%～100%。对T_{1a}期胆囊癌患者行单纯胆囊切除术是目前国内外学者公认的治疗方案。T_{1b}

期胆囊癌患者的肿瘤已侵犯到黏膜肌层，有部分学者主张行淋巴结清扫术，原因有两点，一是胆囊床面没有浆膜；二是胆囊壁有丰富的淋巴管，有利于癌细胞早期向淋巴结转移，可导致肿瘤复发。此期患者行单纯胆囊切除术的 1 年生存率仅为 50％～80％，再次行淋巴结清扫术可改善其预后。但也有学者认为，只要切缘阴性则无需再行手术，再手术的生存率与单纯胆囊切除术比较差异无统计学意义。

2. *进展期胆囊癌* T_2 期胆囊癌患者的肿瘤已侵及肌层周围结缔组织，此时单纯胆囊切除不能确保根治性切除，需要行包括肝脏和肝十二指肠淋巴结清扫在内的整块切除。有研究数据表明，T_2 期胆囊癌患者行单纯胆囊切除术患者的 5 年生存率仅为 20％～40％，而行根治性切除术的患者 5 年生存率可达到 80％。有文献报道 T_2 期胆囊癌患者的肿瘤虽然未侵犯胆囊浆膜，但仍然存在淋巴转移的可能性。T_2 期胆囊癌患者可发生Ⅳ、Ⅴ肝段的肝转移，应行含肝床楔形切除在内的标准根治性切除术。T_3 期胆囊癌应行至少包括肝脏和区域淋巴结清扫在内的整块切除。如果胆囊癌已侵犯肝脏，还需要行肝大部分切除术；如果侵犯了胆管，还需要行肝外胆管的切除与重建；如侵犯了邻近的脏器（十二指肠、胃或结肠），也须将其整块切除；T_3 期胆囊癌患者根治性切除术后的 5 年生存率可达 30％～50％。T_4 期胆囊癌患者几乎不能行根治性切除术，要考虑姑息性治疗。然而，对于门静脉侵犯可以切除并重建的、多个邻近器官侵犯可整块切除的胆囊癌患者应该争取行扩大根治性切除术。对于胆囊癌患者侵犯胰头或合并胰头后淋巴结转移，可行肝胰十二指肠切除术；侵犯横结肠靠近结肠肝曲的部分，行联合右半结肠切除；部分肠壁受侵犯或十二指肠球部受侵犯者可行局部肠壁切除或行远端胃大部分切除。中、晚期胆囊癌行扩大根治性切除术可明显提高远期生存率、改善预后。

（三）化学治疗

胆囊癌对化疗不敏感，但姑息化疗已被多项研究证实可改善部分晚期胆管恶性肿瘤患者的生活质量和延长生存。氟尿嘧啶类药物（包括氟尿嘧啶、卡培他滨和替吉奥）、吉西他滨、顺铂是目前临床上胆囊癌的常用药物，丝裂霉素、多柔比星和伊立替康等在胆囊癌化疗中显示了一定活性，上述单药化疗客观有效率为 8％～30％，中位 OS 为 6～11 个月，联合化疗的有效率为 20％～40％，中位生存期为 6～13 个月。现有证据支持对于晚期胆囊癌患者推荐吉西他滨为基础或氟尿嘧啶为基础的两药联合化疗方案。常用化疗方案包括：吉西他滨＋顺铂，吉西他滨＋卡铂，吉西他滨＋奥沙利铂，卡培他滨＋奥沙利铂，卡培他滨＋顺铂，氟尿嘧啶＋顺铂等。总的来说，各方案耐受性可，因为每个临床研究的选择偏倚及较小的样本量，很难对比疗效，也就难以明确何为最佳方案[4]。

（四）放射治疗

胆囊癌对放疗有一定的敏感性，故手术可辅加放疗。方法有术前、术中和术后放疗。胆管有阻塞征象者慎用或不用，胆管完全阻塞者应在植入胆管内支架或内支撑管后进行。

（五）介入治疗

对于不可手术的患者可以采取经动脉灌注化疗药物对胆囊癌的治疗有一定的疗效。

区域性化疗的优点有：① 动脉灌注能在靶器官区域达到化疗药物的高浓度。② 术前动脉灌注有助于提高手术切除率，减少术后复发和转移。③ 术后动脉灌注化疗可杀灭体内残留的肿瘤细胞，控制肿瘤局部复发和肝转移。④ 动脉灌注化疗使肿瘤和周围血管之间产生炎性间隙，便于手术操作。⑤ 对不可切除的胆囊癌患者，动脉灌注治疗能够有效地抑制肿瘤生长，改善患者全身症状，延长生存期。⑥ 没有系统性化疗引发的严重毒不良反应[14]。经动脉灌注的化疗药物主要为丝裂霉素＋氟尿嘧啶的联合化疗。

（六）分子靶向治疗

关于胆囊癌靶向治疗的临床研究，多为Ⅰ期或Ⅱ期研究，Ⅲ期研究极少。已初步探讨了厄洛替尼、西妥昔单抗、贝伐珠单抗和索拉非尼等的潜在治疗地位，结果显示一定的客观缓解率，但生存益处有待观察[4]。

六、诊治流程

胆囊癌诊断和治疗的一般流程，见图 5－1。

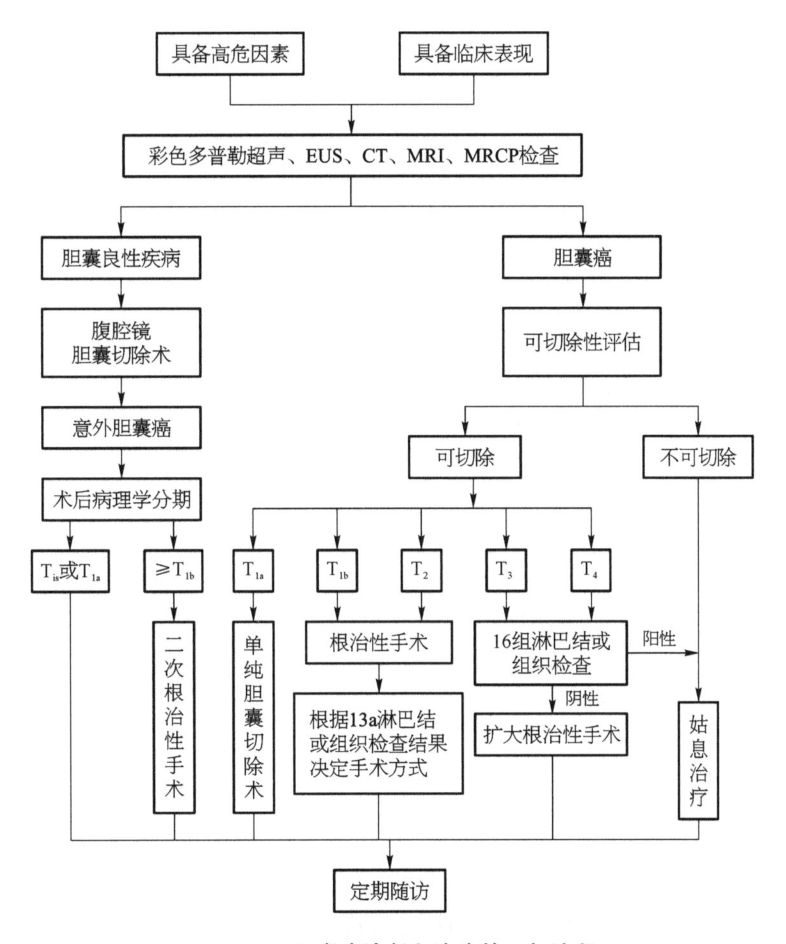

图 5－1 胆囊癌诊断和治疗的一般流程

七、随访与预后

在随访复查的项目上主要为至少每 6 个月 B 超等影像学检查，至少两年。也可对部分患者术后复查肝脏功能之血清胆红素水平，或对肿瘤标志物 CEA、CA19－9 作定期复查。影响胆囊癌预后的因素包括胆囊疾病自身的因素和相关治疗方面的因素。胆囊癌疾病自身的因素主要指胆囊癌的分期，治疗方面的因素包含治疗的时机、手术治疗方式的选择、综合治疗的恰当运用等。

第二节　中医对胆囊癌的诊治

胆囊癌属中医“胆胀”“胁痛”“黄疸”“腹痛”等范畴。主要表现是指胆腑气郁，胆失通降所引起的以右胁胀痛、黄疸等为主要临床表现的一种疾病。

本病多发生于 40～65 岁年龄组，女性多于男性，且以偏肥胖体型为多见。当今胆胀的发病率呈上升趋势，其原因可能与人们饮食结构的变化有关。

胆胀、胁痛均始见于《内经》。《灵枢·胀论》载：“胆胀者，胁下痛胀，口中苦，善太息。”不仅提出了病名，而且对症状描述也很准确。《伤寒论》中所立的大柴胡汤、大陷胸汤、茵陈蒿汤等皆为临床治疗胆胀的有效方剂。其后《症因脉治》治疗胆胀的柴胡疏肝饮，《柳州医话》所创的一贯煎也属临床治疗胆胀习用的效方，叶天士《临证指南医案》首载胆胀医案，为后世临床辨证治疗积累经验。

胁痛出自《素问·缪刺论》等篇。《内经》明确指出本病主要与肝胆病变相关，如《灵枢·经脉》中说：“足少阳之脉……是动则病口苦，善太息，心胁痛不能转侧。”说明胆腑病变可以导致胁痛。《济生方·胁痛》：“多因疲极嗔怒，悲哀烦恼，谋虑惊忧，致伤肝脏。既伤，积气攻注，攻于左则左胁痛，攻于右则右胁痛，移逆两胁，则两胁俱痛。”《景岳全书·杂证谟》：“胁痛之病本属肝胆二经，以二经之脉皆循胁肋故也。然而心、肺、脾、胃、肾与膀胱亦皆有胁痛之病。”并将胁痛分为外感、内伤。寒邪在少阳经，胁痛耳聋而呕，有寒热表证者方是外感。如无表证，悉属内伤。《证治汇补·胁痛》对胁痛的治疗原则进行了较为全面的描述：“凡宜伐肝泻火为要，不可骤用补气之剂，虽因于气虚者，亦宜补泻兼施……故凡木郁不舒，而气无所泄，火无所越，胀甚惧按者，又当疏散升发以达之，不可过用降气，致木愈郁而痛愈甚也。”

一、病因病机

（一）病因

1. 湿热外侵　感受湿热毒邪或暑湿之邪，郁而不化，由表及里，内客胆腑，脾胃运化失常，肝胆疏泄失职，胆液不得外泄，导致气血凝滞，痰浊内生，湿热与痰浊交织，蕴结成毒,日久生成本病。

2. 情志不调　《金匮翼・积聚统论》云:"凡忧思郁怒,久不得解者,多成此疾。"即指肝胆性喜疏泄条达,恶抑郁,忧怒太过,情志不畅,易伤肝胆,气机郁结不行,气血郁滞,肝胆疏泄失职,亦可影响胆汁的正常排泄,郁而化热,湿热蕴结,结而成瘤。

3. 嗜肥酗酒　偏食肥腻之物,或经常过量饮酒,滞阳生热,酒能蕴湿化热,热毒内攻于胆,内停胆腑,结聚不散,从而生成癌。饥饱失宜,损伤脾胃,运化失常,气血运行不畅,以致气血痰热互结于胆,亦可导致本病。

4. 正气亏虚　禀赋不足,或后天失养,或他病日久,耗伤正气,致阴阳失调,气血逆乱,脏腑功能失调,脾胃失于健运,肝胆失于疏泄,胆液瘀热留滞不去,而成积聚[10]。

(二) 病机

1. 病位　胆囊癌其病位在胆腑,与肝胃关系最为密切。肝居胁下,其经脉布于两胁,胆附于肝,其脉亦循于胁,所以,本病多与肝系疾病有关。胆木克土,胆道通降功能失常,必损及后天之本,使脾失健运,胃失和降。

2. 病理性质　主要是本虚标实。初起,胆腑先伤,气滞、湿热、胆石、瘀血等阻滞胆腑,胆液失于通降,阻滞气机导致胆腑气机郁滞,或郁而化火,此时以实为主;久则由实转虚,郁热不解,灼耗阴津,致肝肾阴虚,可转化为阴虚郁滞;过服寒凉,过劳伤气,又可转化为气虚郁滞,进而转化为阳虚郁滞,形成虚实并见的证候。

3. 预后与转归　本病预后差,久延不愈,胆木克土,还可引起胃痛等病证。若急性发作之时,出现危证、坏证。若失治误治,可致阴液耗损,阴损及阳导致厥脱。

二、诊查要点

(一) 诊断依据

1. 早期症状　胆囊癌患者早期缺乏特异性临床表现,常因合并胆石症或胆囊炎而表现为上腹不适、厌油腻等症状。故对于胆囊区不适或疼痛的患者,特别是50岁以上中老年伴有胆囊结石、炎症、息肉者,应进行定期B超检查,争取早期诊断。

2. 晚期症状　最常见的临床症状是右上腹疼痛,表现为持续性隐痛或钝痛,有时伴阵发性剧痛并向右肩放射。一旦出现右上腹包块、黄疸、腹水等症状,往往提示已届晚期。发热、消瘦、乏力等恶病质表现也可见于晚期患者。

3. 体征　包括黄疸、肿大的胆囊所致右上腹包块,肝肿大,十二指肠梗阻所致包块等。

4. 影像学检查　超声检查是诊断早期胆囊癌的较为有效的方法,内镜超声可探测肿块侵犯的深度,有助于早期诊断和提供手术方式。CT检查对判断胆囊大小、形态、位置,尤其是胆囊壁的先是准确率可达90%。ERCP能显示胆囊内充盈缺损,胆囊不显影,胆管狭窄、梗阻等。MRI对胆囊癌的诊断价值与CT相仿,而MRCP由于能清晰显示肝内外胆道树图像,可了解合并黄疸的患者胆管是否受累及其程度。

5. 细胞病理学诊断　包括B超指引下对胆囊病变部位进行细针穿刺、经腹腔镜取活检、采集胆汁查脱落细胞等，均可对胆囊癌进行定性诊断。

（二）病证鉴别

1. 胃痛　胆胀与胃痛因其疼痛位置相近，症状互兼，常致诊断混淆。胃痛在上腹中部胃脘部；本病位于右上腹胁肋部。胃痛常伴嘈杂吞酸，本病常伴恶心口苦。胃痛常因暴饮暴食，过食生冷、辛辣而诱发，本病常为肥腻饮食而诱发。胃痛任何年龄皆可发病，本病多在40岁以上发病。纤维胃镜等检查发现胃的病变，有助于胃痛的诊断；B超等检查发现胆囊病变，则有助于本病的诊断。

2. 真心痛　胆胀与真心痛，二者皆可突然发生，疼痛剧烈，而真心痛则预后凶险，故需仔细鉴别。真心痛疼痛在胸膺部或左前胸，疼痛突然发生而剧烈，且痛引肩背及手少阴循行部位，可由饮酒饱食诱发，常伴有心悸、短气、汗出、身寒肢冷、"手足青至节"、脉结代等心脏病症状，心电图等心脏检查异常；本病疼痛则在右胁，痛势多较轻，可由过食肥腻诱发，常伴恶心口苦、嗳气等胆胃气逆之症，B超等胆系检查可见异常。

三、辨证论治

（一）病期虚实

起病较急，病程较短，或病程虽长而属急性发作，胀痛持续不解，痛处拒按，口苦发热，苔厚脉实者，多属实。起病较缓，病程较长，胁痛隐隐，胀而不甚，时作时止，或绵绵不休，遇劳则发，苔少脉虚者，多属虚。

（二）标本缓急

右胁胀痛，痛势剧烈，甚或绞痛，辗转反侧，呻吟不止，往来寒热，呕吐频繁，苔黄脉数者，则为急证；痛势较缓，无发热呕吐及黄疸者，则病情较缓。

（三）基本治法

胆囊癌的治疗原则为疏肝利胆、和降通腑。临床当据虚实辨证施治，实证宜疏肝利胆通腑，根据病情的不同，分别合用理气、化瘀、清热、利湿、排石等法；虚证宜补中疏通，根据虚损的差异，合用滋阴或益气温阳等法，以扶正祛邪。

（四）证治分类

中医肿瘤学将胆囊癌辨证分型为肝郁气滞、肝胆湿热、胆火瘀结、肝肾阴虚四种证型[10]。分型符合临床实际，治法用药平妥。分述如下。

1. 肝郁气滞证　症状：右侧胁肋胀痛，甚至可扪及肿块，低热，恶心呕吐，胃纳减少，郁闷寡言，心烦易怒，口苦咽干，头晕目眩，舌淡红苔薄或微黄，脉弦。

辨证分析：本型多见于肿块初起。情志不畅，肝气失于调达，阻滞胁络，不通则痛，故见胸胁胀痛；气滞血瘀，积聚日久而成癌肿；若气郁化火生风，可见低热，心烦易怒，口苦咽干，头晕目眩；肝胆郁滞，横逆犯胃，故有恶心、食欲不振；舌苔薄白或微黄，脉弦为肝郁气滞之象。

证机概要：肝郁气滞，郁而化热，横逆犯胃。

治法：疏肝利胆，理气解郁。

代表方：柴胡疏肝散合逍遥散加减。本方疏肝解郁、养血健脾，适用于肝郁血虚脾弱之肝脾不调之证。常用药：柴胡、当归、白芍、川芎、枳壳、香附、青皮、白术、茯苓、山慈菇、半枝莲、白花蛇舌草、生姜、薄荷等。

方中柴胡可疏肝解郁，条达肝气为君；当归甘辛苦温，养血和血，白芍酸苦微寒，养阴敛阴，柔肝缓急为臣；枳壳、青皮、陈皮、香附等理气解郁；白术、茯苓健脾益气；山慈菇、半枝莲、白花蛇舌草等清热解毒而共为佐药；使以煨姜和中、调和气血；加用薄荷增强柴胡疏肝解郁功效。若大便干结，加大黄、槟榔；腹部胀满，加川厚朴、草豆蔻；口苦心烦，加黄芩、栀子；恶心呕吐，加姜半夏、竹茹和胃降逆；伴胆结石加鸡内金、金钱草、海金沙；伴黄疸，加栀子、大黄、金钱草等清泻肝胆。

临证备要：胆囊癌常因右侧胁肋胀痛进一步检查发现，严重者可扪及包块，此时可根据检查结果评估病情后手术治疗，但总体预后不佳。临证多选用柴胡疏肝散、逍遥散、丹栀逍遥散等。常用疏肝理气、健脾和胃药物，如柴胡、当归、白芍、香附、青皮、薄荷、绿萼梅、茯苓、白术、山药等。同时，根据现代药理学研究结果，酌加散结抗癌药物，如山慈菇、半枝莲、半边莲、白花蛇舌草等。

2. 肝胆湿热证　症状：右上腹积块，胁肋疼痛，目肤黄染，恶心呕吐，食欲不振，疲乏无力，发热不扬，舌色红，舌苔黄腻，脉弦或弦滑数。

辨证分析：由于肝胆感受外邪，或过食肥甘，湿热交蒸，胆汁外溢肌肤，则面目身黄；湿热壅滞中焦，胃失和降而上逆，则恶心呕吐；湿热壅滞脾胃，纳运失常，则食欲不振；湿热困脾，致肢体疲乏无力；湿热滞中，土壅木郁，肝气失畅，肝经循行两胁，故胁肋疼痛；舌苔黄腻，脉象弦滑数等，均为湿热之证。

证机概要：肝胆湿热，壅滞脾胃，土壅木郁。

治法：清热化湿，利胆降浊。

代表方：茵陈五苓散加减。本方利湿退黄，用于湿热黄疸、湿重于热者。常用药：茵陈、猪苓、茯苓、泽泻、白术、白芍、黄柏、白豆蔻、栀子、藤梨根、柴胡、甘草等。

方中茵陈为君清热渗湿、利胆退黄；猪苓、茯苓、泽泻为臣甘淡渗湿，使湿从小便而去；白芍柔肝缓急，白术健脾燥湿，黄柏、栀子清热利胆退黄，藤梨根清热解毒，柴胡疏肝行气，白豆蔻芳香化湿，俱为佐药；甘草为使，调和诸药。如身热不扬，加蒲公英、金银花、白花蛇舌草、连翘等清热解毒；黄疸较深者，加金钱草、败酱草等清热利胆；呕恶者，加陈皮、竹茹降逆止呕；腹胀者，加大腹皮、厚朴以行气除胀。

临证备要：胆囊癌患者因“目黄肤黄小便黄”就诊者，病情较重，如生化检查提示梗阻性黄疸者，需综合评估后行 PTCD 引流术，但总体预后不佳。临证多选用茵陈蒿汤、蒿芩清胆汤、茵陈五苓散等。常用疏肝利胆、清利湿热药物，如绵茵陈、青蒿、柴胡、郁金、猪苓、茯苓、泽泻、白术、黄柏、白豆蔻、栀子等。如患者胃纳尚可，可酌加化痰散结、解毒抗癌药物，如八月札、藤梨根、山慈菇、半枝莲、半边莲、白花蛇舌草等。

3. 胆火瘀结证　症状：上腹积块，硬痛不移，时有发热，身目俱黄，烦热眠差，口苦咽干，恶心呕吐，脘闷不饥，身体瘦削，大便秘结，小便黄赤，甚者神昏谵语。舌质红，舌苔焦黄，或干枯无苔，脉弦数。

辨证分析：毒邪蕴结胆腑，日久不去，气机不利，肝络失和，胆不疏泄，可见胆囊肿块，硬痛不移，胸胁引痛；热毒阻于少阳经，则口苦咽干；毒热之邪耗伤阴液，故见烦渴眠差，小便黄赤，大便秘结；舌质红，舌苔黄燥，或干枯无苔，脉弦数均属热毒蕴结之候；热毒炽盛，上扰神明者，甚可见神昏谵语。

证机概要：热毒蕴结胆腑，耗伤阴液，上扰神明。

治法：清热解毒，利胆散结。

代表方：茵陈蒿汤合下瘀血汤加减。茵陈蒿汤清热利湿退黄，用于湿热黄疸，下瘀血汤破血下瘀，用于热结血瘀之顽症。常用药：栀子、大黄、金钱草、䗪虫、桃仁、黄柏、大青叶、白芍、肿节风、甘草等。

方中茵陈、金钱草渗湿利胆为君；栀子、大青叶、黄柏清热解毒，大黄通便泻热，俱为臣；佐以䗪虫、桃仁化瘀散结，白芍柔肝缓急，肿节风解毒消肿；甘草为使，调和诸药。若大便干结，加芒硝、厚朴行气除胀；大便黄甚，加金钱草、滑石、车前子利尿泻热；口渴欲饮，加生地、玄参、麦冬清热生津；热毒炽盛，神昏谵语者可予犀角地黄汤加减。

临证备要：胆囊癌患者因“上腹积块，硬痛不已”就诊者已属晚期，恶病质表现，根据患者病情行最佳支持治疗。临证需兼顾火毒、瘀结，选用茵陈蒿汤、下瘀血汤、血府逐瘀汤。常用清热泻火、化瘀解毒药物，如绵茵陈、青蒿、栀子、大黄、金钱草、黄柏、大青叶、黄柏、桃仁、红花、当归、川芎、丹参、䗪虫等。因多数晚期患者胃纳差，恶病质表现，酌加健脾护胃药物，如炒三仙、陈皮、甘草等。

4. 肝肾阴虚证　症状：右胁部隐痛，遇劳加重，口干咽燥，午后潮热或五心烦热，头晕目眩，形体消瘦，腰酸脚软，舌红少苔或光剥有裂纹，脉弦细或细数。

辨证分析：毒邪蕴结胆腑，化火伤阴，或病久体虚，耗伤阴血，肝失濡养，出现右胁隐痛，阴虚内热，故有口干咽燥，午后潮热或五心烦热等征象；阴血亏虚，无法上荣于脑，则见头晕目眩；舌红少苔，脉弦细或细数均为阴虚内热之象。

证机概要：毒邪蕴结胆腑，阴血亏虚，肝失濡养。

治法：养阴柔肝，利胆行气。

代表方：一贯煎合二至丸加减。一贯煎滋阴疏肝，乃治疗肝阴不足、气机郁滞致脘胁疼痛的代表方，二至丸乃平补肝肾之剂，为治疗肝肾阴虚证之常用方。常用药：生地、枸杞子、北沙参、麦冬、当归、川楝子、女贞子、枳壳、虎杖、墨旱莲、肿节风、甘草等。

方中生地、枸杞子、墨旱莲、女贞子滋养肝肾为君；沙参、麦冬、当归养阴柔肝为臣；川楝子、枳壳利胆行气以顺其肝胆之特性，虎杖、肿节风清热消肿，俱为佐药；甘草为使，调和诸药。潮热、烦热明显者，加黄柏、胡黄连、白薇；神疲乏力，气短心悸，兼自汗者，加西洋参、黄芪、五味子；盗汗明显者，加煅牡蛎、浮小麦；衄血、牙龈出血、皮下出血、舌尖红绛者，加水牛角粉、紫草根、墨旱莲、白茅根。

临证备要：胆囊癌患者晚期，毒邪蕴结胆腑日久，化火伤阴，阴虚内热，虚实夹杂。临证需扶正祛邪兼顾，选用一贯煎、二至丸、左归丸。常用滋阴清热、解毒抗癌药物，如生地、枸杞子、西洋参、北沙参、麦冬、当归、川楝子、女贞子、枳壳、虎杖、墨旱莲、肿节风、炒三仙、陈皮、甘草等。

四、名家经验

（一）尤建良以肝求之，先肝后脾

尤建良认为，胁肋乃肝胆之所在，《景岳全书》曰："胁痛之病，本属肝胆二经，以二经之脉皆循胁肋故也。"胆囊癌发病乃肝郁脾虚气滞，瘀热互结胆经，郁滞成积，不通则痛，则持续性胀痛；积久克土，必损及后天之本，脾失健运，胃失和降，则食欲不振、腹胀、乏力。因此，尤建良临床治疗胆囊癌时着眼于"胆病以肝求之"，先通过辨证论治控制痛、胀、疸、热，随即回归健脾和胃，坚持微调平衡，达到人癌和平共处，抑瘤消积。晚期癌症内在失衡的关键点在于中焦，需微微调控后天脾胃之枢纽，以后天促先天，调气以调瘀，力避滋腻伤中、攻伐伤正之弊，一解为通过调动机体自身的免疫、康复功能，控制病情发展，延长生存期，提高生活质量，最终达到抗肿瘤转移，甚至达到临床治愈的目的[13]。

（二）朱培庭从肝论治，以通为用

朱培庭认为胆位于右胁下，与肝相连，附于肝之短叶间，足厥阴肝经与足少阳胆经相互络属于肝与胆，呈表里关系。《难经・三十五难》云"胆者，肝之腑"。《灵枢・本输》云"肝合胆"。《东医宝鉴》曰"肝之余气，泄于胆，聚而成精"。《灵枢・本输》云"胆者，中精之腑"。说明胆汁由肝精肝血化生，由肝之余气凝聚而成，其分泌和排泄受肝气疏泄功能的影响，胆汁生成后，进入胆腑，由胆腑浓缩并贮藏，在肝气的疏泄作用下注入肠中，以促进饮食水谷的运化。中医古籍中无"胆囊癌"名称，依据其临床表现归属于"积聚""胁痛""黄疸"及"腹痛"等范畴。胆囊癌患者大多有肝阴不足的证候，如胁痛隐隐、头晕目眩、口干口苦、纳差、乏力、日渐消瘦、小便不利、大便干结、舌质红、苔光剥或有裂纹、脉弦细或细数等。究其原因，大致有三：一是体质所致，《内经》有"年至四十，阴气自半，而起居衰矣""男子七八，肝气衰，筋不能动"，朱丹溪认为"阳常有余，阴常不足"；二是病理所致，胆囊癌被发现时多已属晚期，久病耗伤气阴；三是手术所致，《临证指南医案・肝风》有"肝体阴而用阳"之说，因此，不论是胆囊床周围的肝楔形切除或肝段肝叶切除，均直接损伤肝的正常形态结构而致肝阴不足。另外，肝主升主动，喜条达而恶抑郁，肝气具有疏通、畅达全身气机，进而促进精血津液的运行输布、脾胃之气的升降、胆汁的分泌排泄以及情志的舒畅等作用。因此，胆囊癌患者临床常见肝阴不足证候外，尚有右胁胀满疼痛、纳差、口苦、郁怒思悲等肝气郁滞之候。胆为六腑之一，《素问・五脏别论》云："六腑者，传化物而不藏，故实而不能满也。"故有"六腑以通为用，以降为顺"之说。胆的生理功能主要是贮藏、排泄胆汁和主决断。在胆囊癌的病情发展中，若癌肿阻塞胆道，胆汁的分泌排泄受阻，则影响脾胃的受纳腐熟和运化功能，出现厌食、腹胀、腹泻等症状；若肝失疏泄，胆汁外溢，浸渍肌肤，则发为黄疸，出现目黄、肤黄、小便黄等症状；若胆气疏泄失常，气机上逆，则发为口苦、呕吐黄绿苦水等症状。另外，罹患胆囊癌的不良精神刺激也会导致患者胆气虚怯，出现胆怯易惊、善恐、失眠、多梦等精神情志异常。据此，朱培庭提出胆囊癌的治疗应以养肝柔肝从其本，常用生地、白芍、枸杞子、何首乌、石斛、黄精、女贞子、墨旱莲、桑椹等滋养肝肾以正本清源。临床遣方用药时常酌加玫瑰花、绿萼梅、佛手等疏肝理气而不伤阴之品。这与陆以湉"若专用疏泄，则肝阴愈耗，病安得痊"、张山雷"既已横决矣，亦当抚驭而柔驯之，不可再用气药助其刚燥，否则气益横而血益伤"之论不谋而合。朱培庭临证时亦常用茵陈、虎杖、玉米须、莱菔子、生大黄、厚朴等利胆通腑之品，使患者保持大便通畅，以利于胆汁排出，从而达到"通则不痛""痛随利减"的目的，对控制临床症状有重要意义[14]。

（三）车习耕内外合治，协同增效

车习耕等将不能接受手术治疗的120例晚期胆囊癌患者随机分为两组，试验组与对照组各60例，试验组用院内方瘤肿消（组成：肿节风、绞股蓝、白花蛇舌草、藤梨根、薏苡仁各30 g，柴胡、郁金、穿山甲、干蟾皮、莪术、西洋参、白术各10 g，茯苓、灵芝各15 g，茵陈40 g，生甘草8 g，焦三仙20 g。湿热蕴结为主者加虎杖20 g，生大黄10 g，车前草15 g；气滞血瘀为主者加八月札30 g，水蛭、三棱各10 g；肝胆实热为主者加龙胆草、蒲公英各15 g，栀子10 g，去西洋参；脾虚湿阻为主者加生黄芪30 g，苍术、白扁豆各10 g），内服联合抗癌止痛散（组成：生川乌、天仙子、冰片、大黄、重楼各3份，生马钱子、蟾酥、丁香、阿魏各1份，水蛭、血竭、罂粟壳、皂角刺各2份）外敷，对照组采用金克槐耳颗粒内服联合天仙粉外敷。治疗2个月后评价疗效，随访3年，研究结果发现：试验组在缓解症状、提高生存质量、延长生存期方面优于对照组，说明中药内外合治，可以协同起效，值得进一步研究[15]。

（四）路志正疏利气机，慎用补法

路志正认为此病病位在胆，而胆附于肝，肝胆同病，疏泄失职，精汁不得疏泄，郁滞成块而致胆管扩张，不通则痛，故胁痛时作；虽然癌症术后多呈现正气亏虚之象，但于年轻力壮者，多为肝郁夹湿化热之证，治法当宗"木郁达之"之旨，重以疏利肝胆气机，兼清湿热为治[16]。

五、验案赏析

（一）近代医案

患者胃病业已年余，食后更甚，有时牵及左胁肋间作痛，右胁下有包块，眼白发黄，面色不荣，有转成黄疸之势，大便干结，小溲黄赤而短，食欲不振，食后口中发酸。内蕴湿热，太久太重，致成此候，法当从本治，不易收速效也。处方：空沙参四钱，炒栀子三钱，粉丹皮三钱，绵茵陈三钱，真郁金三钱，酒黄芩柏各三钱，制乳没各三钱，冬瓜皮仁各四钱，大腹皮三钱，茯苓皮四钱，盐砂仁三钱，火麻仁四钱，焦冬术三钱，炒枳壳三钱，六一散四钱

(冲)。

二诊：药后尚安，远方加蔓荆子三钱，白蒺藜三钱(去刺)，再进。

三诊：据述服改方后胃痛、口酸均减，唯眼白仍黄，眼角发涩而痒，小溲仍黄，大便多不消化之物，内蕴湿热太甚，仍依前方加减。处方：空沙参四钱，生芪皮五钱，绵茵陈四钱，生栀子皮三钱，粉丹皮三钱，赤白苓芍各三钱，忍冬藤四钱，白蒺藜三钱(去刺)，净连翘三钱，六神曲三钱(布包)，生熟谷芽各三钱，西秦艽三钱，陈仓米三钱，生甘草两钱，生苇茎五寸。

四诊：湿邪外发，黄气加重，此胆经热重，胆汁外溢之故，周身疹颗，起伏不定，眠后腹部下坠，偏左为甚，大便已正常，小溲仍黄，湿热尚重，仍当从本治，小心将护为要。处方：生芪皮四钱，栀子皮三钱，粉丹皮三钱，金银花四钱，净连翘三钱，绵茵陈三钱，赤苓芍各三钱，盐砂仁二钱，沉香曲三钱(布包)，制乳没各三钱，西防风三钱，白蒺藜三钱(去刺)，酒黄芩柏各三钱，天水散四钱(冲)(《北平四大名医医案选集》)[17]。

评析：黄疸之病非成于一日，内蕴湿热日久，法当从本治，治宜利湿退黄、祛邪外出，常用茵陈、栀子、牡丹皮、郁金、大腹皮、茯苓皮等药物，因“脾主运化”，标本兼职，遣方用药亦不忘兼顾健脾之品，诸药相伍，方得良效。

（二）现代名家医案

1. 朱培庭验案　患者，女，42岁。2010年8月初诊。3个月前，因反复右上腹隐痛于当地医院确诊为胆囊癌(Nevin Ⅲ期)，遂行胆囊癌根治性切除术。2010年8月2日查腹部CT示：肝脏手术楔形切缘侵犯1 cm。刻诊：右中上腹隐痛，偶有作胀，痛剧时牵掣后背，低热，面色萎黄，纳差，口干口苦，郁怒忧思，夜寐不安，小便淡黄，大便2 d一行，舌质红、边有齿痕，苔少、中有裂纹，脉弦细。辨为肝阴不足，气虚血瘀之证。治以养肝柔肝，益气化瘀。药用：黄芪15 g，太子参、生地、枸杞子、何首乌、白术、白芍、茵陈、虎杖、山楂各12 g，延胡索9 g，玫瑰花、白残花各3 g，龙葵、白英各12 g，莱菔子、神曲各9 g，大枣24 g。共14剂，每日1剂，水煎，早晚分服。

二诊(2010年8月26日)：患者服药后腹痛缓解少许，仍时感牵掣后背，自觉时有发热，饮食较前增加，夜寐稍安，大便日行1次，舌质红、边有齿痕，苔薄黄、中有裂纹，脉弦细。守方加郁金、青蒿各9 g，白花蛇舌草30 g，继服28剂。

三诊(2010年9月28日)：患者腹痛已不甚明显，背部牵掣感消失，热平，仍时感口苦，体质量较前略增，舌质红、边有齿痕，苔薄微黄、中有裂纹，脉弦细。在前方基础上改太子参、茵陈各15 g，黄芪30 g，加桃仁12 g、鳖甲9 g，继服28剂。

2011年1月19日，复查腹部CT示：肝转移癌区域较前未见明显增大。守方调理，现仅偶感右胁隐痛，饮食量已增至平日一半，但体重并未增加，余无明显不适，治疗至今存活已逾1年[14]。

评析：该患者发现时已属胆囊癌中晚期，癌毒日久，加之手术打击，耗气伤阴，终致本虚标实之证。病虽在胆，但源在肝，“治病必求其本”，故重用养肝柔肝之品为君，如生地、白芍、枸杞子、何首乌等；肝主疏泄，喜条达而恶抑郁，胆腑以通为用，以降为顺，故以茵陈、虎杖、莱菔子等为臣。再者，朱培庭始终不忘"见肝之病，知肝传脾，必先实脾"，时时顾护脾胃，以防养肝之滋腻，同时又具"扶正祛邪"之功。癌症之发病，标实之证当重视，方中酌加抗癌解毒之药，如龙葵、白英等。后随症加减，至今，患者虽饮食有所增加，但体重并未增加，乃久病耗损，余邪未尽，正气尚虚，宜缓慢调理，以提高生存质量，带瘤生存。

2. 周松华验案　患者，男，58 岁。曾因胆囊占位于 1990 年 2 月行手术探查，因肿块(7 cm×8 cm)与其他组织紧密粘连，无法手术，行肿块活检，关闭腹腔。病理报告示胆囊低分化腺癌。患者拒绝化疗、放疗，要求中药保守治疗。就诊时右上腹疼痛，乏力，失眠盗汗，纳食欠佳，大便干结，舌质偏红，苔薄，脉细弦。中医辨证为湿热内蕴，气虚血瘀。以消癥汤加椿白皮、鬼臼、蜀羊泉各 30 g，生大黄(后下)9 g 治之。服药 10 余剂后自觉症状好转，胃纳正常。此后一直坚持服中药，未做任何放、化疗。1990 年 8 月复查 B 超示：占位性病变缩小至 5.7 cm×4.9 cm。1991 年 3 月复查 CT，未见占位性病变，各项指标未见异常[18]。

评析：该患者因无法手术，且拒绝放化疗，坚持中药保守治疗，根据就诊时临床症状及舌脉象，辨病为湿热内蕴、气虚血瘀。湿热内蕴，肝胆气机失调，局部经络阻滞，不通则痛，发为右上腹疼痛；积聚日久，伤及正气，脾胃受损，气血生化乏源，则乏力，纳食欠佳。治宜清利湿热、益气活血，药用山豆根、赤芍、橘核、丹参、香附、桂枝、山慈菇、椿白皮、鬼臼及蜀羊泉等。服药后占位性病变较前缩小，疗效尚可。

3. 王刚佐验案　患者，男，78 岁。1988 年 6 月初诊。因年高体弱不耐手术而转中医治疗。刻诊：右胁下胀、刺痛为主，兼见脘痞恶心，呕吐酸苦，纳呆嗳气，便意频而数日未解大便，面色晦黄，形体消瘦，肢体困倦，舌苔黄腻，质暗红，脉弦涩。中医辨证为痰瘀互结，热毒交阻胆胃。治宜化痰消瘀，解毒通腑。处方以黄连温胆汤合膈下逐瘀汤加减：川黄连、法半夏、枳实、川贝母、赤芍、五灵脂、莪术、延胡索、山豆根、白花蛇舌草、大黄。另以壁羚散：壁虎(每日 2 条，研粉)，羚羊角粉(每日 0.6 g)，分 2 次冲服。经治半月，痛减，呕止，大便畅通。半年后腹部 CT 检查示：胆囊壁变薄，肿块略小。

二诊(1990 年 1 月)：以间发性右胁刺或胀痛或闷胀为主，兼见便溏，食后腹胀、肢倦乏力，不耐寒冷，舌淡苔白略厚，脉弦涩而缓。中医辨证为阳失温运，痰瘀凝积。治以温化痰瘀为主，兼以软坚散积解毒。药用法半夏、茯苓、陈皮、川贝母、莪术、延胡索、制香附、制附片、制天南星、山豆根、血竭、炒鳖甲、干蟾皮、夏枯草、甲珠，并根据症状选用郁金、橘核、白芥子、薏苡仁、白花蛇舌草等；仍按前法继服壁羚散。此后自觉症状明显减轻，每年复查一次腹部 CT，均示囊壁变薄，肿块缩小。1995 年 5 月 26 日复查腹部 CT 示：囊壁接近正常，肿块消失[19]。

评析：老年患者，因无法耐受手术而坚持中药治疗，积聚之病非成于一朝一夕，病机复杂，根据患者刻诊及舌脉象，辨证为痰瘀互结，热毒交阻胆胃，治以化痰消瘀、解毒通腑，常用川黄连、法半夏、枳实、川贝母、赤芍、五灵脂、莪术、延胡索、山豆根、白花蛇舌草、大黄，结合壁羚散冲服行气化瘀，后根据病情变化随症加减，随诊5年，复查CT显示胆囊壁接近正常，疗效尚可。

4. 崔煜锦验案　患者，女，50岁。1997年5月初诊。刻诊：两胁疼痛以右胁为甚，放射右肩背部，纳呆，伴口苦咽干，大便干结。诊查右胁下可触及3 cm×4 cm包块，按压痛阳性；CT检查示：胆囊新生物；实验室检查：AFP(+)。辨证为肝胆湿热，痰瘀互结。治宜柔肝利胆，清热解毒，活血化瘀，使以散结。处方：养血清溜汤(当归、柴胡、茯苓、白术、泽兰各10 g，赤芍、白芍、郁金、延胡索、山慈菇各12 g，马鞭草15 g，白花蛇舌草、丹参各30 g，黄芪40 g，甘草6 g)加金钱草30 g、大黄3 g以利胆清热，通腑泻下。断续服百余剂，自觉症状消失，胆囊区压痛消失，饮食如常，AFP正常，B超复查胆囊稍厚，收缩功能差，将上方化裁后每月服10剂，连服半年。1年后随访生活自理[20]。

评析：该患者CT检查发现胆囊新生物，右胁下可触及包块，两胁疼痛以右胁为甚，放射右肩背部。辨证为肝胆湿热，痰瘀互结。治以柔肝利胆，清热解毒，活血化瘀。常用当归、柴胡、茯苓、白术、黄芪、丹参、泽兰、赤芍、白芍、郁金、延胡索、山慈菇、白花蛇舌草、甘草等，后根据随诊时病情变化加减化裁，治疗后疗效尚可。

5. 尤建良验案　患者，男，55岁。1994年腹部CT检查示：胆囊占位。即行剖腹探查术，术中发现胆囊癌已侵犯肝门部及胰头，腹腔内癌瘤已广泛转移，无法切除。术后半月出现腹水并有少量胸水，经中西医多方治疗，效果不佳，特来就诊。首诊：呃逆不止，食后尤甚，痰多胸痞，腹部胀痛难忍，腹大如鼓，形体消瘦，表情淡漠，目睛黄染，大便干结，2～3 d一行，小便色黄，舌苔水滑白腻，脉滑。肿瘤标志物：CA19-9 550.30 U/ml，CEA 29.50 ng/ml，CA153 35.51 U/ml，铁蛋白>1 000 ng/ml。其认为该患者胆积肝气横逆，痰饮水湿内停，肺胃之气上逆，当急则治其标，以葶苈大枣泻肺汤合三子养亲汤降逆化饮，兼健脾疏肝。处方：葶苈子15 g，大枣12枚，陈皮6 g，茯苓、茵陈、莱菔子各30 g，桂枝4 g，柴胡、延胡索、清半夏、潞党参、白芥子、紫苏子、炒白术、白芍、片姜黄各10 g，甘草6 g。每日1剂，水煎分2次温服。

二诊：大便转软，呃逆好转，续用药2周，腹部胀闷痛感明显缓解，但患者形体消瘦，纳呆神疲，舌质淡，脉细，药已中病，上方去葶苈大枣泻肺汤合三子养亲汤，以健脾行水，疏肝利胆为大法，选“微调三号方”。先后加入鸡内金15 g，莱菔子、炒山楂各15 g，桂枝4 g，泽泻20 g，茯苓皮、大腹皮、八月札、石见穿、茵陈各30 g，参三七、枳壳、鬼箭羽、延胡索、柴胡、白芍、片姜黄各10 g。后多次复查示：胆囊、胰头、腹腔病灶均稳定，无新病灶出现，胸腹水明显减少，腹部胀痛除，黄疸退，食欲增，生活自理，至1998年死于脑溢血[21]。

评析：该患者手术时即已发现胆囊癌伴肝门、胰头及腹腔广泛转移，邪实与正虚并见，故“急则治标”的同时不忘中焦，先以葶苈大枣泻肺汤合三子养亲汤降逆化饮，兼以健脾疏肝，获效后中病即止，去泻肺伤正之葶苈子等。葶苈大枣泻肺汤中葶苈子通闭泄满，配合大枣取其缓中补脾而不伤正气。该方降胆胃之气横逆尤佳，与三子养亲汤合用消胀除满。三子养亲汤方中紫苏子降气化饮，莱菔子下气祛浊、兼能导滞，白芥子善去皮里膜外之痰,促"顽痰"外出,使水归正化。

第三节 中西医结合治疗方法

胆囊癌应采取以手术为主,辅以放疗、化疗及靶向治疗的综合疗法。临床就诊的胆囊癌患者多为晚期,中西医结合疗法能提高胆囊癌的疗效,尤其是对于晚期胆囊癌患者而言,中医药治疗通过扶正祛邪、益气、养血、调和脾胃,减少放化疗的毒不良反应,提高机体免疫力,促进机体正常功能的恢复,可有效提高患者生活质量,延长生存期。

一、中西医结合治疗胆囊癌进展

(一)中医药结合手术

对于原位胆囊癌做胆囊切除后,术后往往右胁下胀或胃胀,食少口苦,大便秘结,乏力,舌苔黄腻,脉弦,属肝胆气郁、湿热中阻证,治宜疏肝利胆,清化湿热。方用大柴胡汤加减,药用柴胡、制半夏、枳实、生大黄(后下)、重楼、广郁金、广木香各 10 g,炒黄芩 12 g,白花蛇舌草、大叶金钱草各 30 g 等[22]。

(二)中医药结合化疗

化疗是胆囊癌术后辅助治疗的重要手段,但其在杀伤肿瘤细胞的同时也可损伤正常组织细胞,给机体造成较为严重的不良反应,直接影响患者的生活质量。由于手术创伤给患者造成的伤害,患者的身体本来就虚弱,有时难以适应化疗的诸多不良反应,影响临床疗效。中医药治疗不但可以减少化疗相关不良反应,稳固肿瘤患者内环境的平衡,保护各器官组织的正常功能,充分调动体内的抗癌机制,还可以促进机体骨髓造血功能的恢复。

邬继云等[23]将 46 例胆囊癌患者随机分为两组,所有患者均根据本身的身体状况、癌变分期、癌肿范围等情况选择不同的手术方案,术后接受基本的对症及营养支持治疗。对照组于术后 4~6 周开始化疗,进行 2 个化疗治疗;治疗组于化疗前 1 周至化疗后 1 周期间服用自拟中药抗癌利胆汤,方药组成:柴胡、枳实、白芍、郁金、广木香、甘草各 10 g,炒黄芩 12 g,白术、麦冬、生地、半夏、陈皮、鸡内金、当归、丹参、半枝莲、人参各 15 g,茯苓、沙参、枸杞子、白花蛇舌草各 20 g,黄芪、金钱草各 30 g。每日 1 剂,早晚 2 次分服,每次 100 ml。随证加减:热重者加石膏、金银花,便秘者加芒硝、厚朴,疼痛者加川楝子、延胡索,呕吐者加竹沥、代赭石,便溏者加苍术、薏苡仁,瘀血者加桃仁、红花,食欲不振者加山楂、神曲、山药,腹胀加莱菔子、大腹皮。治疗结束后,治疗组中医证候疗效有效率优于对照组($P<0.05$);治疗组 KPS 评分及 ZPS 评分均高于对照组($P<0.05$);治疗组可以明显提高白细胞、血小板数量及 CD4、CD8 细胞的数量($P<0.05$)。本研究所用自拟抗癌利胆汤,方用柴胡、黄芩和解清热,以除少阳之邪;白芍柔肝缓急止痛,与枳实相伍可以理气和血,以除心下满痛;人参、白术、茯苓、甘草取四君子汤之义,旨在益气健脾、养胃合中,以培

"后天之本",对改善体质起着重要的作用;黄芪大补元气,通过补气以生血,能过补气以生津,能过补气以活血;沙参、麦冬、生地、枸杞子养阴补血,益胃生津;半夏、陈皮取二陈汤之义,能够健脾和胃,降逆止呕,增进食欲;金钱草、鸡内金清利湿热,利胆健胃消食;郁金、木香行气开郁,理气止痛;当归、丹参养血活血,使补血而不滞血,活血而不伤正;半枝莲、白花蛇舌草消积化坚;甘草既能清热解毒,又能调和诸药。纵观全方,共奏疏肝利胆、健脾和胃、益气养血、化瘀消积之效。

(三) 中医药结合经皮穿刺胆汁外引流术

对于胆囊癌手术时已侵犯胆管及邻近组织,病灶无法切除,只能做姑息手术,切开总胆管留置"T"形管引流,以减轻梗阻性黄疸。或经 B 超、CT 等检查,发现胆囊癌已转移伴有梗阻性黄疸,做经皮肝穿刺胆管引流术。症见巩膜皮肤黄染,右胁下胀痛,局部可触及肿块,大便秘结,呈陶土色粪,口苦口黏,食少恶心,舌苔黄腻,脉弦数。属气郁瘀滞,湿热互阻证。治宜疏肝软坚,清化湿热。方用大柴胡汤合大黄䗪虫丸加减,药用柴胡、制半夏、黄芩、广木香、枳实、广郁金、䗪虫、桃仁、生大黄(后下)各 10 g,茵陈、白花蛇舌草各 30 g,水蛭 6 g,虎杖 12 g 等。若胆道继发细菌感染,症见高热不退加龙胆草 12 g、黄连 10 g、栀子 10 g 等清热泻肝[24]。

朱斌等[25]将 57 例经临床、CT、MRI 诊断的恶性梗阻性黄疸患者随机分为两组,所有患者常规行经皮穿肝胆管造影了解肝内胆管扩张及梗阻情况后,分别做外引流、内外引流或置入内支架等,术后常规给予止血、抗感染、保肝、防止水电解质紊乱及对症支持等治疗。治疗组在此基础上加用中药疏肝利湿方,基础方组成:柴胡、郁金、延胡索、茵陈、金钱草、车前子、䗪虫、莪术。加减:热重于湿型加制大黄、虎杖,湿重于热型加白术、茯苓。治疗 2 周后,研究结果发现:中药疏肝利湿方能显著降低恶性梗阻性黄疸患者总胆红素(TB)、直接胆红素(DB)、ALT 水平,缓解临床症状,提高患者的生活质量。恶性梗阻性黄疸患者肝功能及全身状况较差,难以承受全身化疗、放疗及血管内介入治疗等,因此有效地缓解黄疸、改善肝功能及全身状况是治疗该病的关键。但常规 PTCD 解决了肝外的肝胆管、总胆管、壶腹部等处的梗阻,而对肝内毛细胆管、小胆管内梗阻瘀积的胆汁无直接引流作用。黄疸的消退情况除胆道引流通畅外,肝内广泛的小胆管结构与功能完整也具有重要作用。恶性梗阻性黄疸属中医"黄疸"范畴,病机关键为湿瘀交阻,因此在此基础上加用中药疏肝利湿方,方中重用茵陈清热利湿、利胆退黄为君;金钱草、车前草清热利湿解毒;䗪虫、莪术破血逐瘀、通利胆管为臣;柴胡、郁金、延胡索疏肝解郁、行气止痛为佐,全方共奏疏肝解毒、祛瘀利湿之功,结合 PTCD 能明显增加退黄程度,加快肝功能恢复,改善临床症状,提高生活质量。

二、中西医结合治疗胆囊癌体会

(一) 中西医结合治疗策略选择

胆囊癌的治疗方法主要包括手术治疗(手术根治切除和姑息手术)、放化疗和中医中药等，目前多主张采取以手术为主的综合治疗，也是目前能比较有效地控制肿瘤局部发展的重要治疗手段。中医治病强调整体观念，重视对患者生理功能的宏观调节，在辨证的基础上，因人、因证而异制定中医治疗法则。中西医结合治疗能提高胆囊癌的疗效，尤其是对晚期胆囊癌患者，手术效果不理想，化疗敏感性不高者，若合并中医中药治疗，可改善患者症状，延长生存期，众多研究表明，中西医结合治疗本病，能提高临床疗效，改善患者生活质量。

根治性手术是原发性胆囊癌患者可能获得治愈的唯一方法，但临床上多数患者通常只能行姑息性手术治疗而手术创伤对机体免疫功能的影响又为术后肿瘤的生长、转移提供了机会[6]。在手术前给患者积极的中西医结合治疗可改善机体一般状况有利手术顺利进行，对控制发展和潜在的转移也有帮助。手术后，可辅以中医药治疗，通过扶正祛邪、益气、养血、调和脾胃，使患者体质得到一定程度恢复。

胆囊癌目前尚无统一标准的化疗方案，目前化疗药物选择性较差，其既攻击癌细胞又攻击正常细胞的毒副反应使很多患者难以按时完成治疗计划甚至被迫放弃治疗，影响疗效[26]。中药与化疗结合主要包括增效、减毒两大方面。根据中医扶正与祛邪相结合的原则充分发挥化疗药物的抗癌作用，配合中药减轻化疗的毒不良反应，维护和提高患者自身的抗癌能力和内环境的稳定是进一步提高疗效的重要途径。王洪海在治疗中对胆囊癌术后化疗的基础上加服疏肝利胆汤，结果能够显著增加患者对化疗的耐受性，改善治疗效果，减轻化疗毒性，提高人体免疫力，临床效果显著[27]。

研究提示放疗可减缓胆囊癌的局部侵犯及提高淋巴结阳性患者的远期生存率。由于肿瘤组织中乏氧细胞的存在，使放射治疗的效果受到很大影响，放疗在杀灭癌细胞的同时，也使人体正常组织细胞受到不同程度的损伤，从而增加患者痛苦，降低其生活质量，使放疗的剂量受到限制[28]。现代中医认为，放射线属性热毒，极易耗气伤阴，甚至导致血脉运行不畅，瘀血内停，放疗配合适当的中药，既可以提高肿瘤对放疗的敏感度，也可减轻放疗带来的不良反应。放疗患者常常表现为气阴两虚或阴虚火旺证。在治疗上运用中医滋阴清热、补益气血、调理脾胃，可起到对辅助治疗的增效减毒作用，多用六味地黄丸加减以滋阴清热；增液汤加减增液润燥，以阴虚潮热明显者，加用牡丹皮、生地、地骨皮；对白细胞偏低者予以黄芪、白术、当归等补益气血。

对于全身情况较差，不能耐受手术、放化疗的晚期胆囊癌患者，或不愿进行上述治疗方法者，可选择中医药疗法为主，辨证服用中药疏肝理气、健脾益气、软坚散结、解毒抗癌等，提高机体免疫力的同时抗肿瘤，改善患者的生活质量。

（二）扶正抗瘤，胆胃同治

《内经》云“正气存内，邪不可干”“邪之所凑，其气必虚”。这说明正气的强盛与否关系着人体的生命活动及疾病的转归。恶性肿瘤患者，特别是到了晚期，其免疫力均低下。因此，浙江省名中医柴可群提出扶正培本法治疗恶性肿瘤，通过扶助人体气血，协调阴阳，补益人体正气，从而调整机体内环境，提高肿瘤患者的免疫功能，加强抵御和祛除病邪的能力，抑制癌细胞生长，可为手术创造条件，对放疗和化疗起到协同与减轻毒副反应的作用，并延长癌症患者的生存期[29]。他在临床运用和通过动物实验证明以扶正为主的自拟方黄芪八珍汤（女贞子、黄芪、绞股蓝、人参、炒白术、白茯苓、炙甘草、当归、熟地、芍药、川芎）能够提高人体免疫力、抗肿瘤、改善癌症患者的生存质量等作用。

此外，他还提出胆与胃均属阳腑。胆胃两者相互促进，同气相求，则平若权衡；如失其调和，同性相斥，则反若冰炭。所以，他强调“胆系疾病治疗中勿忘调胃”[30]。胆系疾病多因情志抑郁、外邪内侵、过食肥甘、劳倦蛔扰等而诱发，病机重点在足少阳胆经，但因脏腑相关，在病理上亦有热结肠胃、湿阻脾胃等变化，致使脾胃功能均有不同程度的减弱，表现出胃脘胀满、恶心呕吐、口苦吐涎、嘈杂泛酸、大便稀或完谷不化等胃证。这样，在治疗胆病的同时，必须抓住时机，恰到好处地调胃，包括荡腑清化湿热，补气健脾和胃。此外，脾胃为后天之本，只有在放化疗以及手术的整个过程中，调控好后天脾胃之枢纽，以后天促先天，行气以调瘀，力避滋腻伤中、攻伐伤正之弊。胆胃同治，既顺应胆胃的生理病理，又不忘调动机体自身的免疫、康复功能，从而控制病情发展、延长生存期、提高生活质量，最终达到抗癌转移，甚至治愈肿瘤的目的。

（三）预防调护，辨证施食

胆囊癌的流行病学资料显示胆囊癌患者多合并胆囊结石，胆囊组织慢性炎症与胆囊肿瘤关系密切，而它们又与患者的情志、饮食习惯密切相关。胆石症是一种心身疾病。肝主疏泄，调节精神情志；胆主决断，与人之勇怯有关。肝胆两者相互配合，相互为用，人的精神意识思维活动才能正常进行。故曰“胆附于肝，相为表里，肝气虽强，非胆不断，肝胆相济，勇敢乃成”（《类经・藏象类》）。张燕玲在临床应用中充分认识到情志因素在胆石症形成重大的重要因素之一，在临床诊治过程中实施心理疗法，具体为言语开导、移精变气、以理移情、暗示解惑、以情胜情、集体心理疗法，可使肝气舒畅条达，胆汁分泌正常，调整肝胆脾胃消化系统的内环境稳定，从而保证胃肠通过吸收而维持药物的有效浓度，发挥最大的治病效能[31]。研究发现多摄入葱属类蔬菜尤其是大蒜、洋葱，对胆囊癌有一定的保护作用；对于男性来说多摄入根茎类蔬菜可降低胆囊癌的发病风险，摄入新鲜水果对女性有一定的保护作用，而腌制品的摄入可增加胆囊癌的患病风险。所以必须注意饮食卫生、节律[32]。首先，饮食要有节制，食不过饱，以低脂肪、低胆固醇食物为主，宜多食用高纤维易消化食物，多食新鲜水果。此外，要戒酒或少饮酒。其次，进食要有规律，这是预防胆囊癌的好方法。要重视早餐，因为空腹时胆汁分泌减少，而胆固醇含量不变，形成高胆固醇胆汁，时间长了易形成结石诱发胆囊癌。

（四）疏肝健脾，重视治未病

由于胆囊癌早期缺乏特异性的临床表现，且恶性程度较高，多数患者就诊时已属中晚期，难行根治性手术切除，总生存率低。所以要提高对其主要高危因素的认识，积极治疗，尽早祛除可能引起癌变的诱因。对于有症状的胆结石或较大的结石要尽早行胆囊切除术。胆与肝脏腑相连，凡气血郁积于胆，湿热瘀结于中焦，必影响肝的疏泄和胆的通降功能。胆是“中清之腑”，储存胆汁、传化水谷与糟粕，“以通为顺”。凡素体脾虚、情志不畅、寒温不适、饮食不洁等均可致肝胆气机失调，湿热蕴结中焦，肝失疏泄，胆失通降，胆液凝结，可成结石。所以治疗胆结石必须疏肝利胆。董筠运用疏肝利胆、通降排石法治疗胆石症急性发作经验如下：患者金某，男，34 岁。2010 年 9 月 10 日初诊。患者主诉右上腹痛 4 d，时头晕，无恶心、发热，大便偏干，舌质暗红，苔薄黄，脉细。消化系 B 超提示：肝脏光点增粗；肝内胆管扩张、胆总管扩张；胆壁毛糙、胆囊积液；胰腺形态饱满；结石不能除外，患者拒绝住院，要求门诊治疗。中医诊断：胁痛(肝郁气滞，兼有砂石结聚)。治以疏肝利胆，通降排石。予以柴胡疏肝散合茵陈蒿汤等化裁。处方：醋柴胡、海金沙(包煎)、金钱草、茵陈各 15 g，炒枳壳、陈皮、厚朴、炙鸡内金、延胡索、神曲各 10 g，炒赤芍 20 g，炙大黄、焦栀子各 6 g，炙甘草、砂仁(后下)各 3 g。用法：水煎代茶饮，每日数次分服。同时静脉滴注左氧氟沙星 0.4 g/d，连用 3 d 后停药。经辨证治疗后疼痛消失，复查 B 超未见结石[33]。

胆囊内储存的胆汁由肝的精气所化生，肝的疏泄功能控制和调节胆汁的排泄汇集于胆的胆汁，经过肝的疏泄作用，泄于小肠，以助食物的消化，是脾胃运化功能得以正常进行的重要条件。如果肝气郁结，肝失疏泄，胆汁的分泌和排泄就会失常，从而能导致脾胃运化功能失常。故胆囊癌患者常常表现出倦怠乏力、腹胀、纳差等脾胃虚弱的证候，治疗时应予健脾益气之法。“胆病实脾”，是对“肝病实脾”的进一步衍生。综上所述，《金匮要略》中“见肝之病，知肝传脾，当先实脾”的内涵及其衍义的五脏虚实相应的治疗法则，在肿瘤的防治中有着重大的理论指导意义，值得深入研究探讨。“肝病实脾”是治未病的具体体现，提示我们在疾病的治疗中，应在中医学整体观念的指导下，从人体内部脏腑相关的整体性出发来认识疾病发生发展的动态演变，具体治疗时需结合临床，辨病与辨证相结合，举一反三，将现有的中医、西医治疗手段采取“有序治疗”与“整体治疗”相结合，为肿瘤患者提供最佳的、个体化的中医全程治疗方案[34]。

参考文献

[1] HUNDAL R, SHAFFEREA. Gallbladder cancer: epidemiology and outcome [J]. Clin Epidemiol, 2014,6(6): 99 - 109.

[2] HUMAN MT, VOLLMER J, PAWLIK TM. Evolving treatment strategies for gallbladder cancer [J]. Ann Surg Oncol, 2009,16(8): 2101 - 2115.

[3] 邹声泉，张林. 全国胆囊癌流行病学调查报告[J]. 中国实用外科杂志，2000，20(1)：43 - 46.

[4] 徐瑞华，姜文奇，管忠震. 临床肿瘤内科学[M]. 北京：人民卫生出版社，2014.

[5] GONZALEZ-ESCOBEDO G, MARSHALL JM, GUNN JS. Chronic and acute infection of the gallbladder typhi: understanding the carrier state [J]. Nat Rev Microbiol, 2011,9(1): 9 - 14.

[6] 中华医学会外科分会胆道外科学组. 胆囊癌诊断与治疗指南(2015 年版)[J]. 临床肝胆病杂志，2016，32(3)：411 - 418.

[7] RANDI G, FRANCESCHI S, LA VECCHIA C. Gallbladder cancer worldwide: geographical distribution and risk factors [J]. Int J Cancer, 2006,118(7): 1591 - 1602.

[8] NOMURA T, SHIRAI Y, SANDOH N, et al. Cholangiographic criteria for anomalous union of the pancreatic and biliary ducts [J]. Gastrointest Endose, 2002, 55(2): 204 - 208.

[9] GALLAHN WC, CONWAY JD. Diagnosis and management of gallbladder polyps [J]. Gastroenterol Clin North Am, 2010, 39(2): 359 - 367.

[10] 周岱翰. 中医肿瘤学[M]. 北京：中国中医药出版社，2011.

[11] WERNBERG JA, LUCARELLI DD. Gallbladder cancer [J]. Surg Clin North Am, 2014, 94(2): 343 - 360.

[12] BENSON AB, DANGELICA MI, ABRAMS TA. Network NCC, NCCN clinical practice guidelines in oncology: hepatobiliary cancers, version 2, 2014 [J]. J Natl Compr Canc Netw, 2014, 12(8): 1152 - 1182.

[13] 陈珂，赖玉书. 中晚期原发性胆囊癌的化疗进展[J]. 内蒙古医学杂志，2007，39(5)：530 - 533.

[14] 尤建良. 晚期胆囊癌论治先肝后脾[J]. 四川中医，2007，25(9)：51 - 52.

[15] 林天碧，王永奇，朱培庭. 朱培庭治疗胆囊癌经验[J]. 中国中医药信息杂志，2012，19(5)：91 - 92.

[16] 车习耕，董海玲，陈威震，等. 中药内外合治晚期胆囊癌临床观察[J]. 中华医药学杂志，2003，2(8)：93 - 96.

[17] 刘宗莲，高荣林. 路志正医案 2 则[J]. 中医杂志，1999，40(7)：402 - 403.

[18] 张绍重，李云，鲍晓东. 北平四大名医医案选集[M]. 北京：中国中医药出版社，2010.

[19] 刘红. 周松华教授临证经验介绍[J]. 中级医刊，1995，30(5)：48 - 49.

[20] 王刚佐. 中医药治愈胆囊癌 1 例[J]. 中医杂志，1996，37(9)：541.

[21] 爨积科. 崔煜锦主任治疗癌症经验方 2 则[J]. 实用中医内科杂志，1999，13(4)：5.

[22] 尤建良. 胆囊癌验案三则[J]. 辽宁中医杂志，2007，34(12)：1797 - 1799.

[23] 林宗广. 如何提高胆囊癌术后的治疗效果[J]. 中医杂志，1995，39(11)：694.

[24] 邬继云，蔡伟兴. 胆囊癌术后化疗配合中药调理临床观察[J]. 中华中医药学刊，2014，32(6)：1510 - 1514.

[25] 朱斌，周建伟. 中药疏肝利湿方结合经皮肝胆管引流术治疗恶性梗阻性黄疸的临床研究[J]. 中国临床医学，2009，16(4)：560 - 561.

[26] 张蓓，胡丕丽. 中西医结合治疗对肿瘤患者生存质量的影响[J]. 中华肿瘤杂志，2003，25(3)：98 - 100.

[27] 王洪海，李敏，邵换璋，等. 疏肝利胆汤对胆囊癌术后化疗患者生活质量及免疫功能的影响[J]. 陕西中医，2015，36(8)：942 - 943.

[28] 柴可群，应栩华. 扶正法免疫调节抗肿瘤的机理探讨[J]. 浙江中医学院学报，2003，27(4)：14 - 15.

[29] 柴可群. 试论胆胃生理病理的相关性及临床证治[J]. 辽宁中医杂志，1997，24(3)：109.

[30] 张燕玲. 中医心理疗法在胆石症中的临床应用[J]. 实用中医内科杂志，1997，11(4)：12 - 13.

[31] 张学宏，高玉堂，邓杰，等. 饮食与胆囊癌关系的流行病学研究[J]. 肿瘤，2005，25(4)：351 - 356.

[32] 周玟，董筠. 董筠治疗胆石症急性发作验案[J]. 长春中医药大学学报，2011，27(3)：388.

[33] 赵杰. 孙桂芝从肝脾论治胆囊癌经验初探[J]. 辽宁中医杂志，2015，42(11)：2081 - 2083.

[34] 张晓春，赵静静，戴小军. 中医治未病理念在肿瘤防治中的运用体会[J]. 江苏中医药，2015，47(5)：5 - 7.

第六章　胰腺癌的中西医结合诊治

第一节　西医对胰腺癌的诊治

胰腺癌是常见的胰腺肿瘤，恶性程度极高，半数以上位于胰头，约 90%是起源于腺管上皮的管腺癌。胰腺癌是一种起病隐匿，诊治困难，预后极差的消化系统恶性肿瘤。近年来，胰腺癌的发病率在国内外均呈明显上升的趋势。2014 年最新统计数据显示，发达国家(美国)胰腺癌新发估计病例数，男性列第 10 位，女性列第 9 位，占恶性肿瘤病死率的第 4 位。据 2015 年《中国肿瘤》杂志发布的数据显示[1]，死亡病例 57 735 例。胰腺癌发病率为 5.19/10 万(男性 6.00/10 万，女性 4.33/10 万)，中标率为 3.95/10 万，世标率为 3.93/10 万。胰腺癌病死率为 4.39/10 万(男性 5.13/10 万，女性 3.62/10 万)，中标率为 3.32/10 万，世标率为 3.31/10 万。胰腺癌发病率和病死率均为男性高于女性，城市高于农村，东部地区高于中部和西部。胰腺癌的 5 年生存率低，被称为“癌中之王”。

流行病学研究显示，吸烟、高脂饮食和体重指数超标可能是胰腺癌的主要危险因素。另外，糖尿病、过量饮酒以及慢性胰腺炎等与胰腺癌的发生也有一定关系。国内外学者对于饮食与胰腺癌发病风险相关性的研究结论存在一定的分歧，有的研究结果显示高热量、高胆固醇摄入可增加胰腺癌发病风险，而有些研究结果却相反认为脂肪酸与胆固醇均与胰腺癌的发生风险无关，研究表明进行有规律的休闲活动可降低胰腺癌发病风险。[1]

在胰腺癌的诊治过程中，强调遵循多学科综合诊治的原则，肿瘤内科、肿瘤外科、放疗科、影像科和病理科等学科专家共同参与，根据肿瘤的分子生物学特征、病理类型和临床分期等，结合患者的体能状况等进行全面的评估，制定科学、合理的诊疗计划，积极应用手术、放疗、化疗及介入等手段综合治疗，以期达到治愈或控制肿瘤发展、改善患者生活质量、延长生存时间的目的。中医药是胰腺癌综合治疗的组成之一，与西医药相比，并非着眼于直接杀灭癌细胞，而是注重于“扶正”调理。中医药有助于增强机体的抗癌能力，降低放、化疗的毒性，改善临床症状，提高患者生活质量，并有可能延长生存期，可以作为胰腺癌治疗的重要辅助手段。因此，规范胰腺癌的诊断和治疗，倡导中西医结合诊治，提高临床疗效，使众多的胰腺癌患者受益，是我国医务人员面临的重要任务。

一、术语和定义

1. 胰腺癌　胰腺癌是指癌症发生于胰腺组织者。

2. 胰头癌　发生于肠系膜上静脉与门静脉交汇处右侧的胰腺癌，为胰头癌。钩突是胰头的一部分。

3. 胰体癌　发生于肠系膜上静脉与门静脉交汇处与腹主动脉之间的胰腺癌，为胰体癌。

4. 胰尾癌　发生于腹主动脉与脾门之间的胰腺癌，为胰尾癌。

5. 全胰癌　肿瘤部位超过 2 个区域的胰腺癌，为全胰癌。

二、致病因素与发病机制

胰腺癌的病因和发病机制虽尚未完全明了，但近年来国内外对胰腺癌病因进行了多途径探索。在 20 世纪后叶对各种肿瘤包括胰腺癌的病因的认识明显加深。从正常的胰腺细胞逐渐变为完全恶性的细胞需要几个基因和组织水平的逐渐和进行性的变化阶段。胰腺癌危险性较高的独立危险因素包括吸烟、进食蔬菜水果减少及各种类型的胰腺炎患者。

（一）个体因素

胰腺癌与性别及年龄有关，男性比女性高（约为 1.3：1），随年龄增长发病率增加。男性发病率较高可能是由于其过多暴露于化学环境或与生活习惯有关，而年龄增长导致发病率增加的原因可能是老化现象改变了体内一些机制，或者胰腺细胞最终癌变是靶细胞内每一种特异变化随着时间的推移而累积的结果。早先的流行病学研究显示生育史与胰腺癌相关，最新的资料未发现生育数与胰腺癌之间的相关性，而首胎年龄与胰腺癌相关，主要限于 50 岁之前患胰腺癌的女性。男性离婚或分居、工作一天后感到疲劳的人也易患胰腺癌。个人社会经济状况与胰腺癌正相关。种族因素中黑人和犹太人发病率较高，地域因素中高发区为发达国家或地区。血型因素中 A 型血者易患胰腺癌，O 型血似乎起保护作用。

（二）疾病因素

1. 家族史　胰腺癌与胰腺、结肠、卵巢等癌肿家族史及几种高度特征性遗传性癌症综合征相关，其中包括遗传性胰腺炎、Lynch 综合征Ⅰ型、家族性非典型多胎黑素瘤综合征、遗传性眼癌、脑视网膜血管瘤病（von Hippel-Lindau syndrome）、共济失调性毛细血管扩张症、多发性内分泌肿瘤Ⅰ型和神经纤维肉瘤等。代谢酶遗传多形性在胰腺致癌过程中所起作用不明。有人推测硝基氨和芳香氨最有可能是胰腺的致癌物质。虽然慢性胰腺炎和胰腺癌患者胰腺组织中 p450 酶水平较高，但不清楚致癌物质是否在胰腺被激活，还是在到达胰腺之前在肝内被激活。动物模型证明杂环氨的存在使胰腺 DNA 收缩，支持致癌物质激活发生在胰腺内的观点。免疫组化分析显示谷胱甘肽 S-转移酶 GST - mu

在胰腺正常或肿瘤组织中不表达，而 GST-pi 只在胰腺肿瘤组织中表达。目前尚无 *N*-甲酰转移酶在胰腺致癌过程中所起作用的资料。

2. 糖尿病或糖代谢异常　糖尿病或糖代谢异常葡萄糖水平 6.6 mmol/L 以上与胰腺癌相关，但把与胰腺癌发病两年内或同时发病除外后，RR 值明显下降，相关性很弱或无相关性。故糖尿病或糖代谢异常可能为胰腺癌的并发症而非病因。胰腺癌患者可能有肿瘤组织产生的可致胰岛素分泌减少的因素在起作用，故可产生糖尿病。

3. 慢性胰腺炎　慢性胰腺炎常被认为是胰腺癌的危险因素，但其累积危险性在流行病学研究中不一致。有的患者在术前甚至术中仍不能明确是胰腺癌还是慢性胰腺炎。Silverman 等的一项研究表明，在慢性胰腺炎的病程中，胰腺癌的危险性增加，吸烟者胰腺癌发生率很高，提示吸烟及胆石症、胰胆道阻塞等与胰腺慢性炎症、胰腺导管阻塞相关的一些因素可能增加胰腺癌的危险性。

4. 手术史　胆石症及胆囊手术：胆囊手术与胰腺癌相关，胆囊切除术增加血循环中血清缩胆囊素水平，而缩胆囊素与大鼠胰腺重量、胰腺 DNA 量及 DNA 合成有关，并能引起胰腺细胞肥大及增生。胃手术：良性消化性溃疡胃大部切除术后患者(尤其是术后 20 年以上)为胰腺癌的高危人群，RR 为 1.8 左右，提示对该人群应早期检测胰腺癌，但 Silverman 等认为 RR 值没那么高。胃手术后上消化道 pH 值升高会造成致癌物质(如 *N*-亚硝基化合物和亚硝胺)的水平升高，也可造成胰液分泌异常而致癌。

5. 胆石症　多数报道胆石症与胰腺癌相关，但也有相反的结论。高胆固醇高脂饮食可致胆石症，而胆石症可通过胰腺慢性炎症(甚至是亚临床的)而致癌。

6. 大便习惯　腹泻不是胰腺癌的危险因素，而便秘是胰腺癌的危险因素。因肠道运动弛缓，可使胰腺致癌的有害物质在肠道停留过久故吸收过多而易致癌，多吃纤维素可减少便秘而对胰腺起保护作用。

7. 过敏性疾病　过敏体质可能是胰腺癌的保护因素，如枯草热、对动物及粉尘过敏。而湿疹、哮喘及虫咬过敏则与胰腺癌不相关。其机制为细胞介导的免疫系统高活性对胰腺癌可能起保护作用。

8. 恶性贫血　有报道恶性贫血者胰腺癌发病率较高，Kalson 等的研究表明患恶性贫血年龄轻者患胰腺癌的危险性较高，而总体上 RR 无统计学显著性。其对胰腺癌的作用可能与胃部分切除术及吸烟、饮酒的混杂作用相关。

9. 器官移植后胰腺癌发病率增加　其机制为免疫抑制剂使机体免疫功能下降。

10. 男性高尿酸可能与胰腺癌相关　其机制不明，可能与糖耐量受损所致的高胰岛素血症有关。

11. 幽门螺杆菌感染　有报道血清幽门螺杆菌抗体阳性为胰腺癌的危险因素，其机制不明。

(三) 生活及环境因素

1. 吸烟　在胰腺癌致癌因素中，吸烟是唯一公认的起病因作用的环境因素，RR 多在

2～3，且与每日吸烟数量及吸烟年数有关，戒烟15年以上RR可恢复到不吸烟者水平。推测吸烟对胰腺癌致癌作用的可能机制为烟草特异性*N*-亚硝酸盐对器官的特异性作用，或是烟草特异性*N*-亚硝酸盐分泌到胆管，随后反流到胰管，后一机制可说明胰头部腺癌多发和出现可能与其他癌伴发的导管原位癌。吸烟者可能因细胞甲基化水平低而易致癌。

2. 饮酒　已确定乙醇对口腔、咽、喉及肝癌起病因作用，但流行病学调查其对胰腺癌的作用结论不一。饮酒可能经过慢性胰腺炎而致癌。研究饮酒与胰腺癌之间相关性时存在的问题之一是难以区别吸烟与饮酒、慢性胰腺炎各自所起的作用。

3. 饮食与营养　吃西餐和营养过度可能增加患胰腺癌的相对危险性。西餐中所含少量天然植物激素及相关化合物与胰腺癌有关。体重指数可能与胰腺癌正相关。流行病学研究已提示饮食脂肪摄入与胰腺癌之间的相关性。此外，动物模型及流行病学研究证明不仅所食脂肪的量而且其种类均重要。迄今为止，饮食脂肪调节致癌的确切机制尚未阐明，其可能的机制为饮食脂肪影响前列腺素及白三烯的合成。大量摄入新鲜水果、蔬菜、豆类植物、干果可能起保护作用。癌症的化学预防是指用特殊化合物预防、抑制或逆转致癌作用。食物中许多特殊成分(如钙、硒、叶酸、吡哆醛)能起化学防癌作用。其机制为调节致癌基因的活化和细胞更新，抑制信号转导，诱导凋亡并抑制血管生成。

4. 职业和环境暴露　胰腺癌极少在人类以外的其他动物发生，这说明人类的职业、致癌化学物质的长期接触可能与发病密切相关。国外研究认为，从事物理、化学、工程科学的技术员及铸工、焊工、金属制板工，女性农业工人、纺织工、制衣工，男性染料工、涂料工，含砷的杀虫剂、苯并芘、铅、挥发性硫化物，久坐的工作，氯化碳氢溶剂及相关化合物、镍及镍化合物、铬及铬化合物、多环芳香族碳氢化合物，有机氯杀虫剂，硒尘，镓，石棉、电磁领域，吸食可卡因与胰腺癌有关。上海地区的研究表明，电工、电磁领域、金属工人、工具制造者、铅管工人和焊工、玻璃制造者、陶工、油漆工、建筑工及女性棉纺工人与胰腺癌有关。职业及环境因素中基因毒化合物通过吸收或吸收后进一步代谢可造成基因突变而使胰腺细胞转化、增加胰腺DNA的合成及原癌基因的激活而致癌。

5. 射线　X线可制造某些胰腺癌模型，霍奇金病放疗后14年患胰腺癌是射线致胰腺癌的例子。射线可通过使基因突变而致癌。

三、诊断

(一) 高危因素

(1) 年龄大于40岁，有上腹部非特异性不适。

(2) 有胰腺癌家族史者。

(3) 突发糖尿病患者，特别是不典型糖尿病，年龄在60岁以上，缺乏家族史，无肥胖，很快形成胰岛素抵抗者。40%的胰腺癌患者在确诊时伴有糖尿病。

(4) 慢性胰腺炎患者，目前认为慢性胰腺炎在小部分患者中是一个重要的癌前病变，特别是慢性家族性胰腺炎和慢性钙化性胰腺炎。

(5) 导管内乳头状黏液瘤亦属癌前病变。

(6) 患有家族性腺瘤息肉病者。

(7) 良性病变行远端胃大部切除者,特别是术后20年以上的人群。

(8) 胰腺癌的高危因素有吸烟、大量饮酒,以及长期接触有害化学物质等。

(二) 症状

1. 腹痛　约半数以上患者有腹痛,疼痛位于腹中线或左上腹,进行性加剧,常呈中上腹部饱胀不适、隐痛或钝痛。侧卧、弯腰、前俯位时减轻,而平卧时加重。进食1～2 h疼痛加剧,数小时后减轻。

2. 体重减轻　胰腺癌造成的体重减轻明显。体重下降的原因是由于进食减少,或因进食后上腹部不适或诱发腹痛而不愿进食。此外,胰腺外分泌功能不良或胰液流出不畅,影响消化和吸收功能,也有一定关系。

3. 胃肠道症状　多数患者有食欲减退、厌油腻食物、恶心、呕吐、消化不良等症状,10%壶腹部癌患者因肿瘤溃烂而有呕血和解柏油样便史。

4. 其他症状　患者常诉发热、明显乏力。部分患者尚有小关节红、肿、热、痛、关节周围皮下脂肪坏死及原因不明的睾丸痛等。

(三) 体征

1. 腹部包块　腹部包块多属于晚期体征。肿块形态不规则,大小不一,质坚固定,可有明显压痛。腹块相对多见于胰体尾部癌。

2. 黄疸　阻塞性黄疸是胰头癌的突出表现,发生率在90%以上。病灶部位越邻近壶腹部,黄疸发生就越早,黄疸通常呈进行新加重。当完全梗阻时,大便可呈陶土色,而皮肤黄染可呈棕色或古铜色,伴瘙痒。

3. 其他　约50%患者可有肝脏肿大,体检时可触及无压痛胆囊。约10%的患者可出现血性腹腔积液。

(四) 辅助检查

1. 血生化检查　早期无特异性血生化改变,肿瘤阻塞胆管可引起血胆红素升高,伴有ALT、AST等酶学改变。胰腺癌患者中有40%出现血糖升高和糖耐量异常。

2. 肿瘤标志物检查　检查血CEA、CA19-9升高对胰腺癌诊断有帮助价值。

3. 影像学检查

(1) 超声:是胰腺癌诊断的首选方法。其特点是操作简便、价格便宜、无损伤、无放射性、可多轴面观察,并能较好地显示胰腺内部结构、胆道有无梗阻及梗阻部位、梗阻原因。局限性是视野小,受胃、肠道内气体、体型等影响,有时难以观察胰腺,特别是胰尾部。检查者经验对结果影响较大。

(2) CT扫描:是目前检查胰腺最佳的无创性影像检查方法,主要用于胰腺癌的诊断和分期。平扫可显示病灶的大小、部位,但不能准确定性诊断胰腺病变,显示肿瘤与周围结构的关系较差。增强扫描能够较好地显示胰腺肿物的大小、部位、形态、内部结构及与周围结构的关系。能够准确判断有无肝转移及显示肿大淋巴结。

(3) MRI及磁共振胰胆管成像(MRCP)：不作为诊断胰腺癌的首选方法，但当患者对CT增强造影剂过敏时，可采用MRI代替CT扫描进行诊断和临床分期；另外，MRCP对胆道有无梗阻及梗阻部位、梗阻原因具有明显优势，且与ERCP、PTC比较，安全性高，对于胰头癌，MRI可作为CT扫描的有益补充。

(4) 上消化道造影：只能显示部分晚期胰腺癌对胃肠道压迫侵犯所造成的间接征象，无特异性。目前已为断面影像学检查所取代。

4. 病理诊断　术前可以进行ERCP胰管细胞刷片或活检；超声内镜(首选)或CT引导下经皮细针穿刺活检；术中切割针(core biopsy)穿刺活检。不过不强求施行手术切除前必须获得恶性(阳性)的活检证据。虽然手术切除前不强调一定需要组织学诊断，但是新辅助化疗前应有组织学诊断。

5. 腹腔镜检查　在胰腺癌诊断和分期中，腹腔镜检查是一种有效的手段。它可以发现CT遗漏的腹膜种植转移与肝脏转移情况。对于勉强可切除的病变或预后因素较差(CA19-9显著升高、原发病灶大及胰体尾部癌等)，建议在有条件的医院进行腹腔镜检查并附加分期。

(五) 胰腺癌的病理类型和分期

1. 胰腺癌的组织学类型　参照2010年第4版WHO消化系统肿瘤新分类：① 起源于胰腺导管上皮的恶性肿瘤：导管腺癌、腺鳞癌、胶样癌(黏液性非囊性癌)、肝样腺癌、髓样癌、印戒细胞癌、未分化癌、未分化癌伴破骨巨细胞样反应。② 起源于非胰腺导管上皮的恶性肿瘤：腺泡细胞癌、腺泡细胞囊腺癌、导管内乳头状黏液性肿瘤伴浸润性癌、混合性腺泡—导管癌、混合性腺泡—神经内分泌癌、混合性腺泡—神经内分泌—导管癌、混合性导管—神经内分泌癌、黏液性囊性肿瘤伴浸润性癌、胰母细胞瘤、浆液性囊腺癌、实性—假乳头状肿瘤。

2. 胰腺癌的分期　目前胰腺癌的分期采用UICC和AJCC公布的2009年胰腺癌国际分期。

(1) 胰腺癌TNM分期

1) T：原发肿瘤

T_x：原发肿瘤无法评估。

T_0：无原发肿瘤证据。

T_{is}：原位癌(包括PanIN-3)。

T_1：肿瘤局限于胰腺内，最大径≤2 cm。

T_2：肿瘤局限于胰腺内，最大径>2 cm。

T_3：肿瘤浸润至胰腺外。

T_4：肿瘤累及腹腔干或肠系膜上动脉。

2）N：区域淋巴结

N_x：区域淋巴结无法评估。

N_0：无区域淋巴结转移。

N_1：有区域淋巴结转移。

3）M：远处转移

M_0：无远处转移。

M_1：有远处转移。

（2）胰腺癌病理分期：见表 6－1。

表 6－1　胰腺癌病理分期

0 期	T_{is}	N_0	M_0
Ⅰa 期	T_1	N_0	M_0
Ⅰb 期	T_2	N_0	M_0
Ⅱa	T_3	N_0	M_0
Ⅱb	T_1	N_1	M_0
	T_2	N_1	M_0
	T_3	N_1	M_0
Ⅲ	T_4	任何 N	M_0
Ⅳ	任何 T	任何 N	M_1

（六）诊断方法

胰腺癌尚无统一临床诊断标准，确诊需组织细胞学诊断。

1. 临床诊断　包括临床症状、肿瘤标注物检查等。

（1）临床症状：40 岁以上患者有下列任何表现需高度怀疑胰腺癌的可能性。① 不明原因的梗阻性黄疸。② 近期出现无法解释的体重下降＞10％。③ 近期出现不能解释的上腹或腰背部疼痛。④ 近期出现模糊不清又不能解释的消化不良症状，内镜检查正常。⑤ 突发糖尿病而又无诱发因素，如家族史、肥胖。⑥ 突发无法解释的脂肪泻。⑦ 自发性胰腺炎的发作。⑧ 如果患者是嗜烟者应加倍怀疑。

（2）肿瘤标志物检查：血清 CEA、CA19－9 等标志物水平升高者应高度怀疑。

（3）影像学检查：超声、增强 CT、MRI 等影像学检查发现胰腺肿物，胰腺外形改变等符合胰腺癌影像学特征者可临床诊断为胰腺癌。

2. 组织病理学和细胞学确诊　组织病理学或细胞学检查可确定胰腺癌诊断。可通过术前或术中细胞学穿刺，活检，或转至有相应条件的上级医院行内镜超声穿刺或活检获得。

四、鉴别诊断

临床诊断胰腺癌时，应与下列疾病进行鉴别诊断，以提高诊治水平。

1. 慢性胰腺炎　慢性胰腺炎是一种反复发作的渐进性的广泛胰腺纤维化病变，导致胰管狭窄阻塞，胰液排出受阻，胰管扩张。主要表现为腹部疼痛，恶心，呕吐以及发热。与胰腺癌均可有上腹不适、消化不良、腹泻、食欲不振、体重下降等临床表现，两者鉴别困难。以下可作为鉴别点：① 慢性胰腺炎发病缓慢，病史长，常反复发作，急性发作可出现血、尿淀粉酶升高，且极少出现黄疸症状。② CT 检查可见胰腺轮廓不规整，结节样隆起，胰腺实质密度不均。③ 慢性胰腺炎患者腹部平片和 CT 检查胰腺部位的钙化点有助于诊断。

2. 壶腹癌　壶腹癌发生在胆总管与胰管交汇处。黄疸是最常见症状，肿瘤发生早期即可以出现黄疸。① 因肿瘤坏死脱落，可出现间断性黄疸。② 十二指肠低张造影可显示十二指肠乳头部充盈缺损、黏膜破坏“双边征”。③ B 超、CT、MRI、ERCP 等检查可显示胰管和胆管扩张，胆道梗阻部位较低，“双管征”，壶腹部位占位病变。

3. 胰腺囊腺瘤与囊腺癌　胰腺囊性肿瘤临床少见，多发生于女性患者。临床症状、影像学检查、治疗以及预后均与胰腺癌不同。影像学是将其与胰腺癌鉴别的重要手段，B 超、CT 可显示胰腺内囊性病变，囊腔规则，而胰腺癌只有中心坏死时才出现囊变，且囊腔不规则。

4. 黄疸性肝炎　黄疸性肝炎起病急，黄疸出现时间短，多为肝细胞性或阻塞性黄疸，一般体重不下降。胰腺癌黄疸多为持续性，以阻塞性黄疸为主，体重明显下降。

5. 胰岛素瘤　具有典型的临床表现(whipple 三联征——阵发性低血糖、发作时血糖低于 2.8 mmol/L、口服或静脉注射葡萄糖后症状立即消失)。

6. 胃泌素瘤　特有三联征——严重的消化性溃疡、高胃液和胃酸分泌。

7. 其他　包括一些少见的胰腺病变，临床鉴别诊断困难。

五、治疗方法

胰腺癌的治疗主要包括手术治疗、放射治疗、化学治疗以及介入治疗等。综合治疗是任何分期胰腺癌治疗的基础，但对每一个病例需采取个体化处理的原则，根据不同患者身体状况、肿瘤部位、侵犯范围、黄疸以及肝肾功能水平，有计划、合理的应用现有的诊疗手段，以其最大幅度的根治，控制肿瘤，减少并发症和改善患者生活质量。对拟行放、化疗的患者，应作 Karnofsky 或 ECOG 评分。

(一) 手术疗法

1. 手术治疗原则　手术切除是胰腺癌获得最好效果的治疗方法，然而超过 80%的胰腺癌患者因病期较晚而失去手术机会，对这些患者进行手术并不能提高患者的生存率。因此，在对患者进行治疗前，应完成必要的影像学检查及全身情况评估，尤以腹部外科为主，包括影像科、化疗科、放疗科等包括多学科的治疗小组判断肿瘤的可切除性和制定具体治疗方案。

手术中应遵循以下原则。

(1) 无瘤原则：包括肿瘤不接触原则、肿瘤整块切除原则及肿瘤供应血管的阻断等。

(2) 足够的切除范围：胰十二指肠切除术的范围包括远端胃的1/2～1/3、胆总管下段和(或)胆囊、胰头切缘在肠系膜上静脉左侧或距肿瘤3 cm、十二指肠全部、近段15 cm的空肠；充分切除胰腺前方的筋膜和胰腺后方的软组织。钩突部与局部淋巴液回流区域的组织、区域内的神经丛。大血管周围的疏松结缔组织等。

(3) 安全的切缘：胰头癌行胰十二指肠切除需注意6个切缘，包括胰腺(胰颈)、胆总管(肝总管)、胃、十二指肠、腹膜后(是指肠系膜上动静脉的骨骼化清扫)、其他的软组织切缘(如胰后)等，其中胰腺的切缘要大于3 cm，为保证足够的切缘可于手术中对切缘行冰冻病理检查。

(4) 淋巴结的清扫：理想的组织学检查应包括至少10枚淋巴结。如少于10枚，尽管病理检查均为阴性，N分级应定为pN_1而非pN_0。胰腺周围区域包括腹主动脉周围的淋巴结腹主动脉旁淋巴结转移是术后复发的原因之一。

2. *术前减黄问题* ① 术前减黄的主要目的是缓解瘙痒，改善胆管炎等症状，同时改善肝脏功能、降低手术死亡率。② 对症状严重，伴有发热、败血症、化脓性胆管炎患者可行术前减黄处理。③ 减黄可通过引流和(或)安放支架，无条件的医院可行胆囊造瘘。④ 一般于减黄术2周以后，胆红素下降初始数值一半以上，肝功能恢复，体温血象正常时再次手术切除肿瘤。

3. *根治性手术切除指征* ① 年龄<75岁，全身状况良好。② 临床分期为Ⅱ期以下的胰腺癌。③ 无肝脏转移，无腹水。④ 术中探查癌肿局限于胰腺内，未侵犯肠系膜门静脉和肠系膜上静脉等重要血管。⑤ 无远处播散和转移。

4. *手术方式* ① 肿瘤位于胰头、胰颈部可行胰十二指肠切除术。② 肿瘤位于胰腺体尾部可行胰体尾+脾切除术。③ 肿瘤较大，范围包括胰头、颈、体时可行全胰切除术。

5. *胰腺切除后残端吻合技术* 胰腺切除后残端处理的目的是防止胰漏，胰肠吻合是常用的吻合方式，胰肠吻合有多种吻合方式，可根据外科医生经验选择。无论采取何种吻合方式，保持吻合口血运是减低胰漏发生的关键。奥曲肽的应用没有明显降低胰漏发生的确切证据。

6. *姑息性手术问题* 对术前判断不可切除的胰腺癌患者，如同时伴有黄疸，消化道梗阻，全身条件允许的情况下可行姑息性手术，行胆肠、胃肠吻合。

7. *并发症的处理及处理原则*

(1) 术后出血：术后出血在手术后24 h以内为急性出血，超过24 h为延时出血。主要包括腹腔出血和消化道出血。

腹腔出血：主要是由于术中止血不彻底、术中低血压状态下出血点止血的假象或结扎线脱落、电凝痂脱落原因，关腹前检查不够，凝血机制障碍也是出血的原因之一。主要防治方法是手术中严密止血，关腹前仔细检查，重要血管缝扎，术前纠正凝血功能。出现腹腔出血时应十分重视，量少可止血输血观察，量大时在纠正微循环紊乱的同时尽快手术止血。

消化道出血：应激性溃疡出血，多发生在手术后 3 d 以上。其防治主要是术前纠正患者营养状况，尽量减轻手术和麻醉的打击，治疗主要是保守治疗，应用止血药物，抑酸，胃肠减压，可经胃管注入冰正肾盐水洗胃，还可经胃镜止血，血管造影栓塞止血，经保守无效者可手术治疗。

(2) 胰瘘：凡术后 7 d 仍引流出含淀粉酶的液体者应考虑胰瘘的可能，Johns Hopkins 的标准是腹腔引流液中的胰酶含量大于血清值的 3 倍，每日引流大于 50 ml。胰瘘的处理主要是充分引流，营养支持，生长抑素对胰瘘治疗的作用尚有待于进一步研究。

(3) 胃瘫：① 胃瘫目前尚无统一的标准，常用的诊断标准时经检查证实胃流出道无梗阻；胃液＞800 ml/d，超过 10 d；无明显水电解质及酸碱平衡异常；无导致胃乏力的基础疾病；未使用平滑肌收缩药物。② 诊断主要根据病史、症状、体征，消化道造影、胃镜等检查。③ 胃瘫的治疗主要是充分胃肠减压，加强营养心理治疗或心理暗示治疗；应用胃肠道动力药物；治疗基础疾患和营养代谢的紊乱；可试行胃镜检查，反复快速向胃内充气排出，可 2～3 d 重复治疗。

8. 准入条件(年手术台次问题)　手术专业组、术者的经验是影响胰腺癌手术转归的重要因素，在所有外科手术中，对胰腺癌手术的影响程度是最大的。因此，胰腺癌切除手术应在年胰十二指肠切除术超过 15 台次的医疗机构完成。未达到规定手术条件的医疗机构应将患者转至上级有该条件的医院治疗。

(二) 化学治疗

1. 化疗目的　化学治疗的目的是延长生存期和提高生活质量。

2. 化疗方式

(1) 术后辅助化疗：与单纯手术相比，术后辅助化疗具有明确的疗效，可以防止或延缓肿瘤复发，提高术后长期生存率，因此，积极推荐术后实施辅助化疗。术后辅助化疗方案推荐氟尿嘧啶类药物(包括替吉奥胶囊以及氟尿嘧啶/LV)或吉西他滨(GEM)单药治疗；对于体能状态良好的患者，可以考虑联合化疗。

替吉奥胶囊(S-1)单药，每周期第 1 日至第 28 日，口服 80～120 mg/d，每 6 周重复，给药至 6 个月。

吉西他滨单药，每周期第 1 日、第 8 日、第 15 日，静脉输注 1 000 mg/m^2，每 4 周重复，给药至 6 个月。

氟尿嘧啶/LV，每周期第 1 日至第 5 日，每日静脉输注亚叶酸钙 20 mg/m^2，氟尿嘧啶 425 mg/m^2，每 4 周重复，给药至 6 个月。

部分体力状态较好的患者，可采用含吉西他滨和(或)替吉奥胶囊的联合化疗方案。

辅助化疗注意事项：胰腺癌的辅助化疗应在根治术 1 个月左右后开始；辅助化疗前准备包括腹部盆腔增强 CT 扫描，胸部正侧位相，外周血常规、肝肾功能、心电图及肿瘤标志物 CEA，CA19-9 等。化疗中及时观察并处理化疗相关不良反应。

(2) 新辅助化疗：对于可能切除的胰腺癌患者，如体能状况良好，可以采用联合化疗方案或单药进行术前治疗，降期后再行手术切除。通过新辅助治疗不能手术切除者，即采用晚期胰腺癌的一线化疗方案。

(3) 姑息化疗：对于不可切除的局部晚期或转移性胰腺癌，积极的化学治疗有利于减轻症状、延长生存期和提高生活质量。

3. *化疗方案*

(1) 对体能状况良好者，一线治疗推荐治疗方案：具体如下。

1) 化疗方案：① 吉西他滨＋白蛋白结合型紫杉醇：每周期 d1、d8 和 d15 给予白蛋白结合型紫杉醇 125 mg/m^2，GEM 1 000 mg/m^2，每 4 周重复 1 次。② FOLFIRINOX 方案：每周期 d1，静脉注射奥沙利铂 85 mg/m^2，伊立替康 180 mg/m^2，亚叶酸钙 400 mg/m^2，氟尿嘧啶 400 mg/m^2，之后 46 h 持续静脉输注氟尿嘧啶 2 400 mg/m^2，每 2 周重复。③ 吉西他滨单药：GEM 1 000 mg/m^2，每周 1 次，连续给药 7 周，休息 1 周，之后连续 3 周，休息 1 周，每 4 周重复。④ 吉西他滨＋S－1：每周期 d1 和 d8，静脉注射 GEM 1 000 mg/m^2；d1～d14，口服 S－1 60～100 mg/d，每日 2 次，每 3 周重复。⑤ S－1 单药：每周期 d1～d28，口服 S－1 80～120 mg/d，每日 2 次，每 6 周重复。⑥ 其他方案：吉西他滨＋卡培他滨；吉西他滨＋顺铂(特别是对于可能为遗传性肿瘤的患者)；固定剂量吉西他滨、多西他赛、卡培他滨(GTX 方案)；氟尿嘧啶＋奥沙利铂(例如：氟尿嘧啶/LV/奥沙利铂或 CapeOx)。

2) 化疗联合分子靶向治疗：① 吉西他滨＋厄洛替尼：d1、d8、d15、d22、d29、d36 和 d43 静脉给予 GEM 1 000 mg/m^2，休息 1 周，为第 1 周期；第 2 周期开始，d1、d8 和 d15 给药，每 4 周重复。厄洛替尼每日口服 100 mg/d。② 尼妥珠单抗＋GEM：GEM 1 000 mg/m^2，静脉滴注 30 min，每周 1 次(d1、d8、d15，每 3 周重复)和尼妥珠单抗(固定剂量为 400 mg，每周 1 次，静脉滴注 30 min)。

(2) 对体能状况较差者，一线治疗推荐治疗方案：具体如下。

1) 吉西他滨单药：给药方法同上。

2) 氟尿嘧啶类单药：替吉奥胶囊、卡培他滨或持续灌注氟尿嘧啶，给药方法同上。

(3) 对体能状况良好者，二线治疗推荐治疗方案：① 首选参加临床研究。② 既往未接受吉西他滨化疗的患者首选吉西他滨为基础的化疗。③ 对于一线接受以吉西他滨为基础化疗的患者，二线治疗可选择以氟尿嘧啶类药物为基础的化疗方案，包括替吉奥胶囊单药、卡培他滨单药、氟尿嘧啶/LV/奥沙利铂、替吉奥胶囊/奥沙利铂或卡培他滨/奥沙利铂；对于术后发生远处转移者，若距离辅助治疗结束时间＞6 个月，除选择原方案全身化疗外，也可选择替代性化疗方案。

(4) 对体能状况较差、不能耐受及不适合化疗者，二线治疗推荐治疗方案：① 欧美学者开展的随机对照研究表明，二线化疗比最佳支持治疗(BSC)更有效，因此推荐进行二线化疗。② 可选择吉西他滨或氟尿嘧啶类为基础的单药化疗。

4. *治疗效果*　化学治疗的疗效评价参照 WHO 实体瘤疗效评价标准或 RECIST 疗

效评价标准。

（三）放射治疗

放射治疗主要用于不可手术的局部晚期胰腺癌的综合治疗，术后肿瘤残存或复发病例的综合治疗，以及晚期胰腺癌的姑息减症治疗。

1. 胰腺癌放疗原则　① 采用氟尿嘧啶或吉西他滨为基础的同步化放疗。② 无远处转移的局部晚期不可手术切除胰腺癌，如果患者一般情况允许，应给予同步化放疗，期望取得可手术切除的机会或延长患者生存时间。③ 非根治性切除有肿瘤残存病例，应给予术后同步化放疗。④ 如果术中发现肿瘤无法手术切除或无法手术切净时，可考虑术中局部照射再配合术后同步化放疗。⑤ 胰腺癌根治性切除术后无远处转移病例可以考虑给予术后同步化放疗。⑥ 不可手术晚期胰腺癌出现严重腹痛、骨或其他部位转移灶引起疼痛，严重影响患者生活质量时，如果患者身体状况允许，通过同步化放疗或单纯放疗可起到很好的姑息减症作用。⑦ 术后同步化放疗在术后 4～8 周患者身体状况基本恢复后进行。⑧ 放疗应采用三维适形或调强适形放疗技术以提高治疗的准确性以及保护胰腺周围的重要的正常组织和器官，骨转移患者姑息减症治疗可考虑使用常规放疗技术。

2. 防护　采用常规的放疗技术，应注意对肺、心脏、食管和脊髓的保护，以避免对身体重要器官的严重放射性损伤。

3. 治疗效果　放射治疗的疗效评价参照 WHO 实体瘤疗效评价标准或 RECIST 疗效评价标准。

（四）介入治疗

1. 介入治疗原则　① 必须在具备数字减影血管造影机的医院进行。② 必须严格掌握临床适应证。③ 必须强调治疗的规范化和个体化。

2. 介入治疗适应证　① 影像学检查估计不能手术切除的局部晚期胰腺癌。② 因内科原因失去手术机会的胰腺癌。③ 胰腺癌伴肝脏转移。④ 控制疼痛、出血等疾病相关症状。⑤ 灌注化疗作为特殊形式的新辅助化疗。⑥ 术后预防性灌注化疗或辅助化疗。⑦ 梗阻性黄疸(引流术、内支架置入术)。

3. 介入治疗禁忌证

(1) 相对禁忌证：① 造影剂轻度过敏。② KPS 评分＜70 分。③ 有出血和凝血功能障碍性疾病不能纠正及明显出血倾向者。④ 血象低，白细胞＜4×10^9/L，血小板＜70×10^9/L。

(2) 绝对禁忌证：① 肝肾功能严重障碍：总胆红素＞51 μmol/L、ALT＞120 U/L。② 大量腹水、全身多处转移。③ 全身情况衰竭者。

4. 介入治疗操作规范　① 将导管分别选择性置于腹腔动脉、肠系膜上动脉行动脉造影，若可见肿瘤供血血管，经该动脉灌注化疗。② 若未见肿瘤供血动脉，则根据肿瘤的部位、侵犯范围及供血情况确定靶血管。原则上胰头、胰颈部肿瘤经胃十二指肠动脉灌注化疗；胰体尾部肿瘤多经腹腔动脉、肠系膜上动脉或脾动脉灌注化疗。③ 如伴有肝脏转移，需同时行肝动脉灌注化疗或(和)栓塞治疗。④ 用药：通常采用顺铂类、多柔比星类、吉西他滨单药或联合应用。药物剂量根据患者体表面积、肝肾功能、血常规等指标具体决定。

5. 随访和治疗间隔　随访期通常为介入治疗后3～6周,疗效判定采用国际通用实体瘤治疗疗效评价标准。治疗间隔通常为1～1.5个月,或根据患者再发疼痛时间决定重复经动脉介入治疗(TAIT)的时间。

6. TAIT为主的“个体化”方案　① 伴有梗阻性黄疸的患者可行内支架置入术。② 伴有腹腔或腹膜后淋巴结转移且引起症状的患者,可联合放射治疗。

(五) 最佳支持治疗

最佳支持治疗的目的是减轻症状,提高生活质量。

1. 控制疼痛　疼痛是胰腺癌最常见的症状之一,主要按照癌痛诊疗规范进行。首先需要明确疼痛的原因,对于消化道梗阻等急症常需请外科协助。其次要明确疼痛的程度,根据患者的疼痛程度,按时、足量口服阿片类止痛药。轻度疼痛可口服吲哚美辛、对乙酰氨基酚、阿司匹林等非甾类抗炎药;中度疼痛可在非甾类抗炎药的基础上联合弱吗啡类如可待因,常用氨芬待因、洛芬待因等,每日3～4次;重度疼痛应及时应用口服吗啡,必要时请麻醉科协助止痛;避免仅肌内注射哌替啶等。注意及时处理口服止痛药物常见的恶心呕吐、便秘、头晕、头痛等不良反应。

2. 改善恶病质　常用甲羟孕酮或甲地孕酮以改善食欲;注意营养支持,及时发现和纠正肝肾功能不全和水、电解质紊乱。

(六) 胰腺癌分期治疗模式

可手术切除胰腺癌,术后辅助放疗目前没有定论,可以考虑术后4～8周辅以同步化放疗。

可手术胰腺癌术后有肿瘤残存,建议术后4～8周同步化放疗。

如果术中发现肿瘤无法手术切除或无法彻底手术时,可考虑术中局部照射再配合术后同步化放疗。

不可手术切除局部晚期胰腺癌,无黄疸和肝功能明显异常,患者身体状况较好,建议穿刺活检,再给予同步化放疗。

局部晚期不可手术病例,存在黄疸和肝功能明显异常者,胆管内置支架或手术解除黄疸梗阻,改善肝功能后,如果身体状况允许,有病理证实,建议(氟尿嘧啶/吉西他滨)同步化放疗或单纯化疗或参与临床研究。

术后局部复发病例,无黄疸和肝功能明显异常,身体状况较好,经穿刺病理证实,建议(氟尿嘧啶/吉西他滨)同步化放疗或参与临床研究,存在胆道梗阻和肝功能异常者,先解除胆道梗阻,改善肝功能再考虑治疗。

不可手术晚期胰腺癌出现严重腹痛、骨或其他部位转移灶引起疼痛,严重影响患者生活质量时,如果患者身体状况允许,可考虑同步化放疗或单纯放疗以减轻患者症状,改善生活质量。

六、诊治流程

胰腺癌诊断与治疗的一般流程。见图 6 - 1。

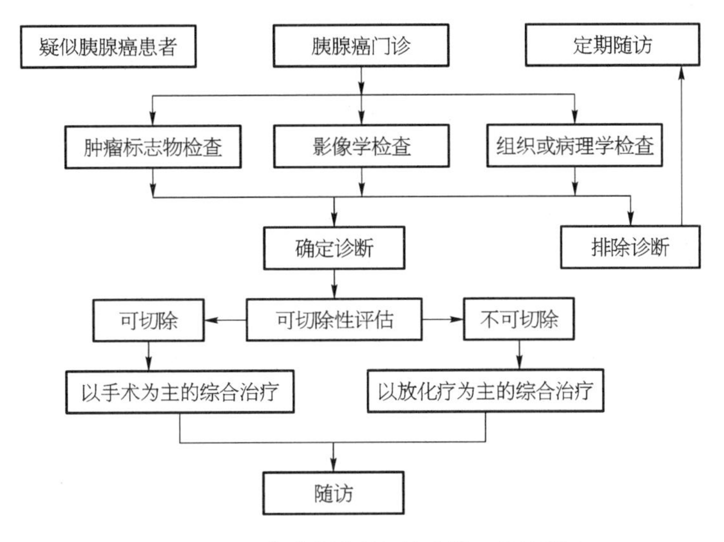

图 6 - 1　胰腺癌诊断与治疗的一般流程

七、随访与预后

对于新发胰腺癌患者应建立完整的病案和相关资料档案，登记患者详细住址、工作单位、联系方式，并登记至少 2 名亲属联系方式。治疗后定期随访和进行相应检查。治疗后头 2 年每 3 个月、2 年后每 6 个月随访 1 次，复查血常规、肝肾功能、血清肿瘤标志物、腹部 CT 或 B 超、胸片，直至 5 年，以后每年复查 1 次，复查血常规、肝肾功能、血清肿瘤标志物、腹部 CT 或 B 超、胸片。

介入治疗后 3～6 周进行随访，疗效判定采用国际通用实体瘤治疗疗效评价标准。治疗间隔通常为 1～1.5 个月，或根据患者再发疼痛时间决定重复介入治疗的时间。

第二节　中医对胰腺癌的诊治

根据胰腺癌的临床表现，本病属于中医“癥瘕”“积聚”“伏梁”的范畴。癥瘕与积聚的意义相同，“癥”“积”指腹部包块，痛有定处，固定不移，病在血分；“瘕”“聚”指痛无定处，聚散不定，病在气分。一般先出现气分病变，随后病变入血；但是癥与瘕常同时出现，两者相互影响。伏梁指心下积，时有唾血，久病难治之症。

对癥瘕的描述首见于《内经》，在《灵枢・百病始生》中记载“留而不去，穿舍于肠胃之外，募原之间，留着于脉，稽留而不去，息而成积”。“癥瘕”病名首见于《本经》《诸病源候论》中关于癥瘕病机的记载："癥瘕者，皆由寒温不调，饮食不化，与脏气相搏结所生也。""伏梁"病名首见于《难经》，一直沿用至今。

一、病因病机

本病病因病机多为正气虚损，肝气郁结，气机运行不畅，津液失布，凝聚为痰，久而化热，日久成毒，久而结成块。故其邪气主要为"痰、热、毒"。

（一）病因

1. 七情郁结　情志不遂，肝气郁结，气滞血瘀，瘀毒互结，形成癥瘕。

2. 饮食不节　平素喜食肥甘厚味、辛辣，或常食发霉变质食物，饮食不规律等，日久损伤脾胃，痰浊内生，化热成毒，形成癥瘕。李东垣认为"饮食劳倦而胃气元气散解，不能滋荣百脉，灌溉脏腑，卫护周身""脾病，当脐有动气，按之牢若痛，动气筑筑然，坚牢如有积而硬，若似痛也，甚则亦大痛，有是则脾虚病也"。

3. 邪气内侵　久居湿热之地，风湿热毒侵袭人体，聚而成毒。

4. 素体虚弱　平素体弱多病，或年老体虚，气血不足，脏腑失养，肝气失于疏泄，脾胃升降失常，湿聚为痰，化热成毒。

（二）病机

1. 病位　本病病位在胰，受脾气所主。病变脏腑主要在胰腺，与肝、脾、胃、肾密切相关。三脏之经络皆通过上腹部，三脏病变通过经络影响胰腺。七情郁结，饮食不节，邪气内侵，素体虚弱，可致肝、脾、胃功能失调。肝气疏泄失职，则气滞血瘀，脾胃升降功能失常，则水湿内停，聚而为痰，以致气滞、血瘀、痰阻，日久化热成毒、成积成块。久病及肾，津液消耗，脏腑功能衰退。

2. 病理性质　主要为本虚标实，初期以标实为主，肝气郁滞，情绪抑郁，脾胃升降失常；中期气滞、血瘀、痰阻，化热成毒，正邪交争，虚实夹杂；后期以正虚为主。

3. 预后与转归　《圣济总录》中记载"积气在腹中，久不瘥，牢固推之不移，有癥也……按之其状如杯盘牢结，久不已，令人瘦而腹大……至死不治"。久病正气消耗，无力抗邪，癌毒扩散，预后不良。

二、诊查要点

（一）诊断依据

1. 临床表现　《难经·五十六难》记载"痞气，在胃脘，覆大如盘，久不愈，令人四肢不收，发黄瘅，饮食不为肌肤"。胰腺癌早期多无明显症状，随着肿瘤的进展，逐渐出现临床表现，食欲减退，消化不良，腹痛，腹泻，便秘，恶心，呕吐；皮肤巩膜黄染，并且进行性加重，可有瘙痒；小便颜色加深，呈酱油色；大便颜色变浅，呈陶土色。晚期进行性消瘦。

2. 病史　既往体弱多病，有饮食不节、情志不畅病史。

（二）病证鉴别

1. 伏梁与胃痛　胃痛部位在心下胃脘之处，常伴有恶心、嗳气等胃病见症；伏梁疼痛部位与胃痛接近，但常伴有周身黄染，后期可见腹大如鼓，明显消瘦。

2. 伏梁与黄疸　黄疸是以目黄、身黄、小便黄为主的病证，很少出现腹部疼痛，伏梁伴有进行性消瘦，食欲减退，黄疸进行性加深。

三、辨证论治

（一）标本虚实

本病多因肝郁气滞，痰热蕴结发病，以标实为主；早期多无明显症状，病性多实；中后期病情进展，正气逐渐消耗，此时以本虚为主，症状多表现为虚证，或虚中夹实。

（二）基本治法

病变早期以实证为主，应疏肝理气、解毒化痰为主，病变后期以虚证为主，当扶正固本为主，兼以解毒化痰。

（三）证治分类

1. 湿浊阻遏证　症状：腹部隐痛，身目俱黄，黄色晦暗，胸脘痞闷，头身困重，口干不欲饮，恶心欲呕，纳呆，大便溏烂，舌质淡红，苔白腻，脉沉细或沉迟。

辨证分析：饮食失节，导致脾胃运化失司，水湿内停，或外感湿邪，湿性弥漫，久不得化。湿浊停留于中焦则腹部隐痛，恶心欲呕，纳呆，大便溏烂；湿性黏滞、重浊，阻遏气机则胸脘痞闷，头身困重，津不上承则口干不欲饮；湿邪阻遏阳气，不能通畅，则为热也；湿邪互结泛溢肌肤头目则面色晦暗，身目俱黄。舌质淡红，苔白腻，脉沉细或沉迟都是湿浊阻遏之象。

证机概要：脾失健运，水液内停，湿邪内生，阻遏气机。

治法：健脾利湿，化浊解毒。

代表方：茵陈五苓散加减。本方适用于湿热阻滞，湿重于热，小便不利者。常用药：山慈菇、茵陈、石见穿、菝葜、泽泻、猪苓、茯苓、白术、桂枝、陈皮、法半夏、甘草。方中泽泻、猪苓、茯苓淡渗利湿；白术、陈皮、法半夏健脾燥湿，化浊止呕；桂枝温化水湿；菝葜、茵陈、石见穿、山慈菇利湿，解毒退黄，散结，抗肿瘤；甘草调和诸药。共奏健脾化湿，解毒散结之效。若脾阳不振，寒湿甚者，加制附片、干姜；湿邪郁久化热者，加藿香、木通、黄芩、薏苡仁。

临证备要：本证为湿浊阻遏，湿为长夏主气，与脾土相应。因而，常夏之季患者应注意湿邪侵袭，尤其是江南多湿之地，避免居住在地势低洼潮湿之地。湿邪有阻遏气机，易伤阳气之性，其性重浊黏滞，且有趋下之势。故湿邪为病，表现为人体气机阻滞，脾阳不振，水湿停聚而胸闷脘痞、肢体困重、呕恶泄泻等。患者应注意多运动，通行血脉阳气。临床上可选用利水渗湿药、化湿药、祛风湿药，常用药物包括：独活、威灵仙、秦艽、防己、藿香、佩兰、砂仁、茯苓、泽泻、薏苡仁等。同时，根据患者不同的情况，可酌加理气药、温里药、清热药等。

2. 气血瘀滞证　症状：上腹疼痛，痛无休止，痛处固定，拒按，腹中痞块，脘腹胀满，恶心呕吐或呃逆，纳差，面色晦暗，形体消瘦。舌质青紫，边有瘀斑，苔薄，脉弦细或涩。

辨证分析：气血瘀滞，气机不畅，上逆则常发恶心呕吐或呃逆。气机不畅，脾胃功能失司，胃纳不佳，久则面色晦暗，形体消瘦。气不通畅，不通则痛，脘腹胀满，脉弦。气能行血，气机不畅则瘀血内生，血瘀久不化，故而痛无休止，痛处固定，拒按，腹中痞块。舌质青紫且边有瘀斑。脉道不通，则脉涩。

证机概要：气机阻滞，瘀血内停，积聚由生。

治法：理气止痛，活血化瘀，软坚散结。

代表方：膈下逐瘀汤加减。本方活血化瘀，理气止血，软坚散结，适用于气滞血瘀型胰腺癌。常用药物：延胡索、紫丹参、菝葜、藤梨根、赤芍、浙贝母、制香附、红花、桃仁、枳壳、八月札、炮穿山甲(先煎)、五灵脂(布包)、乌药、甘草。方中五灵脂、制香附活血理气止痛；八月札、菝葜、藤梨根清热抗癌；紫丹参、赤芍活血止痛；炮穿山甲、浙贝母软坚散结；桃仁、红花活血化瘀，延胡索化瘀止痛；枳壳、乌药理气消胀，甘草调和诸药。共奏活血化瘀、理气止痛、软坚散结之效。

临证备要：瘀血的形成有多种原因，而气滞为最常见原因，所谓“气行则血行，气滞血亦滞，气滞必致血瘀”。因此，理气止痛，活血化瘀，软坚散结，为本证的主要治则。临床上若腹痛气滞明显者，加香附、柴胡以行气解郁；若腹部术后作痛，可加泽兰、三棱、莪术，并合用四逆散以增破气化瘀之力；若少腹胀满刺痛，大便色黑，属下焦蓄血者，可用桃核承气汤活血化瘀，通腑泄热。

3. 肝胃郁热证　症状：腹痛拒按，脘胁胀痛，身目发黄，纳呆，恶心呕吐，嗳气吞酸，心烦易怒，发热，大便干结，小便黄赤。舌质红，苔黄厚腻或燥，脉弦数或滑数。

辨证分析：肝胃郁热，肝郁则情志不舒，心烦易怒。肝郁气滞，则腹痛，脘胁胀痛，气机上逆，则嗳气吞酸。热郁肝胃，则发热，热酌津液，则身目发黄，大便干结，小便黄赤。同时，舌质红，苔黄厚腻或燥，脉弦数或滑数均为肝胃郁热的常见舌脉之象。

证机概要：肝郁气滞，胃气失司，气机不畅，郁而化热。

治法：疏肝解郁，和胃降逆，清热解毒。

代表方：柴胡疏肝散加减。本方疏肝解郁，和胃降逆，清热解毒，适用于肝胃郁热型胰腺癌。常用药物：白芍、白花蛇舌草、两面针、土茯苓、白英、垂盆草、虎杖、菝葜、制香附、柴胡、枳壳、川芎、甘草。方中柴胡疏肝解郁，枳壳、制香附理气解郁；白花蛇舌草、两面针、土茯苓清热解毒；白芍、川芎化瘀止痛；白英、菝葜解毒抗癌；垂盆草利湿退黄；虎杖解毒利湿，抗癌止痛；甘草调和诸药。共奏疏肝解郁，清热解毒，和胃降逆之效。若兼瘀象者，加延胡索、莪术；黄疸明显，疼痛牵引肩背，或恶寒发热，大便色淡灰白者，加茵陈、金钱草、郁金、栀子；食后腹胀者，加莱菔子、鸡内金。

临证备要：本证郁热并存，治疗要兼顾郁与热，解郁的同时要清热。但若热甚，已耗伤阴津，温燥药固然不宜用，清热泻火之苦寒药如黄连、黄柏、黄芩、栀子等也当少用，因苦能化燥劫阴。梨汁、藕汁、牛乳甘寒濡润，本证用之甚佳，若药源不足，可改用沙参、麦冬、玉竹、白蜜等养阴生津之品。本证备选方：《金匮要略》泻心汤（大黄、黄芩、黄连），以苦寒泄热降火。对肝胃郁热证较为适宜。还可根据病情选用化肝煎（青皮、陈皮、牡丹皮、芍药、栀子、泽泻、土贝母）和滋水清肝饮（熟地、山茱萸、茯苓、当归、山药、牡丹皮、泽泻、柴胡、白芍、栀子、酸枣仁）等方。

4. 气血两亏证　症状：腹痛隐隐，扪及包块，腹胀，纳差，消瘦，面色苍白，倦怠乏力，爪甲色淡。舌质淡，或有瘀斑、瘀点，苔薄白，脉沉细。

辨证分析：气血两虚，故腹痛不剧烈。气虚则纳差，倦怠乏力。血虚则面色苍白，爪甲色淡。舌质淡，或有瘀斑、瘀点，苔薄白，脉沉细，均为气血两亏的常见舌脉之象。

证机概要：气血两亏，推动无力，瘀血内结。

治法：益气养血，活血散结。

代表方：十全大补汤加减。益气养血，活血散结，适用于气血两亏型胰腺癌。常用药物：黄芪、当归、党参、茯苓、炒白术、熟地、枸杞子、鸡血藤、赤芍、白芍、延胡索、川芎、重楼、炮穿山甲、炙鳖甲、甘草。方中黄芪、全当归益气养血；党参、茯苓、炒白术益气健脾；熟地、枸杞子、鸡血藤养血补肝；赤芍、白芍、延胡索活血缓急止痛；川芎化瘀活血；重楼清热解毒，化瘀止痛；炮穿山甲、炙鳖甲软坚散结；甘草调和诸药。共奏益气养血，活血散结之效。

临证备要：胰腺癌患者多以虚证为主，而气血两虚又最为多见，不论症状轻重，若患者脾胃功能尚可，建议及早给予补益药物，扶助正气。同时，根据兼加症状，可予适当应用药物加减。如兼脾虚湿困者，加薏苡仁、砂仁、陈皮、法半夏；积块日久，阴伤甚而见舌红无苔，脉细数者，加生地、沙参、石斛；呕血或便血者，加槐花、地榆炭、大黄、茜草、仙鹤草。常用补益药物：黄芪、党参、全当归、熟地、茯苓、白芍、炒白术、枸杞子、甘草。

5. 阴虚内热证　症状：上腹胀满，或隐痛不适，低热不退，口干不欲饮，神疲乏力，纳差，大便干结，小便偏黄。舌乏津，舌光苔少，脉虚细而数。

辨证分析：阴液亏虚，水不制火，火盛故低热不退，五心烦热，夜热早凉，两颧红赤。内热迫液外出，故潮热盗汗。津液亏耗故口燥咽干，大便干结、小便偏黄，舌红少苔，脉细数。

证机概要：阴虚火旺，灼烧津液，津液枯竭。

治法：养阴生津，清热泻火。

代表方：一贯煎合清凉甘露饮加减。本方养阴、生津、泻火，适用于阴虚内热型胰腺癌。常用药物：生地、地骨皮、白花蛇舌草、焦神曲、枸杞子、知母、沙参、麦冬、天花粉、甘草、土茯苓、大黄。方中生地滋阴养血；地骨皮、知母清热泻火；白花蛇舌草、土茯苓清热解毒抗癌；大黄清热泻火；沙参、麦冬、天花粉、枸杞子益阴柔肝，养血生津；焦神曲消食健胃；甘草调和诸药。共奏滋养肝肾，养阴生津，清热泻火之效。若腹胀明显者，加大腹皮、香附、隔山消;若黄疸明显者,加茵陈、虎杖、金钱草、垂盆草;兼有血虚者,加白芍、当归。

临证备要:本证多见于胰腺癌晚期患者,往往正气衰微,形体消瘦,阴液大伤而转化为阴虚内热,进一步灼伤津液,成为一个恶性循环。阴虚内热治宜甘寒濡润,以生地、沙参、石斛、芦根、五味子等药滋阴敛阴,涵养君相二火,使祛邪而不伤正。口干甚者,加麦冬、梨汁、藕汁、芦根汁、甘蔗汁等;大便燥结,加郁李仁、桃仁、火麻仁等。虚火较甚而见身热、手足心热者,加地骨皮、白薇、知母清退虚热。

四、名家经验

(一) 刘鲁明创制新方,清胰化积

刘鲁明根据胰腺癌疼痛、黄疸等临床表现,辨病与辨证相结合,认为胰腺癌的病机关键在于湿毒、热毒及湿热毒邪互结。因此临床治疗以清热、化湿、解毒为基本原则。将清热化湿、理气散结的治疗原则贯穿胰腺癌治疗始终。并创立清胰化积方(蛇六谷、白花蛇舌草、半枝莲、绞股蓝、白豆蔻等)治疗胰腺癌,可稳定瘤灶,延长生存期。方中蛇六谷化痰散结、解毒消肿为君;白花蛇舌草、半枝莲清热解毒、利湿消肿为臣;绞股蓝扶助正气、清热解毒为佐;白豆蔻化湿和胃、行气宽中为使。诸药合用,解毒散结,行气化瘀,共奏邪去正安之效。

对于胰腺癌的中医治疗,刘鲁明也有自己的见解:他认为,治疗原则的确立经历了以中医辨证论治为主向辨病论治为主治疗胰腺癌逐步转移的渐进过程,也体会了中医辨病论治的可能性及其价值。辨证论治是中医临床的特色,也是中医诊治疾病的主要方法。中医在宏观、定性、动态方面的研究有其独到之处,但在微观、定量、静态方面的研究则似有不足。所以在辨证论治的前提下,还要注重辨证与辨病相结合,或者采用辨病论治,才能进一步提高疗效。

刘鲁明根据临床证候将胰腺癌患者分型分为三型。热毒型症见上腹部胀满或积块,质硬痛剧、身热不退、恶心呕吐、小便黄赤、大便干结、苔黄腻、脉弦数,治则清热解毒,方选大柴胡汤加减;湿热型症见上腹部胀痛、低热缠绵、口渴不喜饮、口苦口臭、心中懊恼、舌红苔黄、脉数,治则清热利湿,方选茵陈蒿汤加减;湿阻型症见上腹部不适、面水肿色白,甚则面浮足肿、胸闷气短、纳食减少、肢体乏力、舌淡苔薄、脉濡细,治则燥湿健脾,方选二陈汤或平胃散加减。若患者出现黄疸加茵陈蒿、青蒿、栀子;腹痛加延胡索、木香、八月札;肿块加露蜂房、天龙、山慈菇、浙贝母;出血加三七、茜草、大蓟、小蓟;便秘加大黄、虎杖、蒲公英;腹泻加防风、土茯苓;厌食加六曲、山楂、鸡内金;腹水加车前子、大腹皮、泽泻、茯苓;阴虚加沙参、石斛、芦根等[2,3]。

(二) 周仲瑛治从肝脾,抗癌解毒

周仲瑛认为胰腺癌多为肝脾两伤,土败木贼,气不化水,湿热瘀毒互结所致。治疗以抗癌解毒为基本大法。由于癌毒搏结,肝脾两伤,导致机体疏泄升发之功失调,湿热瘀阻中焦,耗伤气血津液,使机体步入损途,治疗则应在抗癌解毒的基础上,需视不同临床阶段的病机特点而配伍运用他法。早期癌肿尚小，正气尚盛，治疗重用抗癌解毒、软坚消结之品；中期邪正交争，脾虚不运，肝胆疏泄不利，故抗癌解毒、软坚消结的同时，酌入健脾和胃、疏肝利胆、清热祛湿之药；晚期癌肿增大，癌毒猖獗，走注频作，机体气血阴阳耗伤，故以益气养阴、健脾开胃为主，辅以抗癌解毒、软坚散结等。处方中应处理好局部与整体、扶正与祛邪的关系。周仲瑛认为本病常在癌毒的基础上伴见湿热蕴结、湿阻水停、肝胃不和以及肝脾两伤等，其证型及论治可在前述治疗大法的基础上，另择药配伍而有侧重。① 湿热蕴结者，系湿热交蒸，致肝胆疏泄失司，胆液不循常道，渗入血液，外溢肌肤，而发为黄疸，选用柴胡、赤芍、茵陈、大黄清利湿热退黄之品。② 湿阻水停者，系胰腺癌中晚期，癌毒狂损脏腑，肝、脾、肾皆亏，气血水互结，致腹水积内，腹大如鼓，可用花椒目、葶苈子、防己等祛湿利水。③ 肝胃不和者，系肝郁气滞化火，气机失于疏化，横逆犯胃，则脘痞腹胀，浊气上逆，可见恶心呕吐，选用藿香、黄连、吴茱萸、半夏、紫苏叶等化浊和胃降逆。④ 肝脾两伤者，胰腺癌中湿邪困脾，土壅木郁，脾虚不运，故纳差食少，湿浊趋下则大便溏泻，可加白术、茯苓、党参等健脾运脾[4]。

（三）郁仁存化瘀除湿，自订验方

郁仁存认为胰腺癌是由于外感湿邪、内伤七情、饮食不节而导致脏腑生理功能紊乱，进而产生瘀血、痰湿等病理产物，最终聚而成积发病。因此，在治疗上郁仁存重视化瘀除湿。在胰腺癌的整个治疗过程中，郁仁存认为早期多证属肝气郁滞型，治以疏肝理气，解毒散结，临床多用柴胡疏肝散、小柴胡汤加减。中、晚期多为肝胆湿热型、肝郁血瘀型。肝胆湿热型临床可见胸胁胀痛，目睛黄染，身热汗黏，皮肤瘙痒，小便短赤等症。郁仁存常治拟清肝利胆，通腑解毒，以经验方“胰头癌方”（柴胡、茵陈、鬼箭羽、生大黄、姜黄等组成）加减。肝郁血瘀型临床多见黄疸，面色晦暗，胁下肿块，刺痛时作，舌暗有瘀斑等症。治以疏肝解毒，益气活血。常用经验方“胰体癌方”（由柴胡、金钱草、郁金、桃仁、红花等组成）加减。晚期多见中虚湿阻型，临床多见神疲乏力、恶心纳呆、面色萎黄、胃脘胀满、肿块隐痛、大便泄泻等症，治拟健脾温阳，益气祛湿。方选参苓白术散加减。在临床实践中，郁仁存重视中西医结合治疗，强调通过中医中药与放疗、化疗、高强度超声聚焦等西医理化治疗手段相结合，采取积极的个体化治疗。由于放疗、化疗给患者带来较大的毒副反应，患者多见气虚血瘀、脾肾亏虚之证，症见头晕乏力、恶心呕吐、纳呆以及白细胞、血小板下降。郁仁存认为中医药在提高肿瘤细胞对放疗的敏感性、降低毒副反应方面有明显优势。因此，在晚期胰腺癌放疗、化疗联合中药治疗过程中，是以放疗为主、以化疗增效、中药增效解毒为辅。治法以益气活血、健脾补肾为主，常用黄芪、太子参、茯苓、白术、泽泻、赤芍、鸡内金、枸杞子、鸡血藤、肿节风、砂仁等[5]。

（四）刘嘉湘中药治疗，贯穿始终

刘嘉湘主张在胰腺癌的各个阶段均可应用中药，将中药治疗作为胰腺癌整体治疗的一部分，与放化疗、介入治疗等同用，可以减轻放化疗疗效，减轻毒不良反应，促进术后机体恢复。尤其对于中晚期不适合手术的患者，中医扶正为本、祛邪为辅的方法可以作为肿瘤患者主要的治疗手段之一。

刘嘉湘将胰腺癌的病因责之于肝郁气滞，饮食不节，运化失司，湿毒内生，邪凝毒结，日久形成肿块。其病机变化多端，临床辨证主要分为：① 肝郁气滞型。症见上腹部作胀或隐痛，食后尤甚，胃纳不佳，疲倦乏力，恶心或呕吐，舌苔白腻，脉细弦。治则：解郁理气，疏肝散结。处方：柴胡疏肝散加减。常用药物：柴胡、茯苓、八月札、赤芍、白芍、当归、郁金、木香、川楝子、山慈菇、蛇六谷、白花蛇舌草、大血藤、野葡萄藤、藤梨根。若胃纳欠佳，脘闷腹胀者加焦山楂、焦神曲、鸡内金、谷麦芽等理气健脾消食，若嗳气呕吐者加旋覆花、代赭石降逆止呕。② 湿热内蕴型。症见中上腹部胀痛或刺痛，疼痛固定不移，发热烦渴，巩膜及全身皮肤黏膜黄染，大便秘结，小便短赤，齿龈出血，紫斑，甚则呕血黑便，苔黄腻而干，脉弦数。治法：清胆利湿，活血消结。处方：龙胆泻肝汤加减。常用药物：龙胆草、蒲公英、栀子、黄连、黄芩、柴胡、赤芍、丹参、夏枯草、生牡蛎、白花蛇舌草、半枝莲、大血藤、野葡萄藤、藤梨根、碧玉散。胁肋刺痛明显者川楝子、延胡索、厚朴、水红花子行气止痛。③ 肝肾阴虚型。症见形体消瘦，神疲乏力，面色无华，头晕耳鸣，眼花腰酸，低热，纳少腹胀，大便干结，小便短赤，口干舌燥，皮下瘀斑，舌红绛，舌体干瘪，脉细数。治则：养血柔肝，滋补肾阴。处方：一贯煎合大补阴丸加减。常用药物：南沙参、北沙参、生地、麦冬、枸杞子、当归、炙鳖甲、炙龟甲、川楝子、牡丹皮、赤芍、白花蛇舌草、女贞子、瓜蒌仁、大血藤、野葡萄藤、藤梨根。呕血黑便者加白茅根、侧柏叶凉血止血；口干咽燥，阴津亏损加西洋参、石斛养阴补虚[6]。

（五）孙桂芝结合中西，通散止痛

孙桂芝从胰腺的西医解剖形态出发，结合中医传统理论，认为胰腺虽不属空腔脏器，但其主要功能须在保持胰管通畅的基础上才能顺利完成，此类于中医理论，可以认为其“化而不藏”，须保持腑气通畅。从上述可见，胰腺癌的病因病机须结合中西医现代研究成果来深入领会；临床辨证时，亦须辨病与辨证相结合，才能正确认识胰腺癌之本质。孙桂芝认为胰腺是重要的消化器官，其外分泌功能与消化功能密切相关，胰腺癌本质上属于“脾胃”病范畴，为脾胃损伤、癌毒侵犯所致的恶性病变，其中脾胃亏虚为本，癌毒侵犯为标。基于胰腺尚“化而不藏”的特点，必须保持“腑气通畅”，故治脾同时还需理气通腑，孙桂芝多根据病情需要以黄芪健中汤或逍遥散为辨病主方，随证化裁。

孙桂芝认为，对于胰腺癌的疼痛，治疗时必须予以“通散结合”。盖胰腺癌的疼痛，主要源于肿瘤压迫与胰酶侵蚀两方面。对于肿瘤压迫疼痛，多以散结止痛为主：而对于胰酶侵蚀组织、神经，则须以“通腑泄酶”为法，以疏通胰酶排泄的通路为根本。孙桂芝散结止痛，通常于半边莲、半枝莲、藤梨根、白花蛇舌草、露蜂房、重楼、穿山甲、鳖甲、龟甲等清热解毒、软坚散结基础上，运用小剂量荜茇、细辛以加强辛散散结、通络止痛；对于“通腑泄酶”，则多用柴胡、香附、延胡索、川楝子、乌药、莪术等行气通腑，伴有梗阻性黄疸时，则更须加用茵陈、金钱草等通腑退黄[7]。

（六）何裕民顾护脾胃，善于调理

何裕民提出“调整为先、零毒为佳、护胃为要”的治疗胰腺癌思想，注重患者饮食、心理、行为等方面的调节。“金元四大家”之一李东垣认为“脾胃之气既伤，而元气亦不能充，而诸病之所由生也”。何裕民认为，尽管胰腺癌患者有热毒、湿阻、气滞、血瘀的不同，但都是在脾虚基础上发展而来，因此治疗过程中首先应当顾护脾胃，在生活上宜清淡饮食，多食瓜果蔬菜，减少油脂摄入。肿瘤患者容易产生恐惧、紧张、绝望等悲观情绪，何裕民介绍新老患者认识，通过患者之间的沟通，相互鼓励，增强抗病信心。对于肿瘤患者“养病”的说法，何裕民也有不同看法，他认为安逸少动，则气机失于通畅，主张患者适度参加体育锻炼。结合 WHO 提出的新健康观，何裕民主张患者回归社会，积极承担相适应的社会角色，促进患者心理康复。另外，何裕民善用中药外治法，利用中药粉剂外敷，将内外治法相结合，不仅有利于肿块的消散，同时对脾胃功能也有调节作用[8]。

（七）杨金坤养正消积，善用药对

杨金坤认为胰腺癌的发生主要责之于正气虚损，阴阳失调，六淫邪气乘虚而入，导致气血受阻，痰气瘀毒胶结，日久成癌。《素问·阴阳应象大论》记载“阳化气，阴成形”，肿瘤为可见之物，其性属阴。先天禀赋不足或后天失养，导致阳气虚损，阳不化阴，代谢活动减弱，导致阴寒性病理产物积聚，形成癥瘕积聚。早在《灵枢·百病始生》中就有记载“积之始生，得寒乃生，厥乃成积矣”，表现为阳虚寒凝之象，临床常见神疲乏力、面色苍白、畏寒肢冷、舌淡胖苔白滑。而各种致瘤因素反复作用于人体，导致正气虚损，正不胜邪，而生瘤变，影响五脏六腑功能，日久累积脾肾。肿瘤加重患者思想负担，加之脏腑功能衰退，肝脏失养，患者常出现肝郁气滞征象，表现为烦躁易怒、善太息、脘腹胀痛、食少纳呆、脉弦。胰腺癌早期多见气滞血瘀之象，患者多有腹部肿块，脘腹胀痛，痛有定处，恶心呕吐，苔薄黄腻，脉弦细。进展期患者多有邪毒积聚、郁而化热之病机，临床表现为腹部肿块、上腹部疼痛、口舌干燥、心烦失眠、大便干结、尿赤尿痛、舌红脉数。中晚期患者常并发梗阻性黄疸，中医辨证属于湿热蕴结，表现为面目俱黄、腹部肿块、恶心呕吐、皮肤瘙痒、小便短赤、苔黄腻、脉弦滑。根据不同的辨证分型，杨金坤采用的主要治法有温阳化痰、补益脾肾、疏肝理气、活血化瘀、清热解毒、清热祛湿[9]。

（八）尤建良调脾抑胰，增效减毒

尤建良认为“伏梁”之病正虚而中焦脾胃功能失调是其关键，脾虚则木郁，土虚则生湿，湿郁化热，气滞血瘀，痰瘀湿热相搏结而成本病，患癌之后气虚而郁，胆汁排泄受阻，以致出现阴阳气血逆乱的复杂局面。因此，既然本病内在失衡的“关节点”在于中焦，理当集中精力于调理中焦，以后天促先天，调气以调瘀。据此，尤建良自创调脾抑胰方治疗晚期胰腺癌。其基本药物组成为：潞党参、炒白术、紫苏梗、枳实、全瓜蒌各 10 g，茯苓、茯神、姜半夏各 12 g，怀山药 15 g，薏苡仁、炒谷芽、炒麦芽各 20 g，猪苓、徐长卿、八月札各 30 g，陈皮、炙甘草各 6 g。主治胰腺癌腹痛、腹胀、黄疸、食欲不振等。腹胀者，加大腹皮、佛手；腹痛剧烈者加醋柴胡、延胡索；脾虚食欲亢进者加黄芪建中汤；恶心呕吐者加姜竹茹、旋覆花、代赭石；伴黄疸，肿块压迫胆总管严重者加山慈菇、虎杖、青黛、野菊花、茵陈、栀子、制大黄；大便秘结者加重全瓜蒌用量，另加决明子、生大黄；伴腹水者加冬瓜皮、车前子、商陆、甘遂。

对于胰腺癌患者的疼痛，尤建良认为与肝主疏泄、脾主运化有关。脾失健运、肝失疏泄，则湿阻中焦、气滞血瘀，不通则痛。故胰腺癌患者往往有腹胀、上腹部隐痛或中等程度的疼痛。据此，尤建良确立了在治疗胰腺癌时应在健脾为主的基础上，亦要重视疏肝理气，以减轻癌痛。用药应加大疏肝理气的力度。方以《景岳全书》柴胡疏肝散或《伤寒论》小柴胡汤配合理气散结、清热解毒之抗肿瘤的中药，如八月札、徐长卿、枳壳、香附等。气滞易成瘀，常加用活血化瘀抗肿瘤的药物，如三棱、莪术、鬼箭羽等。若疼痛剧烈，可配合三阶梯止痛法；出现黄疸，先辨其阴阳，阳黄者用茵陈蒿汤化裁，阴黄者用茵陈术附汤化裁；胃肠道出血加白及、参三七、茜草根、仙鹤草等，并减少中药的量，可用粉剂、颗粒剂以减少胃肠道负担；气虚加党参、白术、黄芪等；汗多者加玉屏风散、瘪桃干、麻黄根、煅龙骨、煅牡蛎等；阴虚加鳖甲、知母、地骨皮等；反酸加黄连、吴茱萸、煅龙骨、煅牡蛎等。药物用量上亦随症状的不同而灵活运用，轻痛者延胡索 20 g，重痛者 40 g。又如栀子：常用量为 10 g，大便干结难下，宜生用，大便质稀，宜炒焦用；若用于清热，量可加至 20 g。黄芩：吐酸水用 10 g，低热用 20 g，高热用至 30 g。黄芪：补脾胃 10～15 g，补气生血 30～50 g。

胰腺癌化疗时，主要毒不良反应表现为：骨髓抑制、胃肠道反应，以及影响心脏、肝脏和肾脏功能。中医认为这是化疗药物损伤人体气血、精津，损伤五脏六腑功能所致，中医药治疗不仅可以减轻和改善这些不良反应，同时有增效作用。尤建良认为化疗药物为阴毒之邪，最易损伤脾胃，耗伤人体阳气，并自创“中药三步周期疗法”，可以减轻化疗的毒副反应，同时可以提高机体的免疫力，增强化疗药对胰腺癌的敏感性，改善患者的生活质量，延长生存期。中药三步周期疗法即：化疗前益气养阴，扶正固本；化疗中降逆和胃，醒脾调中；化疗后补气生血，温肾化瘀。尤建良减轻化疗胃肠道反应，常用健脾益气、和胃降逆的中药，如党参、白术、山药、木香、砂仁、焦三仙、法半夏、陈皮等，方剂选用香砂六君子汤、香砂养胃丸之类。对骨髓抑制引起的白细胞下降、血小板下降或红细胞减少，中医认为是伤及脾肾或损伤气血所致。多用补气养血、益肾生髓之中药，如黄芪、人参、熟地、阿胶、枸杞子、女贞子、鸡血藤、当归、菟丝子、补骨脂之类，方剂如十全大补汤、归脾汤等[10]。

（九）赵昌基扶正祛邪，善用活血

赵昌基认为胰腺肿块的形成与血瘀有关，活血化瘀能改善微循环，降低血黏度，防止血栓的形成。所以通过活血化瘀能达到消积散结的目的。故赵昌基常用扶正祛邪、活血化瘀之法。强调治疗既要从整体上提高人体抗肿瘤的正气，又要从局部上杀灭肿瘤细胞。在不同发病阶段，临证选用养血、活血、破血三类活血化瘀药。在发病初期患者身体尚强，正气尚存要以攻邪为主，重用破血类；中期则攻邪与扶正并重；晚期正气已伤则以补益为主,重用养血活血类。在抗肿瘤的同时,赵昌基十分重视调动人体潜能,激发内在功能间接发挥杀伤癌细胞作用,以达到祛邪而不伤正,扶正而不留邪的目的[11]。

(十) 邱佳信脾虚为本,随症施治

邱佳信认为,胰腺癌患者往往有上腹部隐痛或中等程度的疼痛,伴有体重下降、神疲乏力、食欲不振,甚至恶心、呕吐,腹胀,大便溏薄或泄泻,按照中医辨证都可辨为脾虚,胰腺癌患者尽管常伴有毒热、湿阻、痰凝、气滞血瘀等表现,但其都是在脾虚的基础上衍生而来的,脾虚是胰腺癌患者的根本。治疗上必须以健脾益气为基本原则。在此基础上,根据患者的临床表现,适当加用清热解毒、祛湿化痰软坚、行气活血的药物,可取得较好疗效[12]。

(十一) 周维顺分型论治,注重解毒

周维顺主张在胰腺癌各期均宜配合中医药治疗。认为胰腺癌为湿、热、毒、气、血互结于胰腺而成,据此将胰腺癌分成四型:湿热阻遏型方选茵陈五苓散化湿解毒,常用药物有茵陈、猪苓、茯苓、泽泻、桂枝、制半夏、山慈菇、生薏苡仁、白花蛇舌草等;气滞血瘀型方选膈下逐瘀汤化瘀散结,药物有五灵脂、制香附、乌药、延胡索、桃仁、红花、生地、赤芍、丹参、炙穿山甲等;肝郁蕴热型方选柴胡疏肝散疏肝解毒,药物有柴胡、白芍、制香附、川芎、虎杖等;气阴亏虚型方选八珍汤扶正解毒,药物有人参、党参、黄芪、茯苓、白术、白芍、当归、五味子、麦冬、浙贝母等。此外,腹痛者加延胡索、川楝子;黄疸加生大黄、栀子等;腹腔积液加大腹皮;便秘加大黄、栀子、火麻仁等;自汗加浮小麦、穞豆衣、瘪桃干等;失眠加合欢皮、炒酸枣仁、首乌藤;癌痛明显加延胡索、香茶菜等[13]。

五、验案赏析

孙桂芝验案　孟某,男,78 岁。主因“上腹隐痛 2 个月余,进行性消瘦 10 余斤”,于 2007 年 12 月在肿瘤医院行 CT 示胰头占位。疑为胰腺癌,随行剖腹探查术,术中见胰头部包块,直径约 6 cm,质硬。腹腔内广泛转移无法切除,遂行胆总管空肠吻合术,术后病理:胰黏液腺癌。术后化疗 4 周期结束,于 2008 年 5 月来本院门诊就诊。患者自诉上腹疼痛,呈持续隐痛,向腰背部放射,尚可耐受,伴有恶心,食欲减退,气短、乏力。查体:体温 37.3℃,脉搏 82 次/min,血压 120/70 mmHg。慢性病容,面色萎黄,巩膜轻度黄染,浅表淋巴结无肿大,腹部平软,上腹压痛(+),无反跳痛,肝脾未触及,无移动性浊音,双下肢无水肿。舌质胖淡,苔薄白,脉弱。药用:砂仁、生蒲黄、白芷、煅瓦楞、延胡索、香橼、炮穿山甲、生甘草各 10 g,白芍、太子参、炒白术、茯苓、代赭石、凌霄花各 15 g,生黄芪、生麦芽、鸡内金、藤梨根各 30 g,露蜂房、荜茇各 5 g,细辛 3 g。每 2 d 1 剂,分 2 次服用。服药 3 个月后,腹痛明显减轻,饮食睡眠可,精神可,复查各项肿瘤指标、肝功能基本正常,复查腹部 CT 示肿块稳定。2009 年 5 月随访,患者体重增加 5 kg,生活如常人[7]。

评析:本案辨证属气血两亏、癌毒内蕴,治以健脾和胃、消食化积,佐以抗癌止痛。方用生黄芪、白芍、砂仁、太子参、炒白术、茯苓、生麦芽等健脾和胃,佐以白花蛇舌草、藤梨根等解毒散结。

邱佳信验案 陆某，男，68岁。因皮肤黄、巩膜黄而行腹部CT，诊为胰腺占位，于1998年5月20日在某医院行剖腹探查术中见胰头部肿块直径约6 cm×6 cm×7 cm，质硬，与门静脉粘连浸润，未能切除，而行空肠-胆总管吻合术(内引流)。术后病理：胰头黏液细胞癌。于1998年6月9日开始在本科门诊服用中药治疗。初诊时，患者神疲乏力、食欲不振、上腹部疼痛、腹胀、巩膜轻度黄染。实验室检查，总胆红素34 μmol/L。舌苔薄白腻、舌边有齿痕，脉弦细。对此患者从脾胃入手，给健脾益气为主，辅以清热解毒、化痰软坚之剂。方用：太子参、炒白术、茯苓、鸡内金、大血藤、黄柏、佛手、香橼、茵陈、栀子、川厚朴、枳壳、生牡蛎、夏枯草等。服药14剂后，精神转佳，食欲好转，食量增加，腹胀有所减轻。原处方稍加减，又服30剂，腹痛减轻，腹胀消失，黄疸消退，饮食、睡眠可，精神尚可，复查总胆红素16 μmol/L[12]。

评析：患者脾气虚损，运化失司，痰湿内生，日久生热成毒。用炒白术、茯苓等健脾化湿，佛手、香橼、枳壳等理气化痰，生牡蛎、夏枯草等消瘿散结。通方健脾、理气、化痰、通络并举，顽疾可除。

尤建良医案 曹某，女，58岁。患者2005年5月起出现反复上腹部疼痛，向腰背部放射，在当地医院行腹部B超及CT示：胰腺占位。行剖腹探查术，术中见胰腺颈部包块，直径约3 cm，质硬，包绕肠系膜上血管，胰腺上缘淋巴结肿大，直径约1 cm，胆总管下端僵硬，无法分离，遂行胆总管空肠吻合术。术后病理：胰头黏液细胞癌。术后上腹痛缓解，偶有腰背酸痛，因白细胞低下，未行化疗。术后2个月就诊。初诊时，患者神疲乏力、面色萎黄、食欲不振、上腹痛引腰背、巩膜轻度黄染、形体消瘦。体检：右上腹可触及直径约4 cm的肿块，质硬、固定。舌淡，苔白腻、边有齿痕，脉沉。体重43 kg，Karnofsky评分50分。肿瘤放免检测：CA19－9 797.5 U/ml，CEA 89 ng/ml，CA125 106 U/ml。TB 74 μmol/L，DB 52 μmol/L。证属正虚积阻，脾胃失调，湿郁气滞。对此患者从脾胃入手，以健脾和胃为主，辅以理气化湿，消积退黄。予调脾抑胰。基本方加茵陈30 g，延胡索20 g，佛手、大腹皮各10 g，郁金、白芍各15 g，炙甘草5 g。同时配服由青黛、野菊花、山慈菇、三七粉按1∶3∶2∶2比例配制而成的散剂(装空心胶囊)，每次1 g，每日2次。服药3个月后病情逐渐好转。黄疸消退，腹痛消失，食欲正常。后一直服用调脾抑胰基本方。1年后复查CT、B超，胰头部肿块直径2 cm，肿大的淋巴结亦已消失。多次复查各项肿瘤检测指标，全部恢复正常，患者体重增加3 kg，生活如常人，Karnofsky评分100分[10]。

评析：尤建良认为胰腺癌的病机关键在于“中焦”，故其用药侧重于调理脾胃，并自创调脾抑胰方，该方由潞党参、炒白术、紫苏梗、枳实、全瓜蒌、茯苓、茯神、姜半夏、陈皮、怀山药、薏苡仁、炒谷芽、炒麦芽、徐长卿、八月札、炙甘草等组成。调脾抑胰方以健脾化湿为主，达到化痰散结的目的，在平和之中以求达到抗癌的目的。本方尤其适用于晚期胰腺癌患者的调理。

第三节　中西医结合治疗方法

随着中医中药在临床治疗的普及应用，中医药逐渐成为治疗胰腺癌的手段之一，其改善临床症状，延长患者生存期和提高生存质量方面的作用不容忽视。采用中西医结合方法治疗胰腺癌，发挥中西医所长，提高临床疗效，改善生活质量，已成为肿瘤界的共识。

一、中西医结合治疗胰腺癌进展

（一）中医药结合手术

王沛等[14]对15例晚期胰腺癌患者行胆肠内引流术，术后早期采用清热解毒、疏肝利胆、活血化瘀、通里攻下之法，方用大柴胡及大承气汤加减；术后晚期以扶正固本为主，方用补中益气汤、十全大补汤、生脉散等治疗，取得良好疗效。张中建[15]在临床上常采用中药联合手术治疗胰腺癌晚期患者。在中医治疗上以扶正固本为主，多选用十全大补汤、补中益气汤等加减。研究结果显示中医药可有效地提高患者的术后生存质量及远期生存率。王桐等[16]采用扶正固本法治疗胰腺癌术后晚期患者，方用十全大补汤、生脉散、补中益气汤等，治疗一段时间后患者纳呆症状明显改善，患者整体生活质量得到提高。张鑫等[17]着重观察了中医药在改善胰腺癌术后未行化疗的患者食欲方面的作用。通过将60例胰腺癌术后未行化疗的患者随机分为两组，各30例，对照组单纯西药复方阿嗪米特肠溶片治疗，治疗组在复方阿嗪米特肠溶片的基础上，加上自拟方芪舌饮（黄芪、白花蛇舌草、功劳叶、莪术、茯苓、白术、薏苡仁、炒麦芽、大黄、茵陈、八月札、肿节风、三七）加减。1个月后观察两组治疗前后的变化情况，以及量化来做评定。结果显示芪舌饮联合复方阿嗪米特肠溶片与单纯复方阿嗪米特肠溶片治疗，在食欲量化评分中有明显改善。可见芪舌饮对胰腺癌术后未化疗患者的食欲有明显促进作用。诸多医家认为胰腺癌患者术后多有元气亏损，正气不足，脾气阳两虚，导致食少纳呆等相应症状。针对以上病因病机施以中医药治疗，在改善患者术后生存质量等方面均能起到不错的疗效。

（二）中医药结合化疗

刘鲁明等[18]采用中医清热理气、化痰散结之法为主，同时配合化疗治疗胰腺癌结果显示：化疗组与中药化疗组治疗后生存率比较发现，中药化疗组1年生存率（55.37±3.24）%；2年生存率（34.61±16.31）%；3年生存率（25.96±24.64）%；中位生存期16.3个月；而化疗组1年生存率（21.95±27.54）%，2年生存率（7.31±27.54）%，3年生存率0；中位生存期7.5个月；两组差异显著（$P=0.004$）。陈创等[19]采用GP化疗方案（盐酸吉西他滨1 000 mg/m²，第1日和第8日，顺铂20 mg/m²，第1日～第5日），3周为1个疗程，并常规静脉应用保肝、抑酸护胃、预防感染等措施3 d，待患者胃肠功能恢复，选用疏肝健脾、软坚散结中药：党参、茯苓、白术、神曲、白芍、山楂、麦芽、玄参、鳖甲、牡蛎各15 g，柴胡、川芎、枳实各 10 g,炙甘草 6 g,半夏 12 g。水煎服。每日 1 剂。腹痛加延胡索,腹胀明显加厚朴,黄疸加茵陈,大便干结加大黄,腹水加猪苓、泽泻,一般在化疗后第 3 日随访血常规、肝肾功能,以后每周检测肝肾功能 1 次,3 个月左右复查超声、CT、MRI 和 CA19-9 等。结果显示:42 例患者总体生存率为:半年 56.5%,1 年 15.6%,2 年 5.6%,平均生存期 8.4 个月。20 例 1 次 GP 方案化疗者平均生存期 5.4 个月,14 例 2 次化疗者为 11.7 个月,8 例 3 次及以上者为 17.6 个月。治疗后 69%(29/42)患者症状改善。其中 45.2%(19/42)的患者自觉症状明显改善,患者腹痛、腹胀减轻,食欲增进,体重增加。化疗后 1～4 周内复查 CA19-9,结果降低超过原来数值 20%的占 80.9%(34/42)。化疗后 1 个月左右经 CT 或 MRI 检测可见肿瘤无增大。尤建良等[20]观察中药扶正和胃合剂(由潞党参、猪苓、炒白术、谷芽、麦芽、茯苓、茯神、薏苡仁、制半夏、陈皮、炙枇杷叶、炙甘草等组成)配合 GEMOX 化疗方案治疗中晚期胰腺癌的临床疗效。采用中药扶正和胃合剂,每次 30 ml 口服,每日 3 次,联合 GEMOX 方案 28 d 为 1 个周期。观察临床主要症状、瘤体、生存质量、体重、肿瘤放免、整体疗效、生存率等指标。结果中药扶正和胃合剂配合 GEMOX 方案治疗中晚期胰腺癌患者,可以改善临床症状(总有效率为 88.46%),稳定肿瘤(临床获益率为 86.54%),提高生存质量(总有效率为 82.69%),增加体重(总有效率为 86.54%),降低肿瘤放免(总有效率为 76.92%),获得较高的整体疗效(总收益率为 75.00%),1 年生存率为 55.77%,中位生存期为 15.8 个月。作者认为,中药扶正和胃合剂治疗中晚期胰腺癌,可以减轻患者症状,提高患者生活质量,稳定肿瘤,控制病情发展,延长患者生存期。

(三) 中医药结合介入治疗

贺用和等[21]利用中药口服同时配合动脉插管化疗灌注术治疗胰腺癌 29 例。根据中晚期胰腺癌临床表现,中医辨证以脾虚气滞、瘀毒内结为主,治以健脾理气、化瘀解毒、散结消癥,膈下逐瘀汤加减。同时,根据胰腺癌患者不同情况,分别引入导管至腹腔动脉(胰头癌、胰体癌或胰腺癌肝转移)或者脾动脉(胰尾癌),造影证实后沿导管灌注化疗药物。其中腹腔动脉灌注化疗 24 例,脾动脉灌注化疗 2 例,3 例胰腺癌肝转移者尚进一步行肝固有动脉栓塞治疗。结果临床观察表明,将中药联合介入组与单纯中药组和全身化疗组进行了对比,中药联合介入组效果最好,有效率 23%,其中介入 2 次及以上者中位及平均生存期分别为 13.5 个月和 13.23 个月,半年、1 年生存率分别为 83%和 58.3%。研究认为中医药在减轻症状、控制肿瘤发展、延长带瘤生存期方面有重要意义,中医药与介入治疗配合,可减轻其毒副反应,提高机体免疫功能及重要器官功能。

(四) 中医药结合高强度聚焦超声治疗

梁星丽等[22]回顾分析了 26 例经苦参注射液联合高能聚焦超声刀治疗的老年晚期胰腺癌的临床治疗经过,其中经治疗后疼痛缓解的有 23 例,缓解率 88.5%。在治疗后随着疼痛缓解,睡眠、食欲、生活自理能力等得到改善。KPS 评分治疗前(65.6±4.5)分,治疗后(84.07±9.0)分。高强度聚焦超声治疗中,有 11 例出现治疗区域一过性疼痛,但均能通过技术人员在瞬间调整治疗功率而完成治疗。结果表明苦参注射液联合高能聚焦超声刀能改善老年胰腺癌患者生活质量,改善疼痛症状,创伤小,耐受性好。郁存仁[5]认为高强度超声聚焦所致不良反应属中医学"热毒"范畴,可耗气伤阴,热邪蕴蓄中下焦,伤及络脉,而表现为大便出血不止等阴虚火热之证,因此,有必要结合中医辨证施治以"增效减副"。

目前胰腺癌的中西医结合治疗多为在手术和化疗等西医治疗的基础上,据患者的全身情况和肿瘤的局部情况,加用中医药治疗。术后早期以清热解毒、疏肝利胆、活血化瘀、通里攻下为主,晚期以扶正固本为主。不少临床试验表明中医药在减轻放化疗等治疗的副反应,增强患者的免疫力,提高患者生存质量,预防术后复发、转移,延长生存期等诸多方面均起到了一定作用。同时,越来越多中药治疗胰腺癌的实验研究也显示了不少中药和中药方剂具有良好的抗癌作用。中西医结合治疗胰腺癌具有许多方面的优势,但目前仍缺乏大规模循证医学的直接证据,有待进一步开展高质量的研究。

二、中西医结合治疗胰腺癌体会

(一) 中西医结合治疗策略选择

胰腺癌是消化系统常见的恶性肿瘤之一,预后极差。手术是根治胰腺癌的唯一手段,但大多数患者确诊时已属于中晚期,丧失了手术机会。在西医学上,还可采用化学治疗、放射治疗、介入治疗、靶向治疗等治疗手段。为提高临床疗效,常数种方法合用。随着影像学检查技术和西医应对本病的诊疗方案已较为规范,临床疗效也在逐年提高,但总体疗效仍不够满意,患者的治愈率较低,生存质量较差,毒不良反应明显。专家认为,中西医结合综合治疗胰腺癌是提高疗效的必然选择,中医药在胰腺癌的治疗中起着十分重要的作用。

采用中西医结合方法治疗胰腺癌,中医药起着巩固治疗的重要作用。中医巩固治疗能贯穿于胰腺癌治疗的各个阶段,包括肿瘤手术前后、放化疗等主体治疗时给予辨证论治,以提高患者免疫力,促进康复,增加疗效等。同时,中医药治疗与放化疗配合可以增强疗效,减轻毒副反应。在围手术期使用中医药要治疗,可调节患者手术前的状态,为手术创造有利条件。在术后使用中医药治疗,可促进术后恢复,提高手术整体疗效。中医药治疗联合生物治疗、物理治疗等,可起到协同作用,增强机体免疫力,改善患者生存质量。

(二) 健脾为本,清利湿热

胰腺癌的中医病机不外乎正虚邪实,正虚以脾虚为本,邪实以湿热蕴结贯穿胰腺癌始终。清代医家薛生白云"热得湿而愈炽,湿得热而愈横",湿热胶结,如油和面,难解难分,容易造成病情错综复杂,又与术后易复发转移的特性息息相关。中医药治疗胰腺癌,以扶正为主顾护胃气,不忘清利湿热。湿热蕴结虽贯穿疾病始终,但以初期、中期最为常见,部分患者可表现为黄疸,临床常用白花蛇舌草、柴胡、制大黄、仙鹤草、白英、半枝莲、山豆根。黄疸者根据湿、热偏重,加用茵陈、青蒿、栀子、茯苓、猪苓、泽泻、虎杖;腹痛者根据气滞、血瘀的偏倾，加用延胡索、川芎、金铃子散、川楝子、八月札、香附、木香；痞块者加用全蝎、蜈蚣、干蟾皮、露蜂房、山慈菇、天龙；纳食不佳者加用山楂炭、六神曲、鸡内金、麦芽、谷芽；腹水加用车前子、大腹皮、泽泻、葶苈子等。

上海复旦大学附属肿瘤医院刘鲁明对胰腺癌的诊治有独到的经验，刘鲁明认为胰腺癌的发生发展及临床证候特征均与“湿”“热”关系密切，故将清热化湿法作为基本治疗方法，自拟清胰化积方（白花蛇舌草、蛇六谷、半枝莲、绞股蓝、白豆蔻）为基本组方。在临床处方用药中，刘鲁明根据个体证候以及疾病阶段，将“清热化湿”法灵活化裁。郁热侵犯中焦者，治以清宣郁热、健脾消痞，常用天南星、白豆蔻，配伍半枝莲辛寒清宣郁热，白花蛇舌草、绞股蓝清消郁热。中焦脾胃运化不畅所致的纳差、腹胀等症状，随诊伍用焦麦芽、焦山楂、焦神曲、莱菔子使中焦得行，郁热得散，痞满自消。湿邪困脾，肝胆疏泄失常，胆汁泛溢，症见身、目、尿黄者，治以清热利湿，疏泄少阳。在白花蛇舌草、半枝莲、白豆蔻的基础方中伍用茵陈蒿、黄芩、青蒿之类清疏少阳。刘鲁明认为，湿毒、热毒及湿热毒邪互结是胰腺癌发病病机的关键，故而成毒之后治必以清热解毒为主，配以通腑泄热，常伍用干蟾皮、露蜂房、天龙、山慈菇、浙贝母解毒抗癌。晚期胰腺癌湿热毒聚，又常兼见里热伤阴，故攻邪之时主张辅以养阴退热。在基础方上常伍用生地、沙参、石斛、芦根、五味子滋阴敛阴，涵养君相二火，使祛邪而不伤正[23]。

何任认为肿瘤的治疗应“不断扶正，适时祛邪，随证治之”。“不断扶正”以益气健脾为首要之法，常用方剂有四君子汤、参苓白术散、补中益气汤，药物则有人参、太子参、党参、黄芪、茯苓、白术、山药、白扁豆、薏苡仁、大枣、炙甘草等。“适时祛邪”建立在“不断扶正”的基础上，根据疾病早中晚期的不同特点，或行清热解毒法，药用板蓝根、野菊花、猫人参、山慈菇、白花蛇舌草、三叶青等；或行活血化瘀法，药用莪术、当归尾、桃仁、红花、川芎、丹参、五灵脂、水蛭等；或行化痰散结法，药用制半夏、瓜蒌、皂角刺、浙贝母、杏仁、薏苡仁、昆布、海藻等；或行理气解郁法，药用川楝子、佛手片、柴胡、郁金、厚朴、广木香、陈皮、小青皮、大腹皮等。腹痛为胰腺癌最常见的证候，部分患者可出现剧痛难忍。何任根据中医辨证分型，将癌痛分为络脉不和证、气机郁滞证、瘀热内阻证、痰浊壅遏证、气血两虚证等几种类型。络脉不和证，主要表现为头晕头痛、四肢酸痛等，常用羌活、独活、桑寄生、络石藤、忍冬藤等；气机郁滞证，主要表现为胁肋胀痛、脘腹痞闷等，常用柴胡、芍药、川芎、香附、川楝子、延胡索等；瘀热内阻证，主要表现为胸胁胃脘灼痛、口苦等，常用牡丹皮、栀子、黄芩、黄连、大黄等；痰浊壅遏证，主要表现为眩晕、头痛，常用全瓜蒌、薤白、半夏、桂枝、丹参、陈皮等；气血两虚证，主要表现为胸胁隐痛、倦怠懒言、面色少华，常用人参、黄芪、白术、茯苓、当归、白芍等[24]。

（三）减少西医治疗副反应

西医对胰腺癌的治疗方式，诸如手术、放疗、化疗、靶向治疗等在治疗疾病的同时，也会对机体造成一定的损伤。如化疗毒性峻猛，容易损伤机体的气血阴阳以及脏腑功能，对脾胃功能的损伤尤为明显。中医药在化疗不同阶段配合治疗，能增强疗效，减轻不良反应。化疗前应以预防为主，在健脾的基础上加用活血化瘀药，提高机体对化疗的耐受性。化疗中多见恶心呕吐、纳差、便秘腹泻等消化道症状，可拟健脾开胃、降逆止呕，临床多用黄连温胆汤、旋覆代赭汤、小半夏汤等。化疗之后脾胃受损，气血生化乏源，治从健脾益气养血，四君子汤或补中益气汤、黄芪建中汤平补脾胃为主。有胃气则生，无胃气则死，健益脾胃，顾护胃气应贯穿化疗始终，是治疗结直肠癌因接受化疗而脾胃受损的基本原则。手术是目前胰腺癌唯一能够根治的治疗方法，手术过程中因失血容易造成气血两虚，术后血络损伤又会导致离经之血郁积体内，阻滞气血运行，"瘀血不去，新血不生"，故而手术之后，在益气养血的同时应配以行气活血药。放射治疗为火热阳毒，容易耗损气阴，出现毒瘀互结，出现骨髓抑制、肝肾功能损害等。放疗之前，在养阴生津的同时伍用虎杖、鸡血藤、黄芪、太子参等益气活血药，可增强放疗的敏感性。放疗初期热毒在体内蓄积，容易化燥伤阴，可拟益气养阴法治疗，药用沙参、麦冬、天冬、玉竹、女贞子、墨旱莲等。放疗后期因正气耗损，多出现气血亏虚、脾肾虚损的证候，在养阴生津的基础上应伍用行气活血药，以预防气虚或阴虚导致的瘀阻证。

根据笔者临床经验，胰腺癌患者术后常出现的一系列临床症状，根据不同证型施以中药，常能起到缓解局部症状，提高整体疗效的作用，如笔者近来收治的一位患者：王某，男，63 岁，退休职工，胰腺癌 Whipple 术后 2 个月就诊，腹泻，每日约 10 次，食用油腻后尤甚，神疲乏力，形体消瘦，畏寒肢冷，不欲饮食，食即饱胀，时有嗳气，舌胖大苔薄白，脉细弱。证属脾胃虚寒为主，治拟健脾益肾，阴阳双补。药用太子参、茯苓、白扁豆、白术、猪苓、炒薏苡仁、山药、升麻、黄芪、大枣、白芍、木香、石斛、炮姜、神曲、熟地、附子、柴胡、葛根等。清水煎服，每日 1 剂。服药 2 周，腹泻减少，纳食较馨。之后服用中药 4 个月，大便逐渐成形，体重增加，畏寒缓解，身体逐渐恢复。另一方面，要注意饮食调理，食物宜清淡，宜温宜软，宜少食多餐，既有营养，又易消化吸收，争取胃口常开，且食后胃脘无不适，患者脾胃得健，本病康复可期。

参考文献

[1] 李慧超，王宁，郑荣寿，等. 中国 2010 年胰腺癌发病和死亡分析[J]. 中国肿瘤，2015，24(3)：163－169.

[2] 刘鲁明. 胰腺癌的中西医综合治疗进展[J]. 癌症进展杂志，2005，3(6)：551－555.

[3] 徐燕立，刘鲁明，陈颢，等. 刘鲁明教授治疗胰腺癌的学术思想和经验特色[J]. 中华中医药学刊，2012，30(12)：2628－2630.

[4] 黄淑霞，赵智强. 略论周仲瑛教授从癌毒辨治胰腺癌经验[J]. 四川中医，2014，32(11)：1－3.

[5] 李娜，富琦，张青. 郁仁存治疗胰腺癌经验[J]. 中医杂志，2015，56(20)：1725－1727.

[6] 朱才琴，丁尧光，刘嘉湘. 刘嘉湘中医药治疗胰腺癌心得体会[J]. 辽宁中医杂志，2002，29(11)：41－42.

[7] 何立丽，孙桂芝. 孙桂芝治疗胰腺癌经验[J]. 辽宁中医杂志，2010，37(7)：1215－1216.

[8] 朱秋媛，何裕民，倪红梅，等. 何裕民教授采用中医王道调整治疗胰腺癌的体会[J]. 贵阳中医学院学

报，2012，34(5)：35－37.
[9] 赵亚东，杨金坤．杨金坤运用扶正祛邪法治疗胰腺癌经验举隅[J]．上海中医药杂志，2013，47(6)：11－13.
[10] 姚新新，尤建良．尤建良治疗胰腺癌经验[J]．辽宁中医杂志，2008，35(9)：1303－1305.
[11] 赵晓琴．赵昌基用喜树配方治疗癌症的经验[J]．中国中医药信息杂志，2003，10(6)：75－75.
[12] 杨盘祖，邱佳信．邱佳信教授治疗胰腺癌的经验介绍[J]．陕西中医，2001，22(6)：354－355.
[13] 卢静，张峰，周微红，等．周维顺教授治疗胰腺癌经验[J]．陕西中医学院学报，2013，36(4)：33－34.
[14] 王沛．中医肿瘤手册[M]．福州：福建科学技术出版社，2006.
[15] 张中建．胰腺癌中西药结合治疗分析[J]．临床合理用药，2012，5(6A)：35.
[16] 王桐，孔棣．中西医结合治疗晚期胰腺癌效果分析[J]．中国中西医结合外科杂志，2000，6(3)：173.
[17] 张鑫．芪舌饮对胰腺癌术后患者食欲量化标准的观察[D]．哈尔滨：黑龙江中医药大学，2014.
[18] 刘鲁明．胰腺癌的中西医综合治疗[C]．第二届国际中西医结合、中医肿瘤学术研讨会论文集，2004：607－611.
[19] 陈创，王永军．中西医结合治疗中晚期胰腺癌 42 例[J]．光明中医，2011，26(2)：333－334.
[20] 尤建良，姚新新．中药扶正和胃合剂配合 GEMOX 方案治疗中晚期胰腺癌 40 例疗效观察[J]．辽宁中医杂志，2009，36(12)：2135－2138.
[21] 贺用和，林洪生，董海涛，等．中西医结合治疗中晚期胰腺癌 63 例临床观察[J]．中国中医药信息杂志，2001，8(3)：65－66.
[22] 梁星丽，张新栋．复方苦参注射液联合 HIFU 治疗老年晚期胰腺癌[J]．中外医学研究，2012，10(31)：129－130.
[23] 宋利斌，刘鲁明．刘鲁明晚期胰腺癌“清”法辨治思路辑要[J]．中华中医药杂志，2016，31(3)：875－877.
[24] 陈芳，范晓良，李靓．国医大师何任扶正祛邪法治疗肿瘤学术思想探讨[J]．中华中医药杂志，2015，30(8)：2756－2758.

第七章　大肠癌的中西医结合诊治

第一节　西医对大肠癌的诊治

一、术语和定义

（一）基本定义

成人的大肠约长 1.5 m，包括了盲肠、阑尾、升结肠、横结肠、降结肠、乙状结肠、直肠和肛管，前六个部位称之为结肠，后两个部位称之为直肠。大肠癌的好发部位依次为直肠、乙状结肠、盲肠、升结肠、降结肠和横结肠。大肠癌是我国及欧美地区常见的恶性肿瘤之一，是消化系统恶性肿瘤的重要组成部分。目前，其居于美国男性恶性肿瘤发病率的第2位，病死率的第3位[1]，居于我国恶性肿瘤发病率的第4位，病死率的第5位[2]。

（二）组织学定义

结肠与直肠的组织学结构基本相同。

1. 黏膜　表面光滑，无绒毛状结构。黏膜上皮为单层柱状结构，有吸收细胞和杯状细胞组成。黏膜固有层为疏松的结缔组织结构，内有大量稠密的大肠腺体，含有吸收细胞，大量的杯状细胞，少量干细胞及内分泌细胞，具有丰富的毛细血管及毛细淋巴管，其具有分泌黏液、保护黏膜的功能。另固有层内可见孤立的淋巴小结结构。

2. 黏膜下层　为较致密的结缔组织结构，含有小动脉、小静脉及淋巴管，可有成群的脂肪细胞。该层中还有黏膜下神经丛，由多级神经元与无髓神经纤维构成，可调节黏膜肌的收缩与腺体分泌功能。

3. 肌层　由内环形和外纵行两层平滑肌组成，有肌间神经丛调节肌层的运动。内环形肌节段性局部增厚形成结肠袋，外纵行肌局部增厚形成结肠带。

4. 外膜　由薄层结缔组织构成则称之为纤维膜，与周围组织无明显界限；由薄层结缔组织与间皮共同构成则称之为浆膜，表面光滑，利于活动。升结肠和降结肠的前壁为浆膜，后壁为纤维膜；直肠上 1/3 段的大部、中 1/3 段的前壁为浆膜，余为纤维膜。

（三）组织病理类型

大肠癌包含了结肠癌和直肠癌，为一种结肠或者直肠的恶性上皮性肿瘤，只有此部位可见肿瘤穿过黏膜肌层到黏膜下层才视为恶性。主要分类有：

1. *乳头状腺癌* 癌细胞构成了乳头状的结构，向癌组织的表面，或向癌组织内扩张的腺腔内呈现细长、粗短、逐级分枝状的乳头样突起。大多数的乳头样突起中心，具有一纤维性的轴心，外周覆盖的肿瘤细胞呈柱状样或立方形，保留着一定的极性，一般认为分化较好；乳头样突起中心，若不具有一纤维性的轴心，则称之为假乳头；若乳头状和管头状的肿瘤细胞混合并见，则称之为乳头管状腺癌。

乳头状腺癌常见于结直肠癌的浅表部位，越向深部浸润，则其分化程度越低，向深层移行逐渐变化为管状腺癌或低分化腺癌。

2. *管状腺癌* 癌细胞形成了较为明显的、大小不一的管腔，根据其分化程度可再分为高分化腺癌、中分化腺癌、低分化腺癌。高分化腺癌形态较大，管腔排列较为规则，癌细胞排列较为整齐，极性明显；中分化腺癌形态较小，管腔排列不甚规则，癌细胞多向肠腔内突出，或伴有明显的深部浸润，因此于溃疡型肿瘤中多见；低分化腺癌的腺管结构不甚明显，数量较少且形状不规则。

3. *黏液腺癌* 癌细胞形成管腔，能分泌大量的黏液排出胞质外到腺腔内，进而可使得腺腔扩张破裂，黏液浸润间质。HE 染色下可见肿瘤细胞漂浮于黏液中，也可称之为"胶样癌"。

4. *印戒细胞癌* 癌细胞多为分散性浸润，不能形成明显的癌巢，其具有分泌黏液的特质，不具备形成腺管状结构，但是也不能将黏液排出癌细胞外。因而，细胞核随着黏液的增多而被挤到细胞的一侧边缘，使得整个癌细胞呈现出印戒状。该类细胞在间质内多呈现弥漫浸润性生长，当浸润至黏膜下层以下时常伴有明显的纤维化。因而该病理类型的结直肠癌多预后很差，且常见于青年女性。也可称之为"黏液细胞癌"。

5. *腺鳞癌* 同时具有鳞癌与腺癌两种组织成分的恶性间桥，其可混杂相间并可见移行过渡。一般认为，由大肠腺上皮发生鳞状化生，进而癌变后形成。

6. *鳞状细胞癌* 原发于大肠黏膜的鳞状细胞癌。

7. *未分化癌* 是指不形成腺样结构的实体性癌，癌细胞的形态较小，呈实性条索状或片状排列，在间质内亦呈弥漫性生长，但不存在腺样结构的癌巢。建议做黏液染色及神经内分泌细胞免疫组化标记，排除低分化腺癌、神经内分泌肿瘤。

8. *神经内分泌肿瘤*(neuroendocrine neoplasm，NENs) 根据中国临床肿瘤学会讨论发布的《GEF－NENs 共识指南》[4]，结直肠 NENs 患者的症状与结直肠癌的症状相似，有功能的肿瘤较为少见。结肠 NENs 其 5 年生存率为 43%～50%，大部分患者发现时已出现转移，转移性结肠 NENs 生存期仅为 5 个月[5]。直肠 NENs 总转移率约为 2.3%。除常规的病理及免疫组化检测外，还应当对其组织分化程度和细胞增殖活性进行分级(表 7－1)[4]，对于细针穿刺难以进行明确诊断的组织标本，可通过 2010 WHO 的 NENs 分级与以往的 ENTERS 及 NANETS 分级进行对比(表 7－2)[4]，以明确诊断。

表 7－1　2010 WHO 神经内分泌肿瘤分级

分　　级	核分裂象数(/10HPF)[a]	Ki－67 指数(%)[b]
G_1(低级别)	1	＜2
G_2(低级别)	2～20	3～20
G_3(低级别)	＞20	＞20

注：a,核分裂活跃区至少计数 50 个高倍视野；b,用 MIBI 抗体,在核标记最强的区域计数 500～2 000 个细胞的阳性百分比；目前对于 Ki－67 应当采用 2%还是 5% 区分 G_1/G_2 还存在争议,但根据目前全球通用的指南,目前仍将 2%作为 G_1/G_2 的分界标准,但在病理报告中必须注明 Ki－67 的百分比。

表 7－2　不同分级系统的比较

ENTERS	2010 WHO	NANETS
分化好的神经内分泌瘤	G_1(类癌)	高分化
分化好的神经内分泌瘤	G_2	高分化
分化差的神经内分泌癌(小细胞)	G_3(大细胞或小细胞)	低分化
混合性外分泌-内分泌癌	混合性腺神经内分泌癌	低分化

注：组织学上分化好的神经内分泌肿瘤,而 Ki－67 指数高(20%～50%)的病例,推荐诊断为高增殖活性 NETs,以提供临床医师在治疗上考虑选用不同于神经内分泌癌(NEC)的治疗方案。

(四) 临床分期

大肠癌的临床分期,目前多依据美国癌症联合会(AJCC)制订的 TNM 分期标准,运用结直肠镜、肠内超声、CT 及 MRI 等影像学技术有效提高了大肠癌临床分期的准确性,从而有效地提高了根治手术术式的选择准确性及疗效。针对确诊的结直肠癌患者,临床采用多学科综合治疗的模式,根据患者的身心情况、肿瘤部位、临床分期、病理类型、基因突变等临床情况,合理选择运用手术、介入、放疗、化疗、靶向治疗、中医药、生物治疗等各种治疗手段最大程度地消除和控制肿瘤,提高患者的生活质量,延长生存期。伴随着医疗技术的进步与疾病认知的提高,目前临床中有 60%～75%的患者可进行根治性切除,新辅助化疗及分子靶向药物的疗效也得到了进一步的提升。欧美国家的数据显示,结直肠癌的整体 5 年生存率高达 69%[1]。我国的一些学者,通过运用中西医结合诊疗模式,也能使得其临床观察组的整体 5 年生存率接近或达到这一数值,且关于运用中医药在联合手术及放化疗治疗肿瘤、缓解肿瘤相关症状、延长患者带瘤生存期等方面亦有不少成功的报道。

(五) 分类与癌前病变

1. 早期大肠癌　癌肿局限于大肠黏膜肌层及黏膜下层,但尚未侵犯浅肌层的阶段,称之为早期大肠癌。早期大肠癌一般无淋巴结转移,但在癌肿浸润至黏膜下层的患者中,有 5%～10%存在局部淋巴结转移。仅局限于大肠黏膜层内的恶性上皮内瘤变称之为高级上皮内瘤变,一般无淋巴结转移。确诊早期大肠癌要求务必把肿瘤病灶全部取材制片进行观察，对大体呈现溃疡型的肿瘤，取材尤其要注意肠壁的深度。早期大肠癌的肉眼分型如下：息肉隆起型（Ⅰ型），可进一步分为蒂型（Ⅰp）或广基型（Ⅰs）两个亚型，此型多为黏膜内癌；扁平隆起型（Ⅱ型），肿瘤如分币状隆起于黏膜表面，此型多为黏膜下层癌；扁平隆起伴溃疡型（Ⅲ型），肿瘤如小盘状，边缘隆起，中心凹陷，此型均为黏膜下层癌。此外，根据早期大肠癌的癌组织生长及浸润范围，可进一步分为原位癌，黏膜内癌及黏膜下层癌。

2. *进展期大肠癌* 进展期大肠癌分为以下4个类型：① 隆起型：肿瘤主体向肠腔内突出，呈现出结节状、息肉状、菜花状或蕈状，多发于右半结肠和直肠壶腹部，预后较好。② 溃疡型：此型最为多见，肿瘤表面形成较为明显的、较深的溃疡（一般深至或超过黏膜肌层），还可分为局限性溃疡型（呈火山口状外观）和浸润性溃疡型（呈现如胃溃疡状），恶性程度较高，淋巴转移较早。③ 浸润型：肿瘤向肠壁各层弥漫浸润，使得局部肠壁增厚，但表面通常无明显的溃疡或隆起。如肿瘤累及肠管全周，可因肠壁环状增厚及伴随的纤维组织增生，肠管周径明显缩小，形成环状狭窄而引起肠道梗阻，近端肠管因此而极度扩展，引起典型的便秘腹泻交替症状，此型多发于乙状结肠或直肠，发生转移的情况较早，恶性程度高。④ 胶样型：肿瘤组织中含有大量的黏液，肿瘤外形不一，外观及切面呈现半透明的胶冻状。

3. *癌前病变* 结直肠癌的癌前病变主要有以下5种：① 异常隐窝灶：指结直肠上皮肿瘤的最早形态学前驱病变。该病变存在两种形式，一是伴有增生性息肉和ras基因改变，另一种是伴有异型性增生（微腺瘤）和APC基因改变。② 腺瘤：指结肠黏膜上皮出现的上皮内瘤变的良性病变，其腺瘤不典型增生程度作二级分类，即低级别上皮内瘤变与高级别上皮内瘤变。低级别上皮内瘤变相当于轻度及部分中度不典型增生，指腺瘤的腺管或绒毛结构规则分化较好；高级别上皮内瘤变相当于重度不典型增生和黏膜内癌，但只有异型细胞穿透黏膜肌层进入黏膜下层，才能判断为癌变。腺瘤的组织形态学还能分为管状腺瘤（直径多小于2 cm，带蒂，表面光滑，质地柔软，多见于家族性腺瘤病，占腺瘤的75%～85%）、绒毛状腺瘤（表面呈绒毛状，菜花状，多不带蒂，颜色苍白或偏黄，表面凹凸不平，覆有大量的黏液，并可见糜烂、出血、溃疡，质地脆，易出血，易破碎。占腺瘤的5%）、管状绒毛状腺瘤（表面绒毛状，多不带蒂，表面光滑，质地柔软，占腺瘤的10%～25%）和锯齿状腺瘤（目前认为其具有潜在恶变可能，多存在微卫星不稳定灶、K-ras基因、APC、BRAF或K-ras基因突变[6,7]）。③ 增生性（化生性）息肉：通常在结肠或直肠镜检时偶然发现，通常体积较小，大多数为3～6 mm。目前的临床证据显示其可能是瘤性病变，但发病机制不同于腺瘤—腺癌的顺序。④ 幼生性息肉：常见于15岁以下的儿童，成人中亦可见。其呈典型的球状，分叶状，有蒂且为错构瘤性质，有报道可癌变。⑤ 另还有Peuta-Jegher息肉、炎性息肉、淋巴样息肉和黏膜脱垂。

（六）诊治现状

目前我国大肠癌的发病率不断上升，这当中主要是结肠癌，尤其是右侧部位的结肠癌发病率在不断上升。大肠癌发病率随世界地域分布而出现显著差异，发生率最高的地区和发生率最低的地区相差近 20 倍，以北美地区与大洋洲板块的发病率最高，中非、东非地区相对较低。我国的大肠癌发病率和病死率的上升趋势明显，据统计，我国的大肠癌多发于直肠与乙状结肠(约占 60%)，男女性的发病率相似(约为 1.2∶1)，发病中位年龄约为 45 岁，而且发病年龄不断趋于年轻化，比西方国家普遍提早约 10 岁。若年龄超过 40 岁，则大肠癌发病的危险性增加；50 岁以后每增加 10 岁，其发生大肠癌的危险性增加 2 倍。浙江省作为大肠癌的高发地区，通过 30 余年的早期筛查与防治工作，有效地降低了肠癌的累积发病率与病死率[3]。

现如今，中西医结合已经成为我国的结直肠癌重要的诊疗模式。因此，规范大肠癌的诊断和治疗，充分发挥中西医结合诊疗的优势，进一步提高临床疗效，降低结直肠癌的发病率与病死率，是我国医务人员面临的重要任务。

二、致病因素与发病机制

(一) 饮食习惯与环境因素

1. 高脂、高蛋白、低膳食纤维的饮食习惯　我国的东南沿海地区与东北地区，如上海、北京、浙江、吉林、黑龙江等，其大肠癌发病率较高，以直肠癌发病居多，而西北内陆地区，如青海、甘肃、内蒙古等，其大肠癌相对属低发病地区，但结肠癌发病率要高于直肠癌。通过饮食习惯、饮食类型发现的研究发现，高发地区饮食属于以高脂、高蛋白、低膳食纤维的精制饮食为主。目前已有许多的临床资料显示，高脂肪饮食是大肠癌发病的危险因素，如郑树与 Whittemore 合作的结直肠癌流行病学调查研究显示，饱和脂肪酸为结直肠癌的危险因素，OR 值为 1.1～1.6。长期高脂肪饮食习惯的危险性在于进入肠道后，能刺激胆汁大量地分泌，致使进入肠道的胆汁酸和胆固醇的量明显增加，并在肠道菌群的作用之下变成脱氧胆酸、石胆酸等次级胆酸。次级胆酸类物质对结肠隐窝上皮细胞有细胞毒性作用，能造成不可修复的 DNA 损伤。若在高浓度、持续的次级胆酸作用之下，可使得一些拮抗细胞凋亡突变或发生突变的细胞逃避免疫系统的监视而在体内累积下来，进一步演变成腺瘤甚至腺癌。而且，次级胆酸类物质，胆固醇和相关代谢产物均与致癌物多环芳香烃的结构较为相似，本身亦有一定的可能成为致癌物质。蛋白本身是不具有致癌作用的，但有一些临床证据显示，多食用蛋白类物质，或与高脂肪食物同时摄入，能够增加大肠癌发病的风险。

膳食纤维多存在于蔬菜、水果、谷类物质当中，其能够抵抗消化酶的降解，从而促进肠道蠕动，促使肠内容物的传输和排出，减少肠源性内毒素的产生；同时能吸附胆汁酸盐等物质，减少肠内的毒性物质在肠道内的停留时间与对肠道黏膜的刺激作用时间；其酵解后所产生的短链脂肪酸能降低肠道内的 pH 值，不利于肿瘤细胞的积累与生长，最终达到降低结直肠癌发病风险的目的。有诸多临床证据显示，增加蔬菜、水谷的摄入量，在摄入相同的热量、脂肪和蛋白质的人群当中，结直肠癌的发生率能出现不同程度的下降(31%～

60%)。还有研究报道，通过对不同人群的排便习惯、粪便重量、摄入纤维质与结直肠癌发病的相关性进行探讨，发现每日的平均粪便重量与摄入纤维质量的增加而增加，每日的平均粪便重量与大肠癌的危险性呈现出负相关，与摄入纤维质的量呈现出正相关。

2. 肠道菌群的分布异常　厌氧菌（以梭状芽孢杆菌为主）的分布与活性对结直肠癌的发病起到了重要的作用。肠道内厌氧菌的数量随着肠道内容物自回肠向结肠推进而逐渐增多，至乙状结肠达到最高峰，因此乙状结肠是结肠癌的最好发部位，回盲部是结肠癌的最罕见部位。在结肠癌患者的粪便中，厌氧菌的数量明显超过正常人群粪便中的数量，且细菌的代谢产物如β-葡萄糖醛酸苷酶、7α-脱羧酶等的含量亦明显增加。人体内的毒性物质经肝脏代谢后，以β-葡萄糖醛酸苷的形式经胆汁排泄入肠道，肠道内的β-葡萄糖醛酸苷酶亦使之激活而产生毒性；7α-脱羧酶能够使胆汁酸变为脱氧胆酸等次级胆酸类物质，产生致癌作用。在动物实验当中，1，2二甲肼(DMH)诱发肠癌的成功率约90%，而在无菌鼠中诱发成功率仅约20%，说明了肠道内菌群的分布对于肠癌发生的重要意义。

3. 化学物质致癌　除了次级胆酸类物质、胆固醇及代谢产物之外，亚硝胺也是具有诱导大肠癌发病作用的主要致癌物质。亚硝酸盐和亚硝胺广泛存在于咸肉、火腿、香肠、熏肉等各种腌制、熏制食品及不新鲜的蔬菜当中，并且人体的胃肠道亦能合成亚硝胺类化合物，因此人类不可能避免接触该类物质，故需要通过减少该类物质的生成与在体内的停留时间，降低结直肠癌发生的风险。

油煎、油炸、炭烤的食物也具有致癌作用，主要是因为蛋白质在高温分解后形成甲基芳香胺类物质，诱发结直肠癌。吸烟也是结直肠癌发生的一个诱因，香烟中含有的肼类化合物经呼吸道的黏膜吸收，具有诱发结直肠癌的作用，且香烟中还含有苯并芘等各种致癌物质。

4. 微量元素与维生素　钙离子能够与脂质结合并形成不溶性钙皂，起到抑制脂肪酸与胆酸，保护肠道上皮细胞的作用；硒能够抑制过氧化反应，使得致癌原不能黏附于细胞脱氧核糖核酸(DNA)上，起到抑制细胞增殖、抑制肿瘤生存的作用；维生素A、C、E可抑制自由基反应，从而防止各种致癌物质对DNA的损伤，还能使得腺瘤患者的结肠上皮过度增生逆转为正常；其他诸如钾、镁、铁、锌、磷等元素的摄入与结直肠癌发病之间的联系目前尚不明确。

此外，土壤中缺乏钼元素，可以导致农作物内硝酸盐的含量增多，从而食物中的亚硝酸盐含量显著增多，人体摄入后则导致致癌物质大量产生。食物中缺钼将使得机体抗氧化能力下降，使食物中摄入的大量亚硝酸盐和硝酸盐在体内蓄积并形成亚硝胺类物质，同时机体对阻止或延缓致癌物质活化的能力亦不足，因此增加了大肠癌发生的风险。

（二）遗传因素

目前已知的遗传因素参与发病证据是，家族性腺瘤性息肉病(FAP)家系为*APC*基因突变的遗传性疾病，主要表现为多发性的大肠腺瘤；遗传性非息肉病性结肠癌(HPNCC)家系为错配修复基因(*MMR*)突变，其大部分与*hMSH*1及*hMLH*2突变相关。家族性结直肠癌约占肠癌总数的15%。而在散发性结肠癌患者家族成员中，家族成员的发病率亦要高于一般人群。近年来，癌基因、抑癌基因与肿瘤凋亡相关基因已经成为研究的重点。目前已知的结肠癌的原癌基因有 *H-ras*、*K-ras*、*N-ras*、抑癌基因有 *APC*、*MCC*、*DCC*、*p*53 等，但其确切的机制及地位还有待进一步探讨[8]。

有部分研究认为，肠腺瘤是结直肠癌的癌前病变。尽管有疑议，但肠腺瘤与结直肠癌发病关系密切是肯定的。有数据显示，结直肠癌的高发地区，肠腺瘤的发病率明显升高，而结直肠癌的低发地区，肠腺瘤的发病率也明显低于一般地区。我国学者的报道显示，伴随肿瘤侵袭程度的进展，肠腺瘤的结构会遭到破坏，腺瘤癌变的比例不断下降，说明一般情况下，除部分原发肿瘤外，肠腺瘤与结直肠癌发病的关系密切[8]。

炎症性肠病，如溃疡型结肠炎，该类患者的结直肠癌的发病率是正常人群的5～10倍，一般情况下发病10年左右开始癌变，以后每10年癌变风险增加10%，病程越长，癌变的风险越高，当然，一过性的该类患者其结直肠癌发病率与正常人群无异。血吸虫性结肠炎与结直肠癌的发病亦关系密切，如浙江嘉善地区，上海青浦地区是血吸虫病的流行区，其结直肠癌的发病率与病死率远高于国内其他地区。此外还有部分研究提示，慢性肛瘘与肛管癌的发生相关。

另有研究报道，胆囊切除的患者，其结直肠癌发病风险出现了适度的增加，主要集中表现在近端结肠。可能的机制为胆囊切除后，次级胆酸进入肠道，诱发甲基胆蒽的形成有关。

（三）其他因素

长期吸烟，饮酒的人群患结直肠癌的风险要高于一般人群，目前明确的是乙醇对组织细胞具有毒性作用，起到辅助致癌的效果。缺乏体育锻炼或体力劳动的人更易患结直肠癌，可能与肠道蠕动减弱，肠内容物在肠道中的停留时间增加，各种毒性物质刺激肠道黏膜，损伤正常组织细胞所致。O型、B型血的人可能易患结肠癌，但血型与结直肠癌的关系还有待论证。

放疗治疗后的患者结直肠癌的发病风险增加。运用非甾体抗炎药，如阿司匹林等，可能可以降低结直肠癌的发生。而关于结直肠癌是否为激素依赖性肿瘤，传统的认为其属于非激素依赖性肿瘤，但目前国外有学者报道长期运用外源性雌激素对大肠癌细胞生长具有促进作用，而运用雄激素后发现血中的雌激素对大肠癌细胞的刺激作用减弱，癌细胞生长减缓。

长期的紧张、焦虑、抑郁情绪会明显增加罹患结直肠癌的风险。可能与免疫监视与清除的作用受到抑制，进而突变的细胞得以逃脱而累积生长有关。且持续不良情绪刺激可以造成肾上腺素和肾上腺皮质激素大量分泌，胃肠道蠕动受到抑制，则肠内容物在肠道中的停留时间增加，各种毒性物质刺激肠道黏膜，损伤正常组织细胞而致癌。

（四）高危人群

高危人群主要从家族遗传史和个人疾病史这两方面进行判断。

1. 家族遗传史　遗传性结直肠癌占结直肠癌 15%～25%，其主要包括了遗传性非息肉病性结肠癌(HPNCC)和遗传性结肠息肉病。前者已于 2004 年起由 Bethesda 标准提出将 Lynch 综合征作为这一类疾病的命名，占遗传性结直肠癌的 2%～4%[9-11]，此外还有一类"家族型结肠癌 X 型"；后者又再分为腺瘤性息肉病综合征和错构瘤息肉病综合征。腺瘤性息肉病综合征包括了经典型或衰减型家族性腺瘤性息肉病(familial adenomatous polyposis, FAP)，基因相关性息肉病(MYH-associated polyposis, MAP)，遗传性肠息肉综合征，胶质瘤息肉综合征；错构瘤息肉病综合征包括了遗传性色素沉着-消化系息肉病综合征(Peutz-Jeghers syndrome, PJS)，家族性幼年性结肠息肉病(familial juvenile polyposis coli, FJPC)，PTEN 基因突变与常染色体显性遗传性错构瘤综合征(PTEN hamartoma tumor syndrome, PHTS)，遗传性混合息肉病综合征(hereditary mixed polyposis syndrome, HMPS)等一系列疾病[12](图 7-1)。

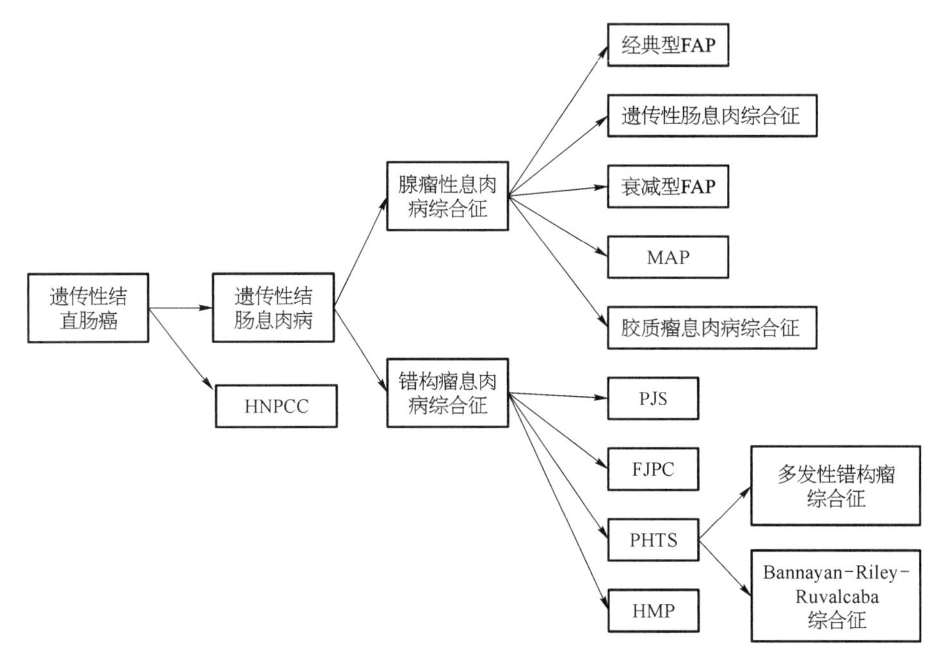

图 7-1　遗传性结直肠癌疾病图谱

2. 个人疾病史　主要包括了既往有各种炎症性肠病，肠腺瘤，腺瘤性息肉病病史[13,14]。

因此，一般认为，以下几类为高危人群：① 30～40 岁，有腹胀腹泻、腹痛、便秘、便血等消化道症状者。② 确诊患有溃疡性结肠炎，血吸虫病，肠腺瘤，腺瘤性息肉病等结直肠癌癌前病变者。③ 接受过放疗治疗，尤其是盆腔放疗史者。④ 有胆囊切除史，阑尾切除史者。⑤ 有结直肠癌家族史，家族性腺瘤性息肉病史，遗传性非息肉病性结肠癌史者。

此外，以下几类为需经结肠镜定期筛查的高危人群：① 40 岁以上，有腹胀腹泻、腹痛、便秘、便血等消化道症状者。② 粪便隐血试验(FOBT)反复阳性者。③ 一级亲属中有结直肠癌病史者。④ 有家族性腺瘤性息肉病史，遗传性非息肉病性结肠癌史者。

（五）发病机制

1. “腺瘤—癌变”途径　大肠癌的发生是一个多基因突变、多步骤级联反应的复杂过程。较为经典的“腺瘤—癌变”序贯学说[15]由 Morson 于 1974 年提出，1990 年 Fearon 总结提出“正常上皮异常增生—腺瘤—癌变—转移”过程中先后发生了一系列癌基因与抑癌基因的渐次突变、错配、活化及失活的经典分子模型[16]。随着遗传学和表观遗传学的不断发现，目前我们已知的是，在 80%的结直肠腺瘤和结直肠癌患者中，APC 基因作为上皮细胞复制的“看门基因”，一般在正常黏膜向腺瘤转变的早期就开始失活突变，使其编码蛋白无法和β-链蛋白结合，导致 Wnt 信号通路功能障碍，进而使得下游信号通路异常，细胞增殖失去控制，细胞的黏附—迁移功能异常，使得腺瘤样细胞产生并开始堆积。对于大于 1 cm 的腺瘤，约有 50%可见 ras 家族中至少一个基因突变，以 *K-ras* 基因为例，其 12、13 及 61 密码子突变可以导致下游 MAPK、AKT、PIK3 信号通路，抑制细胞凋亡的发生，使得腺瘤样细胞大量堆积，形成腺瘤。此时，若 TGF-β 信号通路的功能紊乱，或抑癌基因 *SMAD*4 表达失活或基因缺失，则导致细胞过度增殖，促进结直肠腺瘤向高级别上皮内瘤变或癌变快速进展。而事实上，结直肠癌的发生远不止这一条途径。目前认为，在散发性大肠癌中，染色体不稳定(chromosomal instability, CIN)，微卫星不稳定(microsatellite instability, MSI)，CpG 岛甲基化(Cpg island methylator phenptype, CIMP)及 18q21 区域杂合性缺失(loss of hererozygosity, LOH)均在散发性结直肠癌的发生过程中起到了重要的作用，而且上述逐条途径可相互交叉，并非绝对的排斥或独立，故促使肿瘤体现出异质性。

2. 其他途径　如染色体不稳定等。

(1) 染色体不稳定：遗传不稳定最常见的表现形式之一。通常表现为染色体的获得或缺失、染色体易位、重排等，是结直肠癌的一种特殊表型。常见的染色体不稳定包括 1p 和 8p 的删除、17p 和 18q 的杂合性缺失和 20q 的扩增。据报道，有 85%的结直肠癌患者，其基因组存在染色体不稳定的现象[17]。结直肠癌的发生需要有多个染色体不稳定，多种基因联合打击，以及在肿瘤发生过程中一些不连续的中间体和能引起某些基因改变的刺激因素。例如，*APC* 突变是人体及小鼠模型中腺瘤发生的初始事件，而 *K-ras* 的单一突变并不能在生物体内引发结直肠癌，只有当突变的 *K-ras* 与 *APC* 的突变同时出现时，才能促使结直肠癌发生发展[18]。

(2) 微卫星不稳定：微卫星是指 DNA 基因组中小于 10 个核苷酸的简单重复序列，一般为 2～6 个碱基重复，1981 年即被首次提出[19]。微卫星不稳定是指由于基因复制错误引起的基因组中重复序列次数的增加或丢失，导致微卫星片段长度发生了缩短或延长，表现为肿瘤组织与其相应非肿瘤组织的 DNA 结构性等位基因的大小发生变化。错配基因修复系统(MMR)会在细胞 DNA 复制过程中，针对可能整合错误的核苷酸，进行选择性地从新生 DNA 链中剔除，从而起到防止子代细胞出现基因突变的一种自我保护作用，换言之MMR的功能异常会导致基因稳定性降低，随机突变率增高。研究认为，微卫星不稳定性是Lynch综合征发生的重要原因，同时约有15%的散发性大肠癌经MSI途径发生[20,21]。目前，已经确定的MMR系统包括了*MLH*1、*MSH*2、*PMS*2、*PMS*1、*MSH*6、*MLH*3、*EXO*1等基因，其中临床最为常见是*MSH*2、*MLH*1、*PMS*2、*MSH*6，其报道的突变率分别为38%、32%、15%和14%。随后，受MSI影响的其他基因也被确定，包括编码细胞增殖调节因子(GRB1、TCF-4、WISP3、activin receptor-2、insulin-like growth factor-2 receptor、axin-2、CDX)、细胞周期或细胞凋亡(BAX、caspase-5、RIZ、BCL-10、PTEN、hG4-1、FAS)和DNA修复(MBD-4、BLM、CHK1、MLH3、RAD50、MSH2、MSH3、MSH6)等[22]。

(3) CpG岛甲基化：约有一半的人类基因组的基因启动子，嵌入在称为CpG岛的胞嘧啶-鸟嘌呤残基簇中，这个区的胞嘧啶通过DNA甲基转移酶实现甲基化，从而导致相应基因表达的减少甚至沉默。有研究报道，在MSI途径导致散发性结直肠癌的过程中，有CIMP途径的参与[23]。结直肠癌中已知的甲基化异常的基因有DNA错配修复基因*hMLH*1、*hMSH*2、*p*16、*p*14、*MYF*、*MDR*1和*E-cadherin*等，甲基化导致相应基因表达减少或完全丢失，使其不能正常地发挥其生理功能，由此导致了MSI+大肠癌的发生和发展。此外，在年龄较大的MSI+散发性大肠癌患者中一半有*BRAF*(*V*600*E*)突变，这与CIMP途径密切相关[24]。这部分患者病死率较低，这也是与Lynch综合征的重要区别。

(4) 18q21区域杂合性缺失：约70%的结直肠癌患者和50%的晚期腺瘤患者的组织样本中可以检测出染色体18q21区域的杂合性缺失。染色体18q区域包含了多个与肿瘤的凋亡和癌变相关的基因，如*DCC*、*Smad*4、*Smad*2和*Smad*7，且LOH的发生与抑癌基因的缺失、失活密切相关。MSI与LOH又统称为微卫星异常，MSI-H的患者更容易出现LOH，对结直肠癌的发生具有重要意义。据报道，高危Ⅱ期和Ⅲ期的18qLOH的患者，其DFS和OS较正常表达组分别降低6%和5%[25]。

三、诊断

(一) 临床症状

1. 癌前病变期的临床症状

(1) 肠息肉：有肠道刺激症状，如腹泻、便次频多、黏液脓血便等，可见便血，甚至可见肠梗阻，肠套叠。

(2) 息肉性腺瘤病：主要包括以下几种。① 色素沉着息肉综合征：可出现在消化道各部，以小肠多见。② 家族性肠息肉病：直肠与结肠布满腺瘤，极少累及小肠。常开始于青年期。③ 肠息肉病合并多发性骨髓瘤和多发性软组织瘤。

(3) 直肠息肉：泛指直肠黏膜突起向肠腔的隆起性病变。常见症状为出血，呈鲜红色，不与粪便相混合。以间歇性出血为特征。若息肉位于直肠下端，可在排便时候脱出肛门，多为鲜红色樱桃状，便后自动缩回。可有便次频多，里急后重及排便不尽感。

2. *结肠癌的临床症状*　结肠癌早期的症状并不明显，出现下列症状是要注意结肠癌发病的可能：① 持续的腹胀、腹痛等腹部不适症状，经对症处理后改善并不明显，并可随着肿瘤浸润程度的增加而增加。② 排便习惯和大便性状的改变，表现为便秘、腹泻或两者交替出现，其便中带血，色多暗红，或为黏液脓血便。③ 进行性贫血，不明原因的消瘦，体重明显下降，疲劳乏力。④ 腹部可触及包块。

结肠癌发生部位不同，其临床症状亦不相同：① 右半侧结肠癌的临床症状以右侧腹部肿块，腹痛，腹泻、便秘或交替表现，贫血及全身症状为主。右半侧结肠癌的腹部肿块主要为肿瘤本身形成，亦可因肿瘤穿透肠壁导致肠周围继发感染而成，或为局部脓肿形成，或为肿瘤侵犯邻近肠曲而成。该类肿块形态多不规则，界限欠清，活动度较差，若继发感染还可有压痛。腹痛初起时多为偶发或间歇性隐痛，后可转为持续性、阵发性的绞痛，当肿瘤穿透肠壁或引起局部炎症或与其他脏器粘连时，疼痛则会进一步加重。右半侧结肠癌的贫血发生率远高于左半侧，50％以上的右半侧结肠癌患者存在不同程度的贫血。右半侧结肠癌可因继发感染，内源性毒素吸收而出现乏力、消瘦、发热、食欲减退等全身症状。② 左半侧结肠癌因肠道狭窄，肠内容物已成形，而多较早表现出腹泻、便秘等排便习惯改变及便血或黏液脓血便，并较易发生肠梗阻。

晚期的结肠癌还会出现肠穿孔进而形成弥漫性腹膜炎；或穿透邻近器官而形成内瘘，有时甚至可以穿透腹壁而形成外瘘。

3. *直肠癌的临床症状*　直肠癌最常见的症状为便血。直肠癌患者便出的血通常是小量的鲜红色的血液，可单独出血或与大便混合，有时可见脓血或伴血块及坏死组织。患者多有便意频繁，排便习惯改变，肛门重坠感，里急后重，排便不尽，大便性状改变等直肠刺激症状。若肿瘤较大，占据 3/4 甚至整个肠腔，则易表现出便秘、左下腹胀痛，或解细便、稀便等完全性或不全性梗阻的症状。若肿瘤侵犯至周围组织器官，则表现为尾骶部疼痛不适，侵犯至肛管或会阴部可出现会阴部或肛门疼痛，侵犯肛门括约肌则出现大便失禁、脓血便，侵犯前列腺及膀胱可出现尿频、尿痛、血尿。若直肠癌转移至肝脏，还可出现腹水、黄疸、贫血、消瘦、恶病质等。

（二）体格检查

1. *腹部视诊和触诊*　检查有无腹部包块。右半侧结肠癌多可扪及。

2. *直肠指诊*　中国人直肠癌近 75％以上为低位直肠癌，可以在直肠指诊时触及。我国 80％以上的直肠癌可以通过直肠指诊发现。若采取左卧位则可触及更高位置的肿瘤。检查的时候要注意肿块的位置、形态、大小以及所占肠周的范围、基底部活动度、肠腔有无狭窄，病灶有无侵犯邻近的组织器官。指套有无血染和大便性状，盆腔有无结节。

（三）辅助检查

1. *粪便隐血试验检查和血常规*　粪便隐血试验（FOBT）对本病的诊断虽无特异性，但方法简便易行，可作为普查筛选或早期诊断的线索。因其常在临床症状出现之前即可表现为阳性。该方法目前有约 50％的结肠癌和 30％的腺瘤可直接表现为阳性，其假阴性率较高。

血常规可直接表现为贫血、低色素血症，对确诊具有一定的意义。

2. 内镜检查　内镜检测对大肠癌具有确诊价值，且可做一些相应的处理。目前，除常规内镜外，还有放大电子肠镜、黏膜染色肠镜、超声结肠镜等检测手段。

通过结肠镜能直接观察全大肠的肠壁、肠腔的改变，并确定肿瘤的部位、大小，初步判断浸润范围，取活检可获确诊，是确诊结肠癌最为可靠的方法。通过硬式直肠镜或乙状结肠镜检查，是确诊直肠癌最简单有效的方法，可以直接观察直肠内的病变，并做相应的处理。

放大电子肠镜通过镜头上的放大装置，对腺管开口的 5 种形态观察更为仔细：Ⅰ型，正常黏膜的腺管开口呈圆形，但黏膜下肿物因其起源于黏膜下层或肌层，通过腺管开口类型不产生变化，通过放大内镜检查一定程度上可以区分；Ⅱ型，呈现乳头状或星形，较正常黏膜的腺管开口要大，属增生性病变，其通过放大内镜检查即可明确诊断；Ⅲ型，又再分为 S 型和 L 型两种亚型，S 型的腺管开口为管状或圆形，但较正常腺管开口要小，多为凹陷型肿瘤所致，病理多为腺瘤，L 型的腺管开口为管状或类圆形，但较正常腺管开口要大，多为隆起型病变所致，病理多为腺瘤或早期的结直肠癌；Ⅳ型，即腺管开口呈脑回状，分枝状或沟纹状，病理多为绒毛状腺瘤；Ⅴ型，又再分为ⅤA 型和Ⅵ型两种亚型，ⅤA 其腺管开口为不规则形，大小不均匀，左右不对称，大部分多为早期结直肠癌所致，Ⅵ型其腺管开口消失或无结构，此大部分为浸润癌所致。同时，其对诊断是否为肿瘤性的病变和发现早期病变具有重要作用，也可对肿瘤的浸润深度进行判断，对黏膜内癌和黏膜下浸润癌可行剥离切除。

黏膜染色肠镜，其能通过内镜下染色显示黏膜的微小变化，从而为明确诊断提供依据，其镜下形态结构分为 5 类：Ⅰ型，表现为规则、圆形小窝，多为正常黏膜的形态；Ⅱ型，表现为规则、星形或乳头状小窝，多为增生性息肉的形态；Ⅲ型，又再分为 a 型和 b 型两种亚型，a 型表现为小管状小窝，b 型表现为大管状小窝，多为腺瘤性息肉的形态；Ⅳ型，表现为树枝状或脑回状，亦多为腺瘤性息肉的形态；Ⅴ型，表现为不规则窝状结构，多为肠癌的形态。Ⅱ型，Ⅲ型，Ⅳ型并见者为混合型息肉所致。

超声结肠镜，即除普通肠镜的功能外，还具有超声探测的功能。因此，它不仅观察肿瘤浸润侵犯的程度，还能探及淋巴结的转移情况，对肠癌手术方式及其他治疗方案的制定具有重要的意义。

3. X 线钡剂灌肠　对于结肠癌，最好采用气钡双重造影，可发现充盈缺损、肠腔狭窄、黏膜皱襞破坏等征象，显示癌肿部位和范围，对结肠内病灶的显示具有很高的准确性。对结肠镜检查因肠腔狭窄等原因未能继续进镜者，钡剂灌肠对肠镜未及肠段的检查尤为重要，双重造影的结肠癌检出率超过 90%，和结肠镜的检出率相近。

全消化道的钡剂灌肠还可以检出右半结肠的病灶，但是如果右半结肠存在较大病灶，则有可能诱发或加重肠道梗阻；如果右半结肠存在较小病灶，则有假阴性的可能。该方法在右半结肠的显像上不如钡剂灌肠的检测方法，因此目前多用X线钡剂灌肠检测。

X线钡剂灌肠检测对直肠癌的诊断价值不大，气钡双重造影对中上段直肠癌具有诊断意义，但不如直肠镜检方便。

4. CT检查　CT主要用于了解大肠癌肠外浸润及转移情况，有助于进行临床病理分期，以制定治疗方案，对术后随访亦有价值。螺旋CT仿真内镜(CTVC)是CT诊断结直肠癌的一项新技术，在诊断结直肠隆起型病变时具有较好的优势，尤其适用于5 mm以上的隆起型病变，对病变的数目、位置、形态等能较好地显示，并且可以通过三维重建技术获得仿真重建肠道内影像，是一种非侵入性的、简便安全的检测手段，对于各种不明原因导致的内镜不能通过肠道的或不能耐受内镜检查的患者，具有较好的诊断价值。其可以作为内镜的一种补充检测方式，有助于对结直肠癌的术前评估。

5. 核磁共振MRI检查　MRI可显示肿瘤在肠壁内的浸润深度，尤其对明确低位直肠癌肿瘤侵犯肠壁周径及区域淋巴结转移情况效果肯定，有助于直肠癌的术前分期诊断，从而确定手术术式及淋巴结清扫范围[26]。对于评估直肠癌的术后复发转移情况，可通过MRI结合增强CT的方法，有效弥补MRI的敏感性不足及CT的特异性和准确性不足，对提高诊断精度具有重要的价值[27]。

6. PET-CT检查　针对病程较长、肿瘤固定的患者，为排除远处转移及评价手术价值时，有条件的患者可进行PET-CT检查，该检查灵敏度较高，全身显像时可以发现肿瘤以外的高代谢区域，了解病变的累及范围，从而帮助制定合理的治疗方案[28]。该方法不推荐作为常规筛查、复查的手段，且对于小于1 cm的病灶诊断受限。

7. B超检查　该方法可分为经腹壁检测和经肠腔检测两个方面。经腹壁超声检测可以发现腹部肿块的“假肾症”，则提示肿块来源于结直肠。由于结、直肠癌手术时有10%～15%的患者同时存在肝、后腹膜、肾上腺及盆腔转移，所以腹部B超应该列为常规检查。经肠腔超声检测可以清晰地显示肠壁的五个层次，即黏膜层、黏膜肌层、黏膜下层、固有肌层和浆膜层，对肿瘤的浸润和侵犯范围也有一个准确的认识。

8. 肿瘤标志物　肿瘤标志物对本病的诊断均缺乏特异性，但定量动态观察，对大肠癌手术效果的判断与术后复发的监视，均有价值[29]。

癌胚抗原(CEA)：其存在于内胚层化生的消化道腺癌及2～6个月的胚胎、肝、肠道及胰腺组织中，在结肠癌组织中的含量也明显要高于正常组织，其在结肠癌肝转移时阳性率也较高，但在部分结肠黏液腺癌和低分化腺癌中可表现为阴性，从而失去临床意义。CEA的临床意义，需要结合其他肿瘤标志物水平及临床实际情况进行综合分析，当然其作为随访检测和疾病预后的指标还是具有一定的实际运用价值，如术后CEA恢复正常，随访过程中有上升，则考虑局部复发或局部的淋巴结转移，若急剧上升则考虑远处转移可能。

CA19-9：其为细胞膜上的糖脂，多以唾液黏蛋白的形式存在于血清中，多分布于正常胎儿的胰腺、胆囊、肝、肠和正常人的胰腺及胆管上皮等处，消化系统的恶性肿瘤可以产生大量的CA19－9，其可能与肿瘤侵犯淋巴结、淋巴管，并通过胸导管大量进入外周血液循环密切相关。CA19－9对结直肠癌的阳性率约50％，一般多为晚期病变所致，其诊断价值不如CEA。

此外，如组织多肽抗原，CA50等肿瘤标志物与结直肠癌亦具有一定的诊断价值，但仍需联合多个肿瘤标志物及临床实际情况综合看待。

9. 核素扫描　可对全身骨扫描与淋巴结扫描，对骨转移和淋巴结转移可作出判断，但使用价值有限。

10. 其他　粪便大肠脱落细胞检测，血浆游离甲基化检测，血清蛋白质谱分析，胶囊内镜，拉曼光谱分析技术，血清多肽肿瘤标志物高通量筛选及基因检测等新技术手段已有报道[30-32]，目前开展于临床还有待进一步论证。

（四）临床分段、分类、分期

1. 分段　结肠癌多按照其原发病灶所在部位进行命名，如乙状结肠癌、横结肠癌、降结肠癌等；或以横结肠中部为界限，发于右侧称为右半结肠癌，发于左侧则称为左半结肠癌。右半结肠主要生理功能为吸收水和电解质，其病变以隆起型或溃疡型多见，一般恶性程度较低，MSI－H者亦多见发病于右半，其肿块较大而往往不伴有淋巴结转移，预后较好。左半结肠主要生理功能为贮存和排泄粪便，其病变以浸润型或狭窄型多见，易出现肠道梗阻。

直肠癌按照其直肠壶腹部上、中、下3个半月形皱襞将其分为上、中、下三段，具体的位置因人而异。目前临床一般认为，距肛缘5 cm以内的称为低段(位)直肠癌，保肛手术的难度极大，风险较高；距肛缘5～8 cm的称为中段(位)直肠癌，距离8 cm以上的称为高段(位)直肠癌。

2. 分类　在大肠癌中，遗传性结直肠癌占15％～25％，其分为遗传性非息肉病性结肠癌(HPNCC)和遗传性结肠息肉病两大类。散发性结直肠癌占75％～85％。

HPNCC已于2004年起更名为Lynch综合征，其大多在45岁前发病，原发病灶多起于右半结肠，组织病理多为黏液腺癌或印戒细胞癌，且伴有大量淋巴细胞浸润或淋巴样细胞聚集。50％～80％的患者会发生结肠癌，40％～60％的患者会发生子宫内膜癌。MLH1、MSH2、MSH6、PMS2错配修复基因的缺突变或沉默是该病发生的遗传学基础，该病欧洲的阿姆斯特丹Ⅰ、Ⅱ标准及美国的Bethesda标准，均有不小的漏诊率[33]。

我国在国外筛查的经验基础上建立了Lynch综合征筛查标准[34]：家系中至少有2例组织病理学明确诊断的大肠癌患者，其中的2例为父母与子女或同胞兄弟姐妹的关系，并且符合以下一条：① 至少1例为多发性大肠癌患者(包括腺瘤)。② 至少1例大肠癌发病早于50岁。③ 家系中至少1人患有Lynch综合征相关肠外恶性肿瘤(包括胃癌、子宫内膜癌、小肠癌、输尿管或肾盂癌、卵巢癌、肝胆系统癌)。同时，对于可疑家系需进行*hMLH1*、*hMSH2*、*hMSH6*、*PMS2*错配修复基因的免疫组化检测(IHC)与MSI基因检测。大肠癌的 MSI 可以通过检测 10 个不同的微卫星标记点；4 个单核苷酸重复序列：BAT25，BAT26，BAT40，BAT34C4；5 个双核苷酸重复序列：ACTC，D5S346，D18S55，D17S250，D10197；1 个复杂标记：MYCL。MSI－H 为存在 30%或以上的标记不稳定；MSI－L 为存在 30%以下的标记不稳定；MSS 为微卫星稳定，即没有存在标记的不稳定。

IHC 与 MSI 这两项检测中若 2 项均为阴性者，无须再行基因突变分析；若有 1 项为阳性者，需行 *hMLH1*、*hMSH2* 基因种系的突变检测分析。针对初发于大肠癌的确诊患者，目前的术式趋向于行全结肠切除术或次全结肠切除术，从而降低多原发结直肠癌的风险，降低残段漏诊的可能，这样的临床研究也见报道[35]，但无法规避其他器官发生继发恶性肿瘤的风险[36]。

此外，在符合筛查标准的疑似病例中，有一类患者没有 MSI，也没有 *MMR* 基因突变，且其发病年龄相对较晚，结直肠癌发病率相对较低，目前将其归为“家族型结肠癌 X 型”[37]。

Lynch 综合征分为腺瘤性息肉病综合征和错构瘤息肉病综合征（表 7－3）。

表 7－3　Lynch 综合征筛查流程

序号	IHC				MSI	*BRAF V600E* 突变检测	*MLH1* 启动子甲基化分析	*MMR* 基因检测
	MLH1	*MSH2*	*MSH6*	*PMS2*				
1	+	+	+	+	MSI－L/MSS	UN	UN	*SCRC*
2	+	+	+	+	MSI－H	UN	UN	*MMR* 突变检测
3					MSI－H	UN	UN	*IHC* 或 *MMR* 突变检测
4	－	+	+	－	UN	+	UN	*SCRC*
					UN	－	+	*SCRC*
					UN	－	－	*MLH1* 突变检测
5	－	+	+	+	UN	UN	UN	*MLH1* 突变检测
6	+	+	+	－	UN	UN	UN	*PMS2* 基因检测没有发现时进一步行 *MLH1* 突变检测
7	+	－	－	+	UN	UN	UN	*MSH2* 基因检测没有发现时进一步行 *MSH6* 突变检测
8	+	－	+	+	UN	UN	UN	*MSH2* 突变检测
9	+	+	－	+	UN	UN	UN	*MSH6* 基因检测没有发现时进一步行 *MSH2* 突变检测

(1) 腺瘤性息肉病综合征：① 经典型衰减型家族性腺瘤性息肉病：由 *APC* 基因突变引起的常染色体显性遗传病变，临床表现为大量息肉(数目多大于 100 枚，直径多小于 1 cm)，以左半结肠为多，其次为右半结肠及横结肠，可伴发胃、十二指肠息肉，发病平均年龄 15 岁，恶变平均年龄 39 岁，不治疗则多于 45 岁前死亡，其转移早，多灶病变，预后较差。② 衰减型家族性腺瘤性息肉病：根据 *APC* 基因突变位点不同，临床表现各异，多表现为息肉(数目为 10～100 枚)，以右半结肠为多，可伴发胃、十二指肠腺瘤(50%～66%)和肠道锯齿状腺瘤，发病平均年龄 34 岁，恶变平均年龄 57 岁，不治疗则多于 59 岁前死亡，预后稍好。③ 基因相关性息肉病：由 *MYH* 基因突变引起的常染色体隐性遗传病变，临床表现为息肉(数目一般小于 100 枚)，以左半结肠为多，其次为右半结肠，可伴发十二指肠息肉、甲状腺癌、乳腺癌等，但不多见，其恶变平均年龄 46 岁，65 岁前 100%恶变。④ 遗传性肠息肉综合征：一般认为是 FAP 的一个特殊临床亚型，因此仍为 *APC* 基因突变作为遗传性病变基础，考虑存在位点差异，临床表现为大量息肉(数目多大于 100 枚)，分布广泛，可伴发胃、十二指肠息肉，多在青壮年时期发病，且恶变率较高，其伴有骨瘤、软组织肿瘤及肾上腺癌等病变，因此诊断即以同时发现结直肠多发息肉、骨瘤、软组织肿瘤三者为标准。⑤ 胶质瘤息肉综合征：目前认为是 FAP 的一个特殊罕见临床亚型，近年来发现 MMR 基因突变在该病中也有作用机制，该病于临床中非常罕见，其发病较早(平均年龄 17 岁)，全结肠广泛分布大量腺瘤性息肉(多大于 100 个)，20 岁前癌变率 100%，且神经胶质瘤多分布于大脑的整个半球，小部分出现在脑干、小脑及脊髓，且可有成胶质瘤细胞，成神经管细胞瘤等各种病理，同时还可伴有胃、十二指肠、小肠肿瘤，脂肪瘤，甲状腺癌等病变，故患者多在数年内即死于肿瘤。

(2) 错构瘤息肉病综合征：① 遗传性色素沉着—消化系息肉病综合征：以皮肤黏膜色素斑、胃肠道错构瘤息肉和家族遗传史为三大临床特征，发病率据报道为 1/25 000，表现为全消化道分布大小不一、数量不等的息肉，可出现腹痛、肠扭转、肠梗阻、胃肠道出血等并发症，亦可伴发乳腺癌、女性生殖系统肿瘤、睾丸肿瘤及神经胶质瘤，60%的患者具有明确的家族史，但该病可隔代遗传，伴随着年龄增长其恶变风险增加。② 家族性幼年性结肠息肉病：幼年性指息肉形态稚嫩，该病发病率据报道为 1/100 000，可再分为婴儿型、结肠型和胃肠道弥漫型，以结肠型最为常见，多发于乙状结肠及直肠，恶变率较高，预后不佳。③ *PTEN* 基因突变与常染色体显性遗传性错构瘤综合征：由 *PTEN* 基因突变引起的常染色体显性遗传病变，可再分为 Cowden 综合征及 Bannayan-Riley-Ruvalcaba 综合征。④ 遗传性混合息肉病综合征：1997 年才见报道，目前尚无大样本的循证医学证据。

3. 分期　目前大肠癌的 TNM 分期采用 UICC 和 AJCC 出版的中的大肠癌国际分期标准(表 7-4)。

cTNM 指临床分期，即运用治疗前的体格检查、内镜下表现、活检、外科探查等其他资料进行分期，其具有指导治疗方案的作用；pTNM 指病理分期，其中 pT 指切除原发肿瘤标本后的最高病理分期评估，pN 指充分摘除淋巴结术后的最高病理分期评估，其具有指导辅助治疗方案、评估预后及报道最终疾病结果的作用；ypTNM 指接受新辅助治疗后的肿瘤分期。rTNM 指肿瘤复发转移后再治疗时的病理分期，TNM 指尸检确立分期。

表 7-4　结直肠癌的 TNM 解剖分期/预后组别

期　别	T	N	M	Duke	MAC
0	T_{is}	N_0	M_0	—	—
Ⅰ	T_1	N_0	M_0	A	A
	T_2	N_0	M_0	A	B_1
Ⅱa	T_3	N_0	M_0	B	B_2
Ⅱb	T_{4a}	N_0	M_0	B	B_2
Ⅱc	T_{4b}	N_0	M_0	B	B_3
Ⅲa	$T_1 \sim T_2$	N_1/N_{1c}	M_0	C	C_1
	T_1	N_{2a}	M_0	C	C_1
Ⅲb	$T_3 \sim T_{4a}$	N_1/N_{1c}	M_0	C	C_2
	$T_2 \sim T_3$	N_{2a}	M_0	C	C_1/C_2
	$T_1 \sim T_2$	N_{2b}	M_0	C	C_1
Ⅲc	T_{4a}	N_{2a}	M_0	C	C_2
	$T_3 \sim T_{4a}$	N_{2b}	M_0	C	C_2
	T_{4b}	$N_1 \sim N_2$	M_0	C	C_3
Ⅳa	任何 T	任何 N	M_{1a}	—	—
Ⅳb	任何 T	任何 N	M_{1b}	—	—

临床分期中 T、N、M 的定义：

T 分期标准：T_x，原发肿瘤不能确定；T_0，无原发肿瘤证据；T_{is}，原位癌，局限于上皮内或侵犯黏膜固有层；T_1，肿瘤侵犯黏膜下层；T_2，肿瘤侵犯固有肌层；T_3，肿瘤穿透固有肌层到达结直肠肠旁组织；T_{4a}，肿瘤侵犯腹膜脏层；T_{4b}，肿瘤直接侵犯或粘连于其他器官或结构[T_4直接侵犯包括了穿透浆膜侵犯其他肠段，并得到镜下诊断的证实(如盲肠癌侵犯乙状结肠)，或者，位于腹膜后或腹膜下肠管的肿瘤，穿破肠壁固有基层后直接侵犯其他的脏器或结构，例如降结肠后壁的肿瘤侵犯左肾或侧腹壁，或者中下段直肠癌侵犯前列腺、精囊腺、宫颈或阴道]。

结肠的局域淋巴结：途经结肠系膜的淋巴结主要为以下三组。① 排列于边缘动脉周围的结肠旁淋巴结。② 沿左、中、右及乙状结肠动脉排列的同名淋巴结。③ 位于肠系膜上、下动脉根部的肠系膜上、下淋巴结。右半结肠淋巴大部分汇入肠系膜上淋巴结，左半结肠淋巴大部分汇入肠系膜下淋巴结。肠系膜上、下淋巴结经腹腔干根部的腹腔淋巴结汇入肠干。

直肠的区域淋巴结：直肠壁外有直肠旁淋巴结，直肠上部淋巴管沿直肠上血管向上注入肠系膜下淋巴结。直肠下部淋巴管向两侧沿直肠下血管汇入髂内淋巴结；部分向后入髂淋巴结，部分向下穿过肛提肌与坐骨肛门窝内淋巴丛相通，随肛血管、阴部内血管至髂内淋巴结。

N分期标准：N_x，区域淋巴结转移无法评价；N_0，无区域淋巴结转移；N_1，1～3枚区域淋巴结转移；N_{1a}，有1枚区域淋巴结转移；N_{1b}，有2～3枚区域淋巴结转移；N_{1c}，浆膜下、肠系膜、无腹膜覆盖结肠或直肠周围组织内有肿瘤种植，无区域淋巴结转移；N_2，有4枚以上区域淋巴结转移；N_{2a}，4～6枚区域淋巴结转移；N_{2b}，7枚及以上区域淋巴结转移。

M分期标准：M_x，远处转移无法评价；M_0，无远处转移；M_1，有远处转移；M_{1a}远处转移局限于单个器官或部位（如肝、肺、卵巢、非区域淋巴结）；M_{1b}远处转移分布于一个以上的器官或部位或腹膜转移。

四、鉴别诊断

一般来说，按右侧或左侧结肠癌及直肠癌的临床表现，考虑和各有关疾病进行鉴别。右半结肠癌应注意和肠阿米巴病、肠结核、血吸虫病、阑尾疾病、克罗恩病等鉴别。左半结肠癌则需与慢性细菌性痢疾、血吸虫病、溃疡性结肠炎、克罗恩病、结肠息肉、憩室炎等鉴别。直肠癌则需与痔疮、功能性便秘、直肠息肉、Paget's病等鉴别。此外还要注意，对年龄较大者近期出现症状或症状发生改变，切勿未经检查而轻易下肠易激综合征的诊断，以免漏诊大肠癌。

（一）克罗恩病与大肠癌

1. 临床表现　克罗恩病典型表现为胃、肠道全壁的节段性分布的非特异性肉芽肿性炎症，尤其以回肠最为多发。其典型临床表现为间歇性发展的腹部疼痛不适。大部分患者伴有腹泻，其排便习惯与大便性状有显著差异：若病变累及肠远端，可伴有里急后重；若小肠广泛受累，可出现水样便或脂肪泻，但一般少见黏液脓血便。部分患者可出现不全性肠梗阻，甚至肠型。

该病多病程较长，起病缓慢，因而长期患病过程中还可出现贫血、消瘦、发热、电解质紊乱、营养不良等全身症状，另于肛周还可出现窦道、肛瘘及肛周脓肿破溃。

2. 实验室检查　粪便隐血试验可呈阳性；血常规检查可见：白细胞增多，血红蛋白降低，红细胞沉降率加快；结肠镜检查可见：肠道黏膜水肿，有鹅卵石样的隆起病变，伴有圆形、线形样的溃疡，两处病灶间的肠黏膜正常。活检有助于明确诊断。X线钡餐检查可见：节段性肠管受累，病变处肠黏膜皱襞粗乱，见广泛的鹅卵石样充盈，伴溃疡性缺损病变，肠壁轮廓不规则，有些可见肠梗阻征象。

（二）溃疡性结肠炎与大肠癌

1. 临床表现　溃疡性结肠炎为绝大部分直肠与结肠的慢性炎症疾病，多数起病缓慢，需历时数年至十余年，期间可见反复发作或加重，暴发发病者较为少见。临床表现以腹泻、腹痛为主，腹泻轻者每日2～4次，重者可达数十次，并可见黏液脓血便，也可出现腹泻与便秘交替出现等症状；腹痛轻者以间歇性隐痛为主，重者可有腹部绞痛感，并可伴有恶心、呕吐等症状，可见中毒性巨结肠。

该病多病程较长，起病缓慢，因而长期患病过程中还可出现贫血、消瘦、电解质紊乱、营养不良等全身症状，急性起病时可见中、高度发热及心动过速，需及时处理。肠外表现还可见结节性红斑，口腔黏膜溃疡，溶血性贫血，慢性活动性肝炎等免疫异常的症状。

2. 实验室检查　活动期患者粪便常规检查可见：黏液脓血便，同时培养未发现特异性病原体；重症患者血常规检查可见：白细胞增多，血红蛋白降低，红细胞沉降率加快；生化检查可见：白蛋白及钠、钾、氯等电解质水平降低；免疫球蛋白检查可见：IgG、IgM 水平增加；结肠镜活检可见：黏膜血管纹理模糊、紊乱甚至消失，黏膜充血水肿及脓性分泌物附着，病变处可见明显的弥漫性糜烂及多发性浅溃疡，活检有助于明确诊断。X 线钡餐检查可见：肠黏膜粗乱及颗粒样改变，可见多发性浅溃疡，边缘毛糙，呈毛刺状或锯齿状，也可表现为卵圆形的充盈状缺损，肠管缩短，结肠袋消失，肠壁变硬。

（三）胃肠道间质瘤与大肠癌

临床表现：约 1/4 的胃肠道间质瘤原发病灶位于结直肠，按其生长方式可再分为腔内型、腔外型、肠壁内型三类。结肠的腔内型与肠壁内型间质瘤容易引起肠腔狭窄甚至肠梗阻，因此患者易出现腹痛腹胀及排便困难症状，有时可见便血。直肠间质瘤可出现里急后重，肛门下坠不适及尾骶部疼痛不适症状。

实验室检查：粪便隐血试验可呈阳性，也可呈阴性；若有活动性出血时血常规检查可见血红蛋白降低；气钡双重灌肠可见病灶处充盈缺损。需通过手术根治明确病理类型。

（四）痔疮与大肠癌

临床表现：内痔位于齿线上方，表面为黏膜覆盖，由痔内静脉丛组成；外痔位于齿线下方，表面为皮肤覆盖，由痔外静脉丛组成；混合痔在齿线附近，表面为皮肤黏膜交界组织覆盖，由痔外静脉丛和痔内静脉丛交汇组成。其临床表现为无痛性、间歇性的便后鲜血，轻者仅为擦拭后见血，重者呈喷射状出血。痔块可于便后脱垂，轻者可自行还纳，重者稍加用力即脱出肛门外，且需用手回纳方可。另可感肛门疼痛、瘙痒、坠胀不适等症状。

实验室检查：粪便隐血试验可呈阳性，也可呈阴性；需行肛门视检及指诊，建议行直肠镜及结肠镜检查，因直肠癌与痔疮可并存，因此需规避漏诊、误诊的风险。

五、治疗方法

结肠癌和直肠癌的综合治疗方案仍有一定的区别，但均需在 TNM 分期指导下制定手术及辅助治疗的方案。目前《NCCN 肿瘤学临床实践指南》提倡，结肠癌患者可根据术后病理制订下一步诊疗方案；对于肿块较大，影像学及指诊提示可能存在区域淋巴结转移、原发病灶处于低段位、根治手术风险较大的直肠癌患者，术前需行新辅助放化疗治疗以缩小肿块，降低临床分期，优化手术条件，减低根治、保肛的风险，后再根据术后病理制订下一步诊疗方案。

美国发布的结直肠癌的综合治疗数据显示,其结直肠癌的诊断平均年龄为 69 岁,2014 年新增病例数为 136 830,其 5 年的相对生存率约为 65%,大于 50 岁的患者占比 95%[1];Ⅰ～Ⅱ期的结肠癌患者以结肠癌根治术为主;99%的Ⅲ患者与 61%的Ⅳ患者均能接受手术治疗,65%的Ⅲ患者与 41%的Ⅳ患者均能接受手术及术后的辅助治疗[1]。88%的Ⅰ～Ⅱ期直肠癌患者接受了手术根治,39%的Ⅰ～Ⅱ期直肠癌患者接受了手术及新辅助或辅助放化疗治疗;68%的Ⅲ～Ⅳ期直肠癌患者接受了手术根治,57%的Ⅲ～Ⅳ期直肠癌患者接受了手术及新辅助或辅助放化疗治疗[1]。我国学者中较有代表性的研究报道,如郑树及其学术团队所收集的 1 368 结直肠癌,通过 10 年的随访得出根治术后的 3 年、5 年、10 年生存率分别为 77.6%、69.9%、62.4%,3 年、5 年、10 年的总生存率分别为 67.5%、60.2%、53.5%[38],也取得了较好的临床效果。

(一) 外科手术术式及运用原则

大肠癌外科根治手术对患者的生存获益是肯定的,但实际运用时需严格遵循无菌原则、无瘤原则、微创原则、根治原则及减少出血、避免副损伤、降低术后并发症原则。具体的外科手术术式如下。

1. 根治性右半结肠癌切除术　适用范围:升结肠癌、结肠肝曲癌、回盲部恶性肿瘤。切除范围:切除回肠末端 10～15 cm,盲肠、升结肠、横结肠右半部、部分大网膜、胃网膜右侧血管;切断和切除回结肠血管、右结肠血管、中结肠血管右支所属区域淋巴结。

2. 根治性左半结肠癌切除术　适用范围:降结肠癌、结肠脾曲癌、降-乙交界处恶性肿瘤。切除范围:切除左半横结肠、降结肠、部分或全部大网膜、肿瘤引流区域淋巴结。

3. 根治性横结肠癌切除术　适用范围:横结肠中部肿瘤。切除范围:切除横结肠及其系膜、部分升结肠和降结肠、肿瘤引流区域淋巴结、大网膜。

4. 根治性乙状结肠癌切除术　适用范围:乙状结肠癌,直-乙交界处恶性肿瘤。切除范围:原则上需切除直肠上段、乙状结肠、降结肠及肿瘤引流区域淋巴结,并根据术中探查情况制定切除范围。

5. 直肠癌经腹、会阴联合切除术(Miles)　适用范围:无法保留肛门括约肌的中、下段(位)直肠癌。切除范围:切除肿瘤上方至少 10 cm 的肠管,肠系膜下动脉根部以下的引流区域淋巴结。根据肿瘤位置及离肛门距离,沿肛周酌情行椭圆形切口。并于脐和髂前上棘连线经腹直肌处造口。

6. 经腹直肠癌高位、低位、超低位切除术或直肠前切除术(Dixon)　高位指吻合口位于腹膜反折线以上,低位指吻合口位于腹膜反折线以下,超低位前切除术指吻合口位于腹膜反折线以下,齿状线上缘。适用范围:中上段直肠癌,直-乙交界处恶性肿瘤,部分乙状结肠癌。切除范围:切除肿瘤上方至少 10 cm 的肠管,肿瘤远端至少 3 cm 肠管,肠系膜下动脉根部以下的引流区域淋巴结及直肠系膜。

7. 全直肠系膜切除术(TME)与全结肠系膜切除术(CME)　系膜切除术的优势在于其减少了因肿瘤播散或手术出血而带来的手术视野破坏,同时切除了系膜中的肿瘤结节,减少了肿瘤术后的复发转移概率，并最大程度地保留了系膜切除的完整性与自主神经的功能[39,40]。这一术式目前也越来越为临床医生所认可与推广。

对于首诊时即发现有远处转移的病例，或诊断为双原发恶性肿瘤的病例，经评估条件允许者，也可行同步切除术以达到根治的目的[41]。若肿瘤较大，或已存在区域淋巴结转移，根治具有风险的病例，经评估后可先行新辅助放或化疗后再行手术根治，必要时也可在术中行放疗治疗以增加根治率。对于腹腔镜技术、达芬奇机器人技术的运用，仍需以上述原则，尤其是根治原则为先。腹腔镜与传统的开腹手术比较，患者的 5 年总生存率相似，并没有统计学的差异[42,43]，但术后的恢复和患者术后生活质量的提高方面仍具有一定的优势[42-44]。对于难以根治的复发转移患者，姑息性的减瘤术以改善症状为治疗目前，需明确评估手术风险与生存获益，以避免行不必要的治疗，进而使患者生存受损。

（二）大肠癌的新辅助治疗与术后辅助疗法

1. 术后辅助治疗

（1）Ⅰ期：《NCCN 指南》明确提出无需行任何辅助治疗。但据临床研究统计，有一部分患者会于术后 5 年内出现局部的复发转移，日本学者的研究报道显示Ⅰ期肠癌患者复发率约为 4.9%[45]，其可能与手术时即存在小于 0.2 mm 的孤立性癌细胞（ITC）及 0.2～2 mm 的微转移灶（MM）有关[46]。这样微小的病灶、转移灶难以通过 PET - CT 等技术手段进行筛查，其需详细的免疫组化或 RT - PCR 检查方可定性，需要承担较高的人力成本和技术资源，因此临床开展有限。NCT010972 65 研究对Ⅰ～Ⅱ的肠癌患者组织病理标本的 pN_{micro} 进行彻查，结果发现其阳性率高达 30%[47]，因此建议该类患者进行 pN_{micro} 的检查，若 pN_{micro} 为阳性结果则可行 XELOX 方案 8 周期辅助治疗。我国目前尚缺乏此类报道，因此无特殊情况则建议患者门诊随访观察。

（2）Ⅱ期：需根据其手术病理标本，若均不符合 T_4（Ⅱb 期，Ⅱc 期）、组织分化差（3/4 级，不包括 MSI），切缘阳性或不能确定为阴性，脉管浸润，神经浸润，肿瘤穿孔或肿块巨大，切缘安全距离不足，送检淋巴结小于 12 枚，存在 1 个或多个癌结节等项，则患者无高危复发因素。这一类患者，一般情况下无需行术后辅助化疗，当然也可以使用卡培他滨单药口服或氟尿嘧啶/LV 方案化疗[48]，也可以参加临床新药试验。因此，临床医生需与患者进行详细沟通，权衡利弊后制订下一步诊疗方案。

若患者符合上述高危复发因素中的一项或多项，则被定义为预后不佳者。该类患者需行术后辅助化疗，若拟行以氟尿嘧啶为主的辅助化疗方案，则需行 *MMR* 检测以筛选高度微卫星不稳定（MSI - H）或 *MMR* 缺失（dMMR）的人群。数据显示，Ⅱ期的大肠癌患者中 MSI - H 占比 22%[20]，大肠癌患者中 dMMR 占比 19%，结肠癌中高达 52%的人群，其 *MLH*1 基因启动子因过甲基化而致基因沉默[49]。诸多证据显示，于散发性大肠癌中Ⅱ期的患者，MSI - H 或 dMMR 的人群尽管原发肿瘤瘤体较大，但多伴有区域淋巴结转移，不仅不能从氟尿嘧啶为主的辅助化疗方案获得生存获益，反而还可能导致生存受损[48,50]，故 MSI - H 或 dMMR 实际上是Ⅱ期患者预后良好的标志，从生物学角度将其归为同一类群体[51]。若患者经筛查后确诊为Lynch综合征，则以全切除或次全切除手术根治为治疗方案。因此，提倡对于小于50岁的Ⅱ期的大肠癌患者，临床应常规进行*MMR*检测以剔除Lynch综合征患者，以免接受辅助化疗后带来生存受损。

高危Ⅱ期的大肠癌患者（筛除MSI－H/dMMR），可以考虑行XELOX（奥沙利铂130 mg/m^{2}静脉输注大于2 h，第1日；卡培他滨850～1 000 mg/m^2，每日2次，口服，1～14 d，随后休息7 d，每3周重复，共24周），mFOLFOX6（奥沙利铂85 mg/m^{2}静脉输注2 h，第1日；LV400 mg/m^{2}静脉输注2 h，第1日）；氟尿嘧啶400 mg/m^{2}静脉推注，第1日，然后1 200 mg/(m^2·d)×2 d持续静脉输注（总量2 400 mg/m^2，静脉输注46～48 h），每2周重复），FLOX（氟尿嘧啶500 mg/m^{2}静脉推注＋LV500 mg/m^{2}静脉输注，每周1次×6周，每8周重复×3周期，奥沙利铂85 mg/m^{2}静脉输注，第1周、第3周、第5周各1次，每8周重复×3周期），氟尿嘧啶/LV（LV500 mg/m^{2}静脉输注2 h，每周1次×6周，氟尿嘧啶500 mg/m^{2}在LV输注开始1 h后静脉推注，每周1次×6周，每8周重复，共4个周期），卡培他滨（卡培他滨1 250 mg/m^2，每日2次口服，第1日～第14日每3周重复，共24周）单药口服方案化疗，其中FLOX可以作为FOLFOX的一个替代方案，也可以参加临床新药试验或仅以临床观察为主。值得注意的是，Ⅱ期的结肠癌的辅助化疗所能降低的死亡风险有限，高危Ⅱ期辅助化疗方案的选择仍以Ⅲ期的辅助化疗获益证据作为参考[52]。

（3）Ⅲ期：术后可选用mFOLFOX6，卡培他滨/奥沙利铂（XELOX）/氟尿嘧啶/LV（FLOX）；方案进行为期6个月的辅助化疗，对不能耐受奥沙利铂的患者，可选单药卡培他滨或氟尿嘧啶/LV。XELOX和FOLFOX的对比研究亦显示，两种方案的生存获益无统计学差异，仅在化疗副反应上出现差异，因此两者均可作为首选方案[53]。

此外，Ⅲ期的大肠癌患者若出现MSI－H或dMMR，仍然可以从以氟尿嘧啶为主的辅助化疗方案中获益，MSI－H或dMMR也不能作为预后良好的评价标志。除了药物临床试验之外，贝伐珠单抗、西妥昔单抗、帕尼单抗及伊立替康不应在Ⅱ～Ⅲ期患者的辅助化疗中运用。

2. 新辅助治疗　Ⅱ期（T_3，T_4，淋巴结阴性，肿瘤穿透肠壁肌层）与Ⅲ期（淋巴结阳性，无远处转移）的直肠癌，因直肠与盆腔的间隙较小，直肠部分无浆膜包裹，手术安全距离不足，盆腔局部解剖结构复杂，手术操作技术水平等原因，往往直肠癌的术后局部复发风险较高，因此新辅助治疗对实现直肠癌的降期，提高手术根治效果更有意义，其应用更为广泛。而结肠癌则更为关注的是降低术后远端脏器的转移风险。

直肠癌的新辅助治疗，主要有术前短程放疗（25～30 Gy），术前长疗程放疗（36～50 Gy），单纯术前化疗，诱导化疗和术前放化疗同步（PCRT），多项研究表明经治后50%～60%的直肠癌患者实现了肿瘤降期，病理完全缓解率（pCR）可达20%。当然，不同的新辅助治疗方案的疗效差异还是比较大的。一项荷兰的术前短程放疗试验提示，接受术前短程放疗＋手术且获得环周切缘（CRM）阴性的Ⅲ期直肠癌患者，其10年生存显著获益，但接受放疗后第 2 原发恶性肿瘤和非直肠癌致死率明显上升[54]。而波兰、澳大利亚等地的研究结果表明，接受术前放疗的人群其局部复发与生存均无差异[55,56]。因此，术前的短期放疗，可能对某些人群能够获益，似乎能改善对瘤体的控制。术前长疗程放疗能一定程度上提高 pCR，但其治疗的间隔期与最佳方案还需进一步探讨。单纯术前化疗目前临床报道已不多，主要探讨的是单纯术前化疗能否为Ⅱ～Ⅲ期直肠癌患者带来至少20%的肿瘤退缩率，从而避免了放疗治疗带来的不良反应。诱导化疗即在放化疗及手术前增加 1 个疗程的新辅助化疗，探讨治疗对 pCR 的提高程度及对治疗的耐受情况，目前多为欧美国家的一些小样本试验，而且不推荐运用联合靶向药物的化疗方案。

术前放化疗同步是Ⅱ～Ⅲ期直肠癌患者推荐的治疗方案，除非患者对术前放化疗存在禁忌证，则需考虑直接手术切除。对 T_3N_0 的直肠癌患者来说，术前以氟尿嘧啶为基础的放化疗治疗是指南推荐的标准方案，当然用卡培他滨替代静脉输注氟尿嘧啶也是一种可行、同效的方案[57,58]。诸多研究表明与单纯的术前放疗相比较，同步治疗(放疗/氟尿嘧啶/LV)可以降低 pTN 分期，减少脉管浸润和神经侵犯，甚至能一定程度上提高保肛率，延长生存期，我国报道的数据也与其基本一致[59]。当然值得注意的是，尽管总生存期获益，但 5 年随访后同步治疗后联合术后化疗的直肠癌患者更易出现远处转移。在同步化疗方案的选择中，要注意氟尿嘧啶可能带来的药物毒性反应，同时不推荐将奥沙利铂用于非转移性直肠癌的术前新辅助方案中，也不建议将伊立替康、贝伐珠单抗、西妥昔单抗和帕尼单抗用于术前放化疗同步治疗中。

接受新辅助治疗的直肠癌患者，若考虑肿瘤切缘阳性或切缘安全距离不足，存在术后局部复发高风险的情况，则可用术中放疗的手段以提高肿瘤切除率。这种治疗方式在日本比较常用，我国开展此类治疗的临床报道尚不多见。

一般来说，新辅助治疗需在 2～3 个月内完成，治疗过程中需得到多科学团队诊疗模式(MDT)的频繁、详细的监测，以免错过了“手术机会的窗口期”。

（三）大肠癌的综合治疗

1. 可切除的转移性大肠癌的围手术治疗　据国外发表的研究显示：确诊大肠癌患者中，有 50%～60%确诊时已发生转移，其中肝脏是最为常见的转移靶器官。转移病例中的 80%～90%为不可直接切除的肝脏转移，有 20%～34%确诊时即出现同时性肝转移，相比较于异时性肝转移，这一类人群的预后往往更差。一些因素，如转移瘤数目＞3 个，肝外转移瘤存在，转移前的无瘤生存期不足 1 年等，多提示预后不良。此外，处理肿瘤的腹膜播散也是临床医生较为棘手的难点，约有 17%的转移性结直肠癌有腹膜播散情况，相比较无腹膜播散转移的患者，此类患者的预后明显较差。

可切除的转移性大肠癌，判断转移病灶的可切除性是临床医生开展治疗的前提，这需要通过多学科会诊模式(MDT)来评估。

对于肝脏可切除的转移病灶，手术治疗关注的是能否通过手术获得潜在的治愈可能，即以保留足够的肝脏储备功能为前提，同时需要获得切缘阴性为标准，病灶本身的大小一般情况下不作为手术治疗的禁忌证。值得注意的是，部分切除或减瘤手术对生存没有好处，只有某些经过筛选的患者可以考虑该种治疗方案。对于肺脏可切除的转移病灶，手术治疗关注的是能否通过手术获得根治性切除，同时切除后必须要维持足够的功能，因此患者可以接受多次切除，即选择同期切除或分次切除，且肺外可切除病灶并不影响肺内转移病灶的切除。值得注意的是，当部分肺内转移病灶不能手术根治时，还可以通过射频消融技术达到完全处理。

对于部分仅限于单个脏器的转移瘤，术前接受转化性化疗可以起到缩小瘤体的作用，从而获得可手术切除的治疗效果。但单个脏器内的转移瘤数目较多，则单纯依靠化疗难以实现 R_0 切除，这一类患者是不适合接受转化性治疗的。

对于可切除的同时性转移性或仅有肝、肺转移的结肠癌患者，多推荐进行围手术期治疗。即术前应当选用反应率较高的化疗方案进行 2～3 个月的新辅助治疗，术后继续化疗 2～3 个月。术前一般选用① FOLFIRI/FOLFOX/XELOX±贝伐珠单抗。② FOLFIRI/FOLFOX±帕尼单抗（*K*－*ras* 野生型）。③ FOLFIRI±西妥昔单抗（*K*－*ras* 野生型）；术后首选 FOLFOX/XELOX 辅助化疗方案，也可以进行短程化疗或临床观察。对于可切除的异时性转移性结肠癌患者，既往无化疗者可行 2～3 个月的 FOLFOX/XELOX/FLOX 新辅助化疗后再切除，或切除后行 XELOX/FOLFOX 辅助化疗。而既往接受过化疗的此类患者，还需根据初始方案再制定治疗方案。

对于术前接受联合化疗或放化疗治疗的可切除同时性转移性直肠癌患者，术后病理为 $pT_{1\sim2}N_0M_1$ 的患者，术后首选 XELOX/FOLFOX 辅助化疗；而术后病理为 $pT_{3\sim4}N_{any}M_1$ 或者 $pT_{any}N_{1\sim2}M_1$ 的患者，需选用"夹心式"的放化疗辅助治疗方案，可选用氟尿嘧啶±LV/FOLFOX/XELOX，然后氟尿嘧啶静脉输注/放疗或氟尿嘧啶静脉推注＋LV/放疗或卡培他滨/放疗，最后 5－FU±LV/ FOLFOX/XELOX 的辅助治疗方案。

2. *不可切除的转移性大肠癌的综合治疗*　对于不可切除的同时性转移性或仅有肝、肺转移的大肠癌患者，多考虑进行围化疗治疗。一般运用：① FOLFIRI/FOLFOX/XELOX± 贝伐珠单抗。② FOLFIRI/FOLFOX ± 帕尼单抗（*K*－*ras* 野生型）。③ FOLFIRI± 西妥昔单抗（*K*－*ras* 野生型）。④ FOLFOXIRI 方案进行治疗。经治疗后可能可以转化为可切除的同时性转移性或仅有肝、肺转移的结肠癌患者，则进入手术切除与围手术治疗阶段。只有当存在梗阻（腹腔或腹膜转移）或明显出血风险时，需要考虑结肠切除治疗。

对于不可切除的异时性转移性结肠癌患者，既往 12 个月内行 FOLFOX 化疗者可行：① FOLFIRI±贝伐珠单抗。② FOLFIRI±阿柏西普。③ FOLFIRI±帕尼单抗/西妥昔单抗（*K*－*ras* 野生型）。④ 伊立替康±贝伐珠单抗。⑤ 伊立替康±阿柏西普。⑥ 伊立替康±帕尼单抗/西妥昔单抗（*K*－*ras* 野生型）方案化疗，根据治疗后有无可能转化再行后续治疗。

3. *晚期或转移性大肠癌的综合治疗*　对于这一类患者，治疗的选择取决于治疗目标的设定，即通过对既往治疗的类型、方案、时限，患者对治疗的耐受情况及患者可能获得的治疗获益进行评估，同时推荐Ⅳ期患者在治疗前应对 *K-ras* 进行检测，目的在于为后续的治疗方案选择提供依据。目前已知的是，*K-ras* 基因突变发生在结直肠癌的早期，其突变状态在原发肿瘤与转移性肿瘤中多表现为高度一致性，且其突变则意味着Ⅳ期患者不能从 EGFR 抑制剂治疗中获益。值得注意的是，有部分 *K-ras* 基因野生型的患者也不能从 EGFR 抑制剂治疗中获益，因此仍需对 EGFR 信号通路下游的 ras/RAF/MAPK 通路上相关位点进行研究。而对于 *V600E BRAF* 基因，其突变情况对于 EGFR 药物获益情况的判断证据仍不足，但确实是较为有效的预后评价指标，*V600EBRAF* 基因突变的患者无论采取何种治疗措施，其预后均较差。因此，Ⅳ期 *K-ras* 基因野生型患者，还推荐其对 *V600EBRAF* 基因进行检测以评估潜在治疗获益及预后。

对于经评估后适合高强度治疗的患者，可以选择以下 5 个方案作为初始治疗：① mFOLFOX6。② XELOX。③ FOLFIRI。④ 输注氟尿嘧啶/LV 或口服卡培他滨。⑤ FOLFOXIRI。贝伐珠单抗、帕尼单抗和西妥昔单抗可以根据实际情况运用于初始治疗。但因有效性较低与生存不能获益，则不再推荐运用 IFL 方案。

患者出现进展后，若初始治疗以①或②为基础，则可使用 FOLFIRI/伊立替康±西妥昔单抗/帕尼单抗(仅限于 *K-ras* 野生型)/贝伐珠单抗/阿柏西普；若初始治疗是以③为基础的，则可使用 FOLFOX 或 XELOX±贝伐珠单抗/西妥昔单抗/帕尼单抗+伊立替康，西妥昔单抗或帕尼单抗单药(不适宜与伊立替康联合)；若初始治疗以④为基础的，则可使用 FOLFOX、XELOX、FOLFIRI、伊立替康、IROX(伊立替康+奥沙利铂)，也可以再联合贝伐珠单抗或阿柏西普；初始治疗以⑤为基础的，尽管临床证据级别偏低，但也可以使用伊立替康+西妥昔单抗/帕尼单抗，或西妥昔单抗或帕尼替尼单药(仅 *K-ras* 基因野生型)。若经治疗后出现第 2 次或第 3 次进展，根据先前治疗方案，可再选用瑞戈非尼以获得一定的生存获益，或进入临床试验，或以临床最佳支持治疗(BSC)为主。

对于经评估后不适合高强度治疗的患者，可以选择以下 3 个方案作为初始治疗：① 氟尿嘧啶输注/LV 或卡培他滨±贝伐珠单抗。② 西妥昔单抗(仅限于 *K-ras* 野生型)。③ 帕尼单抗(仅限于 *K-ras* 野生型)。若功能情况无改善者，则以临床最佳支持治疗(BSC)为主。

六、诊治流程

(一) 诊治要点

1. 早期筛查、早期诊断　首先，认识大肠癌的相关症状，如排便习惯与粪便性状改变、便血、腹痛、腹泻、便秘、贫血等，提高对结直肠癌的警惕性，对有上述症状前来就诊的患者，不应忽略考虑诊断大肠癌的可能；其次，对上述患者应及早进行 X 线钡剂灌肠或结肠镜检查，以规避漏诊风险，争取早期诊断的机会。再者，对于出现肝区疼痛不适、黄疸、发热、腰背疼痛、咳嗽等非肠道症状、病程较长的患者，亦需要适当考虑肿瘤复发转移的可能，规避误诊的风险。鉴于早期大肠癌并无症状，如何早期发现这类患者则是目前研究的重要课题。

2. 勤问病史，长期随访　对40岁以上具有下列高危因素者：大肠腺瘤、有家族史如大肠息肉综合征或家族遗传性非息肉大肠癌或一级血缘亲属中有大肠癌者、溃疡性结肠炎等，应进行长期随访，并定期肠镜检查。

（二）诊治流程

大肠癌诊断与治疗的一般流程见图7-1。

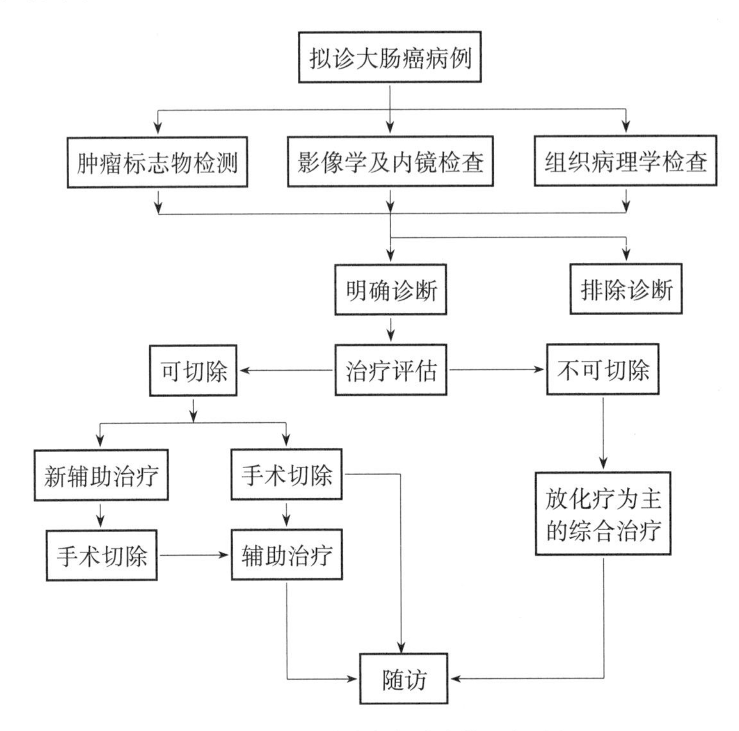

图7-1　大肠癌诊断与治疗的一般流程

七、随访与预后

目前建议，Ⅰ期患者的术后监测可不必如此密切，因为此期患者复发风险较低，并且随访检查也有伤害。这些伤害包括重复CT扫描时的辐射暴露，随访带来的心理压力，还有假阳性结果导致的压力及风险。因此对Ⅰ期患者术后1年行结肠镜检查。第3年时再行肠镜检查，接下来每5年检查1次。如果发现有进展的腺瘤(绒毛状息肉、息肉>1 cm或是高级别不典型增生)，应每年复查1次肠镜并及时处理。

对于Ⅱ～Ⅲ期患者，接受成功的治疗后(即无肿瘤残存)的监测包括：每3～6个月进行1次病史询问和体格检查并持续2年，然后每6个月1次直至满5年；如果临床医生认为(一旦复发)患者适合接受积极的根治性手术且肿瘤为T_2或以上，应行基线检测CEA，然后每3～6个月1次，持续2年，其后5年内每半年1次。结肠镜检查推荐在手术切除后1年左右进行(如果术前因为梗阻没有行肠镜检查者在大概3～6个月时进行)。推荐3年后重复肠镜检查,然后每5年检查1次;一旦肠镜发现晚期腺瘤(绒毛状息肉,息肉>1 cm或高级别上皮内瘤变),则应1年内重复肠镜检查。如果患者发病年龄小于50岁则应该行更频繁的肠镜检查。高危Ⅱ期及Ⅲ期患者推荐最初的3～5年每年行胸部、腹部或盆腔CT检查。5年以后不再推荐常规进行CEA监测和CT扫描。不推荐将PET-CT作为常规术前检查或随访监测。

Ⅳ期结肠癌接受有根治意向的手术以及随后的辅助治疗后达到无肿瘤残留(NED)者,其治疗后监测与早期肿瘤相同,唯一不同的只是某些检查将会更频繁。具体来说,专家组推荐这些患者在结束辅助治疗的头2年内每3～6个月行胸、腹或盆腔CT增强扫描1次,然后每6～12个月1次,总共5～7年;专家组还推荐术后头2年内应每3月复查1次CEA,然后在接下来的3～5年内每6个月复查1次CEA。也不推荐PET-CT作为随访监测的常规检查。

在生存保健方面,有证据表明结肠癌治疗后某些生活习惯,比如戒烟,保持体重指数(BMI),经常锻炼身体,或者保持某种饮食习惯能改善结肠癌治疗后的预后。此外,多食用水果、蔬菜、禽类和鱼类,少食用红肉,以及多食用谷物而少食用精制粮食和高糖会改善肿瘤的复发率及病死率。

第二节　中医对大肠癌的诊治

大肠癌以排便习惯及粪便性状改变,腹痛,肛门坠痛,里急后重,甚至腹中结块、消瘦为主要临床表现,中医古籍中并无大肠癌的病名,然而根据大肠癌的临床表现及特征,可将大肠癌归类于"肠积""积聚""癥瘕""肠覃""肠风""脏毒""下痢""锁肛痔"等病证中。如《灵枢·五变》云:"人之善病肠中积聚者,何以候之?少俞答曰:皮肤薄而不泽,肉不坚而淖泽。如此则肠胃恶,恶则邪气留止,积聚乃伤。"《诸病源候论·癥瘕病诸候》云:"其病不动者,名为癥;若病虽有结瘕而可推移者,名为瘕,瘕者假也。"《景岳全书·痢疾论》云:"饮食之滞,留蓄于中,或结聚成块,或胀满硬痛,不化不行,有所阻隔者,乃为之积。"《济生方·下痢》云:"大便下血,血清而色鲜红者,肠风也;浊而色黯者,脏毒也。"《外科大成·论痔漏》云:"锁肛痔,肛门内外如竹节锁紧,形如海蜇,里急后重,便粪细而带扁,时流臭水,此无治法。"中医对大肠癌发病及经治后的治则治法各异,但不离"扶正祛邪,病证结合"八字之要。

一、病因病机

大肠癌的发病原因很复杂,其发病多与外在的六淫邪毒、饮食失宜,内在的正气不足、情志不畅等有密切关系。

（一）病因

1. 六淫邪毒　外感六淫之邪侵犯人体，致客邪久留，脏腑气血阴阳失调，进而演化为气虚、气滞、寒凝、血热、痰湿、热毒等病邪，邪迫大肠而致肿块积聚，即如《灵枢·水胀》篇所载“肠覃何如？寒气客于肠外，与卫气相搏，气不得荣，因有所系，癖而内著，恶气乃起，瘜肉乃生”，点出了肠腑受外寒入侵，以致腑中清冷，毒恶内积的病变过程。六淫之中以风、寒、湿三者为著，风易袭肺，易致肺气束缚，肺金肃杀，使人清气不入，卫阳不振，进而行动受限，正气不足。因肺与大肠相表里，肺气失宣则肠腑气机不畅，易致粪积肠中，进而化火生积，变生他邪。寒邪多夹风邪，直入太阴，积于脏腑，耗伤精微，易致命门火衰，阳气不振，进而肠腑不受温煦，糟粕内积，久之生变。外来之湿易引动内湿，致使体内痰浊化生，痰瘀互结，最终积聚难去，脾肾亏虚。

2. 饮食失宜　《脾胃论》有云“内伤脾胃，百病由生”，平素饮食不节，恣食膏粱肥腻、醇酒厚味，或饮食不洁，误食腐败霉变之品，或饥饱失常，均易致脾胃损伤，脾失健运。脾虚则气血无以化生，脏腑失养，正气亏耗；饮食失宜同时亦能内生痰湿，蓄久化热化毒，湿热毒邪流注肠道，导致局部气血运行不畅，挟瘀凝滞而成积聚。《外科正宗·脏毒论》云：“又有生平性情暴急，纵食膏粱，或兼补术，蕴毒结于脏腑，火热流注肛门，结而为肿。其患痛连小腹，肛门坠重，二便乖违，或泻或秘，肛门内蚀，串烘经络，污水流通大孔，无奈饮食不餐，作渴之甚，凡犯此未得见其生。”

3. 七情内伤　《素问》有云“百病生于气也”。长期情志抑郁，则肝气不能条达，气机郁结，久则气滞血瘀，或气不布津；久则凝津为痰，血瘀、痰浊互结，渐而成块。肝郁日久，进而化火化热，伤血灼络，且气血挟热，易流遍诸身络脉，致使邪毒广散，正气无以抗邪。即如《类证治裁·郁证》云：“七情内起之郁，始而伤气，继必及血。”

4. 久病体衰　《素问》有云“邪气盛则实，精气夺则虚”。人体正气内虚，脏腑阴阳气血失调，则邪正相搏，结于腹中。正如《医宗必读·积聚》云：“积之成者，正气不足，而后邪气踞之。”故正气虚弱是大肠癌发生发展的主要原因。且久病体弱，外邪每每易乘虚而入，内外合邪，留滞体内不去，进而气机不畅，血运瘀滞，津停为痰，最终痰瘀互结而成块。

5. 宿疾演变　部分大肠癌的发生与先天禀赋密切相关。若肠中素有积聚痼积，其人多饮食不节，寒温不调者，易致脏腑蕴毒，气血逆乱，最终化毒生变，因病致虚，由病生积；如治宿疾者不得法或人失于调养，则病邪久羁，损失正气，或正气本虚，祛邪无力，均诱发或加重气、血、痰、食、湿、水谷等凝结阻滞体内，邪气壅结，因治致虚，由虚生积。

（二）病机

大肠癌之病位在肠，与肺、脾、胃、肾、肝等脏腑关系密切，其发病在内因多与正气不足、情志失调、肠胃损伤有关；在外多与邪毒客于肠胃、饮食所伤有关。其病机虚实夹杂，主要概括为“正气不足，兼夹痰、毒、瘀、热”。

正气不足主要是指脾、肾二脏功能虚衰，气血不化，清阳不升，正气亏虚无以抗邪，从而易致内生诸邪，蕴痰酿毒，或邪毒乘虚而入，内外合邪而产生气滞、血瘀、痰凝、湿浊、热毒等病理变化，蕴于肠腑，相互搏结日久而成肿块，即如《医宗必读》所说："积之成也，正气不足而后邪气踞之。"

脾为生痰之源，痰者，脾虚日久则内生，其多易化毒化热，演变无穷。故痰毒者，多与肠癌的复发转移密切相关[60,61]。痰还易于挟瘀、化热、生湿，胶结成块，进而再化生癌毒耗伤精血。同时时令邪毒，如暑热、寒毒等，亦可内外合邪而助生癌毒，演变无尽，即痰因虚而生，毒由痰所化，肠癌多由痰作祟。

正虚愈久，痰毒益猖，则气血津液流通被进一步阻滞，邪毒肆虐脏腑经络，以致瘀血内停，阻滞经络，脏腑失养。且人有五脏化五气，以生喜怒悲忧恐，五志过极则易迅速化火化毒，以致血中蕴热藏毒，灼伤经络脏腑，耗散机体正气。且瘀热与痰毒易胶结不去，从而表现出整体邪实的状态，对肿瘤治疗能否获益产生重要的影响。

大肠癌多属因积而虚，正虚邪实，虚实夹杂之病证。其整体属虚，局部属实，发病期间可正退邪进，邪进正衰，因果相连，变证从生，终致气血阴阳俱虚，阴阳离决而危及生命。其病理属性总属本虚标实，是一种虚实夹杂的病证。疾病初期，邪盛而正虚不显，故以气滞、血瘀、痰凝、湿浊、热毒等实证为主。中晚期，由于癌毒的长期耗伤，且因进行或不耐受积极抗肿瘤治疗，致正气亏虚，故多以气血亏虚或阴阳两虚等虚证为主，兼夹邪实。

二、诊查要点

（一）大肠癌与痢疾

痢疾与大肠癌在腹痛、腹泻、里急后重、排脓血便等临床症状上有一定的相似，故主要与结肠癌与低位直肠癌进行类病鉴别。痢疾是以腹痛、腹泻、里急后重、下痢排赤白脓血便为主要临床表现，是感受疫毒之气，具有传染性的外感疾病。一般发病较迅速，以群体性人群发病为主，常以发热伴有呕吐开始，继而则以腹痛、腹泻、里急后重、排赤白脓血便为突出的临床特征，其腹痛多呈阵发性，常在腹泻后减轻，腹泻次数可达每日 10～20 次，粪便多呈胶冻状、脓血状。而大肠癌起病较相对缓慢，初起症状较为隐匿，早期症状多较轻或不明显，中晚期伴见明显的全身虚劳症状，如神疲、倦怠、消瘦、纳差、嗳气等，腹痛常为持续隐痛，常见腹泻，但每日次数一般不超过 10 次，泄泻与便秘交替出现是其特点。此外，部分大肠癌还可在腹部视及隆起的痞块或扪及固定的包块。

（二）大肠癌与痔疾

痔疾与大肠癌均可见大便带血、肛门坠胀或异物感等临床表现，故主要与直肠癌及部分结肠癌进行类病鉴别。痔疾有内外之分，属于外科疾病，起病多缓，病程较长，多以反复发作的局部症状为主，一般不伴有全身症状，其便血特点为便时或便后出血，血色鲜红，点滴而下，常伴有肛门坠胀或异物感，多因劳累、过食辛辣等诱发或加重，可见于各个年龄阶段。而大肠癌起病多以进行性加重的局部症状为主，也可兼伴有全身虚劳症状，其便血特点为便血相混，颜色以暗红色为主，多带有黏液或血块，也可见鲜红色出现，多同时出现排便性状、排便习惯的改变。

（三）大肠癌与泄泻

泄泻与结直肠癌均以排便次数增多，大便性状改变等为临床主要表现。泄泻可发于四时，多见于夏秋二季季节变换之时，发病多与感受风、寒、湿、热邪及脾胃、大小肠受累失司有关，多有明确的诱因。其大便或稀或溏，或质稀如水，或中见完谷不化，或气味臭秽，甚者臭如败卵，或色白黏冻，发作时或伴有腹中冷痛，脘腹胀痛。大肠癌发病与季节并无相关性，且多发于中老年人群，其大便以细条状或稀便、血便为主，发病时也可以腹痛腹胀、便秘等其他症状为主，或无临床症状体征。

（四）大肠癌与便秘

结直肠癌可出现大便秘结不通、排便困难、大便干结等症状，其往往与便血、腹泻等症状交替出现，且多伴有局部占位的受累症状及整体虚劳症状，其发生多因实质占位病变完全或不完全阻滞肠道所致，已非大肠传导功能失司所致便秘。

三、辨证论治

（一）证候虚实

大肠癌属虚实夹杂，正邪相搏的一类疾病。在疾病的早期，其临床症状多不明显，然此时癌毒渐成，正气仍可奋起抗邪，故患者主要表现出正气尚实，兼有邪毒之证；待手术治疗后，患者即表现出气血两虚之证，其还可挟痰、湿、瘀诸邪；待接受放化疗治疗，患者多表现出正气亏虚、邪实内踞之证，此刻患者因病因而致正气亏虚，兼有痰毒、湿浊、火热诸邪；至疾病的中晚期，癌毒消耗人体正气，生活环境、治疗内容、情绪饮食情况各异，患者所表现出的证候各异，但总体不离虚实夹杂、正邪相搏之机；待至疾病终末期，因积病日久，耗散气血精微，患者多表现出以虚证为主的证候，如阴阳两虚、肝肾亏虚等；但有时也会表现出“真虚假实”等症状。

（二）标本主次

大肠癌疾病的早期以局部标实为主，待瘤体切除后，则注重虚实并治，即辨气虚、血虚、阴虚、阳虚的同时，注重湿浊、瘀血等病理产物的辨治；放化疗期间，即以对受累脏腑的维护为先，同时注重辨证论治以增效减毒，即在辨脾虚、肾虚、肺虚、心虚的基础上，注重对痰浊、寒痼、火毒、热毒等病理产物的辨治。

围手术期治疗后，中医辨治当注重对症的辨治，即审症求因，随证而治，既要辨气、血、阴、阳、表、里、虚、实，也要辨痰、湿、热、寒、瘀、毒、郁、滞等；疾病晚期时，往往病情已较为严重，中医辨治尤其当注重对人体元阳的辨治，用以维护人体脏器的功能，延长生命。

（三）基本治则

大肠癌的中医基本治则为病证结合，扶正祛邪，随证而治，且需做到“治实当顾虚，补虚勿忘实”。病起时邪实正虚不明显，待手术切除后当先补之，即以扶正为主。围手术治疗期间宜扶正为主，兼顾祛邪，发挥中医增效减毒之功。随访期间，中医之治有三要：一当以补为主，不断扶正培本；二当审症求因，随证而治，攻补兼施，除症安身；三当先其所因，辨病用药以化解癌毒，防复防变。姑息期则当不断扶正，适时祛邪，或仅以扶正为治，治重温阳，其旨均在带瘤生存，延长生命。

扶正治法，亦有养脏养人之异，即根据正虚的侧重，或采用健脾、补肾、养心、益肺等治法，或采用补气、养血、滋阴、温阳的治法，二者可合而为之，也可分别施治，即"扶正即是祛邪"之意；祛邪治法，一则根据主要病因、病理产物，选用化痰散结、活血化瘀、清热解毒、疏肝解郁等治法进行相应的治疗；二则于适当的时机，酌情选用具有直接抗肿瘤作用的中药进行抗癌治疗；三则遵循中医经络脏腑表里循行关系，活用温阳散寒、养血通络诸法，通调气血经络，以通为治，防复防变。

正虚则邪恋，邪实则正愈虚，因此祛邪治法的运用需建立在健脾补肾的基础之上。中医的扶正与祛邪治法本身就是一个相对的概念，因此祛邪勿拘泥于苦寒攻毒之品，勿以量大为效。反当注重通过运用扶正治法以温化寒凝，消散阴翳，软坚散结，治当固护脾胃，以求治疗持续。

（四）证治分类

大肠癌的证型随着治疗手段及病程的变化而变化，即随着正邪之间的动态关系而变化。因此，不能以一个证型一概而论指导治疗，同时也需要明辨各种兼证、变证。编者结合文献及自身临床体会，将大肠癌分为以下 7 种证型，根据实际情况遣方用药，扶正祛邪。

1. 脾虚痰湿证　该证多见于结肠癌患者中，也可见于高、中段位直肠癌患者，多见于发病初期，也多见于术后、化疗后，或见于随访期患者，多提示病情平稳，或较好地耐受了放化疗等治疗。

证机概要：脾气亏虚，痰湿内蕴肠腑。

主症：腹部隐痛或胀痛，食后加重，纳差，嗳气，呕吐，倦怠，乏力，大便溏薄，面色萎黄，口淡乏味，舌淡红或胖，苔白厚腻，脉滑或濡缓。

治法：健脾益气，化痰利湿。

代表方：六君子汤加减。

六君子汤中人参、白术、茯苓、甘草健脾益气，以助气血运化，化解内生痰湿；陈皮、半夏二味合用，意在化痰燥湿，祛除已成之痰饮。方中还可加入薏苡仁、山药等健脾之品以助其力，加入车前草、玉米须等利水之品以增利湿之功。

若脾虚较甚者，可再加入黄芪、炒白扁豆以健脾益气，加入炒稻芽、炒麦芽、鸡内金等以充养胃气，或加入郁金、枳壳等以疏肝健脾；若痰湿较重者，可加入僵蚕、胆南星等增祛痰之力，加入滑石等增利湿之力。

2. 湿热蕴结证　该证多见于中、低段位直肠癌患者中，也可见于结肠癌患者，多见于围手术治疗期间及治疗后，也见于部分随访期患者，大肠癌复发转移的患者该证型表现较为典型，但在病程初期并不多见。多提示病情变化，或围手术治疗期间治疗耐受情况不佳。

证机概要：脾胃虚弱，痰湿蕴结肠腑，郁而化火酿毒。

主症：腹部阵痛，里急后重，便中带血或黏液脓血便，或大便干稀不调，肛门灼热，或有发热，恶心，胸闷，口干，纳少，小便黄等，舌质红，苔黄浊腻，脉滑数。

治法：清热利湿，解毒散结。

代表方：白头翁汤合槐角散加减。

白头翁汤中白头翁一味合槐角散中槐角、地榆、侧柏叶三味，以起凉血止血解毒之效；白头翁汤中黄芩、黄柏、秦皮三味合槐角散中黄连一味，共奏清热燥湿之功；另用荆芥、防风、枳壳疏风理气，当归尾活血祛瘀。方中还可加入泽泻、车前子以增清利湿热之功，加入大血藤、败酱草等以增清热解毒之功。

若腹痛较著者，可加入延胡索、地龙等以行气活血止痛；若口干、身热明显者，多为湿热壅盛，可加入牡丹皮、生地、赤芍等以清热凉血。

3. *瘀毒内阻证*　该证多见于结直肠癌复发转移的患者中，也多见于围手术治疗期间及治疗后，可见于部分随访期患者，但在病程初期少见。多提示预后不佳，或抗肿瘤治疗后整体状况不佳。

证机概要：脾肾亏虚，痰浊内生，痰瘀互结，化毒伤正。

主症：腹痛拒按，或腹内结块，里急后重，便下黏液脓血，口渴，面色晦暗，或有肌肤甲错，舌质紫暗或有瘀点、瘀斑，脉弦或涩。

治法：活血化瘀，清热解毒。

代表方：膈下逐瘀汤加减。

方中桃仁、红花、五灵脂、延胡索、牡丹皮、赤芍、当归、川芎活血通经，化瘀止痛；香附、乌药、枳壳调理气机；黄连、黄柏、败酱草清热解毒；甘草调节诸药。

若腹痛较著，扪及包块者，可加入制大黄、䗪虫、莪术、三棱等以破血消癥除积；若手足麻木，四肢不温者，可加入地龙、桂枝、僵蚕等温阳散寒通络；若正气亏虚不耐攻伐者，当以扶正为主，酌情投以上述诸味。

4. *气血两虚证*　该证可见于结直肠癌的各个阶段，多见于术后、放化疗后及病程日久者，肿瘤复发转移患者中也较为常见。多提示整体状况欠佳，或病情已有变化。

证机概要：不耐戕伐，气血大伤；癌毒内蕴，耗伤气血。

主症：面色萎黄或淡白无华，气短懒言，语声低微，神疲乏力，头晕眼花，唇、舌、指甲色淡，食少，大便溏薄，甚者反复便血、脱肛，舌质淡，苔薄少，脉虚细无力。

治法：补益气血。

代表方：八珍汤加减。

八珍汤中人参、白术、茯苓、甘草健脾益气，助脾运化以生气血；熟地、当归、白芍养血和营，一味川芎活血行气，补而不滞。可再加入黄芪补中益气，兼顾肺脾，加入升麻升举清阳，加入干姜温中散寒。

5. *脾肾阳虚证*　该证多见于中晚期结直肠癌患者，也可见于术后、放化疗后。多提示整体状况虚弱，或预后不佳。

证机概要：阴寒内踞，脾土不旺，命门火衰。

主症：腹痛绵绵，喜温喜按，或腹内结块，下利清谷或五更泄泻，或见便中带血，面色苍白，少气无力，畏寒肢冷，腰酸膝冷，苔薄白，舌质淡胖，有齿痕，脉沉细弱。

治法：温补脾肾。

代表方：苓桂术甘汤合金匮肾气丸加减。

方中茯苓、白术、桂枝、甘草健脾渗湿；熟地、山茱萸、山药补肾填精；牡丹皮、泽泻凉血泄热；附子、桂枝温中散寒，温阳通络。可再加入肉桂、巴戟天、淫羊藿等以温肾助阳，加入牛膝、杜仲以补肾壮骨，加入人参、黄芪以温中益气。

6. 肝肾阴虚证　该证多见于结直肠癌术后、放化疗后，也可见于中晚期患者中。多提示治疗耐受情况欠佳，或预后不佳。

证机概要：热毒伤阴，肝肾亏虚。

主症：腹中反复隐痛，便秘，大便带血，五心烦热，口苦咽干，腰膝酸软，头昏耳鸣，视物昏花，盗汗，遗精，月经不调，形瘦纳差，舌质红苔少，甚者无苔，脉细弦或细数。

治法：滋养肝肾，清热解毒。

代表方：知柏地黄丸加减。

知柏地黄丸中熟地、山茱萸、山药、泽泻、牡丹皮、茯苓滋补肝肾，清热泄浊；知母、黄柏滋阴生津降火。若身热不退，可加入银柴胡、胡黄连以内清虚热；若便秘严重者，可加入郁李仁、柏子仁以润肠通便；若五心烦热者，可加入女贞子、墨旱莲滋阴养血，珍珠母、灵磁石养心除烦；若腰膝酸软者，可加入牛膝、杜仲以补肾壮骨，或用煅龙骨、煅牡蛎亦可；若视物昏花者，可加入枸杞子、决明子以滋阴明目。

7. 阴阳两虚证　该证主要见于结直肠癌终末期患者，也可见于部分病情进展较快的患者中。多提示整体情况较差，预后差。

证机概要：元真亏耗，阴阳欲离。

主症：头晕目眩，恶心，呕吐，四肢冰冷，肢端肿胀，面色苍白，颜面水肿，精神萎靡，腰酸背痛，或虚烦不安，盗汗，口干，手足心热，舌质红或淡胖，苔少，脉细数或沉迟无力。

治法：滋阴填精，温阳固本。

代表方：地黄饮子加减。

地黄饮子中熟地、山茱萸滋补肾阴，肉苁蓉、巴戟天温壮肾阳；配伍附子、肉桂之辛热，以温养下元，摄纳浮阳，引火归元；石斛、麦冬、五味子滋养肺肾之阴，壮水以济火。

此证多危重，治当救急，故治则投以重药，附子、肉桂可合而用之，必要时可投以大剂至各 30 g，轻剂不效，且易延误病机，治当谨慎。

四、名家经验

(一) 周仲瑛“复法大方”，解毒抗癌

国医大师周仲瑛认为，大肠癌的发病与体质、饮食、情志等关系密切，加之饮食不节，

或恣食肥甘厚腻，或正气不足，或忧思抑郁，以致脾虚、气滞、血瘀、痰凝、热毒等证候要素的出现，诸邪久聚，相互交结于肠道而生肿瘤。

周仲瑛认为，大肠癌属多因素复合致病的复杂疾病，希冀从某一点入手，以常法处方，难免顾此失彼或者病重药轻，而致疗效不佳。目前在没有完全彻底有效地根治癌毒药物的情况下，宜针对大肠癌发生发展的基本病机，集数法于一方，融攻补于一体，运用复法大方来治疗肠癌。具体地说，即处方中多含 3 种以上治法，用药多在 15～30 味，这种多法多方的治疗模式能较好地实现带瘤生存。

周仲瑛确立“扶正祛邪，解毒抗癌”为大肠癌的基本治则。在具体治法上，周仲瑛从“抗癌解毒”“清肠利湿”“软坚散结”“搜剔解毒”“活血化瘀”“益气养血”“健脾助运”“温肝补肾”“滋阴生津”这九大治法着手：① 抗癌解毒法：此法属中医“攻法”范畴，必以“辨证”为据。大肠癌的发生与邪毒内侵密切相关，癌毒是大肠癌的主要病理因素，故抗癌解毒法的运用穿插于大肠癌治疗的全过程，尤其针对肿瘤不能手术和复发转移的患者，在扶正培本、调和气血的基础上常配伍白花蛇舌草、山慈菇、制南星、土茯苓、龙葵、漏芦、半枝莲、藤梨根、白毛夏枯草等，运用于大肠癌癌毒的清除。针对不同的病机、不同的分期，还需分别施以祛化湿浊毒邪、清解火热毒邪、逐瘀开郁、散结消癥、扶正抗癌等治法以抗癌解毒，并配伍行气通腑、和胃健脾，攻补相宜。② 清肠利湿法：湿毒内蓄，蓄久化热，湿热毒邪流注肠道，湿毒瘀滞凝结而成癌肿也是大肠癌的重要病机。故治疗时需注重使用清肠利湿解毒药，如大血藤、败酱草、凤尾草、椿皮、马齿苋、石上柏等，又因湿毒瘀滞常常导致腑气不通，故在清肠化湿时常需配合行气通腑之品以加强疗效。③ 软坚散结法：大肠癌患者病久易致津液代谢失常，体内内生痰湿，久之凝结而成癌肿，故临诊时需适机选用莪术、夏枯草、浙贝母、八月札、制大黄、炮穿山甲、海藻、路路通等软坚散结之品。④ 搜剔解毒法：部分肿瘤患者肿瘤恶性增殖迅速，常法平药难以抑制，此时即需要在清热解毒的基础上运用虫类药物搜剔解毒，即常选用九香虫、僵蚕、蜈蚣、露蜂房等以增解毒抗癌之力。⑤ 活血化瘀法：临诊活用破瘀消癥、活血化瘀、疏通经络、祛瘀生新诸法，可达止痛、消肿，恢复气血运行的目的。故临诊可常选用桃仁、红花、丹参、赤芍、三棱、莪术、鬼箭羽、穿山甲、䗪虫、蒲黄等。⑥ 益气养血法：大肠癌患者，脾失健运，气血生化功能受阻，表现出气血亏虚的证候，而气血亏虚，更易加重脾运不健，故临诊需常选用太子参、黄芪、党参、熟地、当归等补益之剂益气养血，扶助正气。⑦ 健脾助运法：临诊在益气养血法的基础上，可常选用茯苓、半夏、生薏苡仁、白术、砂仁、紫苏梗等健脾助运之剂以增强气机的调畅，甚者可以缓解患者因常常邪毒耗气伤津，阻碍经络调达所致的疼痛闷胀、纳呆食少等不适症状。⑧ 温肝补肾法：大肠归属下焦，大肠癌患者多气滞血瘀，故需要在健脾助运法中加以温肝补肾法，可以很好地提高疗效，临诊可选用肉桂、细辛、淫羊藿、肉苁蓉、枸杞子等用于温肝补肾。⑨ 滋阴生津法：大肠癌患者，常因手术、放化疗及疾病本身的发展和恶化，耗竭人体的气血津液，故治重滋阴生津是确保阴阳平衡的要点，临诊可常选用石斛、麦冬、沙参、生地等[62,63]。

（二）何任“三言立则”，辨治肠癌

国医大师何任治疗肠癌以“不断扶正，适时祛邪，随证治之”为主要的治疗原则，临证将肠癌一般分为气阴两虚型、肾阴亏虚型、气滞血瘀型、气血不足型、湿热内蕴型五个主要证型。① 气阴两虚型：何任认为大肠癌多邪实羁留，或因手术、放化疗而致气阴耗伤，故常见气阴两虚之主症，因而益气养阴法是临床治疗肠癌的基本大法，临证常以党参、黄芪、茯苓、女贞子、枸杞子、猪苓为基本方药以达益气养阴之功，同时以猫人参、白花蛇舌草、三叶青清热解毒，祛除实邪。同时，何任根据元气亏虚的程度不同，随证可选用太子参、生晒参易党参；而对于阴虚甚者，可加入北沙参，湿邪重者加茯苓、猪苓利水渗湿。其意在于党参、女贞子、黄芪、枸杞子四药合用补气养阴；茯苓、猪苓利水渗湿，一则泻其邪，二则补泻结合，使补而不滞；白花蛇舌草、三叶青、猫人参清热解毒，力专攻邪，以达到抗癌的作用。诸药合用，攻补兼施，以奏益气养阴、清热解毒之效。② 肾阴亏虚型：何任认为大肠癌晚期，因邪毒瘀久化热伤阴，或放、化疗后热毒灼伤阴液，或手术出血过多，从而导致阴血耗伤，日久累及肾阴而现阴精亏耗之证，故其辨治常以六味地黄丸为主方进行加减。方中干地黄、山药、山茱萸补阴，炒牡丹皮、茯苓、泽泻泄实；全方用药三补三泻，补而不滞，共奏补养肾阴之效。③ 气滞血瘀型：何任认为大肠癌患者长期情志不畅，忧愁思虑，以致肝气郁结、气滞血瘀；或因手术、放化疗耗伤正气，气机不利，气不行血，而致气滞血瘀。故临诊常以延胡索、白芍、川楝子、生甘草、沉香曲、乌药、制香附等为主药组方，以达行气止痛、活血化瘀之功。其中延胡索配川楝子疏肝解郁、行气止痛，白芍配甘草酸甘化阴，缓急止痛；四药相合，可使气机条畅，急痛得缓，痛满自解。制香附、沉香曲、乌药助延胡索、川楝子行气止痛，可加强行气解郁之力；生甘草还有清解邪毒之功；乌药兼可温肾助阳，使阳气振奋，以助气机。诸药合用，攻补兼施，以攻为主、补为辅，共同发挥行气解郁、活血补血、化瘀止痛的作用。④ 气血不足型：何任认为病久或年老而多气血亏虚，或放疗、化疗、手术后气血耗伤所致，故治疗以归脾汤为主方加减。归脾汤为气血双补之剂，具有补气养血、宁心安神之功。方中炒白术、生晒参、黄芪补气健脾，使气血生化有源；当归、阿胶补血养阴；茯神、远志、焦酸枣仁养心安神、交通心肾；广木香疏理气机；黄芪、炒白术、生晒参配阿胶、当归，使阴血得补，补而不滞，气血通行畅达。⑤ 湿热内蕴型：何任认为此型为湿热邪毒蕴结肠道所致，故常以茵陈、川厚朴、藿香、滑石、车前子、白豆蔻为主药组方，以起清利湿热、利尿通淋之效。其中茵陈清热利湿、利胆退黄，清理下焦之湿热；滑石利尿祛湿，导湿热从小便而出；藿香、白豆蔻燥湿健脾，脾气得健，则湿自不滞；川厚朴行气除胀；车前子功似茵陈，两者相须配伍，清利湿热。诸药合用，以清利湿热为主，导湿热从小便而出，兼辅以燥湿健脾行气，助主药清化湿热。同时，临诊还需随主症、兼症、兼夹症、变症等进行对症用药[64,65]。

（三）吴良村随期辨治，各有侧重

全国老中医药专家吴良村认为大肠癌的发病多与饮食、情志相关，不外乎内因和外因。内因多与正气不足，情志失调，肠胃损伤有关。外因多与邪毒客于肠胃，饮食所伤有关。肠癌之病位在肠，与肺、脾、胃、肾、肝关系密切。正气不足，邪毒乘虚而入，复因饮食情志损伤，致湿热、气滞、血瘀、痰凝、癌毒相互交结，久而渐成积块而病。正气不足是其发生发展的内在原因，也是被邪毒伤耗的结果。邪毒益猖，气血津液流通被进一步阻滞，正气耗损，气阴两亏，邪毒肆虐脏腑经络，正退邪进，而邪进正衰，因果相连，变证从生，终致气血阴阳俱虚，阴阳离决而危及生命。故肠癌属因虚而致积、因积而益虚，本虚标实之病证。痰湿、热毒、瘀滞为病之标，正气不足为病之本。

吴良村认为在肠癌的病因病机中，除了正气不足外，最重要的便是热毒内蕴，而热毒内蕴势必耗气伤阴，临床多以气阴两虚为基础。故其强调“留得一分阴液，便有一分生机”。在治疗中，常以沙参麦冬汤为底，结合辨证，加减用药，尤善用黄芪、党参、生晒参、太子参、沙参、麦冬、石斛、玉竹、生地、天花粉等，贯穿治疗始终。且吴良村很重视中医药配合放化疗治疗的阶段区别，在患者接受放化疗治疗阶段，适当减少藤梨根、白花蛇舌草、猫爪草、重楼、蛇六谷、全蝎、红豆杉等性峻猛、药力强的清热解毒抗肿瘤类药物的运用，而适当增加枸杞子、女贞子、茯苓、白术、红枣、酸枣仁等性温和、药力缓的扶正类药物配合广木香、莱菔子、鸡内金、谷麦芽等调理气机和帮助消化类药物的运用，以期达到配合放化疗，减毒增效的治疗效果。

吴良村在治疗上重视整体，必求其本。他认为治癌不能急于求成，可以“屡攻屡补，以平为期”。他把攻补两大治法与积聚病程中的初、中、末三期有机地结合起来，“初者病邪初起，正气尚强，邪气尚浅，则任受攻”，宜以攻为主，重用清热利湿、活血化瘀、软坚散结、解毒消积、以毒攻毒等法；“中者受病渐久，邪气较深，正气较弱，任受且攻且补”，宜攻补兼重，多清热利湿、活血化瘀、软坚散结、解毒消积、以毒攻毒等法与益气养阴、健脾和胃、养肝益肾、气血双补、滋阴壮阳、培本固元等法兼重；“末者病魔经久，邪气侵凌，正气消残，则任受补”，宜以补为主，重视益气养阴、健脾和胃、养肝益肾、气血双补、滋阴壮阳、培本固元等法，求“养正积自消”之功[66]。

（四）柴可群四则四法，防复防变

浙江省名中医柴可群提出“正虚生瘤”“痰毒致瘤”“情志致病，情志治病”等肿瘤致病观。脾肾两脏功能虚衰，正气亏虚无以抗邪，易致客邪留滞，蕴痰酿毒，积聚肠间而成肿块，此即“正虚生瘤”观。“痰毒致瘤”观即指痰毒为患，大肠癌多由痰作祟，且痰易挟瘀、化热、生毒，胶结成块，进而化为癌毒，同时时令邪毒，如暑热、寒毒等，亦可内外合邪而助生癌毒，演变无尽，即痰因虚而生，毒由痰所化，肿瘤多由痰作祟；“情志致病”观即指情志失畅，人有五脏化五气，以生喜怒悲忧恐，五志过极则易化火化毒，耗散机体正气，对大肠癌的发生发展具有重要的影响。故柴可群认为，“脾肾亏虚，兼夹痰、瘀、热、毒”是大肠癌发生发展的基本病机。

柴可群明确“扶正为本，祛邪有度，全程调神，随证而治”是结直肠癌治疗的基本原则，认为人体正气的强盛与否亦是肠癌发生发展和预后转归的决定性因素。肠癌手术瘤体彻底切除，故治疗应以扶助正气为本，不主张运用单纯解毒散结的祛邪治法，宜通过扶助正气达到抑制肿瘤复发转移的作用，即“养正积自除”。“祛邪有度”，一为立法有度，即要根据正邪动态关系，选择相应的祛邪治法，把握运用的适当时机，即“除积之要，知在攻补之宜”；二为攻补适度，需通过扶正祛邪以改善预后，即“大聚大积，其可犯也，衰其大半而止”。同时，情志失畅也是肠癌发生发展的重要因素，患者可因病致郁，也可因治生忿，诊疗过程中均可出现情志不畅、气机郁滞证候，因此诊疗全程需注重调畅情志。

柴可群在临诊中不断总结提炼，创立“健脾补肾、化痰解毒、疏肝解郁”抗癌三法，具体地说即健脾补肾以扶助正气、化痰解毒以消散癌肿、疏肝解郁以调畅情志，提倡全程运用，辨证施治，并于适当的时机重用温阳治法。内伤脾胃，百病由生，脾、肾两脏的功能盛衰对肠癌的发生发展具有重要作用。故扶正着重健脾补肾，只有脾胃健运，肾气充盛，五脏六腑才能强健，经络运行畅通，故“二脏安，则百脉调而病自息”。健脾补肾治法具有减轻放化疗的毒不良反应，促进术后恢复，防止或延缓复发转移，提高机体免疫力，保护骨髓造血功能，改善临床症状，提高生活质量，延长生存期等作用，因此应运用于防治大肠癌的全过程。中晚期肠癌患者多由于肾阳虚惫、命门火衰而出现乏力纳差，腹痛绵绵，排便无力，形寒肢冷，手足不温，精神萎靡，溲清便溏诸症，此时还当重用温补之法以激发脾肾之阳气，使阳气来复，阴霾消散，正气逐渐恢复。大肠癌的发生发展与进展转移，与痰毒为患有着密切的关系，因此针对其“痰浊内聚”“痰毒互结”的病机，临诊还需注重运用化痰解毒法以祛除病邪，从痰毒论治以消散癌肿，并可根据实际病机选择化痰软坚治法、化痰解毒治法、化痰逐瘀治法、化痰清热治法、温化寒痰治法与化痰息风治法等化痰五法，以化解癌毒，防复防变。同时，在辨治大肠癌的全过程中，柴可群提出情志是“免疫调节剂”，既可致病，也能治病，临诊中尤其重视运用疏肝解郁方药的运用，旨在调畅情志，改善患者的紧张、压抑情绪，调节免疫功能，提高患者生活质量，并延长生存期。

临诊中，柴可群尤重固护胃气，以得治疗延续；还较为注重以通为用论治肠癌，以气血通流为贵；并根据结直肠癌不同阶段的特点，病证结合，酌情祛邪，随证而治，并灵活运用“治未病”理论，活用虫类药物，兼顾表里，防复防变[67-69]。

（五）张梦侬清热利湿，解毒消肿

湖北名老中医张梦侬认为直肠癌多为湿热蕴结、邪毒滞留、气滞不畅所致，治疗上以清热利湿、解毒消肿为法，辅以凉血清肠。以白花蛇舌草、白茅根、夏枯草、仙鹤草四味药为主药，辨证施治，随症加减。

张梦侬认为，对于大肠癌，早期发现、早期诊断、早期治疗是取得良效的关键，而对于年老体弱、接受手术、化疗均困难者，主张单纯中药治疗，以内外合治、攻补兼施为基本原则。临诊善用软坚散结、败毒消肿、破癥消核、润燥生津、滋阴增液、调气活血之类药物数种，辨证施治，并常以沙参、玉竹、旋覆花、代赭石、昆布、海藻、三棱、莪术、炙鳖甲、夏枯草、白花蛇舌草等药随症加减。

张梦侬认为，肿瘤的发展与转移，总离不开邪气猖獗，直肠癌患者多以大便脓血、排便不畅、腹痛腹胀等为主症，故多为湿热蕴结、邪毒滞留、气滞不畅所致，治疗上以清热利湿、解毒消肿为法，辅以凉血清肠。可合用白花蛇舌草 60～100 g，白茅根 30～60 g，夏枯草 30 g，仙鹤草 15～30 g，即是此意。

在临床随症加减用药上，若肿瘤阻塞肠道者，可加三棱、枳实、旋覆花、荔枝核、海藻、昆布以化痰涤阴、软坚散结、破瘀消肿；若肛门坠胀者，可加桔梗、枳壳、乌药、青皮以开郁散结、行气导滞；若大便干结者，可加天花粉、玄参、麦冬、杏仁、桃仁、火麻仁、柏子仁、郁李仁，并当重用紫菀 60～120 g 以增液润燥、润肠通便；若属气血两虚、输送无力者，可加黄芪、当归、玉竹、沙参、何首乌、蜂蜜以滋补气血，益阴和阳；若便中带血者，可加生地、白芍、地榆、野菊花、蒲公英、天葵子以消肿毒[70]。

（六）孙桂芝善用经方，病证同治

全国老中医药专家孙桂芝认为，大肠癌的治疗需要坚持辨证为先、辨病结合的诊疗思路。早期肠癌患者湿热毒瘀互结为多见，对应治疗当采用清热、祛湿、解毒、化瘀为主。晚期及术后、放疗、化疗的患者，多以阴阳气血亏虚为多见，分别予滋阴、温阳、益气、养血等治法，以扶正固本。方证对应是肠癌辨证论治的核心。同时，针对肠癌不同的疾病时期和疾病特点，应有侧重点地给予治疗。其擅用六君子汤、六味地黄汤及桃红四物汤以扶正固本，如对于因手术、放疗、化疗而导致脾胃虚弱者，可常选用六君子汤加减；对于肾虚患者，常选用六味地黄丸加减予以补益。对于晚期肠癌或年老体弱的患者常有气血不足，常在脏腑辨证补益脾肾的基础上积极调补精血。

同时，孙桂芝在长期的抗癌治疗中摸索出一套治疗肠癌的有效经验方，如：① 二黄鸡枸汤：针对肠癌患者手术、放疗、化疗本虚标实的病机，从精、气、血的不足，与脾肾脏腑亏虚的角度着手，以黄芪、黄精、鸡血藤、枸杞子四药组方补虚。② 红藤败酱汤：针对大肠癌气血瘀滞，热毒胶结，戕害人体脏腑，抗药耐药的根本病机，在治疗中于辨证的基础上予以大血藤、败酱草二味组方，意在活血祛瘀，清解热毒。③ 地榆槐花散：肠癌患者常见的血便症状，包含了肉眼可见之血便和大便隐血，多辨为局部热毒灼烧经脉，血溢而出所致，治疗当以此方凉血止血、清解热毒为主。④ 秦皮木香汤：针对湿热下结、大便稀溏或有里急后重的肠癌患者，以及部分肠癌放疗后所致放射性肠炎者，由秦皮、木香、当归、黄连、槟榔组方，意在清利湿热、理气燥湿。

孙桂芝还重视肠癌患者的兼证，及时结合肠癌病因病机予以施治，针对肠癌疾病本身的特点，其不同病程阶段的不同特点，亦当区别治疗。接受化疗者，多见恶心、呕吐等症状，可予以陈皮、竹茹、清半夏、枇杷叶行气清热、化痰安胃、止呕缓吐。对于食欲不振、体弱无力者，常予以代赭石、鸡内金、麦芽调节升降、斡旋气机、健脾开胃。若发生肝转移者，予以八月札、凌霄花。若发生骨转移者，予以骨碎补、补骨脂、续断、鹿衔草补肾强骨，抗侵袭。若发生肺转移者，予以僵蚕、百合、桔梗、九香虫清肺解毒，活血抗癌。若大便溏泻属脾虚者，予以芡实、莲子健脾补肾、缓急止泻。若下痢不止，甚则脱肛者，予以赤石脂、禹余粮涩肠止泻。若大便偏干者，予以生地、白术、郁李仁润下。若肠癌手术后发生肠粘连者，予以水红花子、三七、九香虫、厚朴、木香、柴胡行气活血，调理肠胃功能[71]。

(七)李斯文内服外用,表里同治

全国老中医药专家、云南省名中医李斯文认为大肠癌的病因包括先天禀赋不足、恣食辛辣、醇酒厚味及忧思劳累等,而脾肾亏虚、湿毒瘀阻是大肠癌发病的主要病机,即脾肾亏虚,脾胃运化失司,大肠传导功能失常,湿热邪毒蕴结,浸渍肠道,气滞血瘀,湿毒瘀互结而成肿瘤。

李斯文根据大肠癌的病机确立治则为:扶正祛邪,解毒抗癌。对于大肠癌中早期患者病机多以湿热瘀毒蕴结为主,多表现为泄泻频作、泻而不爽,伴有里急后重、腹胀腹痛,故当因势利导,治以通因通用,不可闭门留寇,使邪有出路,以达到不止泻而泻自止的目的。对于大肠癌中晚期或者手术、化疗后患者,当以扶正为主,补益气血、滋阴温阳,兼顾抗癌解毒、软坚散结、散瘀消肿。

李斯文将大肠癌主要分为 5 型,分别是:① 湿热蕴结型:方选葛根芩连汤加减。② 瘀毒内结型:方选膈下逐瘀汤加减。③ 脾胃虚弱型:方选香砂六君子汤加减。④ 脾肾阳虚型:方选四神丸加减。⑤ 肝肾阴虚型:方选知柏地黄丸加减。以上各型可辨证加抗癌药,如白花蛇舌草、半枝莲、野葡萄藤、大血藤、地锦草、败酱草、天葵、䗪虫、凤尾草、天龙、苦参、八月札;腹胀痛甚者加木香、延胡索、厚朴、赤芍等;呃逆频繁者加丁香、半夏、吴茱萸等;纳差者加神曲、炙鸡内金、焦山楂、炒谷芽、炒麦芽等;恶心呕吐加竹茹、半夏等;便血者加三七粉、仙鹤草、地榆、茜草、白及等;大便秘结加大黄、枳实、厚朴、火麻仁等;气虚汗出加浮小麦、黄芪等。也可以辅以中成药,如康力欣胶囊、平消胶囊等以扶正祛邪、软坚散结。

此外,李斯文还以灌肠Ⅰ号和灌肠Ⅱ号进行中药高位灌肠治疗,局部灌以祛邪解毒中药,药物在病变部位保留时间越长越能更好地发挥药物的治疗作用。灌肠Ⅰ号,药物组成包括半枝莲、白花蛇舌草、马齿苋、地榆、败酱草、大黄、血余炭、槐花、八月札。此方临床用于瘀毒盛湿热轻型。灌肠Ⅱ号,药物包括黄连、野葡萄根、黄柏、藤梨根、黄芩、侧柏炭、苦参、天龙、龙葵、槐花、大血藤。此方临床用于湿热重瘀毒轻型[72]。

(八)郭志雄"大霸微补",祛除癌毒

全国老中医药专家、四川省名中医郭志雄从医三十余载,擅长应用中医药治疗肿瘤。郭志雄认为恶性肿瘤病因病机主要是气滞、血瘀、痰阻、热毒,在治疗各种肿瘤及其兼症时,以"大霸微补、活血调气、扶正抗癌、随症加减"为治疗思路,形成了独特的治疗用药特色。"大"是指用药剂量大,甚至数倍量以用药,用以抑制消灭癌细胞;"霸"即应用"霸药",是指应用力量峻猛之药或有毒性的药物;"大霸"是大剂量应用"霸药"以消灭或抑制肿瘤细胞的生长。"微补"是指适当的补气扶正之药,用以扶助人体正气,以抵抗病邪;"活血调气"即活血祛瘀、调畅气机,目的是使气血畅通,防止气血滞留,恢复人体正常机体功能。"大霸微补,和血调气,扶正抗癌"是郭志雄运用中医学辨证论治在临床的具体应用,在治疗各种肿瘤及其合并兼症中广泛应用,包括手术前后调理、配合放化疗增效减毒及带瘤生存、姑息治疗,目的是减轻症状,改善生存质量,减少远处转移及复发,延长患者的生存时间[73]。

（九）周维顺病证结合，随症加减

浙江省名中医周维顺认为大肠癌的病因可分为内因和外因，外因为嗜食肥甘，饮食不节，损伤脾胃，湿热邪毒蕴结肠道；情志不遂，肝气郁结，致运化失司，湿浊内生留滞肠道；寒温失节，久居湿地，感受邪气，致使脾胃受伤，气机不畅，气滞血瘀结于肠道。内因为年老体衰，正气不足，感受外邪，邪毒下注，浸淫肠道而成本病。本病病位在大肠，然却与脾肾关系密切，是一种全身属虚，局部属实的病证。

在辨证论治上，周维顺认为该病临床各期均宜结合中医药治疗。他认为本病早期属邪实，治当清热利湿解毒，活血化瘀消积。中晚期属虚，应注重扶正，健脾益肾，滋阴养血，扶正以祛邪。辨证分型上，周维顺依据大肠癌的临床特点，分为湿热下注型、气滞血瘀型、脾肾阳虚型、肝肾阴虚型及气血两虚型等5型。

周维顺在随症加减及特色用药上也颇具心得，如腹胀痛甚者加延胡索、赤芍、木香、香茶菜等；失眠者加酸枣仁、首乌藤、合欢皮、琥珀等；纳差者加鸡内金、谷麦芽等；恶心呕吐者加姜半夏、姜竹茹等；便血者加仙鹤草、三七粉、茜草等；出虚汗者加浮小麦、瘪桃干、穞豆衣等；大便秘结者加大黄、枳实、厚朴等；呃逆频繁者加丁香、柿蒂等。

周维顺临诊体会也颇多，在治疗过程中始终重视“热毒”的因素。他认为肿瘤局部炎症、感染、癌性毒素的释放在机体都可表现出热毒的征象。清热解毒类抗癌中药除有直接抗菌抗病毒作用外，还有直接抑癌和清除毒素的作用，故在各证型中多用清热解毒类的抗癌中药，如半枝莲、白花蛇舌草、蒲公英、三叶青等。周维顺重视维护脾胃功能，保证睡眠质量。他认为脾胃主运化，脾胃功能正常与否直接关系到气血的生成，睡眠质量好坏又直接影响着人的精气神，两者状态好坏均关系到机体的抵抗力、人的生存时间和生活质量。故临诊多用鸡内金、谷麦芽、神曲等健脾胃；酸枣仁、首乌藤、琥珀等安神助睡眠；并在发病的各期都不忘扶正，常用灵芝、薏苡仁、怀山药、党参等扶助正气，祛邪外出；此外周维顺还经常适当选用一些中成药如西黄胶囊、参芪片、参莲胶囊、华蟾素等与汤药起协同作用，使药效更持久[74]。

（十）裴正学中西合参，持之以恒

我国著名中西医结合专家、甘肃省名中医裴正学创导“西医诊断，中医辨证，中药为主，西药为辅”，以“肺与大肠相表里”的经典论述为准线，运用香砂六君子汤、黄土汤、附子理中汤加味、承气汤、芍药汤、黄连泻心汤与自拟佛平合剂、二白饮等治疗大肠癌。

在具体分型上，裴正学根据自己的临床体会，将大肠癌分为以下3型：① 肠风虚寒型：症见颜面萎黄，食欲不振，体乏无力，大便下血，少腹时有隐痛，大便时干时稀，次数时多时少，脉沉细，舌质胖淡，苔薄白。治宜健脾益气，温中止血。方用香砂六君子汤、黄土汤、附子理中汤加味。若伴恶心呕吐者，加生代赭石；伴明显腹痛者，加延胡索、川楝子等，适用早期大肠癌患者。② 肠风夹热型：症见消瘦，衰竭，贫血，乏力，发热身困，脐周及少腹阵阵作痛，大便每日3～4次，里急后重，黏液血便或下血，排便不畅，舌质红，苔黄腻，脉滑数而无力。治宜清热燥湿,行气止痛。方用芍药汤、佛平汤、黄连泻心汤加味。若纳呆者,加焦三仙;若腹痛著者,加延胡索、川楝子;若乏力甚者,加太子参。③ 脏毒积聚型:症见腹满肛门重坠,腹部可触及明显之包块,患者已呈恶病质,行动困难,腹痛腹泻,黏液血便或便血,一部分患者腹胀难忍,有肠梗阻表现;一部分患者高热不退;一部分患者全身淋巴结肿大,肝大,舌红苔黄腻,脉滑数中空。治宜清热泻火,解毒逐瘀。方用二白饮加味、白花蛇舌草汤、抗癌五味消毒饮,小承气加味亦可用之。此型患者已属大肠癌晚期,大多合并远端脏器及淋巴结转移。

裴正学常谓:"中医治疗肿瘤要持之以恒,扶正固本是治疗恶性肿瘤的基本法则。"在病情危重或急诊时,也应积极采取西医有效手段,中西合参以急则治其标,缓则治其本,不至于延误病情。把握、领会中医药"甚者从之,微者逆之,攻补兼施"的内涵,明确治疗肿瘤的基本原则[75]。

(十一) 王瑞平立足健脾,兼以解毒

江苏省中医院王瑞平在研究中医经典著作并结合自己30年临床经验基础上,提出脾气虚弱、瘀毒内结为晚期大肠癌的基本病机,并认为瘀血、癌毒是大肠癌主要病理因素。王瑞平认为,肿瘤的治疗应立足于扶正健脾,并兼以祛邪解毒,在临证治疗时绝不拘泥于一方,应根据患者的不同情况,灵活遣方用药。王瑞平总结大肠癌患者临床常见证候类型有以下6型:① 脾气虚弱证:症见泻下完谷,四肢倦怠,舌苔薄白。遣方可用太子参、白术之品益气健脾。② 脾阳不振证:症见面色皖白、四肢清冷、头晕、舌质胖嫩,多用干姜、吴茱萸以温运中阳。③ 脾不统血证:多以便血为主症,可加三七、棕榈(炭)、地榆(炭)、槐花、茜草(炭)等止血。④ 胃阴不足证:症见胃中嘈杂、口干思饮、舌红少苔。可加沙参、玉竹、石斛、天冬、麦冬、天花粉养阴生津。⑤ 胃气上逆证:多以恶心、呕吐、呃逆为主,可以姜半夏、竹茹、旋覆花降逆止呕。⑥ 胃气郁滞证:可见胃脘堵闷或疼痛,可酌情加延胡索、乌药、佛手理气活血止痛。

王瑞平还认为,大肠癌既有邪实瘀毒内聚的一面,又有正虚气血阴阳不足的一面,因而临床治疗不能一味施以重剂"以毒攻毒"或解毒化瘀,临床应根据患者的吸收、耐受情况以及药物本身的毒不良反应和胃肠道反应来斟酌用药。同时王瑞平始终坚持"效不更方",认为肿瘤患者的调理是一个长期的过程,需要长期稳定的治疗,才能达到阴平阳秘的效果[76]。

(十二) 施志明病证结合,防治并举

上海中医药大学附属龙华医院施志明认为,大肠癌的发病原因不外乎内因和外因,外因与寒邪客于肠外、饮食不节有关,内因与情志失畅、肠胃损伤有关。机体阴阳失调,正气不足,脾胃虚弱,复因感受外邪、忧思抑郁、饮食不节,导致脾胃失和,湿浊内生,郁而化热,湿热下注浸淫肠道,气机阻滞,血运不畅,瘀毒内停,痰、湿、瘀、毒互结,日久形成积块而发病。所以本病是因虚致积、因积而益虚的病证。湿热、火毒、瘀滞是病之标,脾虚、肾亏、正气不足是病之本。其病位在肠,与脾、胃、肝、肾关系密切。

施志明认为，大肠癌属本虚标实之证，患者既有脏腑气血亏虚，又有气滞、血瘀、痰凝、湿毒等标实的情况，临床常将本病辨证分为湿热蕴结、瘀毒内阻、脾虚气滞、脾肾阳虚、肝肾阴虚等类型。发病多因恣食肥腻膏粱、醇酒厚味，或误食不洁、霉变食物，或忧思劳累损伤脾胃，运化失司，湿热内生，流注大肠，气机阻滞。临床可见腹胀、腹痛、里急后重、大便黏滞而臭；湿热瘀毒蕴结，日久成块则腹痛固定，按之更甚，瘀毒熏灼伤络则见便血。若素体脾胃虚弱，或病久损伤脾胃，生化乏源，气血两亏，可见肠鸣、腹胀、便溏、乏力、面色少华、胃纳呆滞等症；脾气虚进而伤及脾阳，或久病及肾，致脾肾阳虚，则表现为消瘦乏力、形寒肢冷、腹痛喜温喜按、舌淡、脉沉；若素体阴虚，或因湿热蕴久化火，损伤阴液，导致肝肾阴虚，可见五心烦热、口干咽燥、便秘等症。

施志明辨治特色体现在：① 防治并举：本病的发生与一些大肠疾病和癌前病变有关，如大肠腺瘤、家族性腺瘤性息肉病、大肠息肉、溃疡性结肠炎、克罗恩病、血吸虫病等，均与大肠癌的发病密切相关。因此施志明认为，及时正确的治疗大肠疾病及癌前病变，对于预防大肠癌的发病亦非常重要。② 正确配合放化疗：外科手术为大肠癌的主要根治性治疗方法，根据手术情况，术后需进行放化疗。而中医药对于促进患者肠道功能的恢复，减少手术并发症，恢复元气，促进康复，降低肠癌的术后复发和转移具有不可替代的作用。其认为，化疗期间辅助使用健脾和胃补肾的中药可明显减轻患者化疗的消化道反应及骨髓抑制等毒不良反应，药如姜半夏、姜竹茹、降香、补骨脂、菟丝子等；放疗时辅用养阴解毒的中药，可改善放疗热毒伤阴之象，减轻放疗局部疼痛等，达到延长患者生命、提高生存质量的目的。③ 治疗首重益气健脾：恶性肿瘤的发病是一个复杂的过程，尽管有各种各样的外界致病因素，但归根到底，发病的关键还是人体内环境的失衡，脏腑、经络等的功能失调，即“内虚”。因此脾虚证候贯穿疾病的始终。临床常用的健脾益气药物有党参、黄芪、白术、薏苡仁、茯苓等。④ 辨证与辨病结合：施志明从中医整体观出发，结合对大肠癌本虚标实病机特点的认识，强调在治疗中必须坚持辨证与辨病相结合的原则，遣方用药时尽可能地选用既符合辨证分型的治则，又经现代药理研究证实具有抗癌或抑癌活性的清热、解毒、利湿、理气、化瘀作用的中药组成方剂。如在扶正培本的同时，酌情选用菝葜、野葡萄藤、藤梨根、大血藤、败酱草、苦参、芙蓉叶、白头翁等清热解毒之品，以使扶正和祛邪、辨证与辨病相结合，增强疗效。⑤ 中药内服加保留灌肠双管齐下：保留灌肠的方法比较适合于直肠癌、乙状结肠癌。方法是将肛管插入至肿瘤部位，滴入每日中药煎剂量的 1/3（约 200 ml），每日 1～2 次，保留时间越长越好。中药内服加保留灌肠既可以调整患者全身气血阴阳失衡状态、抑制肿瘤的生长，又可以使药物与癌灶直接接触，更好地发挥药物的治疗作用，可谓一举两得。⑥ 以通为要，合理应用攻下法与收敛法：大肠为六腑之一，司传导之职，六腑“以通为用，以降为顺”，通降是六腑的共同特性。肠道恶性肿瘤滞碍腑道的通畅，阻滞气血、水湿的运行。因此，治疗大肠癌的目的就是解决“通”与“不通”的矛盾，关键是根据“六腑以通为用”“泻而不藏”之生理特点，消除肠道肿块，通下腑中浊毒、瘀血等病理产物。便秘与泄泻是两个相互对立的症状，在大肠癌中十分常见。对此施志明根据病机分别采取“攻下”或“收敛”的方法治疗。若湿毒蕴结大肠导致的便秘，常伴有里急后重、腹胀腹痛，根据“六腑以通为用”的原则，采用“下”法治疗，常选用清热泻下、攻积导滞的大黄、枳实、瓜蒌仁、郁李仁等，以达到荡涤湿热毒邪、清除宿滞瘀血、减轻局部炎症水肿的目的。泄泻同样也可以由于湿热下注、传化失常引起，症见泄泻频作，泻而不爽，伴有里急后重、腹胀腹痛、肛门灼热、便脓血而恶臭，此时应该采用“通因通用”的原则，同样采用“下”法，以清除肠中蕴结之湿毒，达到不止泻而泻止的目的。“敛”法是指选用具有收涩敛肠功能的药物，如乌梅、诃子、川石斛、赤石脂、禹余粮等，以涩肠敛泻、防止通下太过损伤津液[77]。

五、验案赏析

周仲瑛验案　刘某，男，58岁。2007年5月25日初诊。结肠癌术后，上腹平脐旁侧隐痛不舒3年，腹泻，每日2次，形态变细，无明显脓血，口苦。于当地医院肠镜查：升结肠癌。病理示：结肠腺癌Ⅳ级；胸腹部CT无明显异常，苔淡黄腻质紫，脉细兼滑。周仲瑛认为其病机属肠腑湿毒瘀结，传导失司。故拟方药：桃仁10 g、䗪虫5 g、熟大黄5 g、九香虫5 g、失笑散(包)10 g、椿皮15 g、生薏苡仁20 g、仙鹤草15 g、独角蜣螂2只、莪术9 g、威灵仙15 g、炒莱菔子15 g、白花蛇舌草20 g、泽漆15 g、大血藤20 g、败酱草15 g、土茯苓20 g、龙葵20 g、炙刺猬皮15 g、红豆杉12 g、炒六曲10 g、炙鸡内金10 g、生黄芪15 g。共28剂。

二诊(2007年6月22日)：患者服药后右腹部疼痛十减其五，大便细小，矢气增多，食纳增多，苔薄黄腻质黯紫，脉细滑。故加炒延胡索12 g、水红花子12 g、炙蜈蚣2条。40剂。

三诊(2007年8月2日)：患者诉最近疼痛无明显增减，食纳良好，时有腹胀，大便溏，每日1～2次，苔黄薄腻，质黯紫，脉细滑。5月25日方加炒延胡索15 g、水红花子12 g、莪术9 g、冬瓜子15 g、诃子10 g。50剂。

四诊(2007年11月2日)：患者诉右侧腹痛持续难尽，喜温腹胀，大便不实，每日2次，苔黄薄腻质淡紫有瘀斑，脉细滑。故5月25日方去威灵仙，加炒延胡索15 g、诃子10 g、制附片9 g、荜澄茄6 g。50剂。

评析：该患结肠癌术后，右上腹平脐旁侧隐痛不舒，苔淡黄腻质紫，脉细兼滑，其病机属肠腑湿毒瘀结，传导失司。故周仲瑛治疗上以活血化瘀联合清热解毒法为治疗大法，其中，桃仁、䗪虫、独角蜣螂、莪术等活血化瘀，消积退肿。《长沙药解》记载蜣螂善破癥瘕，能开燥结；泽漆利水豁痰；九香虫温通助阳、搜剔解毒；大血藤、败酱草、椿根白皮善清肠中湿热；炙刺猬皮、白花蛇舌草、龙葵、红豆杉清热利湿及抗癌解毒。《本草经疏》道：猬皮治大肠湿热血热为病，及五痔阴蚀下血，赤白五色血汁不止也。《救荒本草》谓龙葵具有“拔毒”之功，配合炒六曲、炙鸡内金、生黄芪、生薏苡仁健脾消导，攻补兼施，极大地提高患者的生存质量。

孙桂芝验案　李某，女，50岁。1988年春开始出现腹痛腹泻，有时呈黏液样便，间有大便带血，进行性消瘦。1988年9月在北京某医院做乙状结肠镜检查，发现乙状结肠有一菜花样肿物，活检病理诊断为“腺癌”，即予手术治疗，术中切除原发灶，并发现腹腔淋巴结转移，因转移灶与大血管粘连无法切除。于1988年11月到中国中医科学院广安门医院求孙桂芝诊治。初诊主诉：左下腹部疼痛，腹胀，大便稀，每日5～6次，有时便下脓血，食欲不振，倦怠乏力，舌质暗红、苔白，脉滑数。诊为脾胃虚弱，湿热蕴结。处方：太子参15 g、白术10 g、茯苓12 g、厚朴10 g、白头翁20 g、败酱草15 g、大血藤15 g、藤梨根15 g、八月札12 g、生薏苡仁30 g、炒莱菔子15 g、炙穿山甲6 g、儿茶10 g、白屈菜10 g、白花蛇舌草30 g、槐花15 g、地榆15 g、甘草9 g。每日1剂，水煎2次分服。配合MFA方案化疗(ADM 50 mg/dl，MMC 8 mg，每周1次，氟尿嘧啶500 mg，每周2次，用2周休1周，3周为1个周期，3周期为1个疗程)。服上方中药2周后，腹痛减轻，大便稍稀，每日2～3次，未再出现便下脓血，但仍时呈黏液样便。上方加减服用2个月后，大便恢复正常，食欲好转，自感活动有力。1年后B超复查，腹腔肿大淋巴结消失，体重增加。上方化裁共服用6年余，每年服药200余剂，后期重在健脾调胃，佐以解毒抗癌。化疗共用2个疗程，因白细胞下降而停用。于1995年1月复查，精神好，大便正常，无自觉症状。B超复查：腹部无异常发现。

评析：该案结肠癌患者，手术配合化疗后，患者诉左下腹部疼痛，腹胀，大便稀，食欲不振，倦怠乏力，提示正气不足，脾胃亏虚，运化失司；便下脓血，舌质暗红，苔白、脉滑数，说明酿湿生痰，气血瘀滞，郁久化热，从而导致湿热邪毒蕴结。故选用四君子汤合芍药汤加味治疗，四君子汤健脾益气以培本，芍药汤清热利湿以治标，佐以白花蛇舌草、藤梨根以抗癌解毒，标本兼治，提高患者生活质量以及生存时间。

吴良村验案　杨某，男，76岁。2008年12月因上腹部不适检查发现结肠占位性，腹泻，而至上海医院求治。于2009年1月5日行经内镜病理示横结肠癌。予以手术，术后予抗感染、止血、补液等对症支持，未行放化疗。2009年2月23日初诊。诊时面色少华，神疲乏力，食后腹胀，呃逆泛酸，纳呆便秘，舌红苔黄腻，脉弦。此为肠癌术后，气阴两虚，毒热蕴结之候。治以养阴清热解毒。处方：北沙参15 g、麦冬15 g、石斛(特优二级)12 g、柴胡12 g、炒黄芩15 g、青蒿15 g、三叶青15 g、金钱草15 g、鸡内金15 g、半枝莲15 g、绿萼梅15 g、八月札15 g、益元散15 g。14剂，水煎服。每日1剂。

二诊(2009年3月9日)：服药后呃逆反酸明显减少，进食后腹胀减轻，余症如前。上方加制大黄9 g、茵陈15 g。14剂。每日1剂，水煎服。

三诊(2009年3月23日)：药后进食后腹胀、呃逆反酸较前减轻，大便偏溏，余症如前。予去制大黄，加车前子30 g、龙葵30 g、神曲12 g。14剂。每日1剂，水煎服。

四诊(2009年4月)：进食后腹胀呃逆反酸明显改善，胃纳渐佳，大便成形，舌质稍变淡，脉如前。予守方服2周。调整治疗1月余，诸症改善。

评析：该患者老年男性，年逾七旬，肾水已亏，癌毒久居人体，耗气伤阴，气阴两虚。

又加之手术，阴血受损。“阴者，藏精而起亟也”，阴液亏虚，无以起亟化气，故而面色少华，神疲乏力，正气不足，无以抗邪，则毒热猖狂于中焦。故辨证为气阴两虚，毒热蕴结。法当养阴清热解毒。故初诊以北沙参、麦冬、石斛养阴以清热，青蒿、三叶青、金钱草、半枝莲清热解毒以祛邪，柴胡配炒黄芩，一散一清，旨在清热疏利少阳气机，佐以八月札、绿萼梅疏肝理气而不伤阴，鸡内金健胃和中，防大队苦寒之品伤及后天脾胃，金钱草、益元散清热利湿，使毒热从小便而走。二诊大便未通，加以制大黄、茵陈通下，使邪从二便而走。三诊大便已通且出现便溏，故去制大黄，加车前子、龙葵以加强清热利湿，并佐以神曲护胃和中。三诊药后，诸症明显改善，显效。治以扶正祛邪，并给邪以出路，使其从二便而走。

花宝金验案 赵某，女，45岁。2009年2月14日初诊。2008年4月因上腹部不适检查发现结肠占位。2008年4月27日于某医院行横结肠癌切除术。术后病理为：中分化腺癌，肿物侵透浆膜并侵及胃壁，淋巴结转移4/27，分期$pT_4N_2M_0$。术后行奥沙利铂＋氟尿嘧啶＋亚叶酸钙双周方案化疗12个周期。就诊时化疗结束。症见：乏力，汗多，手足麻木，饮食无味，眠差，大便稍干，小便正常，舌淡，苔白，脉细。方用：太子参15 g、焦白术15 g、茯苓20 g、陈皮6 g、藤梨根30 g、蛇莓15 g、酒大黄12 g、荷梗12 g、紫苏梗12 g、酸枣仁30 g、远志9 g、生地20 g、佛手12 g、白芍15 g、当归15 g、桑枝15 g、鸡血藤20 g、焦山楂15 g、焦神曲15 g、黄连6 g。水煎服。

二诊(2009年4月15日)：体力恢复，仍手足麻木，口苦，胁胀，舌红，苔白，脉弦。方用：柴胡12 g、黄芩9 g、白术15 g、茯苓20 g、茵陈20 g、木香6 g、砂仁6 g、夏枯草15 g、半枝莲30 g、荷梗12 g、紫苏梗12 g、山慈菇20 g、生地20 g、生薏苡仁20 g、枸杞子15 g、炒谷芽15 g、炒麦芽15 g。患者随诊至今，虽病属中晚期，仍未见复发及转移，一般状况良好。

评析：本案患者表现出乏力，汗多，手足麻木，饮食无味，眠差，大便稍干，小便正常，舌淡，苔白，脉细等诸多症状。提示气血亏虚，首诊予以八珍汤健脾益气补血，藤梨根、蛇莓抗癌解毒；花宝金认为大肠癌的患者尤其要保持大便的通畅，气机行、肠腑通则湿热泻、瘀结行，故予以酒大黄、生地、当归行气、滋阴、润肠之品；腹胀、纳呆予鸡内金、砂仁、炒稻芽、炒麦芽、焦六曲健脾消食助运化。故补脾、补血、益气、解毒并举，顽疾可除。

柴可群验案 李某，女，78岁，浙江杭州人。2008年11月于省内三甲医院行“直肠癌前切除术＋结肠内旁路术”，手术病理：浸润溃疡型中分化腺癌，肿瘤浸润至浆膜外，肿块旁淋巴结见癌转移(1/9)，分期$T_4N_{1a}M_0$。术后行FOLFOX4方案化疗8次。2015年2月就诊。时主诉近来形体消瘦，口淡无味，不欲饮食，进食量较前减少明显，伴有恶心反酸，四肢不温，疲劳乏力等症状，其舌淡，苔白腻，脉偏细。方用：太子参21 g、白术12 g、茯苓15 g、甘草3 g、白芍15 g、干姜12 g、大枣30 g、薏苡仁30 g、黄芩12 g、半夏12 g、枳壳12 g、砂仁6 g、鸡内金12 g、芡实15 g。

二诊(2015年3月)：主诉胃纳渐复，乏力改善，舌淡红，苔白腻，脉偏涩。方用：太子参30 g、白术12 g、茯苓15 g、甘草3 g、赤芍15 g、薏苡仁30 g、黄芩12 g、半夏12 g、枳壳

12 g、玉米须 30 g、鸡内金 12 g、桑椹 15 g。患者随诊至今，病情平稳，至今无复发转移。

评析：本案患者年老久病，且时值冬春日，天气寒冷，命门火衰，症见不欲饮食，虚劳乏力，四肢不温，形体消瘦。其治一方面为补益脾肾，化生气血津液；另一方面又需时时养护胃气，以免中土羸弱，不得养化生机，进而中焦阴冷寒湿，无以运化。外寒内虚，中焦阴冷，外寒经太阴脾经，阳明胃经直中里，甚则引动内湿所致，故选用四君子汤合小建中汤以甘温散阴寒，温养补中气，再合一味砂仁、一味半夏，意在温化寒湿、寒痰，固护胃气，以免留邪，反碍建中。此外，治此虚者，需识中医天人相应之说，天大寒者，本当以温阳重药，人羸弱者，难受以峻药，故此治不急于旺命门之火，倒以温补中土为治，温脾土以暖肾水，以化气血，以充皮肉，以壮一身之阳气。

第三节　中西医结合治疗方法

在我国，中医中药已成为大肠癌综合治疗中重要的组成部分。大量的研究证实，大肠癌患者采用中医药配合化疗或放疗，既可相互协同化疗和放疗杀灭肿瘤细胞，增强放化疗的敏感性，又可减轻放化疗的不良反应，提高放化疗的治疗效果，降低大肠癌的复发转移率，改善患者的生活质量。目前中医药治疗大肠癌的研究多从配合放化疗的中医药治疗、术后并发症的治疗、减少复发转移的治疗、研发专病专方及改善晚期大肠癌患者生活质量、延长生存期等多个方面开展。

一、中西医结合治疗大肠癌进展

（一）中医药结合化疗

目前中医药在大肠癌化疗中的作用，主要集中在增加化疗疗效，减轻化疗不良反应；延长晚期大肠癌化疗患者无进展生存时间、改善生活质量，延长生存期等方面。

杨宇飞等[78]根据中医药辨证论治特点，与临床方法学家一起，进行了系列前瞻性队列研究，探讨Ⅱ、Ⅲ期结直肠癌在西医常规治疗基础上[根治术、化疗和(或)放疗，按照 NCCN 临床指引]长期应用中医综合治疗减少复发转移的临床价值，经过 5 年随访发现 1 年以上的辨证论治汤剂治疗可以将Ⅱ、Ⅲ期的转移复发率降低 12%，明显延长患者无病生存期。

韩力等[79]观察健脾清肠方联合化疗治疗 60 例大肠癌术后脾虚湿热证患者，随机分为两组各 30 例，两组均以氟尿嘧啶＋CF＋奥沙利铂化疗方案为基础治疗，治疗组在化疗间期加用中药健脾清肠方，结果显示健脾清肠结合化疗能明显改善大肠癌术后患者脾虚湿热证证候，提高生活质量，改善 KPS 体力状态，提升了 IL－6 水平。

李佳等[80]采用肠益煎(太子参、白术、茯苓、山药、川黄连、木香、枳实、地榆、半枝莲、土茯苓、蜀羊泉、甘草等组成)健脾益气、清化湿热、清热解毒之法为主要疗法，同时配合化疗方案(FOLFOX4、FOLFOX6、FOLFIRI 每 2 周 1 次或单用卡培他滨 1 250 mg/m^2 每日 2 次,d1～d14。化疗至少进行 2 个周期)治疗大肠癌。研究随机分成治疗组 40 例(肠益煎联合化疗)和对照组 40 例(单纯化疗组)。结果肠益煎能够改善大肠癌化疗患者的中医临床症状,总有效率 80%,对照组为 40%;能改善大肠癌化疗患者的总体健康状况,有效率为 72.5%,对照组为 45%;能提高大肠癌化疗患者 CD4 的细胞数水平;不仅能减少 WBC 下降、γ-谷氨酰转肽酶测定异常升高、恶心呕吐、神经毒性化疗毒副反应的发生,还能减少Ⅲ/Ⅳ度毒副反应的发生;能延长大肠癌化疗患者无疾病进展时间,说明肠益煎能在一定程度上提高大肠癌化疗患者的中医临床疗效,能改善大肠癌患者的临床症状和生存质量;能改善大肠癌化疗患者的免疫功能,一定程度上减轻化疗对免疫力的损伤;能减少大肠癌化疗患者毒副反应的发生,有一定的增效减毒作用;能延长大肠癌化疗患者无疾病进展生存时间。

徐艳霞等[81]观察降逆灵联合化疗治疗晚期大肠癌的疗效及毒不良反应。方法:将 121 例晚期大肠癌患者随机分为两组,A 组(治疗组)61 例,于化疗前 1 d 开始服用降逆灵(党参、白术、茯苓等),之后采用 FOLFOX4 方案化疗。B 组(对照组)60 例,单用化疗,方案同上。结果:A 组总有效率为 54.1%,TTP 16.5 个月,生活质量改善率为 77.0%,B 组总有效率为 40.0%,TTP 10.2 个月,生活质量改善率为 41.7%。降逆灵可明显减轻化疗药物所致恶心呕吐及化疗对骨髓造血系统的抑制。

蒋益兰等[82]采用中药健脾消癌饮(党参、白术、茯苓、薏苡仁、黄芪、淫羊藿、丹参、白花蛇舌草、重楼、半枝莲、石见穿、莪术、法半夏、广木香、甘草加减)联合化疗治疗大肠癌术后患者 40 例,并与单纯地使用化疗方案治疗大肠癌 40 例进行比较。结果显示中药联合化疗组出现复发转移 10 例,占 25.0%;单纯化疗组出现复发转移 18 例,占 45.0%。而在生存率方面中药联合化疗组也优于单纯化疗方案,中药联合化疗组的 1 年、3 年、5 年的生存率分别为 92.50%、77.50%、67.50%,而单纯化疗组仅为 90.00%、62.50%、45.00%。

周洁[83]采用中药扶正健脾汤(党参 30 g、炒白术 10 g、黄芪 30 g、乌梅 30 g、墨旱莲 15 g、茯苓 12 g、甘草 5 g、薏苡仁 30 g、白豆蔻 10 g、莱菔子 20 g。恶心呕吐加藿香、竹茹;腹胀加砂仁、木香;腹痛加延胡索;腹泻者加黄连、吴茱萸;肾阴虚加女贞子、山茱萸;肾阳虚加锁阳、淫羊藿)联合化疗治疗中晚期大肠癌 34 例(治疗组),并与单纯使用化疗方案(CF100 mg、氟尿嘧啶 500 mg/m^2、奥沙利铂 130 mg/m^2)治疗晚期大肠癌进行比较(对照组),结果显示治疗组不良反应发生率小于对照组,治疗组生存质量改善率、免疫功能提高优于对照组,表明健脾汤配合化疗对纳差、乏力、疼痛、消瘦、大便稀溏、便中带血等中晚期大肠癌的常见症状有明显改善作用。

(二) 中医药结合放疗

一般认为,肿瘤放疗射线灼热,易耗气伤阴,故直肠癌放疗后,患者不但出现口渴欲饮、低热盗汗、疲倦乏力等气津两伤之象,而且常出现大便次数增多,甚至便血等症状。此时,使用中医药结合放疗会减少此类症状的发生。朱东晨[84]采用口服中药防治直肠腺癌术后患者行盆腔放疗后出现放射性膀胱炎 64 例(治疗组),放疗 1 周后口服中药,桃仁 10 g、牡丹皮 15 g、苍术 15 g、皂角刺 15 g、黄柏 15 g、薏苡仁 15 g、泽泻 20 g。与放疗 1 周后用生理盐水 25 ml 加 2%利多卡因和庆大霉素 16U 混合液 64 例(对照组)进行比较。结果放射性膀胱炎发生率 12.5%、2 周内治愈率 87.5%,而对照组发生率为 28.3%、2 周内治愈率 33.3%。赵仁等[85]采用放疗结合益气养阴的治法治疗直肠癌 34 例,与单纯的放疗手法治疗直肠癌 34 例比较,结果显示采用益气养阴基本方能有效改善直肠癌放疗期间出现的气阴两虚证候积分和患者免疫功能,减轻放疗的不良反应。

(三) 中医药结合手术治疗

国医大师何任提出“不断扶正,适时攻邪,随证治之”的治癌十二字方针。孙伟等[86]观察中医药序贯治疗在进展期大肠癌围手术期的作用。方法采用术前用“扶正通腑祛邪”方选“大承气汤加味”;术后用“扶正通腑,益气活血”法,方选“增液承气汤加味”;化疗期间用“益气养阴,扶正固本,随证治之”法,方用“八珍汤加味”配合手术化疗治疗进展期大肠癌 30 例(治疗组),与以前单纯手术+化疗的 30 例进展期大肠癌(对照组)进行比较,采用回顾性对照研究方法。结果显示:中医药序贯治疗组在围手术期及化疗期胃肠功能恢复,下床活动时间优于对照组。且在恶心、呕吐、肝功能损害、白细胞计数、红细胞计数、血小板计数方面明显优于对照组。说明采用中医药贯序疗法提高围手术期间的胃肠功能恢复及下床活动时间,能有效减轻化疗期间的毒不良反应,提高患者的生活质量;万能等[87]采用补中益气汤加减治疗术后出现腹泻患者 26 例,结果显示补中益气汤加减能有效改善腹泻的症状,利于术后的恢复,提高患者的生存质量。邹世昌[88]采用升阳益胃汤加减治疗结肠癌手术并化疗后出现的腹泻症状 25 例,与单纯使用盐酸洛哌丁胺 25 例相比较,结果显示升阳益胃汤加减能够明显改善结肠癌术后化疗患者排便功能。

(四) 中医药防治奥沙利铂所致的神经毒性

奥沙利铂(oxaliplatin)是继顺铂和卡铂后第 3 代铂类抗肿瘤药物,是结肠癌、直肠癌、胃癌等消化道肿瘤化疗方案中主要药物,但在治疗过程中较易出现剂量限制性周围神经毒性,其急性神经毒性发生率高达 85%～95%,慢性神经毒性发生率为 16%[89],严重影响肿瘤患者的生活质量,往往可能会因不能耐受神经病变所致的疼痛、麻木等症状而减少剂量,甚至停用化疗。其防治措施包括加强保暖,尽量减少或避免接触冷刺激、临床用药控制和改变治疗方案等一般性措施,以及使用抗癫痫类、钙镁合剂、维生素类、核苷酸类及抗氧化剂等药物措施,可一定程度减轻奥沙利铂所致外周神经毒性反应发生率,但疗效不理想,尚缺乏确切有效的治疗方法。近年来,中药内服、外治结合在防治奥沙利铂所致神经毒性中起到一定的疗效。

1. 机制研究　奥沙利铂所致的神经毒性是剂量限制性毒性,其机制尚不明确,目前普遍一般认为奥沙利铂可以干扰 DNA 合成,并产生自由基引起神经元凋亡,从而导致了慢性周围神经毒性。但慢性周围神经毒性具体机制仍未明了,可能与轴突神经病变有关:由于长期的钠离子通道兴奋性提高导致细胞应激性升高引起神经细胞损伤;或是背根神经节受损;研究表明铂类会影响背根神经节,该部位富含感觉神经元,且无血脑屏障保护,易受到影响[90]。奥沙利铂等化疗药致神经毒性作为肿瘤治疗中出现的新问题,在中医典籍中尚无明确记载,在辨证论治理论的指导下,许多中医肿瘤学者在这一领域进行了新的探索,认为本病相当于中医"痹证""痿证""不仁"等病范畴。中医理论认为:人体正气不足导致肿瘤发生,《内经》云"邪之所凑,其气必虚",化疗药毒进一步损伤机体,而致气虚推动无力,血行不畅,缓慢涩滞,而成瘀血。血行瘀阻,四肢失养,而见指趾末端麻木、感觉减退,甚者口腔、咽喉部位感觉迟钝等。

2. 中药内服

(1) 益气活血法:根据气虚血瘀的病机,采用扶助正气、活血通络的药物,以补阳还五汤和益气理血愈风汤为代表。杨兵等[91]将37例恶性肿瘤患者随机分为2组,对照组单纯采用含奥沙利铂的化疗方案;治疗组在对照组治疗基础上,加用补阳还五汤加通络药治疗。观察两组感觉神经毒性发生情况,治疗组较对照组外周神经毒性的发生率明显减少,程度明显减轻。梁学书等[92]84例患者分为2组,治疗组加用益气理血愈风汤(药物组成:生黄芪、当归、鸡血藤、丹参、白芍、桃仁、红花、川芎、秦艽、威灵仙、徐长卿)。两组患者外周神经毒性发生率的比较:治疗组46例,发生神经毒性18例,发生率为39.1%;对照组38例,发生神经毒性30例,发生率为78.9%,两组比较有统计学意义。

(2) 温经通脉法:依据神经毒性症状遇寒加重的特点,发病机制考虑为阴寒凝滞,经脉不畅,治以温通。董雪等[93]采用加味黄芪桂枝五物汤防治草酸铂所致神经毒性20例,化疗2个疗程后行近期疗效评价,有13例患者经2个疗程及其以上化疗,可进行评价。结果:其中13例出现神经毒性反应为20.9%,且都为1级,未发现患者因神经毒性反应停药,明显低于国内外相关报道。朱宝龙[94]以温经汤内服防治奥沙利铂外周神经毒性,治疗组全效22例,显效10例,有效5例,无效3例,全效率55.1%,总有效率93.2%;以肌内注射甲钴胺为对照组,对照组全效率25.1%,总有效率63.2%。两组全效率及总有效率比较均有统计学意义。蒋太生等[95]采用甘桂龙牡胶囊防治奥沙利铂致神经毒性:54例接受奥沙利铂、氟尿嘧啶和亚叶酸钙化疗的胃肠道肿瘤患者,随机分为治疗组和对照组,治疗组给予甘桂龙牡胶囊治疗,对照组未接受相应的预防治疗。结果:化疗2周、4周和6周期后,治疗组神经毒性发生率均低于对照组,并且具有统计学意义。

(3) 补益肾气法:中医学认为,恶性肿瘤始于元气化生异常,内生瘤毒,抗癌药物以瘤毒为攻击目标,但对正气也有损害作用,因此化疗往往有"虚虚"之弊,阳气益虚,阴寒凝滞,治以温补助阳,祛寒止痛。刘海晔等[96]使用院内制剂癌复康1号(熟地、鹿角胶、白芥子、干姜、肉桂、麻黄、甘草、干漆、五灵脂、西洋参等)明显减轻草酸铂所致周围神经毒性。张汀荣等[97]以参附注射液联合肉桂防治奥沙利铂神经毒性,对照组仅用含奥沙利铂的化疗方案;治疗组在对照组化疗基础上,在化疗前均采用参附注射液静脉滴注及肉桂水煎代茶饮。结果:治疗组与对照组的神经毒性总发生率分别为13.5%、55.6%。赖义勤等[98]采用健脾益肾法预防奥沙利铂周围神经毒性27例,对照组神经毒性发生率为50.3%,且有1例患者出现功能障碍，而治疗组神经毒性发生率为18.5％，无1例出现功能障碍。

3. 中药外治　草酸铂所致神经毒性的主要表现为指趾末端麻木疼痛，病位在表，《疡科纲要·论外治之药》云："发见于外，外治之药物，尤为重要。凡轻浅之证，专持外治，固可以收全功，而危险之大疡，尤必赖外治得宜。"郑海燕等[99]将100例应用草酸铂进行常规化疗并出现局部神经毒性症状的患者。实验组采用云南白药气雾剂治疗；对照组采用50％硫酸镁湿敷的方法。结果实验组有效率为98.0％，症状完全缓解的占52.0％。对照组症状部分改善。娄彦妮等[100]外用通络散治疗化疗致周围神经毒性，30例患者手足麻木的症状明显减轻，临床症状持续时间明显缩短，有效率为93.3％，治愈率为83.3％。王玉霞等[101]观察温经通络、活血化瘀中药外洗对奥沙利铂慢性神经毒性的改善作用，结论：温经通络、活血化瘀中药外洗治疗奥沙利铂慢性神经毒性疗效肯定。唐玉英[102]采用如意金黄膏外敷治疗奥沙利铂化疗后周围神经毒性反应，选择应用奥沙利铂化疗后出现周围神经毒性反应的患者，分为治疗组(45例)和观察组(40例)，在常规应用B族维生素的基础上，治疗组应用自制如意金黄膏外敷，观察组使用热水袋热敷，结果治疗组疗效明显好于对照组。

4. 中药内服外治　我们根据多年临床观察，认为奥沙利铂所致的神经毒性属于中医的"痹证"范畴，病机主要责之于正虚毒滞，正虚主要指脾肾亏虚。脾胃为后天之本，气血生化之源，脾在体合肌肉、主四肢。奥沙利铂等化疗药物多为阴寒有毒之品，戕害机体，损伤脾胃，气血生化乏源，脾不能为胃行其津液，四肢不得禀水谷之气，气日以衰，脉道不利，则疼痛麻木；肾为先天之本，肾藏精，精能化气生血，久病及肾，肾虚精亏，化源更乏，四末气血充荣不利，复夹药毒流注，脉络痹阻，则麻木不仁，不通则痛，甚或痿废不用。我们采用"三位一体法"即内服肠神1号方(党参、熟地、白术、茯苓、当归、黄精、枳壳、牛膝、女贞子、枸杞子、菟丝子、甘草)，健脾益肾，养血活血，外洗肠神2号方(桂枝、细辛、赤芍、牡丹皮、当归、络石藤、老鹳草、金银花、甘草)通阳活血，清热化毒，配合针刺贴敷活血通络，养血疗痿，使机体气血充盈，血脉通畅，邪毒俱去，最终达到阴平阳秘的状态。临床研究发现，与对照组(化疗联合钙镁合剂治疗)相比，治疗组(化疗联合肠神方内服外洗)各级周围神经毒性发生率小于对照组，差异有统计学意义($P<0.05$)，感觉神经传导速度和动作电位波幅的下降程度明显小于对照组($P<0.01$)，特别当奥沙利铂累计剂量大于800 mg/m^2时，肠神方内服外洗较钙镁合剂能有效降低奥沙利铂的慢性周围神经毒性的发生率($P<0.05$)，减少周围感觉神经动作电位波幅和传导速度的下降幅度($P<0.01$)，保护周围感觉神经的电生理功能[103]。

二、中西医结合治疗大肠癌体会

(一) 中西医结合治疗策略选择

目前大肠癌的治疗模式主要是以手术为主的多学科综合治疗，包括手术、放疗、化疗、生物免疫治疗、靶向治疗、介入治疗、中医中药治疗、支持治疗等。中医中药作为多学科综合治疗中的一种重要手段越来越受到重视，采用中西医结合方法治疗大肠癌，可发挥中医药疗法的优势和特色，以补充西医疗法的不足，相互取长补短，积极融合治疗思路，共同提高临床疗效。西医侧重大肠癌的癌肿问题，如癌肿的局部切除，癌细胞的杀灭，而中医除关注本病局部症状外，更重视患者的整体状况，如全身的临床表现，精神情绪状态等。中西医结合就能兼顾整体和局部，既着眼局部癌肿的治疗，又激发患者自身潜能，提高整体抗病能力。实践证明，中西医结合治疗本病，能提高临床疗效，改善患者生活质量。如何充分发挥中医药疗法的优势和特色，真正实现中医西医两种治疗手段在大肠癌治疗中的优势互补；我们认为在中西医结合治疗策略选择中需要抓住以下两方面：把握切入点，分期分阶段施治；辨病与辨证相结合。

在具体治疗方法的选择中，中医药可以参与和融入大肠癌治疗的多个环节。围手术治疗期间宜扶正为主，兼顾祛邪，发挥中医增效减毒之功。随访期间，中医之治有三要：一当以补为主，不断扶正培本；二当审症求因，随证而治，攻补兼施，除症安身；三当先其所因，辨病用药以化解癌毒，防复防变。姑息期则当不断扶正，适时祛邪，或仅以扶正为治，治重温阳，其旨均在带瘤生存，延长生存期。

手术阶段，治疗宜扶正为主，兼顾祛邪，发挥中医增效减毒之功，优化患者手术条件，减少术后并发症。肠癌术后常伴有消化系统症状如便秘、肠梗阻、肠粘连合并症，延迟术后恢复及后续的治疗。肠癌术后常会出现脾胃失调、气血亏虚、气滞血瘀的证候，结合“六腑以降为和，以通为用”的特点，治以健脾和胃，理气通腑，化瘀散结，以减轻或消除结直肠癌手术后并发症，促进术后身体状况的恢复，为根治术后的辅助化疗或放疗创造条件。

放疗阶段，放疗属于直肠癌局部治疗，放疗后常出现放射性肠炎、放射性膀胱炎、骨髓抑制等毒副反应。急性毒副反应表现为食欲下降、恶心呕吐、腹痛、腹泻、便血；晚期肠道放射性损伤主要表现为肠壁纤维化和血管不同程度的阻塞，肠管局限性狭窄，临床表现为慢性腹泻等。放疗所致的急性不良反应属于中医热毒范畴。在放疗期间临床表现为脾胃不和、湿热下注肠络及膀胱，中医治以健脾和胃、清热利湿以减轻放疗毒副反应，提高放疗通过率。放疗后易出现虚实并存，治以健脾补肾、益气养血、利湿化瘀。

化疗阶段，化疗药物有效率偏低，且伴毒副反应，肠癌常用化疗方案除消化道反应、血液毒性外，还有如奥沙利铂的周围神经毒性，伊力替康所致的急性胆碱能综合征、迟发性腹泻等特殊表现。由于化疗药物在用药期间易致脾胃运化、升降失调；化疗后易伤及脾肾致气血亏耗。根据脾胃为中焦升降之枢，“脾胃为后天之本，气血生化之源”“肾主骨生髓”的生理特点及奥沙利铂所致周围神经毒性遇冷则加重的病理表现。在化疗的不同时期，以和胃健脾防治消化道副反应，化疗期间以健脾补肾恢复化疗后骨髓抑制，以温阳益气通络防治相关化疗药物所致的周围神经毒性。

康复随访阶段，大肠癌根治术及辅助化放疗后耗伤气血，机体脾肾更虚，术后癌毒未尽是转移发生的关键因素，残存之余毒不断耗散正气，正虚则其抗癌毒的能力下降，导致癌毒扩散。同时尽管手术切除病灶，但癌毒扩散和转移的适宜土壤与环境“稽留而不去，息而成积也"没有改变，容易出现肿瘤复发转移。故此阶段中医药治疗健脾补肾增强免疫，化痰散结消散余毒，疏肝解郁条畅情志，温阳通络防复防变。同时根据中医治未病的理论，"未病先防，即病防变"。大肠与肝肺二脏关系密切，先安未受邪之肝、肺二脏防患于未然，用药时可选择入肝肺二经的药物，如黄芩、柴胡等。

姑息治疗阶段，晚期大肠癌易合并肝、肺等脏器多发转移，患者一般状况差，无法接受手术、化疗、放疗等治疗。此阶段无消化道梗阻的患者可以辨证服用中药，强调不断扶正，适时祛邪，顾扶正气，通畅腑气；对于有消化道梗阻的患者可以采用中药外敷及针灸等手段，来改善临床症状，提高生活质量。

辨病与辨证相结合。中医治疗肿瘤模式为辨病与辨证。辨病即选择经现代药理研究证实具有抗癌或抑癌活性的清热、解毒、利湿、理气、化瘀单味药、中药注射液、口服成药以治疗。辨证就是把四诊（望诊、闻诊、问诊、切诊）所收集的资料、症状和体征，通过分析、综合，辨清疾病的病因、性质、部位，以及邪正之间的关系，概括、判断为某种性质的证，是指根据疾病不同阶段内在的证型变化特点辨证施治。在临床上围手术期、围化疗期、围放疗期，因手术、化疗、放疗属于中医祛邪治法，在杀灭肿瘤细胞的同时对机体正气亦有损伤，此时中医治疗不再辨病以祛邪而是以辨证为主；而在手术、化放疗后的中医维持治疗因恐病复而治以扶正抗癌以辨病结合辨证治疗。

（二）高危Ⅱ、Ⅲ期结直肠癌术后复发转移是目前中西医结合大肠癌治疗的重点和难点

手术是目前而言唯一能根治结直肠癌的治疗，然而高危Ⅱ、Ⅲ期术后患者仍有20%～38%出现了复发转移，且其中65%～80%是在术后2年之内发生。中医理论认为"未病先防，已病防变"，肺与大肠通过经脉的互为络属而构成表里关系，在肺、大肠生理、病理等多方面相互影响，互为补充，形成了一种密不可分的依赖关系。近年的实验及临床研究从肺病治肠、肠病治肺、肺肠同治等各个角度论证了"肺与大肠相表里"这一中医理论从古到今的科学性和它的实用性。肺是结直肠癌术后常见转移部位之一，转移率为10%～20%。肺脉络于大肠，大肠与肺相表里，与胃相连属，腑气畅通，亦可维系肺气肃降功能；若腑气不畅，浊气上逆于肺，则见咳喘。肺可通调腐浊，若肺气不宣，必然影响大肠排浊功能，使肠道毒素不能排出，有害物质重吸收后，加重肺的炎症改变，故肺与大肠两者彼此相互影响、互为因果。因此，结直肠癌术后患者在辅助治疗的同时，针对常见的复发转移部位肺、肝、腹腔等，配合施以对应循经要穴、腧穴敷贴，形成汤药内服、敷贴外用的多方位治疗，符合"治未病"的中医理念。通过长期的临床经验总结，针对此类患者高复发转移率，我们在常规辅助治疗的基础上采用"汤药内服、敷贴外用"相结合的方法取得了较好疗效。

（三）"根治、随访、姑息三阶段"治疗大肠癌

我们主张大肠癌辨病辨证应从正邪立论，立法遣方从扶正入手。依据大肠癌的病因病机特点，全程以扶正为本，立足脾肾；疾病发展过程中正邪盛衰变化，需辨明虚实，适度祛邪，酌情选用祛邪之品。对于肿瘤相关症状，宜审症求因，随证而治。在大肠癌治疗的

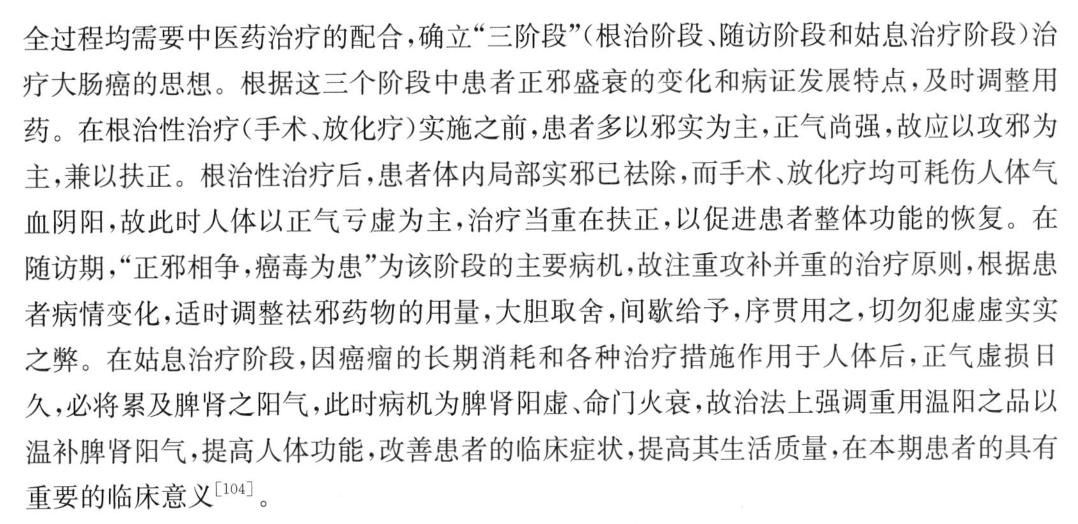

全过程均需要中医药治疗的配合，确立"三阶段"（根治阶段、随访阶段和姑息治疗阶段）治疗大肠癌的思想。根据这三个阶段中患者正邪盛衰的变化和病证发展特点，及时调整用药。在根治性治疗（手术、放化疗）实施之前，患者多以邪实为主，正气尚强，故应以攻邪为主，兼以扶正。根治性治疗后，患者体内局部实邪已祛除，而手术、放化疗均可耗伤人体气血阴阳，故此时人体以正气亏虚为主，治疗当重在扶正，以促进患者整体功能的恢复。在随访期，"正邪相争，癌毒为患"为该阶段的主要病机，故注重攻补并重的治疗原则，根据患者病情变化，适时调整祛邪药物的用量，大胆取舍，间歇给予，序贯用之，切勿犯虚虚实实之弊。在姑息治疗阶段，因癌瘤的长期消耗和各种治疗措施作用于人体后，正气虚损日久，必将累及脾肾之阳气，此时病机为脾肾阳虚、命门火衰，故治法上强调重用温阳之品以温补脾肾阳气，提高人体功能，改善患者的临床症状，提高其生活质量，在本期患者的具有重要的临床意义[104]。

（四）"健脾补肾，化痰解毒，疏肝解郁"为结直肠癌的基本治法

中医认为大肠者，传导之官，变化出焉。大肠的生理功能与脾密切相关，脾以升为健，脾气升清不息，水谷精微得以营养全身，糟粕方能得以下行。肠为腑，传化物而不藏，实而不能满，肠腑"以通为用"则要依赖脾气的推动运化和升清降浊。积之成也，正气不足，而后邪气踞之。其基本病机为正气不足、湿毒瘀滞，两者互为因果，本虚标实，早期湿热、瘀毒偏盛，晚期则气血损耗，兼之化疗药物更易损耗气血，损伤脾胃，以致脾肾阴阳气血俱虚，治疗上健脾补肾以扶助正气，化痰解毒以消散癌肿，疏肝解郁以调畅情志。

1. 健脾补肾，扶正培本　结直肠癌大多数患者证属本虚标实、正虚邪盛，如《医宗必读》曰："积之有也，正气不足而后邪气踞之。"患者整体多表现为正虚，而病灶局部则多表现为邪实。因此当以扶正培本、抗癌祛邪为要。健脾补肾法是结直肠癌防治领域较为常用的扶正培本方法之一，是健脾益气法与补肾益精法的有机结合。肾藏精生髓，为先天之本，脾主运化，为后天之本。先后天互为促进、滋养、补充。结直肠癌的发病是一渐进过程，日久必然脾肾亏损，因此健脾益肾法的应用有利于提高机体的正气。只有脾胃健运、肾气充盛，五脏六腑经络营运才能畅通，所谓"此二脏乘，则百疾作，二脏安，则百脉调，而病自息"。脾肾相互资生，相互荣养。脾胃强健，气血化源充足，肾所藏先天之精不断得到后天的培补，则肾气不虚；脏腑经络、四肢百骸得到充足的气血濡养，则正气充盈，不易受外邪侵袭。临床上我们在对肠癌的治疗中，深刻体会到维护患者"先天之本肾"和"后天之本脾"的重要性，注重健脾补肾，以达到资化源、养气血、益先天的目的，从而增强患者自身免疫力以抗癌抑癌，减轻放化疗的毒副反应，提高患者的生存质量，延长生存期等[105]。

2. 化痰散结，消散癌肿　结直肠癌多与痰湿凝聚有关，痰毒是结直肠癌形成与发展最根本的病理性产物。六淫七情、饮食劳倦等因素影响脏腑功能，导致三焦气化失司，津液代谢障碍而聚湿生痰结块。痰乃津液停聚而成，随气运行，无处不到，停滞不行，留置肠腑，结聚成块，形成癌瘤。痰湿为人体内的病理产物，又是结直肠癌的致病因素。如清代医家高锦庭指出"癌瘤者……及五脏瘀血、浊气、痰滞而成"。气滞血瘀，痰湿内阻，日久

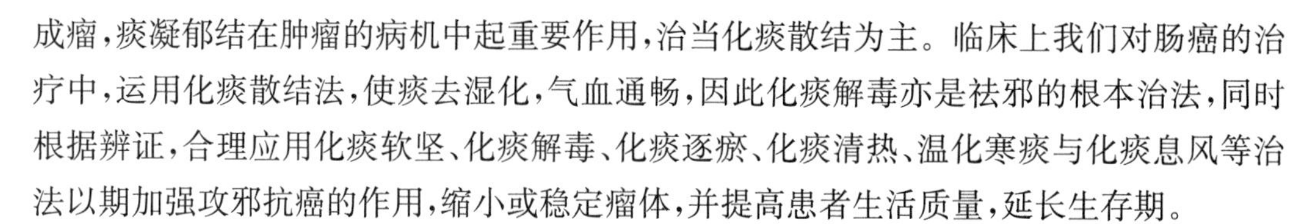

成瘤，痰凝郁结在肿瘤的病机中起重要作用，治当化痰散结为主。临床上我们对肠癌的治疗中，运用化痰散结法，使痰去湿化，气血通畅，因此化痰解毒亦是祛邪的根本治法，同时根据辨证，合理应用化痰软坚、化痰解毒、化痰逐瘀、化痰清热、温化寒痰与化痰息风等治法以期加强攻邪抗癌的作用，缩小或稳定瘤体，并提高患者生活质量，延长生存期。

3. *疏肝解郁，调畅情志* 情志是“免疫调节剂”，既可致病，也能治病，故临诊常选用疏肝解郁方药以提高疗效。临床大肠癌治疗中应重视疏肝解郁法的运用，在辨证基础上，配合疏肝解郁法：如选用逍遥散、柴胡疏肝散加减治疗肠癌术后、放化疗后患者，疏肝解郁，健脾养血，有效地缓解患者紧张、压抑的情绪，促进机体功能的恢复；选用疏肝解郁的百合、郁金、远志、合欢皮、八月札等配合四君子汤、金匮肾气丸、归脾汤，在康复姑息治疗中减轻患者对疾病恐慌、无奈的心理负担，调畅情志，扶正祛邪，有助于提高疗效[106]。

4. *已病防变，内外联用* 中医理论认为“未病先防，已病防变”“肺与大肠相表里”。肺是结直肠癌术后常见转移部位之一，转移率为 10%～20%。肺脉络于大肠，大肠与肺相表里，与胃相连属，腑气畅通，亦可维系肺气肃降功能；若腑气不畅，浊气上逆于肺，则见咳喘。肺可通调腐浊，若肺气不宣，必然影响大肠排浊功能，使肠道毒素不能排出，有害物质重吸收后，加重肺的炎症改变，故肺与大肠两者彼此相互影响、互为因果。同时肠癌与肝及腹腔的脏器邻近关系，亦是肠癌容易发生转移的部位。因此，结直肠癌术后患者在辅助治疗的同时，根据肿瘤循经用药，兼顾表里，防治肿瘤复发转移，实践中根据脏腑经络表里关系，见微知著，及早采取措施，预防病情发展。针对常见的复发转移部位肺、肝、腹腔等，配合施以对应循经要穴、腧穴敷贴，多用固护肺金、健脾疏肝之品，形成汤药内服、敷贴外用的内外联用法，防止其肺、肝转移，有一定的疗效。临床上针对此类患者高复发转移率，我们在常规辅助治疗的基础上采用“汤药内服、敷贴外用”相结合的方法取得了较好疗效，降低了高危Ⅱ、Ⅲ期结直肠癌术后的复发转移。

同时，合理地运用“治未病”理论，亦能在一定程度上减轻肿瘤相关并发症和减轻治疗相关不良反应。如，结肠癌术后运用小建中汤甘温健脾，预防术后肠道痉挛、梗阻。患者若感脘腹胀满，不欲饮食，辨证属脾胃虚寒者，可化裁大建中汤，疗效肯定，也规避了介入探查诊治的风险。正如《金匮要略》所言“呕不能饮食，腹中寒，上冲皮起，出见有头足……大建中汤主之”，是其义也[107]。

参考文献

[1] 国家卫生和计划生育委员会. 2013 中国卫生和计划生育统计年鉴[M]. 北京：中国协和医科大学出版社. 2013.

[2] CAROL E, CHUN CHIEH LIN, ANGELA B, et al. Cancer treatment and survivorship statistics, 2014[J]. CA Cancer J. Clin, 2014(1)：1-20.

[3] 郑树，黄彦钦，董琦. 我国结直肠癌的筛查历程与展望[J]. 实用肿瘤杂志，2013，28(3)：227-228.

[4] CSCO 神经内分泌肿瘤专家委员会. 中国胃肠胰神经内分泌肿瘤专家共识[J]. 临床肿瘤学杂志，

2013,18(9)：815－832.

[5] YAO JC，HASSAN M，PHAN A，et al. One hundred years after “carcinoid”：epidemiology of and prognostic factors for neuroendocrine tumors in 35825 cases in the Unites States [J]. J Clin Oncol，2008，26(18)：3063－3072.

[6] HARRISON S，BENZIGER H. The molecular biology of colorectal carcinoma and its implications：a review [J]. J Surgeon. 2011，9(4)：200－210.

[7] GUARINOS C，SDNCHEZ-FORFM C，RODRIGUEZ-SOLER M，et al. Serrated polyposis syndrome：molecular，pathological and clinical aspects [J]. World J Gastroenterol，2012，18(20)：2452－2461.

[8] 郑树. 结直肠癌早期诊断生物标志物的应用研究[J]. 中国肿瘤临床，2012，39(18)：1333－1336.

[9] VASEN HFA，MOSLEIN G，ALONSO A，et al. Guidelines for the clinical management of Lynch syndrome (hereditary non-polyposis cancer) [J]. J Med Genet，2007,44：353－362.

[10] LAGHI L，BIANCHI P，RONCALLI M，et al. Revised bethesda guidelines for hereditary non-polyposis colorectal cancer (Lynch syndrome) and microsatellite instability [J]. J Natl Cancer Inst，2004,96：1402－1403.

[11] HAMPEL H，FRANKEL WL，MARTIN E，et al. Feasibility of screening for Lynch syndrome among patients with colorectal cancer [J]. J Clin Oncol，2008，26：5783－5788.

[12] 丁振，顾国利. 遗传性结直肠癌的体系结构和诊治进展[J]. 中华结直肠疾病电子杂志，2013，2(4)：184－190.

[13] 姚开颜，马万里，马新源. 1987—2011 年嘉善县大肠癌发病分析[J]. 中国肿瘤，2014，23(2)：87－91.

[14] 孔辛月，曹海龙，王姗，等. 结肠炎相关肠癌的发病机制及化学防治的进展研究[J]. 肿瘤药学，2014，4(1)：10－14.

[15] HILL MJ，MORSON BC，BUSSEY HJ. Aetiology of adenoma-carcinoma sequence in large bowel [J]. Lancet，1978，1(8058)：245－247.

[16] FEARON ER，VOGELSTEIN B. A genetic model for colorectal tumorigenesis [J]. Cell，1990，61(5)：759－767.

[17] 毛盈颖，李迎君，陈坤. 散发性结直肠癌发病分子机制研究进展[J]. 中国肿瘤，2014，23(2)：97－102.

[18] HAIGIS KM，KENDALL KR，WANG Y，et al. Differential effects of oncogenic K－ras and N－ras on proliferation，differentiation and tumor progression in the colon [J]. Nat Genet，2008，40(5)：600－608.

[19] MIESFELD R，KRYSTAL M，ARNHEIM N. A member of a new repeated sequence family which is conserved throughout eucaryotic evolution is found between the human delta and beta globin genes [J]. Nucleic Acids Res，1981，9(22)：5931－5947.

[20] ROTH AD，TEJPAR S，DELORENZI M，et al. Prognostic role of KRAS and BRAF in stage Ⅱ and Ⅲ resected colon cancer：results of the translational study on the PETACC－3，EORTC 40993，SAKK 60－00 trial [J]. J Clin Oncol 2010，28：466－474.

[21] KOOPMAN M, KORTMAN GAM, MEKENKAMP L, et al. Deficient mismatch repair system in patients with sporadic advanced colorectal cancer [J]. Br J Cancer ,2009,100,266 - 273.
[22] NAGASAKA T, RHEES J, KLOOR M, et al. Somatic hypermethylation of MSH2 is a frequent event in Lynch syndrome colorectal cancers [J]. Cancer Res, 2010, 70(8): 3098 - 3108.
[23] TOYOTA M, AHUJA N, OHE-TOYOTA M, et al. CpG island methylator phenotype in colorectal cancer [J]. Proc Natl Acad Sci USA, 1999, 96(15): 8681 - 8686.
[24] OGINO S, NOSHO K, KIRKNER GJ, et al. CpG island methylator phenotype, microsatellite instability,BRAF mutation and clinical outcome in colon cancer [J]. Gut, 2009, 58(1): 90 - 96.
[25] WATANABE T, WU TT, CATALANO PJ, et al. Molecular predictors of survival after adjuvant chemotherapy for colon cancer [J]. N Engl J Med, 2001, 344(16): 1196 - 1206.
[26] 曹务腾,周智洋,练延帮,等.直肠癌环周浸润对 MRI - T 分期诊断价值的临床研究[J].中国临床医学影像杂志,2014,25(9): 638 - 641.
[27] 陈晨阳,黄子星,宋彬. CT、MRI 对直肠癌术后局部复发的诊断及鉴别诊断[J].中国普外基础与临床杂志,2013,20(11): 1310 - 1314.
[28] 张国旭,郭佳,冯秋伟. PET - CT 在结肠癌诊断中的应用现状[J].医学综述,2012,18(12): 1914 - 1916.
[29] 李文兵,高波.联合检测肿瘤标志物在消化道恶性肿瘤中的应用研究[J].现代中西医结合杂志,2014,23(18): 1954 - 1956.
[30] 赵丽中,王宏磊.大肠癌早期诊断研究进展[J].中国肿瘤,2014,23(2): 103 - 108.
[31] 沈虹,袁瑛,李晶晶,等.血清蛋白质指纹图谱对晚期结直肠癌一线化疗效果的预测作用[J].中华结直肠疾病电子杂志,2013,2(2): 68 - 71.
[32] 马中女,郑焕强,王友信,等.散发性大肠癌血清多肽肿瘤标志物的高通量筛选[J].现代生物医学进展,2014,27(14): 5299 - 5333, 5338.
[33] HAMPEL H, FRANKEL WL, MARTIN E, et al. Feasibility of screening for Lynch syndrome among patients with colorectal cancer [J]. J Clin Oncol, 2008, 26: 5783 - 5788.
[34] 全国遗传性大肠癌协作组.中国人遗传性大肠癌筛检标准的实施方案[J].中华肿瘤杂志,2004,26(3): 191 - 192.
[35] HERRÁIZ M, MUNOZ-NAVAS M. Recognition and management of hereditary colorectal cancer syndromes [J]. Rev Esp Enferm Dig, 2009, 101(2): 125 - 132.
[36] KOORNSTRA JJ, MOURITS MJ, SIJMONS RH, et al. Management of extracolonic tumours in patients with Lynch syndrome [J]. Lancet Oncol, 2009, 10(4): 400 - 408.
[37] 陈昌望,珠珠,董坚.遗传性非息肉性结直肠癌[J].世界华人消化杂志. 2013,21(28): 2963 - 2968.
[38] 易呈浩,葛维挺,黄彦钦,等. 1368 例结直肠癌 TNM 分期及预后分析[J].中国肿瘤临床,2012,39(9): 597 - 601.
[39] 朱德意,朱绥.全直肠系膜切除术后局部复发危险因素分析[J].中国现代医生,2014,52(22): 11 - 14.
[40] 胡俊杰,周志祥.结直肠全系膜切除在结直肠癌根治术中的概念及应用[J].实用肿瘤杂志,2014,29(3): 205 - 208.

[41] 上海中山医院实施首例肠癌肺转移同步切除术[J]. 中国肿瘤临床与康复,2013,20(5): 436.

[42] LACY AM, GARCIA-VALDECASAS JC, DELGADO S, et al. Laparoscopyassisted colectomy versus open colectomy for treatment of nonmetastatic colon cancer: a randomised trial [J]. Lancet J. 2002, 359: 2224 - 2229.

[43] BUUNEN M, VELDKAMP R, HOP WCJ, et al. Survival after laparoscopic surgery versus open surgery for colon cancer: long-term outcome of a randomised clinical trial [J]. Lancet Oncol J, 2009, 10: 44 - 52.

[44] 吴树军. 开腹与腹腔镜全直肠系膜切除术治疗直肠癌的对比分析[J]. 医药论坛杂志,2014,35(8): 38 - 40.

[45] KOBAYASHI H, MOCHIZUKI H, MORITA T, et al. Characteristics of recurrence after curative resection for T1 colorectal cancer: Japanese multicenter study [J]. J Gastroenterol, 2011, 46(2): 203 - 211.

[46] NORDGARD O, OLTEDAL S, KORNER H, et al. Quantitative RT-PCR detection of tumor cells in sentinel lymph nodes isolated from colon cancer patients with an ex vivo approach [J]. Ann Surg, 2009, 249(4): 602 - 607.

[47] LIPS DJ, KOEBRUGGE B, LIEFERS GJ, et al. The influence of micrometastases on prognosis and survival in stage Ⅰ - Ⅱ colon cancer patients: the enroute ⊕ study [J]. BMC Surg, 2011(1): 11.

[48] SARGENT DJ, MARSONI S, MONGES G, et al. Defective mismatch repair as a predictive marker for lack of efficacy of fluorouracilbased adjuvant therapy in colon cancer [J]. J Clin Oncol, 2010, 28 (30): 4664.

[49] HALVARSSON B, ANDERSON H, DOMANSKA K, et al. Clinicopathologic factors identify sporadic mismatch repair-defective colon cancers [J]. Am J Clin Pathol, 2008, 129 : 238 - 244.

[50] RIBIC CM, SARGENT DJ, MOORE MJ, et al. Tumor microsatellite instability status as a predictor of benefit from fluorouracil-based adjuvant chemotherapy for colon cancer [J]. N Engl J Med, 2003, 349: 247 - 257.

[51] HUTCHINS G, SOUTHWARD K, HANDLEY K, et al. Value of mismatch repair, KRAS, and BRAF mutations in predicting recurrence and benefits from chemotherapy in colorectal cancer [J]. J Clin Oncol, 2011, 29: 1261 - 1270.

[52] BENSON AB, SCHRAG D, SOMERFIELD MR, et al. American Society of Clinical Oncology recommendations on adjuvant chemotherapy for stage Ⅱ colon cancer [J]. J Clin Oncol, 2004, 22: 3408 - 3419.

[53] DE GRAMONT A, CUTSEM EV, TABERNERO J, et al. Avant: results from a randomized, three-arm multinational phase Ⅲ study to investigate bevacizumab with either XELOX or FOLFOX4 versus FOLFOX4 alone as adjuvant treatment for colon cancer [J]. J Clin Oncol, 2011, 29(suppl 4): 362.

[54] VAN GIJN W, MARIJNEN CA, NAGTEGAAL ID, et al. Preoperative radiotherapy combined with total mesorectal excision for resectable rectal cancer: 12-year follow-up of the multicentre, randomized controlled TME trial [J]. Lancet Oncol, 2011(12): 575 - 582.

[55] BUJKO K, NOWACKI MP, NASIEROWSKA-GUTTMEJER A, et al. Long-term results of a randomized trial comparing preoperative short-course radiotherapy with preoperative conventionally fractionated chemoradiation for rectal cancer [J]. Br J Surg 2006,93,1215-1223.
[56] NGAN S, FISHER R, GOLDSTEIN D, et al. A randomized trial comparing local recurrence (LR) rates between short-course (SC) and long-course (LC) preoperative radiotherapy (RT) for clinical T3 rectal cancer: an intergroup trial [J]. J Clin Oncol, 2010,15s (suppl): 3509.
[57] HOFHEINZ RD, WENZ F, POST S, et al. Chemoradiotherapy with capecitabine versus fluorouracil for locally advanced rectal cancer: a randomised, multicentre, non-inferiority, phase 3 trial [J]. Lancet Oncol, 2012(13): 579-588, 131.
[58] ROH MS, YOTHERS GA, O'CONNELL MJ, et al. The impact of capecitabine and oxaliplatinin the preoperative multimodality treatment in patients with carcinoma of the rectum: NSABPR-04 [abstract] [J]. J Clin Oncol, 2011,29 (suppl): 3503.
[59] 杨占雷,陈伟,王军,等. 新辅助放化疗与新辅助放疗治疗Ⅱ～Ⅲ期直肠癌疗效和安全性的比较: Meta分析[J]. 肿瘤,2014,34(9): 854-862.
[60] 王圆圆,李娜,张青. 癌毒的阴阳属性浅议[J]. 中医杂志,2014,55(15): 1271-1274.
[61] 修丽娟,魏品康,秦志丰,等. 化痰中药抗肿瘤复发转移机制研究进展[J]. 中华中医药杂志,2014,29(9): 2886-2889.
[62] 何煜舟,宋欣伟,阮善明,等. 周仲瑛教授治疗大肠癌的治法治则探讨[J]. 中华中医药学刊,2010,28(4): 696-697.
[63] 韦堂军,赵智强. 周仲瑛运用抗癌解毒法治疗肠癌经验[J]. 中医杂志,2015,56(2): 99-101.
[64] 何任. 肿瘤病临床随记[J]. 浙江中医学院院报,1995,19(5): 11-12.
[65] 何若苹,徐光星,顾锡冬. 国医大师何任辨治肠癌经验[J]. 上海中医药杂志,2012,46(9): 1-2,10.
[66] 叶晔,沈敏鹤,阮善明,等. 吴良村治疗肠癌经验撷菁[J]. 中华中医药学刊,2010,28(4): 732-734.
[67] 陈嘉斌,柴可群,陈淼,等. 柴可群辨治结、直肠癌的学术思想及临诊经验探析[J]. 中华中医药杂志,2015,30(11): 3956-3959.
[68] 柴可群. 培本化痰解郁治法理念在恶性肿瘤临床中的应用探析[J]. 浙江中医杂志,2013,48(11): 785-787.
[69] 柴可群,陈嘉斌. 注重温阳,酌情用药——《扁鹊心书》学术思想对防治肿瘤的启发[J]. 新中医,2015,47(5): 1-4.
[70] 王萍,蒋翔. 名老中医张梦依辨治直肠癌经验[J]. 中医学报,2012,27(7): 793-794.
[71] 王辉,孙桂芝. 孙桂芝治疗肠癌经验[J]. 中医杂志,2012,53(17): 1454-1456.
[72] 李红霞,白振军,李斯文. 李斯文教授治疗大肠癌的经验[J]. 云南中医中药杂志,2011,32(6): 18-19.
[73] 朱文鉴,沙晓艳,郭志雄,等. 郭志雄教授"大霸微补"思想在结直肠癌诊疗中的应用[J]. 湖南中医杂志,2013,29(4): 34-35.
[74] 唐娟,钱钧,黄芳芳. 周维顺教授治疗大肠癌的经验[J]. 云南中医中药杂志,2007,28(7): 1-2.
[75] 黄邦荣. 裴正学教授治疗大肠癌经验[J]. 中医研究,2013,26(5): 56-58.
[76] 李东,王瑞平. 王瑞平治疗大肠癌经验[J]. 中医杂志,2012,53(1): 66-67.

[77] 丁金芳,黄云胜,李明花,等. 施志明治疗大肠癌经验举要[J]. 上海中医药杂志,2007,41(5): 43-44.

[78] 杜欣,杨宇飞,许云,等. 中医药减少Ⅱ、Ⅲ期结直肠癌根治术后复发转移的用药规律分析[J]. 世界中医药,2014,9(7): 26-30.

[79] 韩力,潘永福,黄春锦,等. 健脾清肠方结合化疗治疗大肠癌术后临床观察[J]. 上海中医药杂志,2012,46(5): 42-44.

[80] 李佳,王文海,曾宝珠. 肠益煎对大肠癌化疗患者增效减毒作用的临床研究[J]. 时珍国医国药,2015,48(3): 638-640.

[81] 徐艳霞,王淑琳. 降逆灵联合化疗治疗晚期大肠癌的临床观察[J]. 药物与临床,2010,7(3): 84-85.

[82] 蒋益兰,潘博,仇湘中. 健脾消癌饮配合化疗治疗大肠癌术后 40 例总结[J]. 湖南中医杂志,2001,17(5): 9-10.

[83] 周洁. 中药扶正健脾汤联合化疗治疗中晚期大肠癌疗效观察[J]. 中华中医药学刊,2011,29(12): 2814-2816.

[84] 朱东晨. 中药防治直肠癌放疗引起的放射性膀胱炎 64 例[J]. 中国中西医结合杂志,2000,20(5): 346.

[85] 赵仁,李卫强,杨治花,等. 益气养阴基本方对直肠癌放疗后气阴两虚证患者的疗效及其免疫功能的影响[J]. 时珍国医国药,2011,22(3): 557-558.

[86] 孙伟,金小果,沈永洲,等. 进展期大肠癌围手术期及化疗期中医药序贯治疗 30 例观察[J]. 中医药学报,2011,39(4): 109-111.

[87] 万能,毛丹. 补中益气汤加减治疗大肠癌术后腹泻 26 例临床观察[J]. 中医药导报,2009,15(10): 33-34.

[88] 邹世昌. 升阳益胃汤加减治疗结肠癌手术并化疗后腹泻疗效观察[J]. 现代中西医结合杂志,2010,19(17): 2131-2132.

[89] GAMELIN L, BOISDRON-CELLE M, DELVA R, et al. Prevention of oxaliplatin-related neurotoxicity by calcium and magnesium infusions: a retrospective study of 161 patients receiving oxaliplatin combined with 5-Fluorouracil and leucovorin for advanced colorectal cancer [J]. Clin Cancer Res, 2004(10): 4055-4061.

[90] VELASCO R, BRUNA J. Chemotherapy-induced peripheral neuropathy: an unresolved issue [J]. Neurologia, 2010, 25(2): 116-131.

[91] 杨兵,梁翠微,杜均祥,等. 补阳还五汤加味防治奥沙利铂外周神经毒性 19 例疗效观察[J]. 新中医,2007,39(6): 81-82.

[92] 梁学书,陈明聪,陈德连,等. 益气理血愈风汤防治奥沙利铂所致外周神经毒性反应 46 例[J]. 中国中医药科技,2012,19(1): 35-36.

[93] 董雪,张梅. 加味黄芪桂枝五物汤防治草酸铂所致神经毒性观察[J]. 中医药临床杂志,2006,18(6): 563-564.

[94] 朱宝龙. 温经汤防治奥沙利铂外周神经毒性疗效观察[J]. 现代中西医结合杂志,2008,17(34): 532.

[95] 蒋太生,王晓庆,徐行,等. 甘桂龙牡胶囊防治奥沙利铂神经毒性 29 例[J]. 陕西中医,2010,31(1):

13－15.
[96] 刘海晔，周洁. 癌复康1号减轻草酸铂所致周围神经毒性临床观察[J]. 河北中医，2008，30(6)：597.
[97] 张汀荣，许晨，沈伟生，等. 参附注射液联合肉桂防治奥沙利铂神经毒性疗效观察[J]. 中国药房，2006，17(20)：1570－1571.
[98] 赖义勤，陈乃杰，吴丹红，等. 健脾益肾法预防奥沙利铂周围神经毒性27例[J]. 福建中医药，2009，40(5)：22.
[99] 郑海燕，郑辉宇，史丽民，等. 云南白药气雾剂治疗草酸铂神经毒性反应的疗效观察[J]. 临床和实验医学杂志，2011，12(1)：59－60.
[100] 娄彦妮，贾立群，邓海燕，等. 外用通络散治疗奥沙利珀化疗致周围神经毒性的临床研究[J]. 北京中医，2008，27(4)：258－260.
[101] 王玉霞，张霄峰. 温经通络、活血化瘀中药外洗治疗奥沙利铂慢性神经毒性疗效观察[J]. 长春中医药大学学报，2009，25(4)：528－529.
[102] 唐玉英. 如意金黄膏治疗奥沙利铂化疗后周围神经毒性反应的效果观察[J]. 当代护士，2009(10)：59－60.
[103] 景晶，徐国暑，孙大兴. 自拟肠神方预防奥沙利铂慢性周围神经毒性临床观察[J]. 浙江中西医结合杂志，2013，23(10)：790－793.
[104] 江灶坤，柴可群，陈嘉斌，等. 柴可群三阶段辨治大肠癌经验[J]. 江西中医药大学学报，2015，27(3)：20－24.
[105] 柴可群，陈嘉斌，徐国暑. 基于病证结合论中医辨治肿瘤四则四法[J]. 中医杂志，2016，57(2)：111－114.
[106] 徐国暑，陈嘉斌，柴可群. 柴可群扶正气祛痰毒调情志防治肿瘤经验撷菁[J]. 浙江中医杂志，2014，49(10)：703－705.
[107] 陈嘉斌，柴可群，江灶坤，等. 论《金匮要略》对肿瘤临床诊治的启发[J]. 新中医，2014，46(11)：13－16.

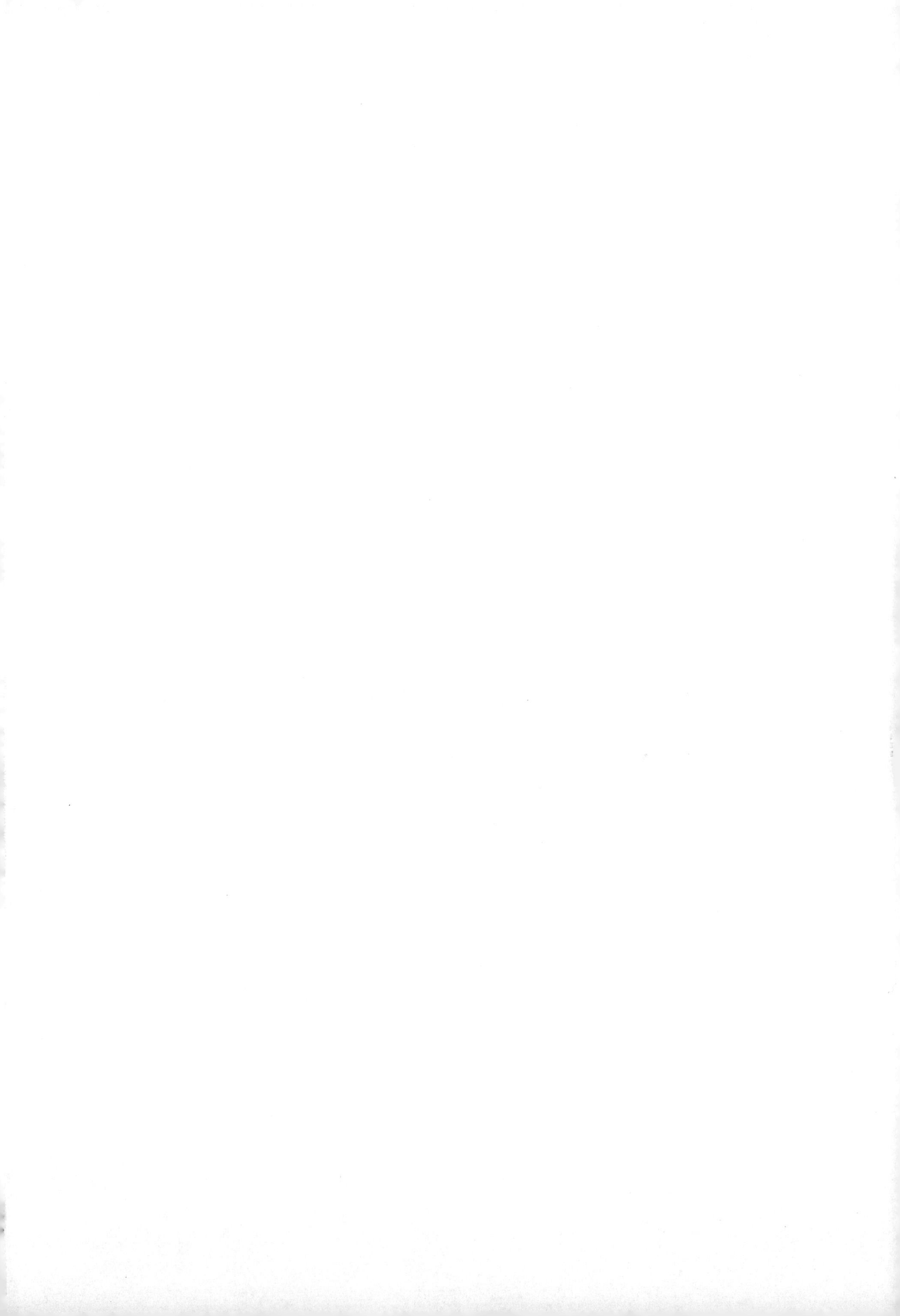